KB262843

올리버 R. 에비슨 자료집 II
1893~1894
에비슨의 내한과 제중원의 선교부 이관

박형우 편역

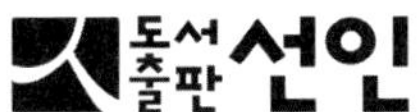

올리버 R. 에비슨 자료집 II
1893~1894
에비슨의 내한과 제중원의 선교부 이관

초판 1쇄 발행 2019년 1월 20일

편역자 ㅣ 박형우
발행인 ㅣ 윤관백
발행처 ㅣ 도서출판 선인

등록 ㅣ 제5-77호(1998.11.4)
주소 ㅣ 서울시 마포구 마포대로 4다길 4 곳마루빌딩 1층
전화 ㅣ 02)718-6252 / 6257   팩스 ㅣ 02)718-6253
E-mail ㅣ sunin72@chol.com

정가 78,000원

ISBN 979-11-6068-240-3 94900
       979-11-6068-239-7 (세트)

·잘못된 책은 바꿔 드립니다.

A Source Book of Dr. Oliver R. Avison II
1893~1894

Edited & Translated by Hyoung W. Park, M. D., Ph. D.

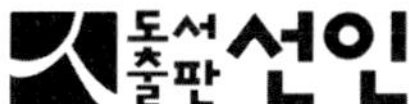

『올리버 R. 에비슨 자료집 II』

김일순
연세대학교 의과대학 명예교수

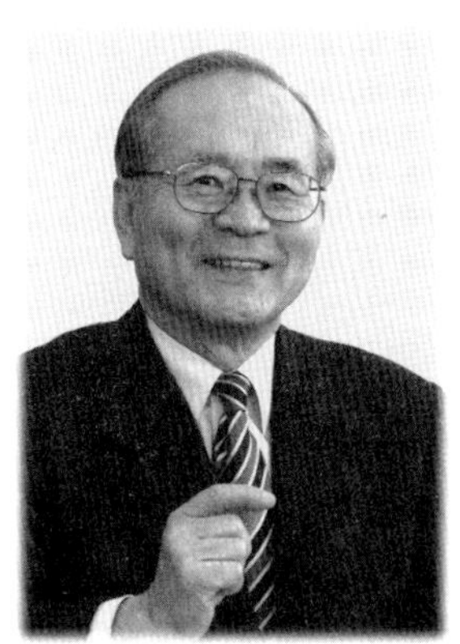

1893년 한국에 온 의료 선교사 올리버 R. 에비슨은 1934년 세브란스 연합 의학전문학교와 연희 전문학교 양교 교장 직책에서 은퇴할 때까지 42년 동안 한국의 근대 의학과 고등 교육 발전에 크게 이바지한 인물입니다. 얼마 전『올리버 R. 에비슨 자료집 II』를 출간하게 되었다는 소식과 함께 이 책의 축사를 써달라는 박형우 교수의 요청을 받았습니다. 책 출간을 축하한다는 말과 함께 축사를 쓰겠다고 흔쾌히 수락하였습니다. 남들보다 그 내용을 먼저 살펴보고 싶은 욕심 때문이었습니다.

3년 전인 2015년 연세대학교 창립 130주년에 즈음하여 박 교수가 낸『올리버 R. 에비슨 자료집 I』을 받아 보았습니다. 1860년 출생하여 한국에 오기 직전인 1892년까지를 대상으로 한 이 자료집에는 에비슨의 집안 배경, 교육 배경 등에 관한 방대한 자료가 수록되어 있었습니다. 이러한 자료들은 에비슨의 성장 과정과 그의 사상, 그리고 내한 이후 활동을 이해하기 위한 중요한 토대를 만들어 주리라 확신하였습니다.

자료집 1권을 보며 박 교수가 들인 노력에 경의를 표할 수밖에 없었고, 자료집 2권이 나오길 기다렸습니다. 자료집 2권이 나온다는 소식을 듣고 가슴이 뛰었습니다. 이번엔 또 어떤 자료를 수집하여 우리에게 보여줄지 기대가 되었고, 한편으로는 얼마나 많은 노력을 기울였을까 하는 애틋한 마음도 들었습니다. 역시나 박 교수는 나의 기대를 저버리지 않았습니다. 자료집 2권에는 1893년 에비슨이 의료 선교사로 한국에 가겠다는 선교사 지원 편지부터 한국에 와서 제중원 운영권을 완전히 선교부로 이관하여 본격적인 병원 운영과 의학 교육의 토대를 다진 1894년까지 수록되어 있었습니다.

1885년 4월 문을 연 제중원은 1887년 9월 알렌이 선교사직을 사임하고, 1890년 헤론이 이질로 사망하자 운영에 큰 문제가 발행하였습니다. 더구나 1891년 4월 헤론의 후임으로 부임한 빈튼이 조선 정부와 갈등을 빚으면서 제중원은 존폐의 기로에까지 서게 되었습니다. 이때 언더우드의 제안을 받은 에비슨은 1893년 1월 의료 선교사로 가겠다는 지원 편지를 미국 북장로회 해외선교본부에 보냈고, 2월 6일 한국의 의료 선교사로 임명받았습니다. 7월 16일 부산에 도착한 에비슨은 서울로 올라와 제중원의 책임을 맡았습니다. 이후 에비슨은 1894년 제중원의 운영을 두고 조선 정부와 6개월의 협상을 벌인 끝에 9월 26일 선교부로 이관 받았습니다.

이 자료집 2권에는 이런 일련의 과정이 아주 꼼꼼하게 정리되어 있습니다. 앞으로 에비슨을 연구하는 후학들이 이 자료집을 활용한다면 에비슨의 내한 과정과 제중원 운영의 선교부 이관 상황을 이해하는 데 큰 도움이 될 것이라 믿습니다. 나아가 한국 근대 의학 도입과 고등 교육의 확산을 파악하는 데에도 귀중한 자료로 이용될 것이라 확신하며, 앞으로 나올 에비슨 후속 자료집 또한 기대됩니다.

끝으로 어려운 여건 속에서도 이런 작업을 통해 선교사들의 삶과 연세의료원의 역사, 나아가 한국 근대 의학 및 교육사를 조명하고 있는 박 교수에게 무한한 감사와 신뢰를 보냅니다. 다만 박 교수의 이런 작업이 지속적으로 원활히 이루어질 수 있도록 다각적인 지원이 이루어졌으면 하는 마음입니다.

2018. 12.

『올리버 R. 에비슨 자료집 II』

장양수
연세대학교 의과대학 학장

올리버 R. 에비슨은 제중원 원장, 세브란스 병원장, 제중원(세브란스 병원)의학교 교장, 연희 전문학교 교장 등을 역임하며 세브란스와 연희의 합동을 위한 계획을 세운바 있으며, 한국의 근대 의학과 고등 교육 발전에 큰 공을 세운 인물입니다. 1860년 6월 영국 요크셔에서 태어나 어린 시절 가족과 함께 캐나다로 이주한 에비슨은 온타리오 약학교를 거쳐 1887년 토론토 대학교 의과대학을 졸업하였습니다.

졸업 후 모교의 교수가 되어 강의를 하며, 해외 선교 활동에도 관심을 갖고 있었습니다. 마침내 1893년 2월 미국 북장로회 해외선교부로부터 의료 선교사로 임명받았고, 같은 해 8월 서울에 와 제중원을 책임지게 되었습니다. 1894년 제중원의 운영을 두고 조선 정부와 6개월의 협상을 벌인 끝에 9월 26일 선교부로 이관 받았습니다.

이후 한국인 젊은이들에게 의학을 가르치며, 해부학을 비롯한 각종 의학 교과서를 번역하기 시작한 에비슨은 1900년 루이스 H. 세브란스 씨에게 병원 건립 기금을 기부 받아 남대문 밖 도동에 새로운 병원을 짓고, 세브란스 병원이라 명명하였습니다. 1908년 한국 최초의 면허 의사인 세브란스 병원 의학교 제1회 졸업생 7명을 배출한 이래 지속적으로 한국인 의사를 양성하였습니다. 1916년 언더우드가 사망하자 조선 기독교 대학(연희 전문학교)의 교장을 맡았습니다. 이후 1934년 은퇴할 때까지 세브란스 연합 의학전문학교와 연희 전문학교 양교 교장 직책을 겸직하며 한국의 근대 의학과 고등 교육 발전에 힘썼습니다. 1935년 12월 귀국하여 노년을 보내다 1956년 8월 미국 플로리다에서 사망하였습니다.

　박형우 교수는 3년 전인 2015년 연세대학교 창립 130주년을 즈음하여『올리버 R. 에비슨 자료집 Ⅰ』을 출판한 바 있습니다. 1860년 출생하여 한국에 오기 직전인 1892년까지를 대상으로 한 자료집이었습니다. 박형우 교수는 이번에 그 후속편으로, 에비슨이 1893년 "명예로운 교수직과 의사로서의 안락한 생활을 박차고" 의료 선교사가 되는 과정에서부터 한국에 와서 1894년 제중원을 선교부로 이관하기까지의 활동을 정리한 자료집을 출간하게 되었습니다.

　의과대학에서는 어려운 여건 속에서도 초기 의료 선교사들에 관한 귀중한 자료를 꼼꼼히 수집하고 정리하여 선교사들의 삶과 연세 의료원의 역사, 한국 근대사(의학사)를 이해하는 데 많은 도움이 되는 일련의 자료집을 간행하고 있는 박형우 교수에게 부족하나마 다각적인 지원 방안을 모색하고 있습니다. 의과대학에서는 흔쾌히『올리버 R. 에비슨 자료집 Ⅱ』의 출판을 후원함과 동시에『올리버 R. 에비슨 자료집 Ⅲ』의 출간을 돕기로 결정하였습니다. 끝으로 이 자료집은 앞으로 한국 근대 서양 의학의 도입과 정착, 한국 근대 고등교육 등을 연구하는 후학들에게 많은 도움이 될 것이라 믿으며, 한국 의료계에 하나님의 은총이 함께하길 기원합니다.

2018. 12.

『올리버 R. 에비슨 자료집 II』

앤 에비슨 블랙 부인*
할리팩스, 캐나다

나는 사위 존 패터슨으로부터 박형우 박사가 『A Source Book of Dr. Oliver R. Avison II, 1893-1894』을 탈고했다는 소식을 들었습니다. 축하 인사와 출판의 성공을 기원합니다.

또한 내 할아버지의 일생과 사업에 관한 박 박사의 향후 연구에 격려를 보내는 바입니다. 우리 모두 알고 있듯이 올리버 R. 에비슨 박사는 한국인에 대한 사랑과 노고에 대단히 의미를 두었던 훌륭한 분이었습니다.

나는 우리가 토론토에서 만났던 것을 대단히 즐겁게 기억하고 있습니다. 박 박사 부부는 우리에게 친절히 대해 주었고, 박 박사 부부가 선물로 주었던 채색된 원앙(painted duck)은 우리 집에서 소중하게 다루고 있습니다.

박 박사는 아마도 존으로부터 남편 프레드가 1년 8개월 전에 소천했다는 소식을 들었을 것입니다. 나는 그의 원기와 훌륭한 해학이 그립지만, 우리가 공유했던 사랑이 내가 살아가는 데 도움을 주었습니다.

나는 새해에 박 박사 부부에게 최고의 행운이 있기를 빕니다.

안녕히 계세요.
앤 블랙

---

* 앤은 올리버 R. 에비슨의 3남 더글러스의 5녀 중 막내이며, 토론토에서 살다가 2010년대 초반 딸이 있는 할리팩스로 이사하였다. 남편 프레드도 용정에서 활동하던 캐나다 장로교회의 의료 선교사 블랙의 아들로서, 그의 형은 더글러스의 셋째 딸 조이스와 결혼하였다.

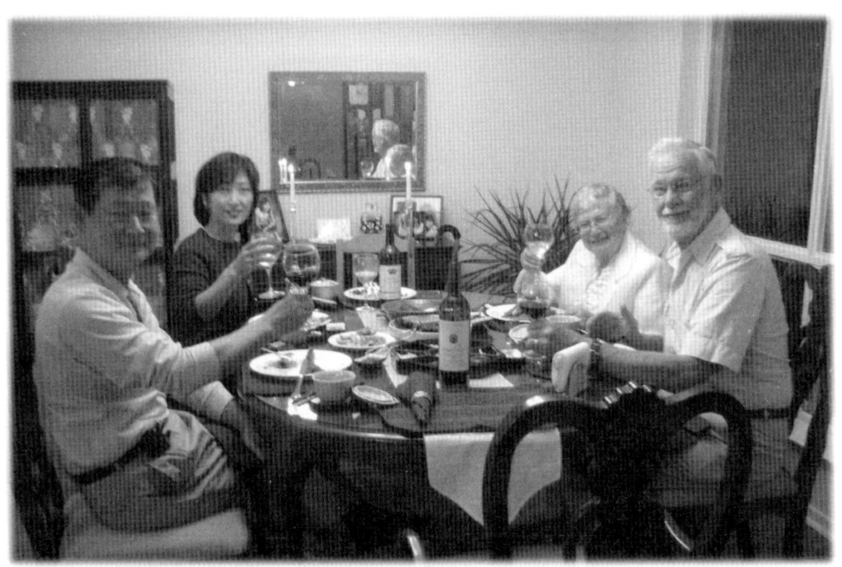

A Sourcebook of Dr. Oliver R. Avison. II

Mrs. Anne Avison Black
Halifax, Canada

I have learned from my son-in-law, John Patterson that you have completed 'A Source Book of Dr. Oliver R. Avison II. 1893-1895.' May I offer my congratulations, and my hopes for its success on publication?

I also send my encouragement for your future research on the life and work of my grandfather. As we both know, he was a remarkable man, whose love for and efforts on behalf of the Korean people were very meaningful to him.

I remember our meetings in Toronto with great pleasure. You and your wife were more than kind to us, and your painted ducks have a place of honour in our home.

Perhaps John will have told you that my husband Fred died one year and eight months ago. I miss his strength and his good humour, but the love we shared helps me to go ahead with life.

I wish you and your wife the very best of good fortune in the coming year.

Sincerely,
Anne Black

이 책은 제목에서 알 수 있듯이 편저자가 진행하고 있는 『올리버 R. 에비슨 자료집』의 두 번째 책이며, 1893년 1월의 선교사 지원 편지부터 내한하여 제중원의 책임을 맡고 1894년 9월 제중원을 이관 받은 후 새로운 운영과 의학 교육의 토대를 다지던 1894년 말까지를 다루고 있습니다. 당초 1권의 서문에서 언급했던 바와 같이 두 번째 책은 1893년부터 안식년을 떠나기 직전인 1898년까지를 다루려 하였습니다. 하지만 막상 자료를 모으며 정리하다 보니 원고의 양이 너무도 넘쳐 뒤에서부터 한 해씩 범위를 줄였나갈 수밖에 없었습니다. 결국 두 번째 책이 1893년과 1894년만을 다루게 된 것은 크게 다음의 두 이유 때문이었습니다.

첫째, 연구년으로 지난 8월 토론토에 체류하면서 York University에 있는 온타리오 주 아카이브에 에비슨의 처가가 있던 스미스 폴스에서 발행된 신문인 *Rideau Record*가 소장되어 있음을 알게 되었고, 상당한 시간과 노고를 들인 끝에 에비슨이 토론토를 떠나 일본에 도착한 후 부산에 이르는 과정을 담은 일종의 기행문이 다수 실려 있음을 알게 되었습니다. 부모님께 보낸 편지들도 일부 확인할 수 있었습니다.

둘째, 2015년 말 첫 번째 책이 간행된 이후 편저자는 존 W. 헤론(1974년 졸업생 김유근, 원종만 후원), 에스터 L. 쉴즈(간호대학 연구비), 그리고 특별히 감리교회의 윌리엄 B. 스크랜턴(상동교회 후원) 등에 대한 자료집을 발간하였거나 준비하였습니다. 이들 자료집을 준비하면서 수집하여 정리했던 자료 중에 에비슨과 관계된 것들이 이 책에 담겼고, 특별히 미국 북장로교회의 선교사 관련 자료 중에서 1893년과 1894년에 해당하는 자료를 모두 숙독하고 역시 에비슨과 관련된 것들을 이 책에 담았습니다. 이 책에 담긴 자료 중 선교본부로 보냈거나 받은 편지들은 모두 미국 장로교회 역사관(Presbyterian Historical Society, Pa.)에 소장된 것들이며, 사진은 프린스턴 신학교(Princeton Theological Seminary, Princeton)의 마펫 컬렉션 등 일일이 출처를 표시하지는 않았지만 다양한 소장처로부터 허락을 받아 사용하였습니다. 관련 기관들에 감사를 드립니다.

이 책은 이호영 전 아주대학교 총장님(1956년 졸업)의 후원으로 진행되었습니다. 미국에 있는 따님의 권유로 미국으로 돌아가시기 직전 2014년 12월 1일 저에게 알아서 쓰라며 소정의 격려비를 주시겠다고 하셨는데, 당시 학장의 입회하에 학교에 기증하여 제가 이 책의 출판을 위한 연구비로 사용하게 되었습니다. 재정이 넉넉하지 않은 총장님께서 편저자에게 보여주셨던 관심과 후원에 큰 감사를 드립니다.

자료 수집과 정리가 마무리되면서 막상 출판이 걱정되었습니다. 하지만 지난 8월에 평소 학교 역사에 큰 관심을 갖고 있던 장양수 학장이 취임하면서 『올리버 R. 에비슨 자료집 Ⅱ』의 출판은 물론, 『올리버 R. 에비슨 자료집 Ⅲ』을 위한 연구비 후원도 약속해 주셔서 무난히 해결되었습니다. 『올리버 R. 에비슨 자료집 Ⅲ』은 제중원을 넘겨받은 이후 에비슨이 어떻게 의학 교육을 재개하고 세브란스 병원으로 발전하는 토대를 쌓았는가 하는 내용이 담길 것입니다. 편저자는 이러한 격려에 힘입어 향후 보다 알찬 자료집을 출간함으로서 우리 학교 역사는 물론, 한국 서양 의학, 고등 교육에서 올리버 R. 에비슨이 해왔던 중요한 업적을 밝히는 일에 조금이나마 역할을 할 수 있게 되기를 기원합니다.

원고의 교정, 보완 등에 도움을 주었던 동은의학박물관 정용서 학예실장과 전재완 군에게 감사를 드립니다. 하지만 자료 수집, 원고 작성 등 이 책에 실린 내용은 기본적으로 편저자 홀로 했기 때문에 빠졌거나 부족한 부분이 당연히 있을 것입니다. 모두 편저자의 부족한 탓으로 돌려주시기를 부탁드립니다. 그리고 어려운 여건에서도 이 책을 기꺼이 출판해 주신 도서출판 선인의 윤관백 대표와 편집실의 여러 직원들께도 감사드립니다.

2018. 12.

목동에서 상우 박형우 씀

1. 이 책은 올리버 R. 에비슨에 대한 자료집으로, 그의 선교사 임명과 한국 파송, 그리고 제중원의 선교부 이관을 다루었다.

2. 다수의 자료에서는 영어 원문은 가능한 한 그대로 수록하였지만, 필요한 부분만 번역한 경우가 있다. 한글 번역만으로 이해가 잘 되지 않는 경우 영어 원문을 참고하기 바란다.

3. 번역은 가능한 한 원문에 충실하게 하였다.

4. 원문에서 철자가 해독되지 않는 부분은 빈칸에 밑줄을 그어 표시하였다.

5. 고유명사는 가능한 한 원 발음을 살리도록 노력하였다.

6. 필요한 경우 각주를 달아 독자의 이해를 도왔다.

축　사
머 리 말
일러두기

제3부 에비슨의 의료 선교사 임명과 내한

제1장 의료 선교사 지원

1-1. 선교사 지원 편지

1-2. 각종 추천서

제2장 의료 선교사 임명

제3장 파송 준비

제4부 한국에 정착한 에비슨과 제중원

제1장 1893년 제중원의 책임을 맡다

제2장 1894년 제중원을 이관받다

Contents

Congratulation

Preface

Chapter 2. Appointment as a Medical Missionary

Chapter 3. Preparation for Coming to Korea

Part 4. Settlement in Korea of Dr. Avison and Jejoongwon

Chapter 1. 1893 – Taking Charge of Jejoongwon

Chapter 2. 1894 - Transfer of Jejoongwon to Korea Mission (PCUSA)

제3부 에비슨의 의료 선교사 임명과 내한

Appointment of Dr. Oliver R. Avison as a Medical Missionary to Korea

제1장
의료 선교사 지원
Apply as a Medical Missionary

평소 해외 선교에 관심이 많았던 에비슨은 1892년 9월 말 토론토에서 개최된 제5차 장로교회 연맹 총공의회에 참석한 호러스 G. 언더우드를 만났다. 그로부터 한국의 의료선교사로 나갈 의향이 있는지 질문을 받은 에비슨 부부는 논의 끝에 선교사로 나가기로 결심했다. 하지만 자신이 소속되어있는 캐나다 감리교회에는 그런 계획이 없었고, 결국 미국 북장로교회의 선교사로 지원하였다. 그는 1893년 1월 10일 뉴욕의 미국 북장로교회 해외선교본부에서 만난 프랭크 F. 엘린우드 총무와의 대화에서 선교사직 제의를 받아들였다. 당시 상황을 에비슨은 "내가 아마도 한국의 의료선교사로 임명을 수락하게 된 결정적인 요인은 장로교회 신자가 아닌 나를 훌륭한 장로교회 신자로 만들 수 있는가하는 나의 질문에 대해 뉴욕의 총무 엘린우드가 했던 대답이었다. 그는 장로교회는 나를 신자로 만들기 원하지 않는다고 말했다 그러면서 내가 훌륭한 감리교회의 열정을 갖고 한국으로 가서 선교 사업이 활발히 타오르게 하기를 원할 뿐이라고 말했다. 나는 만일 그것이 장로교회의 정신이라면 그런 교단의 지휘를 받아 일할 수 있음을 느꼈다."고 회고했다.

에비슨은 여러 교파에 대해 포용력을 갖고 있었기에, 감리교회 신자였지만 장로교회 선교사직을 받아들일 수 있었다. 에비슨이 어렸을 때의 기억 중 아버지가 여러 교파에 대해 보인 포용력은 평생 그에게 영향을 미쳤다. 또한 의과대학 시절 주동이 되어 조직한 학생 해외 선교회는 여러 교파의 학생들이 교파의 관념을 초월해 단결했으며, 에비슨은 "예수를 믿는 신자들에게 교파라는 것이 하등에 관계가 없는 것임을 알게 됐다"고 당시를 회고했다.

이후 에비슨은 한국에서 여러 교파와 연합하여 선교 사업을 원만하게 이끌었다. 그는 진정 교파를 초월한 교회 연합 운동의 선구자였다.

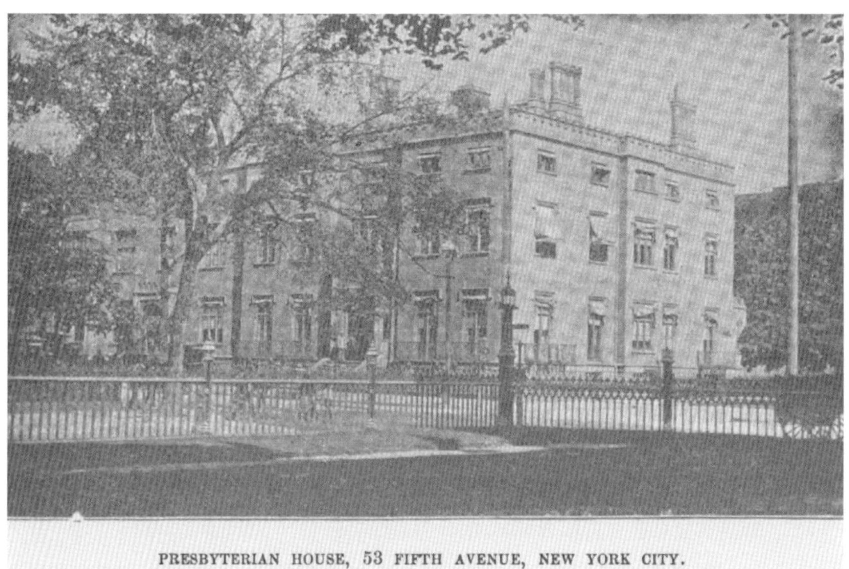

그림 3-1. 뉴욕의 미국 북장로교회 해외선교본부. 엘린우드 총무의 초청으로 해외선교본부를 방문하였던 에비슨은 자신이 한국 파송으로 파송되기로 결심하였다.

Dr. Oliver R. Avison, who had been very interested in foreign mission met with Rev. Horace G. Underwood attending the Fifth General Council of the Alliance of the Reformed Churches Holding the Presbyterian System in Toronto, in the late September, 1892. Underwood asked to Dr. Avison whether he could intention to Korea as a medical missionary. After consideration, Dr. Avison decided to go to Korea. But the church he belonged to, the Canadian Methodist Church had no plan to send any missionary to Korea, then he applied to the Presbyterian Church in the U. S. A. So, he met with Rev. Frank F. Ellinwood, who was the Secretary of the Board of Foreign Missions in January 10th, 1893. At the meeting, Ellinwood proposed a missionary position to Korea and Avison accepted it. Later, Avison explained the main reason for that.

"Probably the deciding factor in our acceptance of the appointment to Korea was what the New York Secretary, Dr. F. F. Ellinwood, said in answer to my question as to whether he thought they could make a good Presbyterian out of me. He said they didn't want to make me into a Presbyterian - they wanted me to take some good Methodist fire out to Korea and set ablaze the work of the missions out there. I felt that if that was the spirit of the Presbyterian Board I could work under its direction."

It was Avison's open mind to different denominations that made him a Presbyterian missionary in spite of his Methodist background. He had been influenced by his father's generous attitude toward other Christian denominations and thus, he could join in the establishment of a student body for foreign mission when he was in medical school. Therefore, Avison could lead many ecumenical works for mission in Korea. It should not be underestimated that Avison was one of pioneers in the ecumenical works in Korea.

1-1. 선교사 지원 편지
Application Letter for a Medical Missionary

18930112

올리버 R. 에비슨(뉴욕)이
미국 북장로교회 해외선교본부로 보낸 편지 (1893년 1월 12일)[2]

뉴욕

1893년 1월 12일

장로교회 해외선교본부 귀중

신사 여러분,

    저는 귀 선교본부의 한국 파송 의료 선교사로 임명되기를 지원하는 바입니다. 저는 그곳에서 하나님의 도움으로 수행할 특정 사업과 관련하여 귀 선교본부가 채택한 노선에 따라 기독교 복음화의 진흥을 위해 귀 선교본부의 다른 선교사들과 화합하여 수행해 나가도록 노력할 것입니다.

    토론토로 돌아가면, 저는 귀 선교본부가 필요로 할 추천장들을 보내겠습니다. 제가 다니는 토론토 교회 목사의 편지는 이미 엘린우드 박사님께 건네주었습니다.[3] 그리고 언더우드 씨를 통해 보낸 저의 과거 경력에 관한 상세한 이력서는 지금 선교본부의 총무가 갖고 있습니다.

    에비슨

    토론토 칼튼 가(街) 212

---

2) 이 편지는 미국 북장로교회 총무 엘린우드가 보낸 1893년 1월 5일자 편지를 받고 뉴욕을 방문하여 엘린우드를 만난 에비슨이 뉴욕에서 보낸 선교사 지원 편지이다.

3) 다음의 자료를 볼 것. Thomas Manning (Pastor, Sherbourne Street Methodist Church, Toronto), Letter to the Board of Foreign Missions (Jan. 7th, 1893).

그림 3-2. 에비슨의 선교사 지원 편지. Oliver R. Avison (New York), Letter to the Board of Foreign Missions of the Presbyterian Church (Jan. 12th, 1893). Presbyterian Historical Society, Philadelphia.

Oliver R. Avison (New York), Letter to the Board of Foreign Missions of the Presbyterian Church (Jan. 12th, 1893)[4]

New York

Jan. 12/ 93

To The Board of Foreign Missions of the Presbyterian Church -

Gentleman -

I beg herewith to make application for appointment by your Boards as a Medical Missionary to Korea, where it shall be my endeavor, with God help, to work in harmony with your missionaries for the general advancement of Christianing on the lines adopted by your Board in connection with the special work carried on in Korea.

On my return to Toronto, I will send you such testimonial as you may require to have. I have placed in Dr. Ellinwood's hand a letter from my pastor in Toronto and a detailed statement of my past career is now in the possession of your Secretary, having been forward through Dr. Underwood.

I remain your sincerely
Oliver R. Avison
212 Carton St. Toronto

---

4) This is the formal application letter of Dr. Oliver R. Avison to the Board of Foreign Missions of the Presbyterian Church, U. S. A.

18930117

지침서에 제시된 사항 이외에 지원자가 답해야 할 사항들
(올리버 R. 에비슨, 1893년 1월 17일)

대외비

———

미국 장로교회 해외선교본부

뉴욕시 5가 53

———

편람에 제시된 사항 이외에 지원자가 답해야 할 사항들

———

1. **성명 및 주소**

   에비슨, 토론토.

2. **출생일**

   1860년 6월 30일.

3. **과거 병력**

   (a) 신경통, 악성 두통, 현기증, 등의 지속성 동통, 발작, 마비, 졸증, 정신
   이상. 일사병?

   나는 소년이었을 때 보통의 두통이 있었다. 지금은 거의 두통이 없다.

   (b) 습관성 기침, 천식, 만성 카타르, 각혈, 폐병, 숨참, 심계항진, 수종?

   없음.

   (c) 간의 장애, 치질, 정맥류, 탈장, 류머티즘, 소화불량, 혹은 다른 소화기관
   의 질병?

   없음.

4. 당신은 어떤 질병, 기형 혹은 허약으로 앓고 있거나 쉽게 그렇게 됩니까? 혹은 위의 답에서 언급한 것 이외의 어떤 심한 질병(소아의 일반적인 질병은 제외)을 앓은 적이 있습니까? 혹은 심한 부상을 입거나 수술을 받은 적이 있습니까? 시력이나 청력에 손상이 있습니까?

아니오.

5. 당신이 알고 있기에 당신의 뇌, 신경 및 근육 계통, 심장, 폐 및 복부 장기는 건강합니까?

예.

6. 성공적으로 예방접종을 받았습니까? 가장 최근의 예방접종은?

예, 소년이었을 때.

7. 어느 의사에게서 건 전문적인 진료를 받은 적이 있습니까? 그렇다면, 언제, 어떤 질병이었는지 언급하고, 생존하고 있다면 의사의 주소를 적으시오.

1888년 편도선염을 앓았으며, 토론토의 맥도나 박사[5]의 치료를 받았음.

8. 생명보험에 가입한 적이 있습니까? 그렇다면 당신의 신청이 허락되었습니까? 어느 회사입니까?

캐나다 라이프,[6] 템퍼런스 앤드 제네랄, _____, 온타리오 뮤추얼, 왕립 금주 기사단, 및 로열 아케이넘

9. 야간 수면에 장애가 있었던지, 혹은 지금 있습니까?

아니오.

10. 저녁에 두뇌를 사용하면 야간 수면에 지장이 있습니까? 그렇다면 어느 정도 심합니까?

아니오.

---

5) 조지 R. 맥도나(George Raymond McDonagh, 1856. 1. 31~1917. 8. 26)는 1876년 토론토 대학교를 졸업하였고, 1877년 런던 왕립의사협회의 회원이 되었다. 그는 1878년 5월 21일 온타리오 주의 의적에 등록되었고 온타리오 주 의사협회의 회원이 되었다. 1889년 당시 그는 토론토 대학교 의학부의 후두학 및 비과학 교수였다.

6) 캐나다 라이프(Canada Life)는 1847년에 설립된 캐나다 최초의 보험회사였다.

11. 당신의 교육을 위해 매일 몇 시간을 공부에 할애합니까? 그리고 현재 매일 하루에 몇 시간이나 공부에 할애할 수 있습니까?

하루에 12 내지 14시간. 모든 나의 여가 시간은 바뀌는데 - 어떤 날은 정규 업무 이외에 아무런 시간도 없다.

12. 당신이 경험한 바에 의하면 다수의 결정에 흔쾌하게 묵묵히 따릅니까? 혹은 이런 일을 닥치면 정신적 동요 및 불만이 생깁니까?

예 -   아니오 -

13. 당신의 기질은 해외 선교지의 새롭고 낯선 생활에 쉽게 적응할 수 있습니까?

예 -

14. 책임을 차분하고 기꺼이 감당합니까? 혹은 그런 경우 불안하고, 잠을 자지 못하고, 걱정이 됩니까?

나는 지나치게 걱정하지 않습니다.

15. 사망한 경우, 각 사람에 대해 사망 연령, 원인 및 최종 질병을 앓았던 기간을, 생존해 있는 경우, 각 사람의 연령, 현재의 건강 상태를 당신이 알고 있는 한 적으시오. 알고 있지 못하면 문의해서 적으시오

생존했을 경우 연령		건강상태	사망 시 연령	사망 원인
아버지	59	양호		
어머니	61	양호		
형 제	27	양호		
			유아	불명
누 이	35	양호		
			14세	급성 토사증

위의 답을 할 때 막연한 것을 피하고, 가능하면 명료하게 할 것.

16. 위에 제시되지 않았으나 당신의 수명을 단축시키거나 유용성을 손상시키는
신체적 상태, 가족 및 개인력 혹은 습관이 있는지 혹은 있었는지?
아니오. -

확 인 : 올리버 R. 에비슨
지원자의 서명

날짜 장소 캐나다 토론토에서
1893년 1월 17일

답했으면 다음의 곳으로 발송하시오.

해외선교본부 총무
5번가 53번지
뉴욕.

Confidential

————

The Board of Foreign Missions of the Presbyterian Church in the U. S. A.
53 Fifth Avenue, New York

————

Questions to be answered by Candidates in addition to
those suggested in the Manual.

————

1. Give name at full length, and residence.

Oliver R. Avison, Toronto.

2. Date of birth

June 30th 1860.

3. Have you ever suffered from

(a) Neuralgia, Bad Headaches, Dizziness, Persistent Pain in the Back, Fits, Paralysis, Apoplexy, Insanity or Sunstroke?

I had headaches of moderate severity when a boy. I rarely suffer now.

(b) Habitual Cough, Asthma, Chronic Catarrh, Spitting of Blood, Consumption, Shortness of Breath, Palpitation of the Heart, Dropsy?

No.

(c) Liver Complaint, Piles, Varicose Veins, Rupture, Rheumatism, Dyspepsia, or any other disease of the digestive organs?

No.

4. **Are you now suffering from, or subject to, any disease, malformation or weakness; or have you had any severe disease (except the usual diseases of children) other than those stated in above answers; or received any serious injury, or undergone any surgical operation? Have you any defect of eyesight or hearing?**
No.

5. **As far as you know, are your brain, nervous and muscular systems, heart, lungs, and abdominal organs, in a healthy state?**
Yes.

6. **Have you been successfully vaccinated? When last?**
Yes, when a boy.

7. **Have you ever been under the professional care of any physician? If so, state when, for what disease, and give address of physician, if living.**
In 1888, I had an attack of tonsillitis & was treated by Dr. McDonagh, Toronto -

8. **Have your ever applied for a life insurance policy? If so, was your application granted, and by what Company?**
Yes by Canada Life, Temperance & General, Albua, Ontario Mutual, Royal Templars of Temperance, and Royal Arcanum

9. **Have you ever had, or do you now have, any difficulty in sleeping af night?**
No.

10. **Does brain work in the evening prevent sleep at night? If so, to what extent?**
No.

11. **How many hours were you accustomed to spend in study each day when pursuing your education? and how many hours are you able to spend in study each day now?**

12 to 14 hours per day -. All my leisure time which varies - Some days I have no time, outside of regular duties.

12. **Does your experience lead to the conclusion that you can cheerfully acquiesce in the decision of a majority? or does this necessity, when met, produce mental perturbation and discontent?**

Yes -   No -

13. **Is your temperament such as to lead to the belief that you can easily adapt yourself to the new and strange conditions of life in a foreign field?**

Yes -

14. **Are responsibilities calmly and cheerfully borne? or do they produce disquietude, anxiety, sleepless nights, and care?**

Am not given to over anxiety.

15. **State, as far as you know, what was the age at death, cause of death, and duration of final illness of each of the following persons, if deceased. What is the age and present state of health of each of them, if now living? If you do not know, please inquire and report.**

Age, if living		Status of health	Age in death	Cause of death
Father	59	Good		
Mother	61	Good		
Brothers	27	Good		
			Infant	Do not know
Sisters	35	Good		
			14	Cholera Morbus

In the above answers, please avoid indefinite terms, and be as explicit as possible.

16. **Is there anything, or has there been anything, in your physical condition, family or personal history or habits tending to shorten your life or to impair your usefulness, which is not distinctly set forth above?**

No -

    Attest: <u>Oliver R. Avison</u>

               Signature of Applicant.

Dated at   Toronto, Canada

                <u>January 17th, 1893</u>

When filled, to be forwarded to

Secretaries of Board of Foreign Missions,

53 Fifth Avenue,

New York.

건강 검진의가 답할 질문들 (존 케이븐, 1893년 1월 17일)

대외비

———

미국 장로교회 해외선교본부
뉴욕시 5가 53

———

건강 검진의가 답할 질문들

———

1. 지원자의 이름과 주소, 그리고 지원자는 현재 주소에 얼마나 오래 살았습니까?

올리버 R. 에비슨, 9년.

2. 이전부터 지원자와 알고 있었습니까?

예.

3. 지원자의 체중, 신장 및 외모를 적으시오.

145 파운드; 5 피트 9½ 인치; 홀쭉하고 체격이 훌륭함.

4. 외모로 보아 건강이 원기 왕성합니까, 보통입니까, 혹은 부족합니까?

건강이 원기 왕성함.

5. 지원자의 기질은 무엇입니까 - 신경질적, 림프성, 혹은 담즙성?

림프성.

6. 흉부의 진찰에서 심장 혹은 폐의 어떤 질병이 있습니까?

아니오.

(a) 비정상적인 음(音)이 들립니까? 있다면 시간을 적고 그 의미에 대한 소견을 적으시오.

(b) 진성 호흡성 잡음은 완전한가?   예.

(c) 분당 호흡수는 얼마입니까?   16번.

(d) 분당 심장 박동 수는 얼마이며, 혈압의 상태는?   70번.

[정상으로부터 벗어난 소견이 있으면 다른 날 검사하시오.]

(e) 호흡시 흉곽이 확장되는 정도는 (인치)?
3½ 인치.

7. 지원자의 부모, 형제, 누이는 선천성으로 폐 혹은 다른 질병을 갖고 있습니다.
그렇다면 무엇인지 적으시오.
아니오.

8. 지원자는 기침, 쉰 목소리, 실성증(失聲症), 호흡곤란 혹은 심계 항진증 등을 갖
고 있습니까?
아니오.

9. 이전 질병 혹은 상해에 의해 체질적으로 유해한 효과를 나타냅니까?
아니오.

(a) 지원자는 말라리아열을 앓은 적이 있습니까? 그렇다면 이 질병의 후유증이
아직 있습니까? 구체적으로 적으시오.
아니오.

(b) 지원자는 여름에 태양 빛에 특별히 예민합니까?
아니오.

10. 국소적 혹은 체질적인 질병에 대한 어떤 경향이 아직 있습니까?
아니오.

11. 기능이 정상 상태입니까?
(a) 뇌와 신경계통   예.
(b) 근육계통   예.
(c) 소화기계통   예.
(d) 비뇨기계통   예.

건강하지 않으면 구체적으로 적으시오.

12. 당신은 지원자의 건강 상태가 어느 일등급 생명 보험회사라도 허락할 것으로
    생각합니까?
    예.

13. 체질적으로 어떤 기후가 가장 적응하기 좋습니까?
    어느 기후에도 적응할 수 없다고 나타내는 것은 없음.

14. 열대 기후가 간 질환을 유발 시킬 것 같습니까?
    특별히 그렇지 않습니다.

15. 위의 질문에서 언급되지 않지만 지원자의 건강에 영향을 줄 요인들이 있습니
    까? 그렇다면, 언급해 주세요. 당신이 알고 있는 비정상적인 상태를 구체적으로
    언급해 주세요.
    없음.

주의. 건강 검진의는 그가 타당하다고 생각하는 질문을 하고, 검진은 완전하고,
정확하며 상세하게 할 것으로 기대합니다. 그리고 자신의 서술에 따라 지원자 및
그의 동료, 그리고 선교본부에 큰 신뢰가 주어진다는 것을 염두에 두고 자신 임무
의 대해 책임감을 느낄 것으로 기대합니다.

확 인 :　존 케이브 박사
　　　　지원자의 서명
　　　　토론토 대학교 병리학교실 교수

날짜 장소　　토론토
　　　　　　1893년 1월 17일

건강 검진의가 서명한 후, 청구서와 함께 다음의 곳으로 발송하시오
해외선교본부 총무
5번가 53번지
뉴욕.

Questions to be answered by the Medical Examiner
(John Caven, Jan. 17th, 1893)

Confidential

———

The Board of Foreign Missions of the Presbyterian Church in the U. S. A.
53 Fifth Avenue, New York

———

Questions to be answered by Medical Examiner.

———

1. Name and residence of applicant, and how long a resident of present locality?
Oliver R. Avison; Nine years.

2. Have you had previous acquaintance with the applicant?
Yes.

3. State weight, height, and figure of the applicant.
145 lbs; 5 ft 9½ in; Slender; well built.

4. Does general appearance indicate vigorous health, medium health, or want of vigor?
Vigorous health.

5. What is the temperament of the individual - Nervous, Lymphatic, or Bilious?
Lymphatic.

6. Does a thorough examination of the chest indicate any disease or heart or lungs?
No.

(a) If there are any abnormal sounds, please refer to them at length, and state your opinion as to their significance.

(b) Is the true respiratory or vesicular murmer complete?

Yes.

(c) What is the number of respirations in a minute?

16.

(d) What is the number of pulse beats in a minute, and what is the condition of the artery as to tension?

70.

[If any marked deviation from normal condition exists, please examine another day.]

(e) What is the amount of chest expansion (in inches)?

3½.

7. Have the parents, brothers, or sisters, of applicant been affected with pulmonary or other diseases hereditary in their nature? If so, state what.

No.

8. Is the applicant subject to cough, hoarseness, loss of voice, difficulty of breathing, or palpitation of the heart?

No.

9. Has any injurious effect been produced upon the constitution by previous illness of injury?

No.

(a) Has the applicant ever had malarial fever, and if so, does there now exist any appreciable result of this disease? State particulars.

No.

(b) Is the applicant specially sensitive to the heat of the sun in summer?

No.

10. Does there exist any predisposition to local or constitutional disease?

No.

11. Are the functions in a healthy state, of

   (a) The brain and nervous system?

      Yes.

   (b) The muscular system?

      Yes.

   (c) The digestive system?

      Yes.

   (d) The urinary organs?

      Yes.

   If unhealthy, please state particulars.

12. Do you consider the state of health such as would render the applicant an acceptable risk to any first-class life insurance company?

      Yes.

13. What climate would be best adapted to the constitution?

      Nothing to indicate unfitted for any climate.

14. Would a tropical climate be likely to induce diseases of the liver?

      Not Specially.

15. Are there any facts known to you affecting the health of the applicant not brought out by the above questions? If so, please state them. Please refer in detail to any abnormal condition that may be known to you.

      None.

   N. B. It is expected that the Medical Examiner will make such other inquiries as he may think proper, and that the examination will be thorough, exact, and circumstantial, that he will feel the responsibility of his office, bearing in mind that upon his statements great reliance will be placed by the missionary applicant and his friends, and by the Board.

Attest: <u>John Caven, M. D.</u>

Signature of Applicant.

Prof. of Pathology, Univ. of Toronto

Dated at   <u>Toronto</u>

<u>January 17th, 1893</u>

To be signed by Medical Examiner, and forwarded, with bill, to

Secretaries of Board of Foreign Missions,

53 Fifth Avenue,

New York.

존 케이븐

존 케이븐(John Caven, 1860. 2. 4~ 1913. 12. 10)은 1882년 토론토 대학교 (B. A.)에 이어 1886년 빅토리아 대학교를 졸업하였다(M. D. C. M.). 대학 졸업은 에비슨보다 1년 선배였다. 졸업 후 그는 영국의 런던 대학교에서 과정을 이수하고 영국 의적에 등록되었으며 런던 왕립 의사협회의 면허를 받았다. 이어 독일의 스트라스버그에서 병리학 과정을 마친 후 귀국하였다. 그는 1887년 9월 1일 온타리오 주의 의적에 등록되고 온타리오 주 의사협회의 회원이 되었다. 그리고 토론토 대학교 의학부에서 병리학을 강의하였으며, 1893년 당시 칼튼 가(街) 239에서 개업하고 있었다.

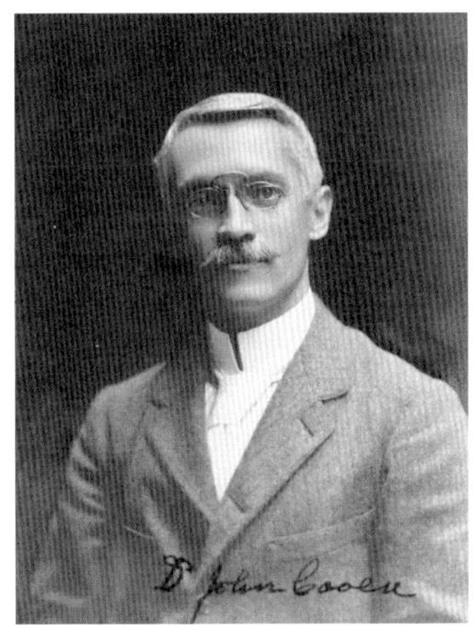

그림 3-3. 존 케이븐. 에비슨의 건강 검진을 담당하였다.

1-2. 각종 추천서

Testimonials

18930107

토머스 매닝(셔본 가 감리교회 목사, 토론토)이
미국 북장로교회 해외선교본부로 보낸 편지 (1893년 1월 7일)[7]

이 편지는 토론토의 올리버 에비슨 박사가 감리교회의 신자임을 보증합니다. 에비슨 박사는 수 년 동안 우리 교회의 한 개척 교회에서 때때로 주일에 역할을 맡았으며, 게다가 교회와 관계된 모든 사업에서 성과를 올렸습니다. 그는 토론토 셔본 가(街) 교회의 공식 위원회의 위원입니다. 그는 교회와 관련된 대외 사업을 매우 훌륭하게 수행해 왔습니다.

에비슨 박사는 의료 선교사로 한국으로 가려고 하고 있습니다. 우리 교회의 모든 동료들은 그가 그런 일을 수행하는 데 모든 면에서 적합하다는 의견을 갖고 있습니다. 그는 활기, 능력 및 신앙심을 소유하고 있어 자신감 있고 유능하게 일을 수행할, 신뢰할 만한 사람입니다. 나는 개인적으로 그가 선교사로 가는 것에 대해 대단히 우호적으로 생각하고 있습니다. 단지 현재 캐나다 감리교회가 그를 파송할 수 없다고 느끼는 것이 유감스러울 뿐입니다. 나는 에비슨 박사 건에 대해 성령께서 뉴욕의 미국 (북)장로교회 해외선교본부를 인도해 주시기를 간구하는 바입니다.

T. 매닝
셔본 가(街) 교회 목사, 토론토
칼튼 가(街) 165, 토론토, 1893년 1월 7일

---

7) 셔본 가(街) 감리교회(Sherbourne Street Methodist Church)는 1871년 작은 예배당으로 시작해 1887년 6월 현재의 건물을 신축했다. 이 교회는 셔본 가와 칼튼 가가 만나는 곳에서 성베드로 성공회 교회 건너편에 위치해 있다. 석조 건물과 멋있는 채색 유리가 특징적이다. 1959년 이 교회는 칼튼 연합교회와 합동해 현재의 성누가 연합교회(Saint Luke' United Church)가 되었다.

Thomas Manning (Pastor, Sherbourne Street Methodist Church, Toronto), Letter to the Board of Foreign Missions (Jan. 7th, 1893)

This certifies that Oliver Avison, M. D., of Toronto, is a member of the methodist church. Dr. Avison has for some years takes a Sabbath appointment now and then in one of our local churches, and has, besides, been forward in every good work in connection with the church. He is a member of the official Board of the Sherbourne Street Church, Toronto. He has been very useful in good works outside of his connection with the church.

Dr. Avison contemplates going as a medical missionary to Korea. It is the opinion of all his friends in the church that he is everyway qualified for such an undertaking. He possesses the energy, the ability, and the piety that will make a self reliant and useful man, and one to be depended upon, in a foreign missions field. I am personally very favorably disposed to his going. I am only sorry that the methodist church of Canada does not feel able to employ Dr. Avison at the present time. I pray that the Holy Spirit may direct the Board of the Presbyterian Church in New York upon Dr. Avison's case.

T. Manning
Pastor, Sherbourne St. Ch.,
Toronto,
165 Carlton Street,
Toronto, Jany. 7th 1893.

윌리엄 T. 에킨스(토론토 대학교 의학부 학장)가
미국 북장로교회 해외선교본부로 보낸 편지 (1893년 1월 25일)

토론토 대학교
의학부
1893년 1월 25일, 토론토

나는 O. R. 에비슨 박사와 약 9년 동안 친분을 맺어 왔습니다. 나는 그가 온화한 성격, 호감을 주는 태도, 훌륭한 지성, 그리고 현명한 판단력을 갖고 있는 것으로 생각하고 있습니다. 그는 근면하고 침착하여 교수로서 적합하며, 어떠한 형태로든 담배를 피거나 술을 마시지 않는 - 완전한 기독교적인 신사입니다. 그는 토론토에서 의업으로 입지를 확보했으며, 개업에서도 성공을 거두고 있습니다. 그는 체질이 강건하고 건강 상태가 좋습니다.

나는 거의 40년 동안 선교에 상당한 관심을 가져 왔으며 권면의 말도 많이 했지만, 에비슨 박사가 모든 면에서 선교 사업을 성공적으로 수행하는 데 적합하다고 감히 말씀드릴 수 있습니다.

W. T. 에킨스
학장
의학부

F. F. 엘린우드 박사
미국 장로교회 해외선교본부 총무
뉴욕 시 5번가 53

William T. Aikins (Dean, Univ. of Toronto Medical Faculty, Toronto), Letter to Frank F. Ellinwood (Sec., BFM, PCUSA) (Jan. 25th, 1893)

University of Toronto

Medical Faculty

Toronto, 25th Jany 1893

This will certify that I have been acquainted with Doctor O. R. Avison for about nine years. I regard him as having a kindly disposition, agreeable maneuver, good intellect, and judicious judgement. He is industrious, self-possessed, an apt teacher, does not use tobacco or liquor in any form - in fact is a thorough Christian gentleman. He stand will in the medical profession in Toronto and is a success in his practice. He has a good physical constitution and enjoys excellent health.

For nearly forty years I have taken much interest in the missionary cause and speak advisedly when I say I think Dr. Avison in everyway suitable for successful missionary service.

W. T. Aikins, M. D.

Dean,

Medical Faculty

Rev. F. F. Ellinwood, D. D.

Sec. Am. Presbyterian Bd. Foreign Mission

53 Fifth Ave.

N. Y.

윌리엄 T. 에킨스

윌리엄 T. 에킨스(William Thomas Aikins, 1827. 6. 5~1897. 5. 24)는 어퍼 캐나다의 토론토 타운쉽에서 태어나 1843년 빅토리아 대학교에 입학하였다. 1847년부터 토론토 의과대학에서 의학 수업을 시작하여 1849년 의료위원회로부터 면허를 받은 후 필라델피아의 제퍼슨 의과대학에 입학하여 외과 수련을 받고 1850년 의학박사 학위를 받았다.

학위를 받은 직후 토론토 의과대학의 해부학 조교수로 교직을 시작하였으며, 1856년부터 토론토 의과대학

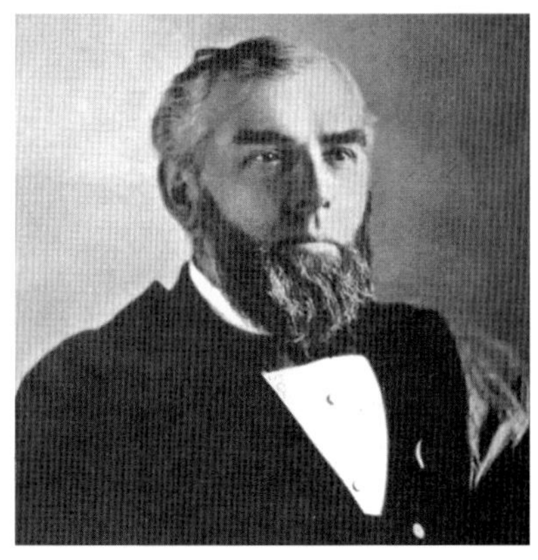

그림 3-4. 윌리엄 T. 에킨스. 당시 토론토 대학교 의학부 학장이었다.

의 학장 겸 외과 교수, 토론토 종합병원의 외과의사, 1866~69년에 내과 평의원, 1869~80년에 온타리오 주 의사협회 평의원, 그리고 온타리오 주 의사협회 재무, 재탄생한 토론토 대학교 의학부 학장(1887~93) 등을 역임하였다. 1897년 온타리오 주 요크에서 사망하였다.

윌리엄 맥컬럭(토론토 기독교 청년회)이 로버트 E. 스피어
(미국 북장로교회 총무)에게 보낸 편지 (1893년 2월 2일)

토론토 기독교청년회
영 가(街)에서 맥길 가(街)쪽 모퉁이

1893년 2월 2일
토론토

로버트 스피어 씨 귀하

친애하는 선생님,

　나는 에비슨 박사의 기독교적인 품성과 진가에 대해 증언하게 된 것이 무척 기쁩니다. 그는 자신의 직업에서 최상의 위치를 차지하고 있으며, 몇 년 동안 젊은 이들을 위한 우리들의 사업에 깊은 관심을 보여 왔습니다. 그는 몇 년 동안 우리 청년회의 회장으로 활동했으며, 우리 체육관의 담당 의사로서 우리에게 소중한 봉사를 해왔습니다.
　그는 선교에 큰 관심을 보여 왔으며, 의과대학생들 사이에서 그의 본보기와 열정은 선(善)을 향한 큰 존재였습니다.
　만일 당신이 선교지에 파송하기 위해 그를 확보한다면, 그가 잘 준비되어 있고 가슴은 영혼에 대한 사랑으로 가득 차 있음을 알게 될 것입니다.

　윌리엄 맥컬럭
　총무

William McCulloch (Toronto YMCA),
Letter to Robert E. Speer (Sec., BFM, PCUSA) (Feb. 2nd, 1893)

Toronto Young Men's Christian Association
Corner Yonge and McGill Streets

Toronto, Feby. 2nd 1893

Mr. Robt Speer

My Dear Sir

I have much pleasure in having testimony to the Christian character and sterling worth of Dr. Avison. He stands in the foremost rank in his profession, and for a number of years he has been deeply interested in our work for young men. He was a Director of our Association for several years and rendered us valuable service as medical examiner in our Gymnasium.

He has been greatly interested in Missions and among the medical students his example and enthusiasm have been a power for good.

If you can secure him for the Mission field you will find a man well qualified and with love for souls filling his heart.

Yours very sincerely
Wm. McCulloch
Gen. Secy.

윌리엄 맥컬럭

  윌리엄 맥컬럭(William McCulloch)은 1885년부터 1894년까지 토론토 기독교
청년회의 제3대 총무로 활동하였다. 후에 그는 장로교회 목사로서 남아프리카 공
화국의 요하네스버그 근처에서 시무하였다.

로버트 E. 스피어

  로버트 E. 스피어(Robert Elliott Speer, 1867. 9. 10~1947. 11. 23)는 펜실베이
니아 주 헌팅던에서 출생하였으며, 필립스 학원에서 2년 동안의 예비 과정을 마치
고 1885년 프린스턴의 뉴저지 대학(1896년 프린스턴 대학교로 이름이 변경됨)에
입학하였다. 1887년부터 그는 학생자원운동에 적극 참여하기 시작하였고, 1889년
졸업한 후에도 1890~91년 프린스턴 신학교에서 수학하면서도 적극 참여하였다. 그
는 1891년 미국 북장로교회 해외선교본부의 총무로 임명되었으며, 1896~97년에 페
르시아, 인도, 중국, 한국 및 일본을 방문하였다. 그는 프린스턴에서 아서 T. 피어
슨(Arthur T. Pierson)의 영향을 크게 받았다. 그가 해외 선교를 이끌면서 미국 북
장로교회는 큰 성공을 거두었다.

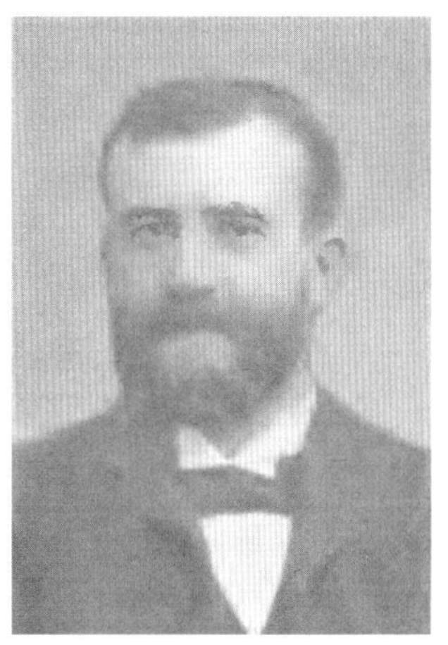

그림 3-5. 윌리엄 맥컬럭.

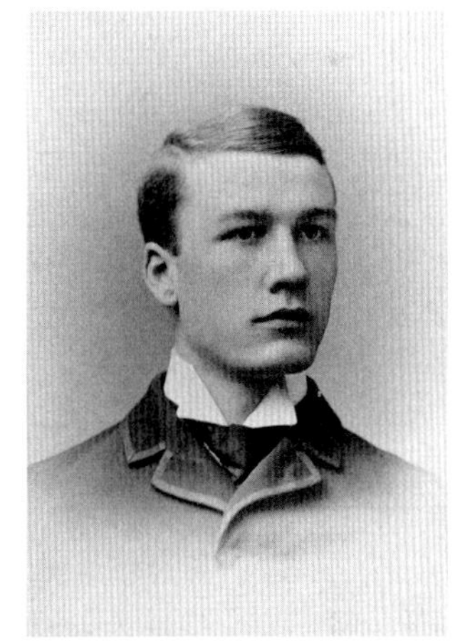

그림 3-6. 로버트 E. 스피어.

리처드 A. 리브(토론토 대학교 의학부 교수)가 로버트 E. 스피어 (미국 북장로교회 총무)에게 보낸 편지 (1893년 2월 2일)

R. A. 리브 박사

진료 시간

   오전 10시부터 오후 1시

   오후 4시부터 5시

셔터 가(街) **22**

토리아 가(街) 모퉁이

토론토

1893년 2월 2일

R. 스피어 씨

총무

장로교회 선교본부

친애하는 총무님,

O. R. 에비슨 박사가 내게 의료 선교사로서 한국으로 가고 싶다고 말했습니다. 그는 수년 간 토론토 대학교 의과대학의 동료 교수로 근무했으며, 그가 떠나는 것은 (우리에게) 분명한 손실입니다. 나는 그의 전문적 성취, 정신적, 도덕적 및 육체적인 자질이 해외 선교지에서 귀 선교본부의 매우 바람직한 전형(典型)으로 만들 것이라고 확신합니다. 나는 그의 임명이 잘못일 수 있다는 점을 찾을 수가 없습니다.

리처드 A. 리브

Richard A. Reeve (Medical Faculty, Univ. of Toronto),
Letter to Robert E. Speer (Sec., BFM, PCUSA) (Feb. 2nd, 1893).

Dr. R. A. Reeve

Consultation Hours

   10. A.M. To 1 P.M.

   4. To 5 P.M.

22. Shuter Street.

Cor. Victoria

Toronto

Feb. 2/ 93

Mr. R. Speer

Secretary,

Presbyterian Board of Missions,

Dear Sir,

Dr. O. R. Avison has told me of his desire to go to Corea as a Medical Missionary. He has been a fellow teacher in the Medical Faculty of the University of Toronto, for several years, and while his departure would be a distinctly loss. I am confident that his professional attainments, mental, moral, & physical qualities conspire to make him a very desirable. representative for your Board in the Foreign Mission Field. I do not see how his appointment could be a mistake.

I remain yours

Richard A. Reeve

리처드 A. 리브

리처드 A. 리브(Richard Andrews Reeve, 1843. 9. 21~1919. 1. 27)는 토론토에서 태어나 1862년 문학사 학위를 취득하고, 1865년 퀸즈 의과대학을 졸업하였다. 그는 1866년 6월 8일 온타리오 주 의사협회 및 킹스턴 의사협회의 회원이 되었으며, 1867~72년 안이병원의 보조 외과의사를 거쳐 토론토 의과대학 안이과 교수, 토론토 종합병원 안이 전문의를 역임하였다. 그는 미국 이과학회 회원, 영국 안과학회 회원, 미국 안과학회 회원으로 활동하였으며, 1887년 온타리오 주 의사협회 전형위원이었다. 1893년 당시에는 토론토 대학교의 안이과 교수였다.

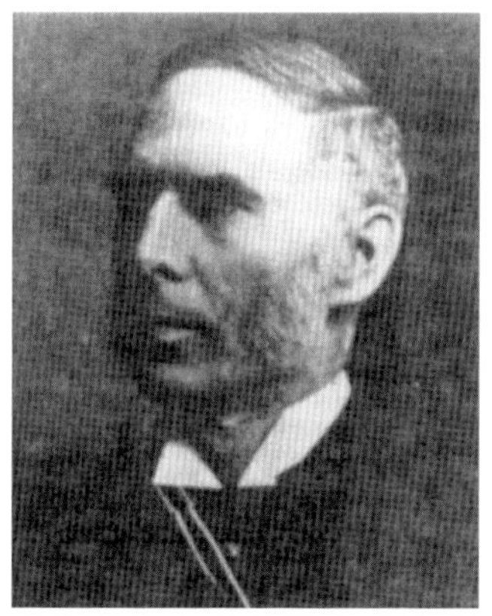

그림 3-7. 리처드 A. 리브.

18930203

제임스 Mc. P. 스코트(세인트 존스 장로교회 목사, 토론토)가 로버트 E. 스피어(미국 북장로교회 총무)에게 보낸 편지(1893년 2월 3일)[8]

캐나다 대학생 선교부
심슨 가(街) 4

1893년 2월 3일
온타리오 주 토론토

로버트 E. 스피어 목사님, 뉴욕

친애하는 목사님,

　토론토의 O. R. 에비슨 박사가 미국 북장로교회 해외선교본부 위원회에 의해 선교사로 임명받기 위한 지원 건(件)으로 추천서를 보내 달라는 요청을 받았습니다. 나는 귀하께 지원자에 관해 알려드려야겠습니다. 나는 다년간 에비슨 박사와 친분을 쌓은 것을 이야기 할 수 있어 기쁘며, 나의 솔직한 생각은 그는 신사이고 기독교적이며 의사로서 명성이 높다는 것입니다. 현재 1년 이상 우리는 캐나다 대학생 선교본부의 회원으로서 상당히 긴밀하게 일을 해 왔으며, 이를 통해 그가 해외 선교에 상당한 관심을 갖고 있음을 알게 되었고, 그의 지혜와 일반적인 실무 재능에 반했습니다. 나는 그의 독실한 생활과 고결한 인격을 확신하고 있습니다.
　그는 감리교회 신자로서 셔본가 감리교회에서 가장 유능한 신자 중의 한 명으로 알고 있으며, 나는 장로교회 목사이지만 그를 순수하게 존경하고 있습니다.
　나는 [그가] 교회의 해외 선교 사업에서 이상적인 학생이 되고 캐나다에서 장로교회의 해외 사업과 특히 신중한 임명의 필요성에 대해 심사숙고하도록 하기 위해 노력을 해왔습니다. 나는 에비슨 박사를 한국 혹은 다른 어느 해외 선교지로 임명하는 것을 추천하는 데 주저하지 않습니다.
　다른 사람들이 의사로서 그의 평판에 대해 이야기 할 것입니다. 나는 그런 입장에 있지 못하며, 단지 토론토의 젊은이들 가운데 그의 평판이 칭찬할 말한 정도

---

8) 1888년 설립된 이 교회는 볼튼 가(街)와 만나는 제라드 가(街) 동쪽 모퉁이에 위치해 있었으며, 1908년 리버사이드 사우스로 이전했다.

로 높다는 점을 언급하고 싶습니다. 내가 알기로 그는 활발하게 개업을 하고 있습니다.

J. Mc. P. 스코트

세인트 존스 장로교회
캐나다 대학생 선교회 회장, 토론토

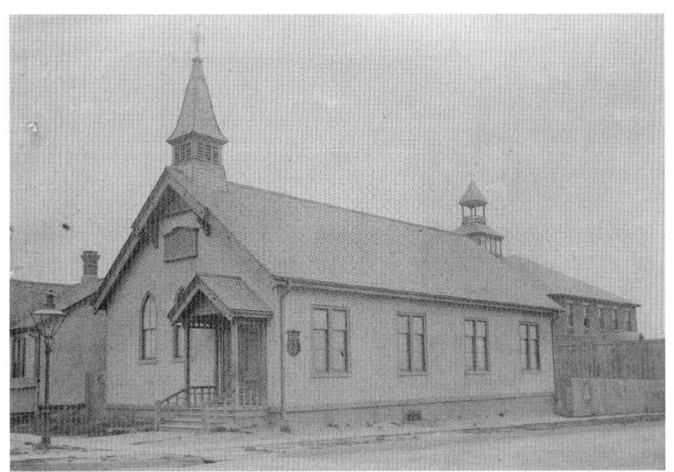

그림 3-8. 세인트 존스 장로교회.

James Mc. P. Scott (St. Jone's Presbyterian Church, Toronto), Letter to Robert E. Speer (Sec., BFM, PCUSA) (Feb. 3rd, 1893).

The Board of the Canadian Colleges' Mission
4 Simpson Ave.

Toronto, Ont., Feb. 3d 1893

Rev Robt. E. Speer, New York,

My Dear Sir,

In view of the application of Dr. O. R. Avison of Toronto for appointment under the Foreign Mission Committee of the Presbyterian Church in the U. S. A., I have been asked to send any testimony. I may have to give re the applicant to yourself. I am glad I am able to speak of an acquaintanceship with Dr. Avison extending over a number of years and I am frank to say that my opinion of him as a gentleman, a Christian and physician is very high. For more than a year now we have been more closely associated as members of the Board of Canadian College's Mission in which time I have seen a good deal of his interest in foreign missions and have been struck with his wisdom and general executive ability. I am persuaded of his godly life and of his high type of manhood.

He is a Methodist and one of the most useful men I understand in the Sherbourne St. Meth. Church but a methodist for which I, as a Presbyterian Minister, have a wholesome respect.

I have endeavored to be a perfectly close student of the F. mission work of the church and thoughtful re the foreign work of the Presbyterian Church in Canada and the necessity of safe appointments in particular and I have no hesitation whatever a recommending the appointment of Dr. Avison to Korea or any other foreign field.

Others may speak of his standing as a physician. I am not in a position to do so, only to say that his reputation among the younger men in practice in Toronto is commendably high. I know he has a large practice.

I am yours very sincerely
J. Mc. P. Scott

Member of St. John's Pres. Ch.
Chairman of Board Canadian Colleges' Mission, Toronto

조지 M. 밀리건(목사, 올드 세인트 앤드류스 장로교회, 토론토)이
로버트 E. 스피어(미국 북장로교회 총무)에게 보낸 편지
(1893년 2월 3일)

토론토
1893년 2월 3일

    나는 에비슨 박사가 평소 상당히 주목하던 의료인 중의 한 명이라는 것을 증언하게 되어 매우 기쁩니다. 나는 그가 학생이었을 때 의학생들을 대상으로 한 기독교 청년회 사업과 연관되어 그를 처음으로 만났습니다. 내 동료 중 일부는 그의 환자였으며, 그가 사람들의 육체 뿐 아니라 영혼도 돌보아 주었다고 인정했습니다.

    나는 그가 사역하기를 희망하는 한국에서 주님을 위해 상당히 훌륭하게 일을 할 것으로 믿습니다.

G. M. 밀리건[9]
올드 세인트 앤드류 장로교회 목사

---

9) 조지 M. 밀리건(George M. Millagan, 1840. 8. 11~1928. 3. 22)은 스코틀랜드의 윅(Wick)에서 태어나 1857년 캐나다로 이주하였으며, 장로교회 목사로 활동하다가 1928년 온타리오 주 요크에서 사망하였다.

George MacBeth Milligan (Pastor, Old St. Andrew's Presbyterian Church, Toronto), Letter to Robert E. Speer (Sec., BFM, PCUSA) (Feb. 3rd, 1893)

Toronto,

February 3rd, 1893

I have much pleasure in testifying that Dr. Avison is one of our medical men fro whom I entertain very high regard. I first met him in connection with Y. M. C. A. work among the medical students when he was at college. Some of my people were his patients and recognized <u>in</u> him one who cared for the souls of men as well s their bodies.

I believe he will do much good for the Master in Corea, where he hope to labor.

G. M. Milligan

Minister Old St. Andrews'

올드 세인트 앤드류 장로교회

올드 세인트 앤드류 장로교회는 1830년 당시 요크 타운(York Town, 지금의 토론토)에 처음 세워진 스코틀랜드 장로교회이며, 애들레이드 가(街)와 만나는 처치 가(街)의 남서쪽 모퉁이에 위치해 있었다. 1843년 독립 교회 운동의 지지를 받은 일부 신도들이 독립하여 녹스 장로교회를 세웠다. 원래의 교회는 건물이 협소하여 1876년 2월 13일 지금의 위치[심코 가(街)와 만나는 킹 가(街)의 남동쪽 모퉁이]로 신축 이전하였다. 그런데 이 과정에서 일부 신도들은 이전하지 않고 원래의 교회를 고수했는데, 이것을 올드 세인트 앤드류 장로교회라 부른다. 이 교회는 1878년 자비스 가(街)와 칼튼 가(街) 사이의 모퉁이로 건

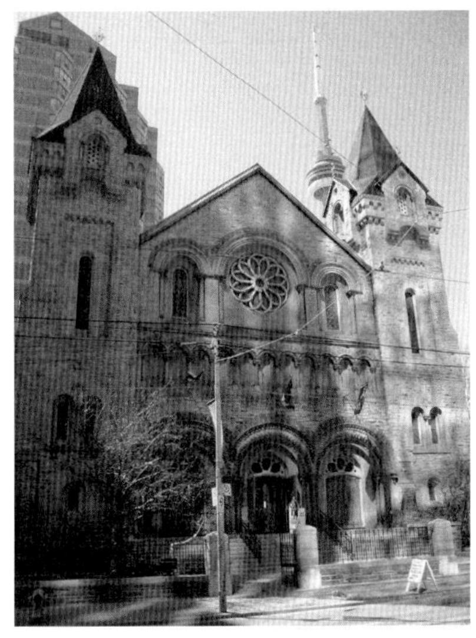

그림 3-9. 세인트 앤드류스 장로교회. 셔본 가 감리교회에 다니던 에비슨이 내한하기 직전 적을 옮긴 교회이다.

물을 신축하고 이전하였다. 올드 앤드류 장로교회는 1951년 웨스트민스터(이전의 요크빌) 장로교회, 중앙 감리교회와 연합하여 브루어 가(街) 동쪽 117에 위치한 세인트 앤드류 연합교회로 발전하였다. 구 세인드 앤드류 장로교회의 원래 건물은 다른 교단에 매각되어 현재 세인트 앤드류 복음루터란 교회가 들어서 있다.

윌리엄 J. 바크웰(제라드 가 감리교회 목사, 토론토)이 로버트 E. 스피어(미국 북장로교회 총무)에게 보낸 편지 (1893년 2월 3일)

토론토
1893년 2월 3일

로버트 E. 스피어 님
5가 53, 뉴욕 시

친애하는 선생님,

한국의 의료 선교사로 귀 선교본부에 지원한 이 도시의 O. R. 에비슨 박사와 개인적으로 친분이 있다고 말하는 것이 무척 기쁩니다. 나는 그렇게 탁월하게 적합하고 전도가 양양한 사람의 지원을 받은 귀 선교본부에 축하를 드리며, 귀 본부가 현명하게 그를 그런 책임 있는 직책에 적합한 최상의 인물로 판단할 수 있도록 추천하고 싶습니다. 비록 젊지만 직업적으로, 사회적으로, 종교적으로 그는 평판이 매우 좋으며, 그에 필적할 만한 사람은 거의 없습니다. 그는 성황리에 개업을 하고 있으며, 병자들 가정에서는 자비의 천사로 환영 받고 있습니다. 그의 친절은 소문이 나있으며, 그의 밝음은 태양과 같고, 그의 아량은 모든 사람들이 즐기는 주위의 공기와 같습니다. 그는 하나님을 믿으며, 주님의 영광 및 형제 자녀들의 안녕을 위해 삶을 헌신하고 있습니다. 그는 분명 하나님의 이런 섬김을 위해 "선택된 그릇"입니다. 다년간 그는 내가 시무하는 교회에서 큰 성경반을 지도하였으며, 그의 훌륭한 강의를 듣는 것은 큰 즐거움 혹은 소득이었습니다. 그는 영적인 통찰력, 예증하는 재능, 그의 성실하고 진지한 지원은 내 마음을 기쁨으로 채웠으며, 언젠가 그의 전체 시간과 원기를 종교 사역에 할애할 것이라는 희망을 갖게 합니다. 에비슨 부인은 그가 행하는 모든 고결한 사역을 존중할 것이며, 그의 노력을 효율적으로 도움으로써 그녀와 관계있는 모든 사람들의 감탄을 이끌어 낼 것입니다.

그들에게 귀 선교본부의 올바른 평가와 만인을 사랑하시는 하나님 아버지의 확실한 보살핌이 있기를 기원하며,

W. J. 바크웰 (에비슨 박사의 목사, 제라드 가 감리교회)[10]

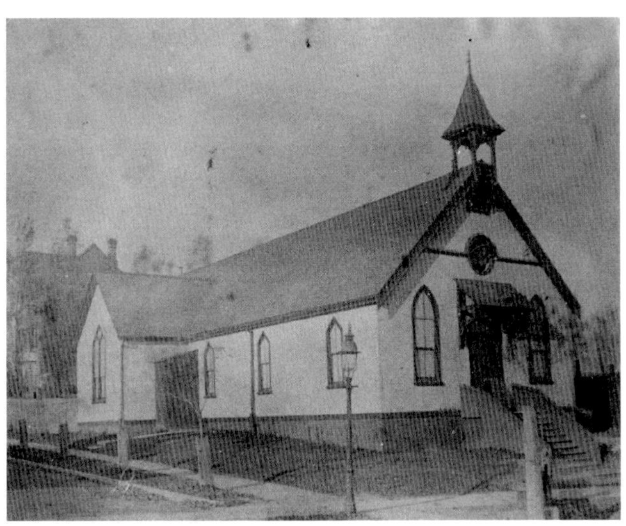

그림 3-10. 제라드 가 감리교회. 담임 목사인 바크웰이 에비슨의 목사라고 언급한 것으로 보아 에비슨이 한 때 다녔던 교회로 추정된다.

---

10) 윌리엄 J. 바크웰(William John Barkwell, 1853. 4. 23~1898. 11. 28)은 1853년 온타리오 주 포트 호프에서 출생했으며, 1881년 당시에는 전도사였다. 1898년 토론토에서 사망하였다.

William J. Barkwell (Pastor, Gerrard St. Methodist Church, Toronto), Letter to Robert E. Speer (Sec., BFM, PCUSA) (Feb. 3rd, 1893)

Toronto

Feb. 3/ 93

Robert E. Speer Esq

53 Fifth Ave.

New York

My Dear Sir,

It gives me pleasure to say that I am personally acquainted with Dr. O. R Avison of this city who has applied to your Mission Board for appointment as Medical Missionary to Corea. I want to congratulate your illustrious Board upon the receipt of an application from one of such eminent suitability & promise - and to commend him to your wise judgment as a first-class man for so responsible a position. Professionally, socially & religiously he has very few equals, though a very young man he ranks high in his profession, has a very large practice and is welcomed as an angel of mercy in the homes of the sick. His kindness is proverbial, his brightness is like the sunshine & his generosity like the ambient air that every one enjoys. He believes in God & humanity & freely gives his life for the glory of his Master & the welfare of his brother. He is certainly "a chosen vessel" for this service of the Lord. For some years he has taught a large Bible Class in my Church & it has been a source of great pleasure or profit to listen to his marvelous expositions of the lessons. His best spiritual insight his facility of illustrations & his faithful & earnest application have filled my heart with delight & often made me hope that some time his whole time & energy might be given to religious work. In Mrs. Avison he has a help - meet who will honor him in every noble work & who will supplement his effort with an efficiency that will call forth the admiration of all with whom she may be associated.

Commending them to the appreciation of your important Board & to the unerring care of the all-loving Father.

I am
My dear Sir
Yours truly

W. J. Barkwell, (Dr. A. Pastor)
Gerrard Ch.
Meth Church

윌리엄 올드라이트(토론토 대학교 의학부 교수)가 로버트 E. 스피어(미국 북장로교회 총무)에게 보낸 편지 (1893년 2월 14일)

토론토
1893년 2월 14일

로버트 E. 스피어 님
장로교회 해외선교본부 총무

친애하는 총무님 및 형제들,

에비슨 박사는 귀하가 그가 이곳 토론토에서 의사로서, 그리고 기독교적인 일꾼으로서의 평판에 관해 동료들의 증언을 받고 싶어 한다고 내게 알렸습니다.

나는 최근 7년 동안 그를 알아 왔으며, 의과대학 졸업반 시절부터의 내 관찰에 근거해 학생으로, 개업의사로 그에 대해 높게 평가하고 있습니다. 졸업 1년 이내에 대학교 의학부에 의해 그가 강사로 선택되었고, 그의 능력이 충분히 만족스러우며, 이러한 나의 견해는 다른 교수들의 견해와 일치합니다.

그는 의과대학의 기독교 청년회와 금주 연맹의 일에 활발하게 참여해 왔으며, 그의 직분에 맞게 성실하게 생활하고 있습니다. 나는 현재 이 도시에서 그가 성공할 가능성을 고려할 때 그가 보여 주고 있는 자기희생에 대해 감복하고 있습니다.

W. 올드라이트
(토론토 대학교 위생학 교수.)

William Oldright (University of Toronto, Medical Faculty), Letter to Robert E. Speer (Sec., BFM, PCUSA) (Feb. 14th, 1893)

Dr. Oldright,

Cor. Cameron St. and Homewood Ave.

Toronto, 14 Feb. 1893

Robt. E. Speer Esq
Sec. Presbyterian Bd Foreign Missions,

My Dear Sir and Brother,

Dr. Avison impress me that you are desirous of receiving from some of his Colleagues here guarantees of his standing as a professional man and Christian worker.

I have known him for the last seven years, he having come under my observation in the last years of his student life; I have had a high opinion of him both as a student and a practitioner. The facts that he was chosen by the University Medical Faculty to act as lecturer within a year or so after time he graduated, and that he has given complete satisfaction in that capacity, and that my opinion is in accord with that of the other members of the faculty.

He has been actively engaged in the work of the Medical College's Y.M.C.A. and of the Temperance League; and his life have been constant with his professions. I admire the doctor's self sacrifice, for such it is, when we consider his prospects of temporal success in this city.

I am Yours sincerely
W. Oldright (Prof. of Hygiene, Univ. Tor.)

윌리엄 올드라이트

윌리엄 올드라이트(William Oldright, 1842. 6. 23~1917. 1. 2)는 1842년 서인 도제도 동부의 세인트 키츠 섬에서 제 81연대 올드라이트 대령의 아들로 출생 하였다. 그는 1863년 토론토 대학교를 졸업(문학학사)하고 1865년 토론토 의과 대학을 졸업하여 면허를 받았으며, 1866 년 5월 18일 온타리오 주의 의적에 등 록되었다. 그는 개업 초기부터 공중 보 건에 관심이 많아 다년간 온타리오 주 보건협회의 회장을 역임했으며, 토론토

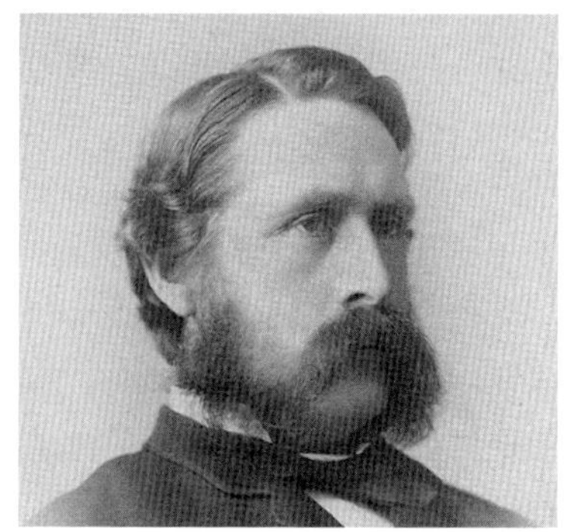

그림 3-11. W. 올드라이트.

의과대학에 위생학 강좌를 처음 개설했고, 토론토 대학교 의학부가 발족되면서 위 생학 교수로 임명되었다. 그는 1866~72년 온타리오 주 의사협회 평의원을 역임했 으며, 1917년 미국 일리노이 주 시카고에서 사망했다.

제2장
의료 선교사 임명
Appointment as a Medical Missionary

올리버 R. 에비슨을 선교사로 추천한 사람들은 다음과 같았다.

토머스 매닝 목사	- 셔본가 감리교회의 담임 목사
윌리엄 맥컬럭	- 토론토 기독교청년회(YMCA)의 총무
제임스 Mc. P. 스코트	- 세인트 존스 장로교회 목사
조지 M. 밀리건	- 올드 세인트 앤드류스 장로교회 목사
윌리엄 J. 바크웰	- 제라드 가 감리교회 목사
윌리엄 T. 에킨스	- 토론토 대학교 의학부 학장
리처드 A. 리브	- 토론토 대학교 의학부 교수
윌리엄 올드라이트	- 토론토 대학교 의학부 교수

이와 같이 여러 추천장이 보내지던 시기인 1893년 1월 27일에 엘린우드 총무는 서울의 그레이엄 리 목사에게 편지를 보내어 에비슨을 한국에 의료 선교사로서 파송하려고 한다고 알렸다.

미국 북장로교회 해외선교부의 실행위원회는 2월 6일 에비슨의 선교사 지원 편지와 위의 추천서들을 검토하고, 만장일치로 에비슨을 의료 선교사로 임명함과 동시에 한국이 임지로 결정되었다. 엘린우드 총무는 2월 7일자 편지로 토론토의 에비슨에게 이러한 사실을 통보하였다.

Dr. Avison was recommended to become a missionary by the persons as such;

Rev. Thomas Manning   - Sherbourne Street Methodist Church
William McCulloch   - Secretary of Toronto YMCA
Rev. James Mc. P. Scott - Saint John's Presbyterian Church
Rev. George M. Milligan - Old Saint Andrews Presbyterian Church
Rev. William J. Barkwell - Gerrard Street Methodist Church

Dr. William T. Aitkins   - Dean, Faculty of Medicine, University of Toronto
Dr. Richard A. Reeve   - Prof., Faculty of Medicine, University of Toronto
Dr. William Oldright   - Prof., Faculty of Medicine, University of Toronto

While the testimonials were delivered to the secretary, Ellinwood wrote a letter to Rev. Graham Lee in Seoul to let him know that Avison was about to be sent to Korea as a medical missionary in the 27th of January, 1893.

On account of the testimonials and Avison's letter, the Executive Committee of the Board of Foreign Mission, P. C. in the U. S. A. made a decision to appoint Avison as a medical missionary to Korea. It was notified to Avison who stayed in Toronto by a letter from Ellinwood in the 7th of February.

18930105

프랭크 F. 엘린우드(미국 북장로교회 총무)가
올리버 R. 에비슨(토론토)에게 보낸 편지 (1893년 1월 5일)

1893년 1월 5일

O. R. 에비슨 박사[11]

토론토, 캐나다

친애하는 박사님,

　　언더우드 씨가 당신의 12월 21일자 편지[12]를 내게 보여주었습니다. 나는 귀하가 아직도 한국의 의료 선교사로 지원할 용의가 있는지, 그리고 장로교회와 연합하여 임명받는 것에 개의치 않는지 알고 싶어 편지를 보내는 바입니다. 우리는 귀하의 지원을 호의적으로 고려할 것입니다. 우리는 우리 선교부의 화목을 중요하게 여기고 있으며, 동역자로 참여하는 사람들은 교회의 동료들과 충심으로 따뜻하게 지내야 합니다. 우리 선교사들은 특별한 교파심을 갖고 있지 않으며, 특히 의사들에게는 신학에 대한 심도 있는 지식을 기대하지 않습니다. 우리는 심하게 엄격하지 않으며, 모든 선교사들이 어떤 교회의 일원이 되고, 관련된 사람들과 진심으로 사역을 할 수 있을 그런 화합에 대한 관심이 최상이라고 생각하고 있습니다.

　　당신의 이력은 분명 좋을 것이며, 적절한 추천서가 있으면 평의회는 선교사 임명을 위해 귀하의 건(件)을 선교본부로 넘길 준비가 되어 있습니다. 나는 가능하다면 귀하가 조만간 우리를 만나러 방문했으면 하는 요청을 하고자 합니다. 우리는 여행 경비를 지불할 것입니다. 이번 주일에 약속을 잡기에는 너무 늦었기에, 귀하가 1월 10일 화요일 아침 뉴욕 5번가 53번지로 우리를 방문해 주실 것을 요청해도 되겠습니까? 귀하가 오후 4시에서 5시 사이에 토론토를 떠나면 다음 날 아침 뉴욕에 도착할 수 있을 것입니다. 그렇게 하기를 원한다면 귀하는 델라웨어 앤드 래커워너 철로[13]를 이용해 저녁 기차를 타면 다음날 정오 경 토론토에 도착할 것입니다.

---

11) 원문에는 에비슨의 호칭이 'Dr.' 대신 'Rev.'로 잘못되어 있다.

12) 이 편지는 확인되지 않고 있다.

13) 이 철로는 뉴욕 주의 버펄로에서 뉴저지 주의 호보켄(Hoboken)까지 운행하며, 길이가 약 640킬로미터이다. 버펄로는 나이아가라 폭포의 미국 쪽 도시이며, 캐나다와 접해 있다.

귀하가 방문하기로 결정하면 알려주시기 바랍니다.

F. F. 엘린우드

Frank F. Ellinwood (Sec., BFM, PCUSA),
Letter to Oliver R. Avison (Toronto) (Jan. 5th, 1893)

January 5th, (189)3.

Rev.[14] O. R. Avison,

Toronto, Canada

My dear Sir: -

Mr. Underwood has shown me your letter of December 21st and I write to say that if you are still inclined to apply for a position as medical missionary to Korea and if you would feel free on receiving an appointment to unite with some Presbyterian Church, we should be inclined to consider your application favorably. We deem it important for the sake of peace in our Missions that those who are engaged as co-workers should be cordial and hearty in their church fellowship. There is no particular sectarian feeling among our missionaries and especially in physician who are not supposed to give prominent place to theology. We are not overstrict, but it is in the interest of harmony that we deem it best that all our missionaries shall be members of the some church, and shall be able to work heartily with those with whom they are associated.

Your record is certainly a good one and we are ready to consider the case as one which the Council would, with proper testimonials present to the Board for appointment, and I write to ask that you will some time if possible and see us. We will bear the expenses of the journey. As it is late to make an appointment for this week, may I ask that you will call upon us Tuesday morning January

---

14) Dr. Ellinwood made a mistake in writing Dr. Avison's title as 'Rev.'.

10th, at #53 Fifth Avenue, New York. I think you can leave Toronto between four and five P. M. and reach New York the next morning. If you so desire you could take an evening train on the Delaware and Lackawanna Railroad and be back in Toronto at 12 the next day.

Please notify us if you conclude to come.

Yours sincerely yours,
F. F. Ellinwood

프랭크 F. 엘린우드

프랭크 F. 엘린우드(Frank Field Ellinwood, 1826. 6. 20~1908. 9. 30)는 다년간 미국 북장로교회 해외선교본부 총무로 활동하면서 한국 선교의 시작을 결정하였다. 그는 재임기간 중 한 번도 한국을 방문한 적이 없었지만, 누구보다도 한국 실정을 정확히 파악하여 선교 사업을 지휘하였다.

그는 해밀턴 대학을 졸업하고, 어번과 프린스턴 신학교를 졸업하였다. 1853년 그는 뉴저지 주 벨비디어의 제2장로교회에서 시무하였고, 1854년부터 1865년까지 뉴욕 주 로체스터의 중앙장로교회에서 시무하였다. 그는 1866년

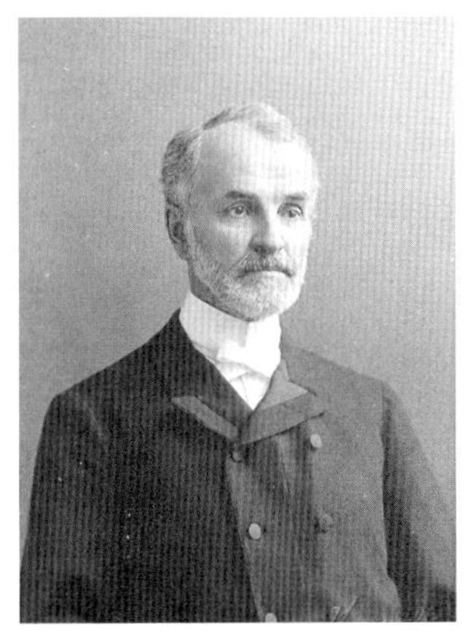

그림 3-12. 랭크 F. 엘린우드.

부터 1871년까지 장로교회의 교회건립 위원회 및 기념 기금 위원회에서 활동하다가, 1871년 해외선교본부의 교신총무로 임명되었다. 그는 로버트 E. 스피어(Robert E. Speer) 및 아서 J. 브라운(Arthur Judson Brown) 등과 함께 19세기 말에서 20세기 초까지 미국 북장로교회의 해외 선교를 주도하였다. 이외에 그는 1886년부터 1903년까지 뉴욕 대학교에서 비교종교학을 강의하였다.

올리버 R. 에비슨(토론토)이 로버트 E. 스피어
(미국 북장로교회 총무)에게 보낸 엽서 (1893년 1월 26일)

수신: 뉴욕 시 5가 53
　　　로버트 E. 스피어 씨

　　　　　　　　　　　　　　　발신: 토론토 칼튼 가(街) 212
　　　　　　　　　　　　　　　　　　1893년 1월 26일

친애하는 형제님,

　　반신(返信) 우편을 통해 1월 11일 및 12일 귀하의 사무실에서 열린 해외선교 본부의 회의에 대한 보고서의 사본을 제게 보내 주실 수 있겠습니까? 저는 그것에 대한 요약 보고서를 우리의 보잘 것 없는 간행물에 싣고 싶으며, 그 사본을 귀하께 보내드리겠습니다.15) 저는 건강 증명서를 선교본부로 보냈으며, 우리 의과대학의 학장인 에킨스 박사께 나에 관한 것을 요청했는데, 그것들을 받으셨을 줄로 믿습니다. 다른 추천서를 더 보내야 할까요?

　　안녕히 계십시오.
　　O. R. 에비슨

---

15) 에비슨이 편집인을 맡고 있던 *The Canadian College Missionary*를 말한다. 이 신문은 당초 *The Medical Missionary*라는 제목으로 간행되었던 것이다. 『에비슨 자료집 I』의 730~759쪽을 참고할 것.

Oliver R. Avison (Toronto),
Postal Card to Robert E. Speer (Sec., BFM, PCUSA) (Jan. 26th, 1893)

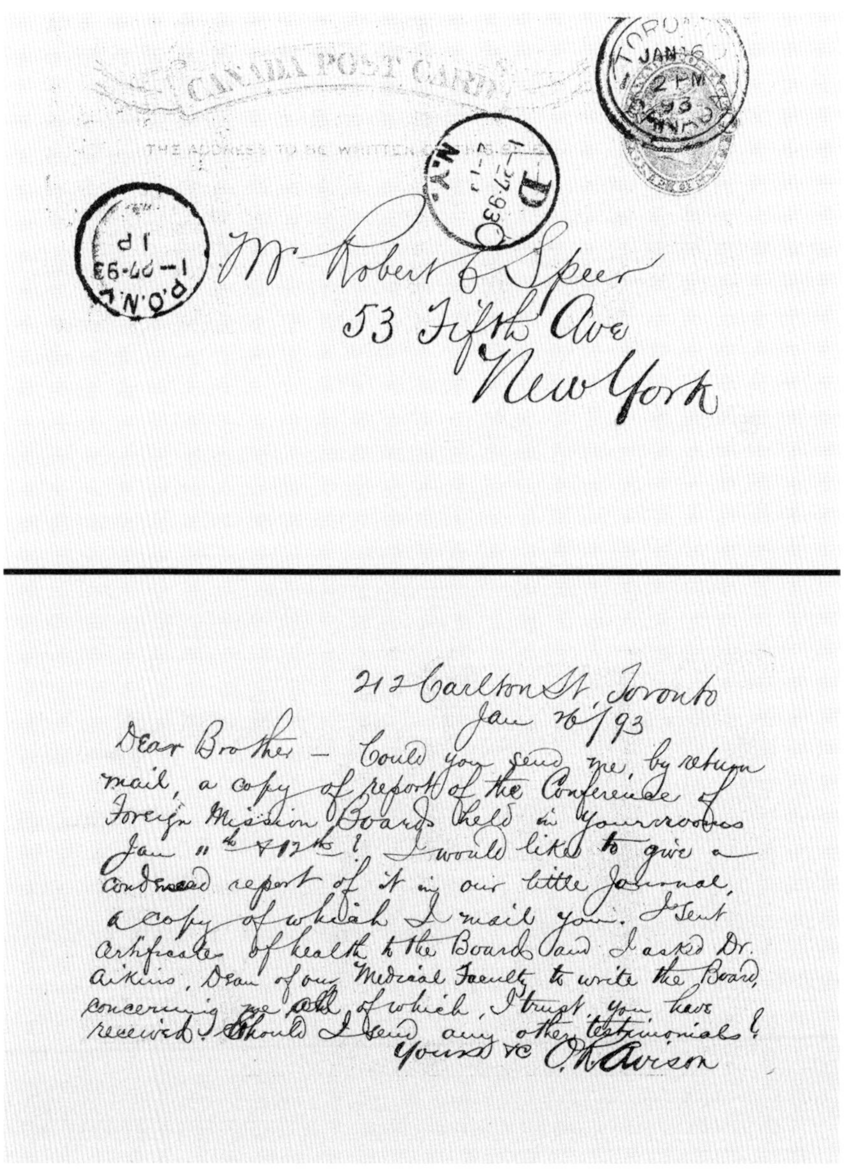

그림 3-13. 에비슨이 엘린우드 총무에게 보낸 엽서. Presbyterian Historical Society, Philadelphia.

올리버 R. 에비슨(토론토)이 로버트 E. 스피어
(미국 북장로교회 총무)에게 보낸 편지 (1893년 2월 4일)

토론토 칼튼 가(街) 212
1893년 2월 4일

로버트 E. 스피어 씨,

친애하는 형제님, 저는 다음과 같은 분들이 추천서를 보내도록 했으며, 모든 편지들이 선교본부에 도착했으리라 믿습니다.

1. 케이븐 박사의 건강 증명서 - 토론토 대학교 의과대학 병리학 교수이며, 장로교회 신과대학인 녹스대학의 교장인 케이븐 목사의 아들.
2. W. T. 에킨스 박사의 편지 - 의과대학 학장 겸 외과 교수.
3. 올드라이트 박사의 편지 - 위생학 교수.
4. R. A. 리브 박사의 편지 - 안, 이과 교수.
5. T. 매닝 - 셔본 감리교회의 목사 (나의 담임 목사).
6. G. M. 밀리건 - 올드 세인트 앤드류 교회의 목사 (장로교회).
7. J. M. 스콧 - 세인트 존스 교회의 목사 (장로교회).
8. W. J. 바크웰 - 제라드 교회 (감리교회)의 목사이며, 그 교회에서 내가 성경반을 가르쳤음.
9. 윌리엄 맥컬럭 씨 - 토론토 기독교 청년회의 총무.

저는 엘린우드 박사께 회의에 참석하기 위해 뉴욕에 체류하고 있었던 캐나다 감리교회의 선교 총무 서덜랜드 박사16)와 이야기를 의논해 줄 것을 요청했습니다. 서덜랜드 박사는 저와 같은 교회에 다니고 있으며, 그래서 친분이 있습니다.

저는 어떤 결정이 내려지기까지 저와 관련된 일들이 확정되지 않은 상태이기

---

16) 알렉산더 서덜랜드(Rev. Alexander Sutherland, D. D., 1833. 9. 13~1910. 6. 30)는 온타리오 주 그웰프에서 태어나 13세의 나이에 인쇄업자가 되었으며, 감리교회 주일학교와 금주연맹에서 활동하였다. 1852년 웨슬리 감리교회에 합류했고, 여러 교구에서 권사로 활동했으며 1859년 목사 안수를 받았다. 그는 1864년부터 1874년까지 해밀턴, 토론토 및 몬트리올에서 목회 활동을 하면서 감리교회의 가장 분명하고 강한 전도자 중의 한 명으로 명성을 쌓았다. 1874년 캐나다 감리교회가 설립되자 총무 겸 재무로 지명되어 다년간 활동하였다.

때문에 이번 선교본부 회의에서 이 문제가 결정되었으면 좋겠습니다.

저의 지원에 관한 선교부의 결정이 내려지면 쾌히 즉시 제게 소식을 보내주시겠죠?

엘린우드 박사님은 지금 대서양을 가로지르고 있겠군요.

O. R. 에비슨

Oliver R. Avison (Toronto),
Letter to Robert E. Speer (Sec., BFM, PCUSA) (Feb. 4th, 1893)

212 Carlton St.
Toronto, Feb. 4/ 93

Mr. Robt. E. Speer

Dear Brother

I have had letters sent from the following gentlemen, all of which, I trust, have reached to the Board -

1. Health Certificate from Dr. Caven - Prof in Pathology Tor. Univ. Med. Faculty - & son of Rev. Dr. Caven, Principal of Knox College - (Presbyterian Theol. Coll.)
2. Letter from Dr. W. J. Aikins - Dean of Med. Faculty & Prof. of Surgery
3. Letter from Dr. Oldright - Prof of Sanitary Science
4. Letter from Dr. R. A. Reeve - Prof of Ophthalmology & Otology
5. Rev. J. Manning - Pastor of Sherbourne St. Methodist Church (my pastor)
6. Rev. G. M. Milligan, Pastor of Old St. Andrews (Presbyterian)
7. Rev. J. M. P. Scott - Pastor of St. John's (Presbyterian)
8. Rev. W. J. Barkwell, Pastor of Gerald St. (Methodist) in whose church I have a Bible Class

9. Mr. Wm. McBullough, General Secretary, Toronto YMCA

I asked Dr. Ellinwood to speak to Dr. Sutherland, Missionary Secretary of the Methodist Church of Canada, when he was in New York, at the conference. Dr. Sutherland attend the same church that I do and so is acquainted with me.

I shall like very much to have the matter settled at this Board meeting as all my affairs with be in our unsettled state till a decision is reached.

Will you kindly send me words as soon as the Board passes on my application?

I presume Dr. Ellinwood is now across the Ocean.

Yours sincerely

O. R. Avison

지원자 기록 (O. R. 에비슨, 1893년 2월 6일)[17]

지원자 기록

번호 ________

이름 올리버 R. 에비슨, 의학박사

주소 캐나다 토론토 시 칼튼 가(街) 212

첫 편지 수령일   1893년 1월 12일
공식 지원일   1893년 1월 12일
받은 추천서   T. 매닝 목사

의료 증명서를 받은 날   1893년 1월 17일
지원 국가   한국
지원서를 선교부로 넘긴 날   2월 6일
임 명 일   2월 6일
선교지 배정일   2월 6일 한국 선교부로

---

17) 이것은 에비슨의 선교사 임명과 관련된 자료들을 담은 파일의 겉표지이기 때문에 일반 편지지와 달리 도화지처럼 두껍다. 표지에는 담긴 관련 서류들의 목록이나 기타 내용이 표시되어 있다.

Record of Candidates (O. R. Avison, Feb. 6th, 1893)

Number __________

Name   Oliver R. Avison, M. D.

Address   212 Carlton St., Toronto, Can

Date of First Letter   Jan. 12th, 1893

Date of Formal Application   Jan. 12th, 1893

Testimonials from   Rev. T. Manning

Medical Certificate received   Jany. 17th, 1893

Preference of Field   Korea

Application presented to Board   February 6

Appointed   February 6

Assigned, Date   February 6   to Korea Mission.

O. R. 에비슨 박사의 임명 및 임지 결정.
Minutes, 1837~1919 (PCUSA) (1893년 2월 6일)[18]

O. R. 에비슨 박사의 임명 및 임지 결정 - O. R. 에비슨 박사와 W. F. 시모어 박사는 다음의 추천서에 근거하여 의료 선교사로 임명되었으며, 에비슨 박사는 한국 선교부로, 시모어 박사는 산둥 선교부로 임지가 정해졌다. 에비슨 박사(의 추천서): T. 매닝 목사, 1893년 1월 7일; J. 케이븐 박사, 1893년 1월 17일; G. M. 밀리건 목사, 1893년 2월 3일; W. J. 바크웰 목사, 1893년 2월 3일; R. A. 리브 박사, 1893년 2월 2일; W. 올드라이트 박사, 1893년 2월 14일; W. T. 에킨스 박사, 1893년 1월 25일; W. 맥컬럭, 1893년 2월 2일; 그리고 J. M. 스코트 목사, 1893년 2월 3일.

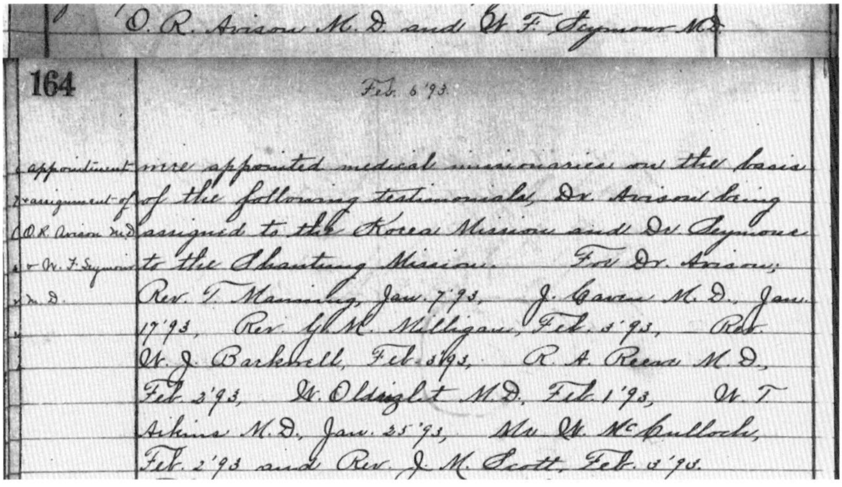

그림 3-14. **미국 북장로교회 해외선교본부 실행이사회의의 회의록.** 2월 6일 회의에서 올리버 R. 에비슨을 한국 파송 의료 선교사로 임명 의결하였다.

---

18) 이것은 미국 북장로교회 해외선교본부의 실행이사회 회의록이며, 실행이사회는 미국 북장로교회의 해외 선교와 관련된 주요 정책을 결정하던 핵심적인 조직이었다.

Appointment & Assignment of O. R. Avison, M. D.
Minutes, 1837~1919 (PCUSA) (Feb. 6th, 1893)

Appointment & Assignment of O. R. Avison, M. D. - O. R. Avison, M. D. and W. F. Seymour, M. D. were appointed medical missionaries on the basis of the following testimonials, Dr. Avison being assigned to the Korea Mission and Dr. Seymour to the Shantung Mission. For Dr. Avison; Rev. T. Manning, Jan. 7, '93; J. Caven, M. D., Jan. 17, '93; Rev. G. M. Milligan, Feb. 3, '93; Rev. W. J. Barkwell, Feb. 3, '93; R. A. Reeve, M. D., Feb. 2, '93; W. Oldright, M. D., Feb. 14, '93; W. T. Aikins, M. D., Jan. 25, '93; Mr. W. McCullock, Feb. 2, '93; and Rev. J. M. Scott, Feb. 3, '93.

프랭크 F. 엘린우드(미국 북장로교회 총무)가
올리버 R. 에비슨(토론토)에게 보낸 편지 (1893년 2월 7일)

1893년 2월 7일

O. R. 에비슨 박사
캐나다 토론토

친애하는 형제님,

　어제, 2월 6일[19] 열린 선교본부 회의에서 귀하는 만장일치로 한국 선교부의 의료 선교사로 임명되었습니다. 선교부의 어느 지부로 보낼 것인가 하는 것은 선교본부의 관례상 선교부의 결정에 따릅니다. 아직 결정된 것은 아니지만 나는 귀하가 서울로 임명될 것에 거의 의심하지 않습니다.

　우리는 하나님께서 귀하에게 계속해서 한결같은 건강을 허락하시며, 주위의 여성들의 필요에 의해 귀하 부부의 동정이 움직여 위대한 가치의 도구로 은총이 내리기를 희망하며 기도드립니다. 하나님이 당신에게 은총을 내리시고 주님의 사역에 당신이 더욱 적합하게 하소서!

　귀하가 갖고 있을 관심 사항, 교통편, 출항 시기 등등에 관해서는 이 사무실의 윌리엄 덜레스 주니어 씨와 논의해 주시겠습니까?[20]

　F. F. 엘린우드

---

19) 원문에는 7일로 잘못 적혀 있으나 6일이 맞다.
20) 윌리엄 덜레스 주니어(William Dulles Jr.)는 1889년부터 1897년까지 미국 북장로교회 해외선교본부의 재무로 활동하였다.

Frank F. Ellinwood (Sec., BFM, PCUSA),
Letter to Oliver R. Avison (Toronto) (Feb. 7th, 1893)

February 7th, (189)3.

Dr. O. R. Avison,
Toronto, Canada

My dear Brother: -

At a meeting of the Board yesterday, February 6th[21] you were unanimously appointed as medical missionary of the Board to Korea. It is the custom of the Board to leave the particular station somewhat to the decision of the Mission as a whole. I have little doubt that your work will be assigned in the City of Seoul, though is not yet decided. In some one of the sea-port cities it certainly will be, as those are the only stations yet taken.

We hope and pray that God may give you and yours continued and uniform health, and that you and Mrs. Avison whose sympathies will be stirred by the wants of her sex around her may be blessed as instruments of great good. May God give you grace and fit you more and more for His service!

In matters of business, transportation, time of sailing, etc., etc. will you please correspond with Mr. William Dulles Jr. at this office?

Sincerely yours,
F. F. Ellinwood

---

21) It was incorrectly written as '7th' in the original letter.

제3장
파송 준비
Preparation for Sending out

선교사 임명을 통보 받은 에비슨은 교수직을 사직하고 개업하던 병원을 닫는 등 정리해야 할 일이 많았지만, 이미 아이가 세 명이나 있었고, 아내가 임신 중인 것이 가장 문제였다. 이런 사정을 알고 있던 엘린우드 총무는 2월 15일 에비슨에게 편지를 보내어 선교 사역을 위한 준비에 즉시 착수할 것을 당부하였다. 다만 그는 임신 중인 에비슨 부인의 건강을 염려하여 서울 이외의 지역이나 즈푸[芝罘, Chefoo] 등지에서 휴식을 취할 것을 권고하면서, 선교사로서 처음 할 일은 한국어를 습득이라는 점을 강조하였다.

하지만 에비슨은 한국에 보모를 데려가는 문제를 제기하였다. 이에 대해 엘린우드는 4월 26일 에비슨에게 편지를 보내 경비 등 여러 이유로 선교본부로서는 그렇게 할 수 없음을 알리고, 다만 한국에 전보를 보내 선교사들이 마중을 나오도록 요청할 것이며, 언더우드에게 편지를 보내 에비슨을 도울 방도를 찾도록 부탁하겠다고 하였다. 에비슨의 교수직 사직서는 1893년 5월 14일 열린 토론토 대학교 이사회에서 수리되었고, 에비슨과 그 가족은 1893년 6월 5일 한국을 향해 밴쿠버를 떠났다.

Upon his appointment, Avison had to resign his professorship and close his clinic. The most difficult obstacle for him was his children, because he already had three children and his wife was pregnant. Ellinwood wanted him to start preparation for his work immediately. However, in consideration of his situation, Ellinwood recommended that Mrs. Avison took enough rest at any other place than Seoul and Dr. Avison should learn Korean as soon as possible.

Even though Avison seriously considered to bring a wet nurse to Korea, the Board could not accept that for some financial reasons. Instead, Ellinwood wanted missionaries in Korea to meet Avison's family to find ways to help them. Avison's resignation was accepted by the Committee of University of Toronto on the 14th of May, 1893, and Dr. Avison and his family departed Vancouver on the 5th of June, 1893 to Korea.

토론토 시 인명부, 1893년, 120, 1515, 1686~87쪽

< 120쪽 >

칼튼 가(街)는 영 가(街) 443번지로부터 동쪽으로 퀸 가(街) 동쪽에서 7번째 북쪽의 돈 가(街)까지 뻗어 있음. 구(區) 1, 2, 3
212 에비슨, O. R., 의사

< 1515쪽 >

에비슨, O. R., 진료 시간 오후 1시부터 3시까지, 오후 6시부터 8시까지
전화 3567, 칼튼 가(街) 212

< 1686~7쪽 >

감리교회

감리교회 선교 사무실 - 리치몬드 가(街) 서쪽 웨슬리 빌딩 29~33
총감독 - A. 카먼 목사, 신학박사
일반 선교 총무 - 알렉산더 서덜랜드 목사, 신학박사[22]
부총무 - 존 쇼 목사
회　계 - J. N. 새논
토론토 컨퍼런스의 회장 - G. J. 비숍 목사
토론토 컨퍼런스의 총무 - R. N. 반스, 신학박사

셔본 가(街) 감리교회 - 칼튼 가(街) 모퉁이
목사 - 토머스 매닝

---

22) 에비슨이 로버트 E. 스피어 총무에게 보낸 1893년 2월 4일자 편지에서 언급한 인물로, 에비슨과 같은 감리교회에 출석하였다. Oliver R. Avison (Toronto), Letter to Robert E. Speer (Sec., BFM, PCUSA) (Feb. 4th, 1893).

주일예배 - 오전 11시 및 오후 7시
주일학교 - 오후 3시,
수요일 예배 - 오후 8시

제라드 가(街) 감리교회 - 리버 가(街) 모퉁이
목사 - W. J. 바크웰
주일예배 - 오전 11시 및 오후 7시
주일학교 - 오후 3시,

장로교회

올드 세인트 앤드류 장로교회 - 자비스 가(街)에서 칼트 가(街)쪽 모퉁이
주일예배 - 오전 11시 및 오후 7시
주일학교 - 오후 3시,

세인드 존스 장로교회 - 제라드 가(街) 동쪽에서 볼튼 가(街) 쪽 모퉁이
목사 - J. Mc P. 스콧
주일예배 - 오전 11시 및 오후 7시
주일학교 - 오후 3시,
수요일 기도 모임 - 오후 8시

Toronto City Directory, 1893, pp. 120, 1515, 1686~87

< p. 120 >

Carlton runs east from 443 Yonge to the Don, seventh north of Queen e, wards 1, 2, 3
212 Avison, O. R., MD

< p. 1515 >

Avison, O. R., Office Hours 1 to 3 pm and 6 to 8 pm (Telephone 3567), 212 Carlton

< pp. 1686-7 >

Methodist

Methodist Mission Rooms, Wesley Buildings 29-33 Richomond w.

Rev. A. Carmen, D. D., General Superintendents

Rev. Alexander Sutherland, D. D.,[23] General Missionary, Secy.

Rev. John Shaw, Asst. Secy.

James N. Shannon, accountant

Rev. G. J. Bishop, pres. Toronto Conference

Rev. R. N. Barnes, D. D., secy. of Conference

Sherbourne st. - cor. Carlton, Rev. Thomas Manning, pastor. Services 11 a. m. and 7 p. m. S-school 3 p. m., Wednesday 8 p. m.

Gerrard st. - cor. River, Rev. W. J. Barkwell, pastor. Services 11 a. m. and 7 p. m. S-school 3 p. m.

Presbyterian.

St. Andrews (old) - Jarvis st. cor. Carlton. Rev. G. M. Milligan, Pastor. Services 11 a. m., 7 p. m. S-school 3 p. m.

St. John's - Gerrard e. cor. Bolton av, Rev. J. Mc P. Scott, pastor. Services 11 a. m. and 7 p. m. S-school 3 p. m. Prayer meeting Wednesday 8 p. m

---

23) Dr. Avison mentioned Rev. Alexander Sutherland in his letter to Mr. Robert E. Speer, dated Feb. 4th, 1893.

O. R. 에비슨, 그레이엄 챔버스,[24] 의학의 최신 지견, 치료제.
The Canadian Practitioner 18(1) (1893년 1월), 32~39쪽[25]

요산 용매 - 피페라진(쉐링)

불면증의 치료

여과한 물 혹은 끓인 물?

설사에서 스트리크닌과 디기탈리스의 사용

안티피린과 배합 금기의 물질들

폐결핵에서 요오드포름 화 과이어콜의 피하 주사

자궁 질환에서 승마(升麻)

비결절정 및 결정성 아코니틴

---

24) 그레이엄 챔버스(Graham Chambers, 1863. 2. 4~1936. 3. 27)는 1889년 토론토 대학교 의학부를 졸업하고 5월 22일 온타리오 주의 의적에 등록되었으며, 온타리오 주 의사협회의 회원이 되었다. 그는 1892년 다시 트리니티 대학교 의학부를 졸업하였다.

25) 이 글은 약의 소개나 질병에 관한 전문적인 의학 지식을 다룬 것이기에 이곳에서는 글의 소제목만을 나열하였다.

O. R. Avison, Graham Chambers, Progress of Medicine, Therapeutics.
The Canadian Practitioner 18(1) (Jan., 1893), pp. 32~39

PROGRESS OF MEDICINE.

THERAPEUTICS

IN CHARGE OF

O. R. AVISON, M.D. Tor.,

Demonstrator of Materia Medica and Elementary Therapeutics in the
University of Toronto.

AND

GRAHAM CHAMBERS, B.A., M.B. Tor.,

Professor of Chemistry and Toxicology, Ontario College of Pharmacy ; Lecturer
in Organic Chemistry and Toxicology, Woman's Medical College.

PIPERAZINE (SCHERING), AN URIC-ACID-SOLVENT.

During the last few years various organic bases have been tested in
the laboratory of the "Chemische Fabrik auf Actien" (late E. Schering)
in Berlin in regard to their power of dissolving uric acid. But there was
found to be present in almost every one of them some property which
forbade their therapeutic employment. At last piperazine was discovered,
and it seemed to fulfil the desired indications. It has no toxic or cor-

그림 3-15. 에비슨이 캐나다 의학 잡지에 연재했던 의학의 최신 지견, 치료제. O. R. Avison, Graham Chambers, Progress of Medicine, Therapeutics. The Canadian Practitioner 18(1), 1893, pp. 32~39.

The Canadian College Missionary.

The Canadian College Missionary 3(1) (1893년 1월), 표지 내면[26]

The Canadian College Missionary

———

캐나다 대학 선교회 이사회에 의해 매달 발행됨.

———

직원:

편집인	- O. R. 에비슨, 의학박사 칼튼 가 211, 토론토
부편집인	: E. R. 영 주니어, 스패다이나 로드 73, 토론토
	J. 맥니콜, 문학사, 토론토 대학교, 토론토[27]
	A. 린지 양, 대학교 기독교 여자청년회, 토론토
영업 관리자	: C. H. 토머스, 리치몬드 가 웨스트 292, 토론토
	J. 그리피스, 녹스 대학, 토론토

———

1년 구독료 25센트는 C. H. 토머스에게 보내시오.

광고료는 신청할 때 알려줌.

---

26) 에비슨이 편집인을 맡고 있던 *The Medical Missionary*는 1892년 봄 *Canadian College Missionary*로 이름이 바뀌었다.

27) 존 맥니콜(John McNochol)은 당시 (토론토) 대학교 기독교 청년회의 총무였다.

The Canadian College Missionary.

The Canadian College Missionary 3(1) (Jan., 1893)

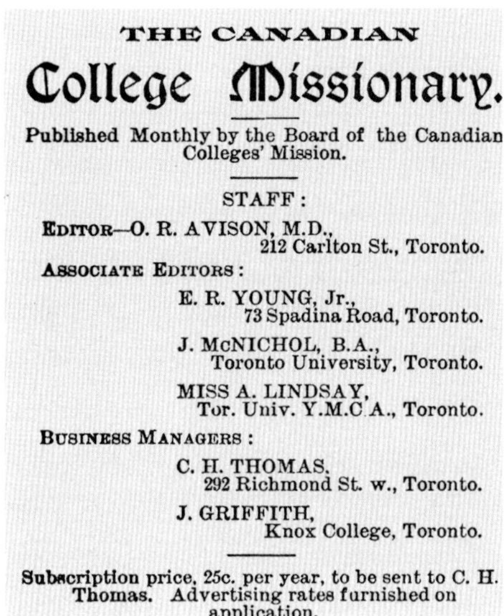

그림 3-16. *The Canadian College Missionary* 3(1) (Jan., 1893).

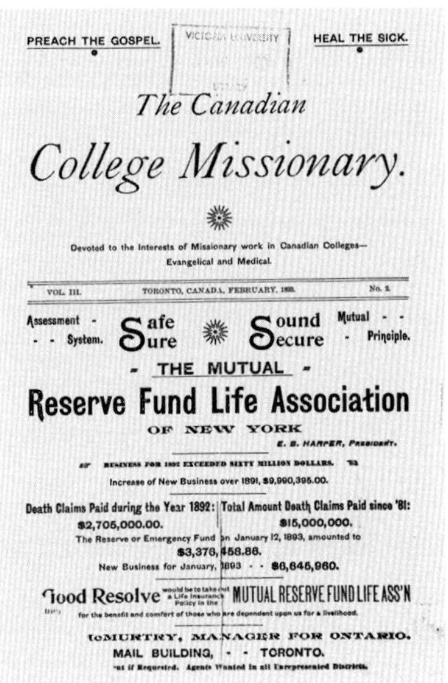

그림 3-17. *The Canadian College Missionary* 의 표지.

에비슨 박사, 선교사로 한국으로 간다.
The Almonte Gazette (1893년 1월 17일), 1쪽

에비슨 박사, 선교사로 한국으로 간다

선교에 관한 정보를 제공하고, 은둔의 나라 한국의 의료 선교사를 유지하기 위한 기금 모금을 위해 토론토에서 발행되는 *Canadian College Missionary* 1부가 우리에게 배달되었다. 토론토의 의과대학생들은 수 년 전 동료 1명을 한국의 선교사로 파송하였다.[28] 그들은 이것이 매우 힘든 일이고, 후원자의 수가 충분하지 않으며, 자신들이 진정으로 하고 싶은 모든 것을 할 수 있을 정도로 주머니가 두둑하지 않음을 알게 되었다. 그러나 그들은 당당하게 애를 썼으며, 동료 부부와 아이를 멀리 떨어진 곳에서 활동하도록 도왔다. 그들은 고귀한 사업을 수행하였다. 일부 의료인들은 학교를 졸업한 후 그들을 도왔다. 이런 의료인들 중 두드러진 사람은 이전 알몬트의 학생 중 한 명인 O. R. 에비슨 박사(S. 에비슨의 아들)이었다. 그들의 사업을 돕기 위해 학생들은 *Medical Missionary*라는 제목의 소식지를 발행하기 시작하였다. 에비슨 박사는 편집인으로 선택되었고, 소식지를 처음으로 발행한 이후 매우 분주한 생활 중에도 시간과 관심을 할애하여 크게 성공시켰다. 1892년 봄 다른 많은 대학 및 교육 기관과 연합하여 소식지의 제목을 *The Canadian College Missionary*로 바꾸었다. 박사는 아직도 편집인으로 수고하고 있으며, 이 모임을 발전시키기 위해 원고와 경비 양면에서 그가 할 수 있는 모든 도움을 주고 있다. 그는 지금 자신이 선교 사업이 지원하여 또 다른 전진을 결정하였다. 뉴욕의 장로교회 선교본부는 한국의 의료 선교사로서, 그리고 결국은 병원을 시작하고 책임 맡을 적임자를 물색하고 있었다. 최근 토론토에서 개최된 장로교회연맹 총공의회 기간 중에 패튼 박사, 언더우드 박사 등 현시대의 선두적인 선교사들과 교분을 갖게 되었다. 그들은 에비슨 박사가 한국의 공석 중인 직책에 적임자라고 생각했고, 뉴욕으로 돌아가 선교본부에 그를 강하게 추천하였다. 그 결과 박사는 한국의 선교사로 임명되었고, 아내 및 가족과 함께 몇 달 내에 동양으로 이사할 준비를 하고 있다. '올리버'의 많은 알몬트 친구들은 그의 선교사 활동을 지대한 관심으로 지켜볼 것이다.

---

28) 토론토 대학교 의학부 기독교 청년회의 후원으로 한국 선교사로 임명되어 1890년 8월 밴쿠버를 떠난 로버트 A. 하디를 말한다.

Dr. Avison to go to Korea as a Missionary.
The Almonte Gazette (Jan. 17th, 1893), p. 1.

Dr. Avison to go to Korea as a Missionary.

Before us we have a copy of the *Canadian College Missionary*, published in Toronto for the purpose of supplying missionary information, and also for the purpose of getting some funds to keep a medical missionary in Korea, the home of the Hermit Nation. The medical students in Toronto several years ago sent out one of their member to be a missionary in Korea. They found it very hard work, their numbers not being sufficient nor their purses deep enough to do all that wan in their hearts to do, but they struggled manfully, and kept their schoolmate and his wife and child in that far-off land. They have done a noble work. Some few ef the medical men, after they left the colleges, gave the boys a helping hand. Notable among these was Dr. O. R. Avison, one of Almonte's former schoolboys (son of Mr. S. Avison, of this town.) To help along their work the students started a paper and named it the *Medical Missionary*. Dr. Avison was chosen editor, which position he has filled since it first started, and in the midst of a very busy life he has managed to give the requisite time and attention to make it a great success. In the spring of 1892 a union was formed with a number of other colleges and educational institutions, and the name of the paper was changed to *The Canadian College Missionary*. The Dr. still holds his place in the editor's chair, and helps all he can, both with his pen and purse, to keep, the society to the front. He has now decided on another step forward, having offered himself for the work. The Presbyterian Mission Board of New York were on the lookout for a suitable man to go to Korea as a medical missionary and ultimately to start and take charge of an hospital. During the recent Pan-Presbyterian Council, held in Toronto, Dr. Avison was thrown into company with some of the leading missionaries of the present time, such as Dr. Patton, Dr. Underwood and others. They took a liking to Dr. Avison, thought him the right man for the Korea vacancy, and on their return to New York they reported to the Mission Board strongly recommending him for the position. The result is the appointment of the

Dr. as medical missionary for Korea; and he is now making arrangements for removing to the Orient with his wife and family in the course of a few months. "Oliver's" many Almonte friends will watch his missionary career with great interest.

프랭크 F. 엘린우드(미국 북장로교회 총무)가
그레이엄 리(서울)에게 보낸 편지 (1893년 1월 27일)

1893년 1월 27일

그레이엄 리 목사

친애하는 형제여,

(중략)

어제 밤 나는 언더우드 부부가 블루클린에서 베푼 송별연에 참석하였습니다. 그들은 병고에도 불구하고 오직 희망을 갖고 (한국으로) 가는 것입니다. 우리는 토론토의 에비슨 박사를 한국으로 파송할 의료 선교사로 임명하려 하고 있습니다. 그는 서울의 병원을 책임지는 직책에 적임자인 것 같습니다. 나는 그가 그 일을 맡을 것이고, 현지인 의사들을 양성하는 데 적합한 사람일 것으로 생각합니다. 그는 토론토의 의과대학에서 이미 상당한 경험을 쌓았습니다. 그는 성품이 훌륭하며, 모든 면에서 온화하고 쾌활합니다. 가능하면 한 명의 의사를 더 물색해야만 합니다.

(중략)

Frank F. Ellinwood (Sec., BFM, PCUSA),
Letter to Graham Lee (Seoul) (Jan. 27th, 1893)

January 27, 1893

Rev. Graham Lee,

Dear Brother: -

(Omitted)

Last night I attended a farewell reception given by Mr. and Mrs. Underwood in Brooklyn. They are going out with all hope notwithstanding the drawbacks of sickness We are about appointing Dr. Avison of Toronto as medical missionary to Korea. It looks as though he might be the right sort of a man to place in charge of the hospital in Seoul as I think he would take to that work and that he would be a good man to train ap native doctors. He has already had a good deal of experience in connection with a Medical College in Toronto. He seems an excellent man in spirit and in every way genial and sunny. One more doctor we must find if possible.

(Omitted)

그레이엄 리

그레이엄 리(Graham Lee, 1861. 6. 2~1916. 12. 2)는 일리노이 주에서 태어났으며, 레이크 포레스트 아카데미를 거쳐 1889년 프린스턴 대학교를 졸업하였다. 졸업 후 잠시 목재업을 하였던 그레이엄은 1889년부터 1890년까지 코네티컷 주의 하트포드 신학교에 재학하였고, 1890년 시카고 매코믹 신학교에 입학하여 1892년 졸업하였다. 그는 1891년 12월 7일 미국 북장로교회 해외선교본부의 선교사로 임명되어 1892년 내한하였다. 그는 1893년 초 북부 지방의 개척 선교사로 임명되어 평양을 방문하였다. 그는 서울로 돌아와 연동 교회 설립의 기초를 닦았으며, 1895년부터 평양에서 활동하였다. 그는 과로로 건강이 악화되었고, 1912년 4월 1일 선교사직을 사임하고 귀국하였다.

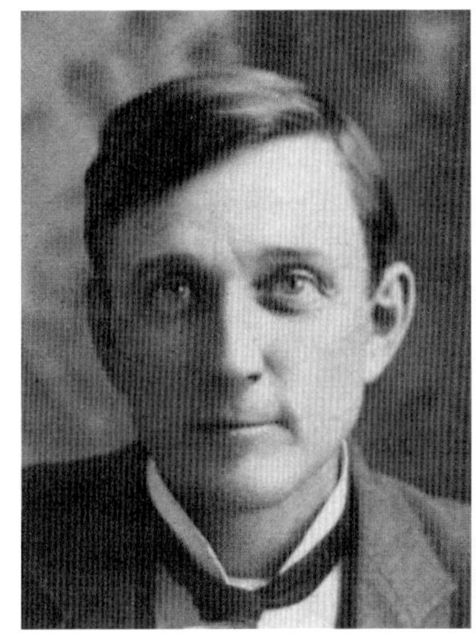

그림 3-18. 그레이엄 리.

18930200

O. R. 에비슨, 그레이엄 챔버스, 의학의 최신 지견, 치료제.
The Canadian Practitioner 18(2) (1893년 2월), 117~122쪽

의학적 관점에서의 자전거

과산화수소

최유제(催乳劑)

감심제 및 그 적응증

살로펜

장티푸스에서 우유가 가장 좋은 음식인가?

안티피린으로 성공적으로 치료된 파상풍

안티피린

코케인의 새로운 대용품

O. R. Avison, Graham Chambers, Progress of Medicine, Therapeutics.
The Canadian Practitioner 18(2) (Feb., 1893), pp. 117~122

The Bicycle from Medical Standpoint.

Hydrogen Peroxide.

Galactagogues.

The Cardiac Tonics and Their Indications.

Salophen.

Is Milk the Best Food in Typhoid?

Tetanus Treated Successfully by Antipyrin.

A New Substitute for Cocaine.

18930200

완벽을 이루다. O. L. 쿨터 박사의 복합 증발기 및 흡인기.
The Independent Forester 8(8) (1893년 2월), 264쪽+

(중략)

그것은 의학자, 위생학자 및 화학자들이 만장일치로 사용하며 추천하는 유일한 휘발기인데, 추천하는 사람들은 다음과 같다:

(중략)

O. R. 에비슨, 의학박사, 약물학 및 약학 조교수, 토론토 대학교 의학부; 약물학 및 식물학 교수, 온타리오 약학대학

(중략)

Perfection Attained. Dr. O. L. Coulter's Combined Vaporizer and Inhaler. *The Independent Forester* 8(8) (Feb., 1893), p. 264+

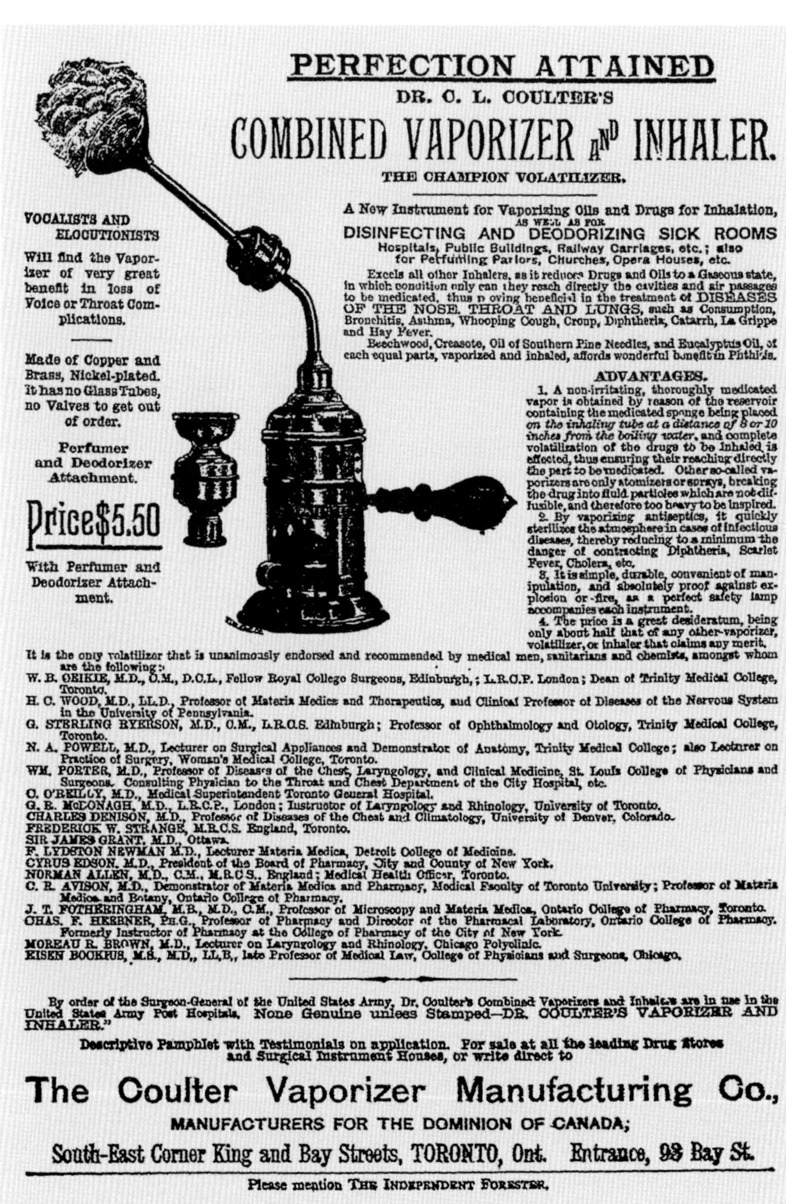

그림 3-19. 에비슨의 추천이 담긴 쿨터 증발기 및 흡입기 광고.

프레더릭 S. 밀러(서울)가 프랭크 F. 엘린우드
(미국 북장로교회 총무)에게 보낸 편지 (1893년 2월 3일)[29]

한국 서울
1893년 2월 3일

친애하는 엘린우드 박사님,

(중략)

첫 달 중에 저는 여유가 있을 때 빈튼 박사의 왕진을 따라갔습니다. 저는 이 것을 매우 즐겼으며, 의사 및 그 동료를 제외한 모든 사람들에게 감추어진 한국인 들의 생활을 많이 보았습니다. 그러나 저의 주목적은 박사님의 제안에 따라 진실 에 입각하여 의료 사업이 어떻게 진행되고 있나 하는 것에 대해 보고서를 작성하 기 위한 것이었습니다.

저는 빈튼 박사가 자신의 사역에 대단히 잘 적응하고 있음을 보았으나 비관적 인 상황에서 일을 하고 있었습니다.

제중원은 '태머니 홀[30]'을 숭상하는 약 20명의 주사들에 의해 통제되는 진료소 에 불과함을 알게 되었고, 의사는 이들을 거의 통제하지 못합니다. 입원 환자를 위 한 시설은 사실상 없습니다. 크기가 약 5x5 피트인 방 2개는 도저히 유복한 한국인 이 거주할 수 없으며, 난방 장치는 쓸모가 없습니다. 약간의 담요를 제외하고 모든 침구는 도난당했으며, 약품을 제외한 어느 것도 책임지는 사람이 없습니다. 1년 예 산 3,000엔 중에서 600엔 만이 의사의 손을 거쳐 사용되는데, 그중에서도 200엔 만 이 사용되었기에 그는 지금 사용하고 있는 약을 위해 빚을 지고 있습니다.

환자가 병원 정문에 오면 가장 먼저 "당신 돈을 얼마나 많이 갖고 있소?"하고 물은 뒤에; "우리에게 그 돈의 반을 주면 의사가 당신을 치료하게 해 주겠소"하고 말합니다. 빈튼 박사는 이런 사실을 알고 있지만 어떻게 할 수가 없습니다.

입원 환자에게는 예산에서 음식과 연료를 제공하기로 되어 있는데, 환자가 그

---

29) 이 편지는 에비슨의 내한 당시 제중원의 상황을 적나라하게 알려주는 자료 중의 하나이다.

30) 태머니 홀(Tammany Hall)은 19세기부터 20세기 초까지 뉴욕에서 강력한 영향력을 행사하였던 부정한 정 치 조직인데, 때때로 모든 부정한 정치 조직을 지칭한다. 1789년 퇴역군인들이 조직한 공화파의 기구로 출범할 당시에는 자선단체의 성격을 내세웠으나 1800년 대통령 선거에서 뉴욕 시와 뉴욕 주를 석권하면 서 정치 기구가 되었다. 이후 무지한 이민자를 대상으로 투표를 매수 조작하는 등 부패 정치의 온상이 되었지만 1930년경 스미스 시장 부패 사건에 대한 철저한 조사가 이루어지면서 급속히 쇠퇴하였다.

들에게 그 금액의 세 배를 지불할 때만 제공합니다. 수주일 전에 한 환자는 다른 곳에서 150냥 하는 음식에 400냥을 지불했습니다. 만일 환자가 약을 담을 병을 갖고 있지 않으면 외부에서 살 수 있는 가격의 3~4배를 지불해야 하며, 그렇지 않으면 약을 주지 않고 정문에서 거절당해 되돌아갑니다.

이 주사들과 많은 식객들은 이런 방식으로 살고 있습니다. 빈튼 박사는 약이 도난당하거나 팔리는 것을 막기 위해 그들과 말다툼을 해야만 했습니다.

그래서 제 자신에게 물었습니다. - 그런 기관에서 무슨 기독교적인 영향을 미칠 수 있겠는가? 금지된 복음 전도가 허용된 들 그런 무자비한 강탈에 의해 마음이 굳어진 의사가 무슨 생각을 할 수 있겠습니까?

내한해서 아마도 이 사역에 임명될 사람에게 충분히 장려할 만한 것을 찾을 수 없었기 때문에 저는 형제에게 편지를 쓸 때, 할 수 있는 한 제중원에 대해 거의 언급하지 않습니다. 그러나 저는 서울의 설비가 잘 갖추어진 병원에서 이루어진 사업에 의해 한국의 거의 모든 마을과 도시로 들어 갈 수 있는 위대한 기회를 고무적으로 할 수 있었으며 그렇게 했습니다. 늙은 할머니는 친절에 의해 부드러워진 마음으로 복음을 받아들이려는 열망으로 외국인 의사에게 진찰을 받기 위해 아이들을 데리고 300마일이나 되는 거리를 거친 산길을 따라 옵니다.

(중략)

Frederick S. Miller (Seoul),
Letter to Frank F. Ellinwood (Sec., BFM, PCUSA) (Feb. 3rd, 1893)

Seoul, Korea,
Feby 3/ 93

Dear Dr. Ellinwood -

(Omitted)

During the first month I spent my spare time accompanying Dr. V. in his professional calls. I enjoyed this very much and saw a great deal of Korean life hidden to all but the physician & his companion. But my primary object was to make a report of the medical work to a _____ whom I am trying to interact in the truth at your suggestion.

I found in Dr. V. a man exceedingly well adapted to his work but laboring under discouraging disadvantage.

The Government Hospital, I found to be only a dispensary controlled by about twenty superintendents, who would do high honor to Tammany Hall, and over whom the Dr. is given almost no control. The accomodations for in-patients are practically nil. Hardly two rooms - about 5x5 ft are fit for a well Korean to live in, the heating apparatus being useless. The bedding had all been stolen except a few blankets, and no one can be held responsible for anything except the drugs. Of 3000 yen appropriated for the year's expenses only 600 are supposed to pass thru the Dr's hands, and only 200 y of that have been turned over, so he is running in debt for the drugs now used.

When a patient comes to the gate the first question asked is "How much money have you?"; then follows "Give us half and we will get the doctor to treat you". Dr. V. knows this to be the case, but cannot help it.

An inpatient is supposed to be supplied with food & fuel from the appropriation, but it is only when he pays three times their price for them. A few weeks ago a patient paid 400 cash each for meals that cost 150 cast elsewhere. If a patient has no bottle he must pay three or four times the price he could buy one for outside or he refused his medicine & rejected at the gate where he comes back.

These superintendents & a large corps of hanger on make them living in this way. Dr. V. has had to quarrel with them to prevent drug being stolen & sold.

So I asked, myself, - what Christian influence can go out from such an institution? What impression can the physician make on hearts heardened by such unmerciful extortion, even if he were permitted to preach the gospel, a thing forbidden.

So when I wrote to my brother I said as little as I could about the Government "Hospital", for I could not find much encouragement in it for one, who, if he came here, would probably be assigned that work. But I could and did with encouragingly of the grand opportunities of winning entrances into almost all the villages & cities of Korea by work done in a well equipped hospital in Seoul. Of how old grandmothers carry children for three hundred miles over the roughest mountain roads to consult the foreign physician of the eagerness with which the gospel is received by hearts softened by kindness.

(Omitted)

프레더릭 S. 밀러

프레더릭 S. 밀러(Frederick Schbeibler Miller, 1866. 12. 10~1937. 10. 6)는 피츠버그에서 출생하였다. 그는 1886년 피츠버그 고등학교를 졸업한 후, 1889년 피츠버그 대학교를 졸업하고 1892년 유니언 신학교를 졸업하였다. 그는 1892년 3월 7일 미국 북장로교회의 한국 선교사로 임명되었으며, 1892년 6월 23일 안나 S. 라이네케(Anna S. Rinecke, 1864. 1. 16~1903. 6. 17)와 결혼한 후 1월 미국을 떠나 11월 15일 한국에 도착하였다. 그는 마펫이 책임지던 예수교 학당을 맡았으며, 흔히 민노아 학당이라 부른다. 그는 연못골 일대에서 활동하며 연동 교회의 기초를 마련하였다. 민노아 학당은 1897년 10월 미국 북장로교회의 정책에 때라 폐쇄되었다.

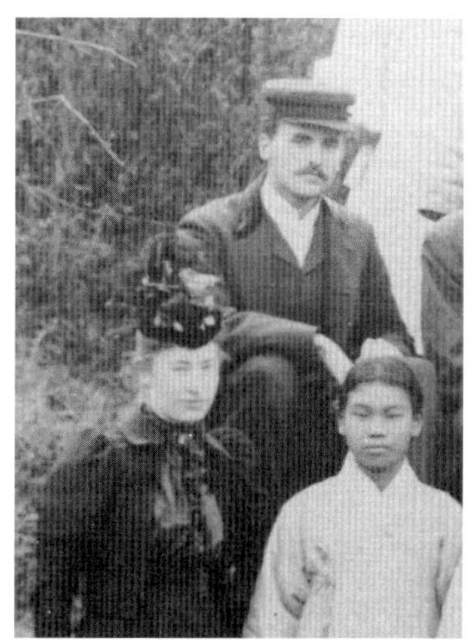

그림 3-20. 프레더릭 S. 밀러와 안나 S. 라이네케 부부 및 구세학당의 한국인 학생. 1893년경 촬영.

그는 1897년부터 충청도를 중심으로 전도 사업을 벌였다. 1936년 12월 10일 선교사로서 명예퇴직을 한 후 필리핀 및 중국 등지를 여행하고 청주로 돌아왔다가 1937년 사망하였다.

18930208
의학부 단신. *The Varsity* 12(13) (1893년 2월 8일), 141쪽[31]

의학회의 개회 모임에 많은 사람들이 참석하였다. 회장인 티슬 박사가 의장을 맡았고,[32] 학생들이 흥미로운 프로그램들을 진행하였다. 이외에도 에비슨 박사가 최면(催眠)에 대해 강의했으며, 프로그램의 마지막 순서로 실제 시범이 있었다. 학생들은 1주일 정도 후에 에비슨 박사가 또 다른 시범을 보일 것을 기대하고 있다.

Medical Notes. *The Varsity* 12(13) (Feb. 8th, 1893), p. 141

The open meeting of the Medical Society, was largely attended. The president. Dr. Thistle presided, and an interesting programme was rendered by the students. In addition to this a feature of the evening was a lecture on Hypnotism by Dr. Avison supplemented by a practical demonstration of the subject on the conciusion of the programme. The students hope to have another exhibition of Hypnotism from Dr. Avison in the course of a week or so.

---

31) *The Varsity*는 토론토 대학교에서 간행되는 주요 학생 신문의 하나이며, 1880년에 창간된 캐나다에서 두 번째로 오래된 대학 신문이다. 이 신문은 학기 중 주간으로 간행된다.

32) 윌리엄 B. 티슬(William Brown Thistle, 1860. 12. 20~1938. 12. 17)은 1886년 빅토리아 대학교를 졸업했으며(M. D. C. M.), 1887년 런던 왕립 의사협회의 면허를 받았다. 그는 1890년 5월 22일 온타리오 주의 의적에 등록되었으며, 1893년 당시 토론토 대학교 해부학의 보조 하급교수였으며, 아동병원에서 진료를 담당하였다.

올리버 R. 에비슨(토론토),
장로교회 해외선교본부 귀중 (1893년 2월 10일)

장로교회 해외 선교본부 귀중

　나는 해외 선교지에서 사업을 하기 위한 방침과 개략의 규정을 수록한 선교본부의 편람을 받았음을 통고합니다.

　나는 편람을 신중하게 읽었으며, 다방면의 복잡한 사업을 유지하기 위해 필요한 체계에 따라 선교본부의 지시 하에 즐겁게 사역할 수 있다고 믿으며 수록된 규정들에 동의한다는 것을 알려드립니다.

<table>
<tr><td>토론토에서</td><td>에비슨</td></tr>
<tr><td>1893년 2월 10일</td><td>주소: 칼튼 가(街) 212, 토론토, 캐나다</td></tr>
</table>

　주의 - 선교본부의 결정에 의해 임명을 알게 된 선교사들은 지체 없이 이 서류에 서명을 하여 회송할 것을 요망합니다.

Oliver R. Avison (Toronto), To the Board of Foreign Missions of the Presbyterian Church (Feb. 10th, 1893)

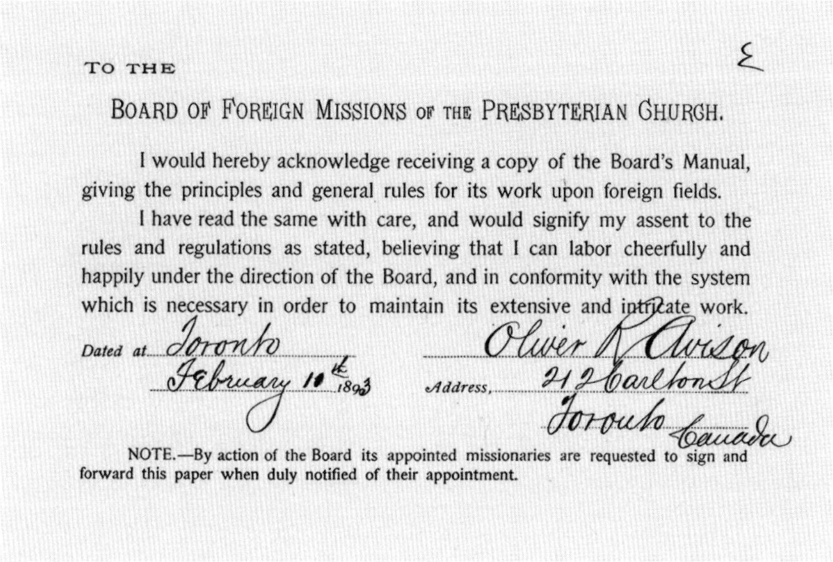

TO THE

BOARD OF FOREIGN MISSIONS OF THE PRESBYTERIAN CHURCH.

I would hereby acknowledge receiving a copy of the Board's Manual, giving the principles and general rules for its work upon foreign fields.

I have read the same with care, and would signify my assent to the rules and regulations as stated, believing that I can labor cheerfully and happily under the direction of the Board, and in conformity with the system which is necessary in order to maintain its extensive and intricate work.

Dated at _Toronto_

February 10th 1893   Address, _212 Carlton St Toronto Canada_

Oliver R Avison

NOTE.—By action of the Board its appointed missionaries are requested to sign and forward this paper when duly notified of their appointment.

그림 3-21. 에비슨이 선교본부에서 보낸 선교사 지침서를 받았다는 사실을 알리는 양식.
Presbyterian Historical Society, Philadelphia.

18930215

프랭크 F. 엘린우드(미국 북장로교회 총무)가
올리버 R. 에비슨(토론토)에게 보낸 편지 (1893년 2월 15일)

1893년 2월 15일

친애하는 에비슨 박사님

　2월 11일자 편지에 대해, 특히 에비슨 부인을 위해 귀하가 실행할 수 있는 한 조속히 선교지로 떠나는 것이 좋다고 말씀드립니다.[33] 나는 귀하가 성품이 너무나도 희망에 차있어 기쁘며, 내가 믿기로 당신 앞에 놓여 있는 위대한 사역에 있어 하나님이 당신과 가족에게 축복을 내리도록 진심으로 기도 드립니다. 나는 귀하가 에비슨 부인의 건강을 위해 더운 계절을 서울 외부에서, 즉 한국의 고지대 혹은 북쪽 바다를 건너 즈푸[芝罘]에서 보내도록 계획을 세워야 할 것으로 생각합니다.[34] 선교본부는 이것에 대해 귀하께 의견을 줄 수 있을 것입니다. 적절한 장소만 찾을 수 있다면 우선 한국어를 배울 시간을 낼 수 있기에 한국에 있는 것이 더 유리할 것입니다. 나는 귀하가 한국어를 완전하게 숙달하는 것이 당신의 목표이기를 희망하는데, 그것은 귀하의 전체 미래의 성공이 상당히 그것에 달려 있기 때문입니다. 귀하가 한국에 도착하여 닥칠 그런 중간의 난관을 극복한다면, 귀하의 사역은 쉽고 즐겁게 될 것입니다. 만일 언어를 습득하지 못한다면, 귀하는 항상 두려고 불리한 입장에 있게 될 것입니다. 하나님이 귀하에게 풍성한 은총을 내리소서!

　안녕히 계세요.
　F. F. 엘린우드

---

33) 올리버 R. 에비슨이 프랭크 F. 엘린우드에게 보낸 1893년 2월 11일자 편지는 확인하지 못하였다.
34) 즈푸는 청나라 때 산둥 성에 있던 항구 도시로서, 현재 옌타이[烟台]의 한 구(區)에 해당한다.

Frank F. Ellinwood (Sec., BFM, PCUSA), Letter to Oliver R. Avison (Toronto) (Feb. 15th, 1893)

February 15th, (189)3.

My dear Dr. Avison: -

In reply to your letter of February 11th, I would say that it seems to us desirable that you start for your field as soon as practicable, particularly on account of Mrs. Avison. I am glad that you go with so hopeful a spirit and I pray earnestly that God will bless you and yours in the great work which I believe lies before you. I think you should, on account of Mrs. Avison's health, lay your plans so as to spend the warm season somewhere outside of Seoul, either in some high portion of Korea or across the Northern Sea in Cheefu. The Mission will be able to advice you in regard to this. There will be advantageous in being in Korea, if the proper place could be found, as you will be able to put in your time from the first on the Korean language. I hope it will be your aim to entirely master the language as your whole future success will depend very much upon that. If you break down that middle wall or partition which will confront you on your arrival in the country, your work will be easy and pleasant. If you don't get the language you will always be fearfully handicapped. May God bless you abundantly!

Sincerely yours,
F. F. Ellinwood

인도로 간다. *The Rideau Record* (1893년 2월 16일), 4쪽

인도로 간다.

이곳에 많은 친구들을 갖고 있는 토론토의 에비슨 박사 부부는 인도의 병원에서 좋은 직위에 임명되어 6월에 떠날 예정이다. 그들은 긴 여행을 떠나기 전에 에비슨 부인의 옛 집에서 몇 주일 동안 보낼 예정이다.

Going to India. *The Rideau Record* (Feb. 16th, 1893), p. 4

Going to India.

Dr. and Mrs. Avison, of Toronto, who have a large number of friends here, are to leave for India in June, the Dr. having received a good appointment in a hospital there. They will spend a few weeks here at Mrs. Avison's old home before starting on their long journey.

의학부 단신. *The Varsity* 12(15) (1893년 2월 22일), 152쪽

금요일 밤 매우 흥미로운 의학회 모임이 개최되었다.[35] 프로그램은 주로 대중적이고 관심이 증대되고 있는 최면술(催眠術)에 대한 토론으로 진행되었다. 에비슨, 맥칼럼[36] 및 피터스 박사[37]가 토론에 참가했으며, 이 문제를 면밀하게 검토하였다. 이 토론은 만족스러우면서도 유익한 것이었다.

토요일에 열린 기독교 청년회 모임에는 상당히 많은 사람들이 참석하였다.[38] 이 모임에는 여자의과대학의 기독교 여자청년회도 함께 하였다.[39] 이 모임에서는 에비슨 박사가 작별 연설을 하였다. 한국 및 그곳에서의 사역에 대해 언급은 짧았지만 연설은 매우 인상적이었다. 우리는 그의 사역이 많은 열매를 맺을 것으로 확신한다.

---

35) 1893년 2월 17일이다.
36) 당시 토론토 대학교에 'MaCallum' 박사가 여러 명이 있어 정확히 누구인지는 확인하지 못하였다.
37) 조지 A. 피터스(George A. Peters, 1860. 12. 20~1938. 12. 17) 박사는 1885년 4월 29일 온타리오 주의 의적에 등록되었고 1890년 영국 외과학회 회원이 되었으며, 1891년부터 93년까지 온타리오 주 의사협회 시험관이었다. 1893년 당시 그는 토론토 대학교의 외과 및 임상 외과의 부교수였다.
38) 1893년 2월 18일이다.
39) 토론토 여자의과대학(Toronto Woman' Medical College)은 1883년 창립되었으며, 1887년 10월 6일 토론토 대학교 의학부가 재발족한 이후 1906년 여학생의 입학을 허가하기 시작하자 문을 닫았다.

Medical Notes. *The Varsity* 12(15) (Feb. 22th, 1893), p. 152

A very interesting meeting of the Medical Society was held on Friday night. The program consisted chiefly in a discussion of the subject of Hypnotism, a topic of popular and increasing interest. Drs. Avison, McCallum and Peters were the participants in the discussion, and went over the ground thoroughly. It was both pleasing and profitable.

The Y. M. C. A. meeting on Saturday was quite largely attended, The Y. W. C. A. of the Women's Medical College were present in a body. It was the occasion of a farewell address by Dr. Avison. The address, which was a quiet little talk on Corea and his call to the work there, was very effective. We are sure it will bear much fruit.

한국으로 간다. *The Rideau Record* (1893년 2월 23일), 9쪽

한국으로 간다.

우리 신문은 지난 주에 이전에 이곳에 살았던 토론토의 에비슨 박사 부부가 인도로 출발할 예정임을 언급한 바 있다. 이후 우리는 그의 임명과 관련하여 다음과 같은 구체적인 내용을 수집하였다. 뉴욕의 장로교회 선교본부는 의료 선교사로서 한국으로 가서 궁극적으로 병원을 시작하고 책임을 맡을 적임자를 물색 중이었다. 최근 토론토에서 열린 장로교회연맹 회의 중에 에비슨 박사는 패튼 박사, 언더우드 박사 등등 현 시대의 몇몇 지도적인 선교사들과 어울리게 되었다. 그들은 에비슨 박사가 마음에 들어 그가 한국에 공석중인 자리에 적임자라고 생각하였고, 뉴욕으로 돌아가 선교본부에 그를 그 자리에 적극 추천하는 보고를 올렸다. 그 결과 박사가 임명되었다. 한국의 의료 선교사로 임명되었고, 이미 언급한 바와 같이 그는 현재 아내와 가족의 이사를 위한 준비를 하고 있으며, 6월 1일 경 멀리 떨어진 가정을 향해 출발할 것으로 예상된다.

To go to Korea. *The Rideau Record* (Feb. 23th, 1893), p. 9

Going to India.

The Record mentioned last week of the intended departure to India of Dr. and Mrs. Avison, of Toronto, formerly of this town. We have since gleaned the following particular in reference to his appointment. The Presbyterian Mission Board of New York were on the lookout for a suitable man to go to Korea as a medical missionary and ultimately to start and take charge of an hospital. During the recent Pan-Presbyterian Council, held in Toronto, Dr. Avison was thrown in company with some of the leading missionaries of the present time, such as Dr. Patten, Dr. Underwood and others. They took a liking to Dr. Avison, thought him the right man for the Korea vacancy, and on their return to New York they reported to the Mission Board strongly recommending him for the position. The result is the appointment of the Dr. as medical missionary for Korea, and as we have already stated he is now making arrangements for the removal of his wife and family, and it is expected they will start for their distant home about the first of June.

18930300

O. R. 에비슨, 그레이엄 챔버스, 의학의 최신 지견, 치료제.
The Canadian Practitioner 18(3) (1893년 3월), 212~216쪽

생리적 지혈제

이산화수소

과이아콜

브로모포름

좌골신경통에서 지속적인 전류

하제

글리세린 좌약

O. R. Avison, Graham Chambers, Progress of Medicine, Therapeutics.
The Canadian Practitioner 18(3) (Mar., 1893), pp. 212~216

A Physiological Styptic.

Hydrogen Dioxide.

Guaiacol.

Bromoform.

The Continuous Current in Sciatica.

Castoria.

Glycerin Suppositories.

18930300

E. R. 영 주니어, 그것이 무엇을 의미하는가?
The Canadian College Missionary 3(3) (1893년 3월), 36쪽

그것이 무엇을 의미하는가?

캐나다 대학 선교회의 지난 이사회에서 이 신문의 편집인인 에비슨 박사는 선교사가 되려는 자신의 바람이 성숙했으며, 미국 북장로교회의 선교사로 한국으로 가겠다는 것을 수락했음을 이야기하여 우리 모두는 놀랐다. 우리 독자들의 대부분은 개인적으로, 그리고 우리 신문에 실린 모든 기사를 통해 그를 잘 알고 있다. 그는 다정한 용모, 유쾌하고 매력적인 품성, 그리고 무엇보다도 삶이 하나님에 대한 두려움과 두드러지게 견고함으로 가득 찬 사람이다.

부수적인 고립 및 궁핍이 있고, 큰 도시에서 개업 및 토론토 대학교 의학부에서의 강의 등을 떠나 해외 선교지로 에비슨 박사가 부르심을 받은 것은 많은 학생들에게 생각할 거리를 줄 것이며 선교에 대한 분별없는 방해에 대해 눈을 뜨게 해 주는 사건이다.

그것은 무엇을 의미하는가?

친구들, 고국, 부모, 문명화된 환경, 고된 학업의 결과, 명예스러운 학창 시절, 개업의 성공, 이 모든 것들을 기꺼이 포기하고 그는 "이방인 중에서 헤아릴 수 없는 그리스도의 보고(寶庫)를 전도할 것이며, 태초부터 만물을 창조하신 하나님에 숨겨진 신비의 유대감이 무엇인지 모든 사람들이 알도록 할 것이다."

에비슨 박사는 아직 캐나다에 있는 동안 우리 선교회 이사회의 일원이지만, 떠날 준비 때문에 그는 우리 "Missionary"의 실제적인 활동에서 물러나게 되었다. 이런 사실 때문에 책임을 넘겨받은 부편집인의 "애정이 깃든 자비"로 이번 호에 이 기사를 첨부할 수 있었다. 우리는 그의 직접적인 사역과 영향을 잃게 되어 유감스럽지만, 우리는 이 위대한 선교 운동의 최전선에서 그의 것이 될 승리를 기뻐한다. 우리의 존경, 공감 그리고 기도가 그의 새로운 선교지까지 그를 따라 갈 것이며, 하나님의 은총이 그와 그의 고결한 아내에 내리 실 것이며, 수확하는 들판으로 나가는 사람들은 "묶음과 갖고 기뻐하며 다시 올 것이다."

그 다음에 우리가 말할 것이다, "그것이 무엇을 의미하는가?"

우리의 손실은 어두운 한국의 이득이다.

그리고 주님은 이와 같은 헌신에,
"당신의 왕국이 온다."는 기도는 헛되지 않다.

E. R. 영

What Does it Mean?
The Canadian College Missionary 3(3) (Mar, 1893), p. 34

At the last meeting of the Board of the C. C. Mission we were surprised by Dr. Avison, our Editor-in-Chief, telling us of the maturity of his desire to become a missionary, and of his acceptance by the American Presbyterian Board of Foreign Missions to be their missionary in Korea. He is known to most of our readers personally, and to all through the column of our paper. He is a man of genial countenance, of pleasant and winning disposition, of sterling character, and above all with a life filled with godly fear and marked consistency.

The call of Dr. Avison to the foreign field with its attendant isolation, and privation; from a large city practice, supplemented by a lectureship in the medical department of Toronto University; will be food for thought to many a student, and ought to be an "eye-opener" to the thoughtless obstruct of Missions.

What does it mean?

Friends, home, parents, civilized environment, the results of hard work and high honors in college days, a success in practical life equalled by few, - all are cheerfully given up that he might "preach among the Gentiles the unsearchable riches of Christ; and to make all men see what is the fellowship of the mystery, which from the beginning of the world hath been hid in God, who created all things."

Dr. Avison, while he is still in Canada, will be on our Mission Board, yet the work incident to his preparation for leaving has caused him to withdraw from active work on our "Missionary." This fact enables us to insert this article about him in this issue which has been given into the charge and "tender mercies" of the Associate Editors. We regret to lose his immediate work and influence, but we glory in the victories that will be his in the forefront of this great missionary movement. Our esteem, our sympathies and our prayers will follow him to his new field, that God's blessing may rest upon him and his noble wife, and that they who go out to the harvest fields "may come again rejoicing, bearing their sheaves with them."

Then shall we say, "what does it mean"

Our loss is dark Korea's gain.

And Lord, with offerings such as these,

The prayer, "Thy Kingdom Come" is not in vain.

E. R. Y.

18930300

인물 동정. *Ontario Medical Journal* 1(8) (1893년 3월호), 353쪽

토론토의 O. R. 에비슨 박사는 하디 박사와 함께 의료 선교사로 활동하러 한국으로 가기 위해 개업을 접으려 하고 있다.

Personals. *Ontario Medical Journal* 1(8) (Mar. 1893), p. 353

Dr. O. R. Avison, of this city, is about to retire from practice, with the intention of going to Korea as a medical missionary to work in conjunction with Dr. Hardy.

대학력. *The Varsity* 12(16) (1893년 3월 1일), 165쪽

목요일, 3월 2일

기독교 청년회 - 선교 모임 - 연자: 에비슨 박사, 기독교 청년회 홀, 오후 8시.

University Calender. *The Varsity* 12(16) (Mar. 1st, 1893), p. 165

Thursday, March 2nd.

Y. M. C. A. - Missionary Meeting - Address by Dr. Avison, Y. M. C. A. Hall, 8 p. m.

사각모 동정. *The Varsity* 12(16) (1893년 3월 1일), 166쪽

사각모 동정

기독교 청년회 - 지난 목요일 모임에는 많은 학생들이 참석했다. 이날 특별히 주목을 받은 것은 S. H. 블레이크 씨가 대학생들에게 쾌히 연설을 한 것이었다.[40] 가장 흥미롭고 진지한 연설은 참석한 거의 모든 사람들의 심금에 호소했다. 기독교 청년회는 도시의 긴급한 업무를 놔두고 우리와 한 시간 함께함으로써 협회에 대한 관심을 보여준 블레이크 씨에게 크게 감사한다. 학생들은 청년기독회 회관에서 매주 일요일 오후 4시 15분에 열리는 복음 모임을 잊지 못할 것이다. 다음 정기 모임은 3월 2일 목요일 오후 5시에 개최될 것이다. 이 모임은 선교사와 관계된 것이며, 조만간 한국으로 떠나려는 에비슨 박사가 연설을 할 예정이다.

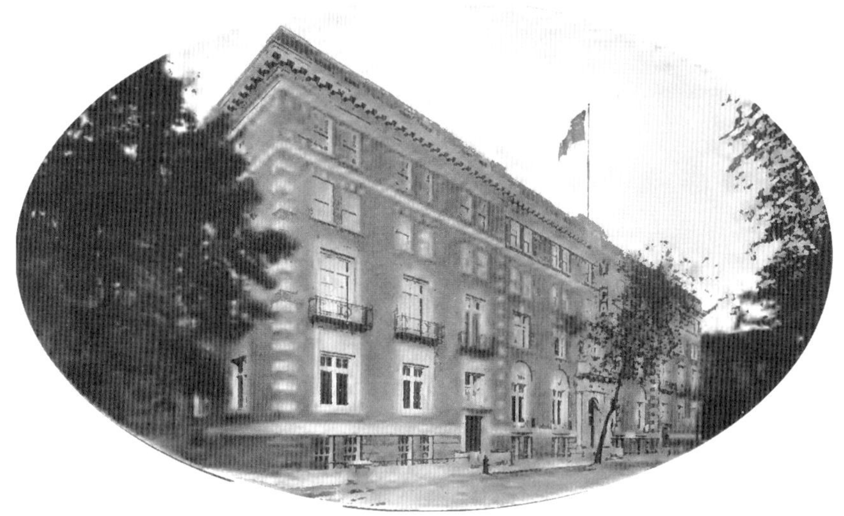

그림 3-22. 토론토 기독교 청년회 회관. 이 건물은 컬리지 가(街)에 있으며, 1889년부터 1913년까지 청년회 건물로 사용되었다.

---

40) 새뮤얼 H. 블레이크(Samuel H. Blake, 1835. 8.31~1914. 6. 23)는 아일랜드 계 캐나다 인으로서 오랫동안 변호사와 판사로서 활동했으며, 캐나다 온타리오 주의 제2대 수상이었던 에드워드 블레이크의 동생이다. 그는 성공회의 평신도로서 자선 사업가 및 사회 개혁자로 활발하게 활동하였다.

Midst the Mortar Boards.

Y. M. C. A. - Last Thursday's meeting was largely attended by the students. There was a special attraction this evening, Mr. S. H. Blake having kindly consented to deliver an address to the Varsity men. The most interesting and earnest address appealed to the hearts of almost every man present. The Y. M. C. A. feels greatly indebted to Mr. Blake, who showed his interest in the Association by leaving urgent business in the city to come up and spend an hour with us. The students will not forget the Gospel Services held every Sunday afternoon at 4.15 p.m. in the Y. M. C. A. Hall. Next regular meeting of the Society will be held on Thursday, March 2nd, at 5 p. m The meeting which will be of a missionary character, will be addressed by Dr. Avison, who intends starting soon for Korea.

[분류 광고.] *The Globe* (1893년 3월 7일), 3쪽[41]

칼튼 가(街) 212번지의 에비슨 박사는 병원, 집 및 이동 장치를 매도할 예정이
다.[42] 토론토에서 가장 목이 좋은 곳 중의 하나이다. 전화 2546[43]

[Classified Advertisement.] *The Globe* (Mar. 7th, 1893), p. 3

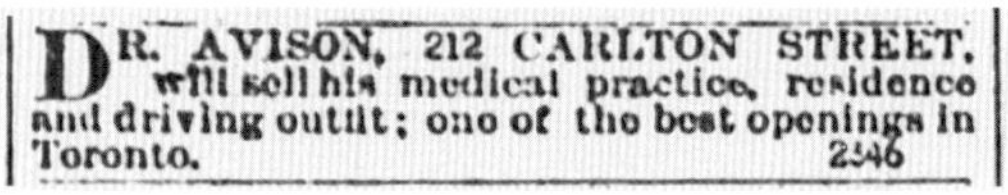

DR. AVISON, 212 CARLTON STREET,
will sell his medical practice, residence
and driving outfit; one of the best openings in
Toronto.   2546

그림 3-23. 에비슨의 부동산 매매 광고.

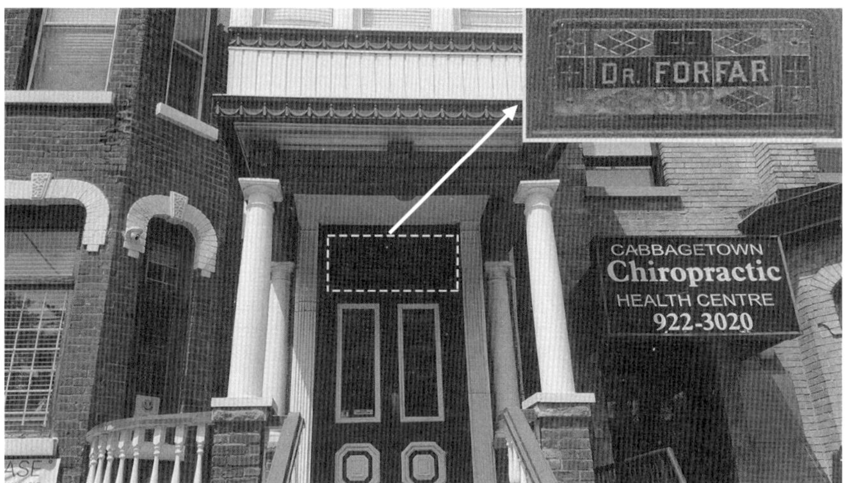

그림 3-24. 에비슨이 매도했던 집 입구 현관 위쪽의 표식.

---

41) 3월 9일자와 11일자 신문에도 동일한 광고가 실려 있다.
42) 이동장치란 장인이 마련해 준 마차로 추정된다.
43) 이 집은 제임스 E. 포퍼(James Edward Forfat) 박사가 인수하였다. 그는 1889년 빅토리아 대학교를 졸
    업하여 의학박사의 학위를 받아 에비슨의 2년 후배인데, 1890년 토론토 대학교를 졸업하고 온타리오 주
    의사협회 회원이 되었다. 에비슨이 마지막으로 거주했던 칼튼 가 212번지의 집 입구 위쪽에는 포퍼 박
    사가 만들어 놓은 'Dr. Forfar'라는 표식이 아직도 남아 있다.

사각모 동정. *The Varsity* 12(17) (1893년 3월 8일), 174쪽

사각모 동정

기독교 청년회 - 곧 선교사로 한국을 향해 떠날 O. R. 에비슨 박사는 지난 목요일 기독교 청년회 회관에서 많은 학생들을 대상으로 한국에 대해 매우 흥미로운 강의를 하였다.[44] 한국인들의 풍습, 지리 및 신조를 설명한 후, 에비슨 박사는 캐나다 대학 선교회의 후원으로 현재 한국에서 활동 중인 하디 박사 대신하여 학생들에게 진지하게 호소하였다.

Midst the Mortar Boards. *The Varsity* 12(17)(Mar. 8st, 1893), p. 174

Midst the Mortar Boards.

Y. M. C. A. - Dr. O. R. Avison, who is shortly to start for Korea as missionary, delivered a very interesting lecture on that country to a large gathering of students in Y. M. C. A. Hall on Thursday last. After describing the customs, country and creed of the Koreans, Dr. Avison made an earnest appeal to the students on behalf of Dr. Harvie, who is at present laboring in Korea supported by the Canadian Colleges Mission.

---

44) 3월 2일이다.

로버트 A. 하디

로버트 A. 하디(Robert Alexander Hardie, 1865. 6. 11~1949. 6. 30)는 토론토 대학교의 기독교 청년회에 의해 한국으로 파송되어 당시 부산에서 활동 중인 제임스 S. 게일과 함께 사역하도록 토론토 대학교 의학부 기독교 청년회에 의해 의료 선교사로 파송되었다. 그는 8월 29일 밴쿠버를 떠나 9월 14일 요코하마에 도착하였다. 내한 후 잠시 제중원에서 근무하던 그는 1892년 11월 원산에 정착하여 진료소를 운영하였다. 1898년부터는 미국 남감리교회의 선교사로 활동하면서 1899년 송도 남성병원을 설립하였다. 1903년 선교사의 기도와 성서 사경회를 개최하여 원산 부흥 운동을

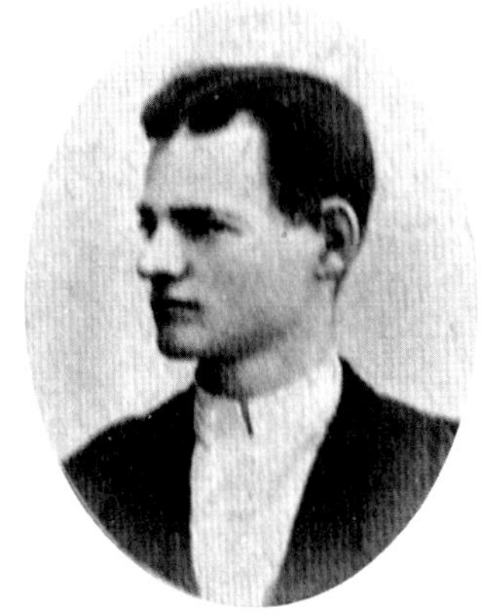

그림 3-25. 로버트 A. 하디.

시작하였다. 1907년 연합 사경회로 개최된 평양 대부흥 운동의 강사로 참여하였다. 1909년부터 1922년까지 감리교회 협성 신학교의 제2대 교장으로 봉직하였다. 1916년 「신학세계」를 창간하였으며, 1921년부터 1927년까지 조선 예수교서회의 총무로 활동하였다. 또한 기독신보의 사장 등으로 활동하였다. 1935년 4월 정년으로 미국으로 돌아갔다.

한국 파송 선교사. *The Globe* (1893년 3월 27일), 8쪽

한국 파송 선교사.

어제 저녁 팔러먼트 가 감리교회에서는 칼튼 가의 에비슨 박사가 흥미로운 연설을 했는데, 그는 의료 선교사로서 한국으로 갈 의사가 있음을 공표하였다. 그는 학교 교사로서, 약사로서, 의학생으로서, 그리고 마지막으로 의사로서의 자신의 생애를 요약한 후, 그는 자신 계획의 모든 변화가 발전을 가져다 줄 뿐이었으며, 마지막의 결론적 변화가 지금 자신이 결정한 것이라고 확신하다고 말하였다. 그는 의과대학 기독교 청년회의 설립을 설명하였으며, 청년회는 현재 해외 선교지의 선교사를 지원하고 있다고 언급하였다. 또한 그는 한국의 기독교 도입과, 자신이 한국에 도착하면 그가 아마 한 동안 책임을 맡을 그 병원을 알렌 박사가 서울에 설립할 수 있었던 것을 매우 훌륭하게 요약하였다.

Missionary to Korea. *The Globe* (Mar. 27th, 1893), p. 8

Missionary to Korea.

Last evening in Parliament street Methodist church Dr. Avison of Carlton street gave an interesting address, in the course of which be announced his intention of going to Korea as a medical missionary. After giving a sketch of his life as a school teacher, as a druggist, as a medical student and finally as a physician, he expressed the conviction that every change in his plans simply led to a further development, and that the last and concluding one was the step he had now decided on. He described the founding of the branch of the Y. M. C. A. in the medical school, and stated that the branch now supported a missionary in the foreign field. He also gave a very good sketch of the introduction into Korea of

Christianity, and the means by which Dr. Allen enabled to establish his hospital in Seoul, the hospital Dr. Avison stated that when he reached there he would probably take charge of this hospital for a time.

The Canadian College Missionary.
The Canadian College Missionary 3(4) (1894년 4월), 표지 내면

The Canadian College Missionary

———

캐나다 대학 선교회 이사회에 의해 매달 발행됨.

———

직원:

편집인[45]	- W. W. 볼드윈, 의학사, 스패다이나 애버뉴 699, 토론토
부편집인	: E. R. 영 주니어, 스패다이나 로드 73, 토론토
	A. 린지 양, 매컬 가 104, 토론토
	W. B. 맥키치, 영 가 784, 토론토
	K. 드 보르가드 양, 그린빌 가 53, 토론토
영업 관리자	: C. H. 토머스, 리치몬드 가 웨스트 292, 토론토
	J. 그리피스, 녹스 대학, 토론토
	브라이언스 박사, 칼튼 가 245, 토론토[46]

———

1년 구독료 25센트는 C. H. 토머스에게 보내시오.
광고료는 신청할 때 알려줌.

---

45) 편집장이 바뀌었다. 신임 편집장인 윌리엄 W. 볼드윈(William Warren Baldwin, 1864. 3. 15~1903. 3. 23)은 동종요법 의사이며, 1890년 5월 온타리오 주 의적에 등록되었다. 그는 1898년 당시 온타리오 주 무스코카에서 개업을 하고 있었다.

46) 윌리엄 T. 브라이언스(William T. Bryans)는 1890년 토론토 대학교를 졸업하고 온타리오 주 의적에 등록되었다.

The Canadian College Missionary.

The Canadian College Missionary 3(4) (Apr., 1894)

THE CANADIAN
College Missionary.
Published Monthly by the Board of the Canadian
Colleges' Mission.
STAFF :
EDITOR—W. W. BALDWIN, M.B.,
699 Spadina Ave., Toronto.
ASSOCIATE EDITORS :
E. R. YOUNG, Jr.,
73 Spadina Road, Toronto.
MISS A. LINDSAY,
104 McCaul St., Toronto.
W. B. McKECHIE,
784 Yonge St., Toronto.
MISS E. DE BEAUREGARD,
53 Grenville St., Toronto.
BUSINESS MANAGERS :
C. H. THOMAS.
292 Richmond St. w., Toronto.
JNO. GRIFFITH,
Knox College, Toronto.
DR. BRYANS,
245 Carlton St., Toronto.
Subscription price, 25c. per year, to be sent to C. H.
Thomas. Advertising rates furnished on
application.

그림 3-26. *The Canadian College Missionary* 3(4).
에비슨의 사임으로 편집인이 교체되었다.

18930400

독자들께 고(告)함.
The Canadian College Missionary 3(4) (1893년 4월), 50~52쪽

지난 달 우리는 에비슨 박사가 편집인에서 물러남을 공지하였다. 그는 *The Medical Missionary*을 탄생시킨 조직의 주동자 중 한 사람이었으며, 직원들 중에서 항상 가장 활발하였고, 자애로운 눈으로 그 운동과 발전을 지켜보고 그는 이제 그것을 현재와 같은 형태로, 그리고 *The Canadian College Missionary*라는 더 포괄적인 제목으로 새로운 직원에게 넘겨주었다.

우리는 그 일을 맡으면서 우리 신문이 태어났던 첫 해, 그리고 그 행의 첫 호로 돌아가야 한다고 느끼고 있다. 첫 호에서 우리는 신문의 존재 이유를 공표했으며, 지난 해 7월호에서는 그 이유의 확장을 알렸다. "인사말"은 다음과 같다. *Medical Missionary*는 선교 노력에 (온타리오) 주의 의료인들의 관심을 증대시키기 위해 발행된다. 편집인들은 지면을 읽기 쉽고 의미 있는 내용으로 채우도록 노력할 것이며, 신뢰할 수 없는 모든 내용을 제외함으로써 우리 독자들이 이 신문에 실린 사실이 고려할 가치가 있는 것으로 확신할 수 있게 할 것이다. 이 사업을 처음 계획했을 때 학기 중에만 월간으로 간행하려 했으나, 우리의 현재 희망은 1년 내내 간행하여 의과대학생 선교회 기금에 기여하는 모든 이들이 사역의 진전을 완전하게 알 수 있도록 하는 주목적을 더 잘 성취할 수 있게 하려 한다. 능력 있는 필자들이 때때로 신문을 보다 흥미롭게 하는 데 도울 것이다. 가장 중요한 사항 중의 하나는 한국에서 사역하고 있는 하디 박사로부터의 보고서 일 것이다. 그 기사가 하나님의 은총을 통해 많은 것에 도움이 되고 자극이 되었으면 한다."

지난 7월 구독자가 증대되었으며, 이제 이 신문의 목적은 의료인 뿐 아니라 재학생이건 졸업생이건 우리 자치령의 모든 학생이 선교 노력에 대한 관심을 증대되도록 하는 것이다.

신임 편집인은 그 행복한 의무를 잊지 않을 것이다. 그들은 캐나다 뿐 아니라 영국과 미국이 대학에서 너무도 분명히 나타나고 있는 선교 운동에 완전히 공감하고 있다. 우리는 항상 진실 되고 아름다우며 과학, 문학 및 신학을 향상시키는 모든 것과 완전히 공감하고 있다. 우리는 만일 기독교 신앙이 이교도의 마음속으로 들어가는 데 성공한다면, 그것은 그 신앙의 끄는 힘, 획득하고 향상시키며 은총을 내리는 능력에 의해서만 이어야 한다. 우리는 고국에서의 다방면의, 아주 원만한 삶을 믿고 있다. 우리는 예수 그리스도의 추종자이기에 우리를 따르라고 초청한 사람들에게 meaner front를 보일 것인가? 우리는 모든 은혜가 개인적인 과장을 위해서가 아니라 박탈되고 친구가 없는 사람들을 위한 봉사에 사용될 책임과 신성한 신뢰라고 확신한다.

현재의 젊은 남성과 여성이 미래에 어떤 승리, 성취 및 성공을 얻을 것이라는 것을 알고 우리는 그들의 정열, 열의 및 헌신을 현재의 가장 위대한 일의 하나인 이교도 땅에 복음을 전파하는 것으로 돌리게 하기를 바란다.

오로지 선택된 몇몇 만이 해외 선교지로 갈 수 있으며, 대부분의 젊은이들은 고국에서 수고해야 하지만, 그들은 선교지에 자신의 대표를 가질 수 있으며 이런 방식으로 가장 활동적인 역할을 할 수 있다. 우리는 학생 자신이 해외 선교지로 갔으면 하지만, 그렇게 되지 못하면 대신 다른 사람이 갈 수 있도록 해야 한다.

여태껏 우리 신문은 토론토의 일부 학생들이 수행했던 선교사에만 관심을 가져 왔고, 이 신문의 주 목적이 독자들이 캐나다 대학 선교회에 계속 관심을 갖게 하는 것이며 이제 그 관심을 모든 캐나다 대학의 선교 노력으로 확장하려 한다.

아직 자체적으로 선교를 수행하지 않고 있는 모든 대학은 캐나다 대학 선교회에 참여하기를 바라지만, 자체의 선교를 하고 있는 대학에게도 우리는 지면을 제공할 것이며, 때때로 그들이 우리에게 그 학교에서 선교 정신의 발전과 전파를 알려주고 그들 선교사들의 성공에 대한 보고로 우리들을 격려해주었으면 좋겠다. 우리 선교사의 사역의 모든 면에서 성공의 필수 조건은 우리 주 예수 그리스도에 대해 전폭적이고 열정적으로 헌신하는 것이라는 것을 추가할 필요는 거의 없다. 영혼을 전적인 성화(聖化)가 우리의 유일한 바람이다. "모든 곳으로 갈 준비가 되어 있지 않은 사람은 어느 곳에도 갈 준비가 되어 있지 않다." 이미 얻은 승리에 대해 하나님께 깊은 감사를 드리고, 이것들이 행복한 미래와 악, 무관심 및 우상 숭배의 모든 적과 진심으로 연합하여 더욱 큰 성공을 거두기 위한 보증이라고 확신하며, 우리는 이 달에 새로운 편집인에 의해 선교 분야와 신문의 유용성을 위해 나선다.

캐나다 대학 선교회의 모든 후원자들이 한국에 관한 손비 씨의 편지를 읽고 용기를 갖게 하자. 그 나라의 역사와 현 상황에 대해 완전하게 알고 있는 외부인의 언급은 감사를 받을 것이다. 한국 선교의 생각을 구체화시키고, 게일 씨나 하디 박사 같이 고상하고, 헌신적이며 갖춘 사람들의 선택을 요청했던, 졸업생이건 재학생이건, 우리 학생 단체의 회원들의 마음속에 하나님에 대한 어떤 감사의 마음이 일어나야 하는가! 세커 감독은 말한다. "은총 받은 사람은 영광의 날을 보는 사람이다. 그러나 더 은총 받은 사람은 그것에 접근하는 데 기여한 사람이다." 자신이 일본의 감리교회 선교부에서 성공적이고 헌신적인 선교사인 손비 씨가 친절하게 우리에게 준 자극적인 이야기에 의해 우리의 믿음이 커지고 노력이 배가되도록 하자.

An Address to our Readers.

The Canadian College Missionary 3(4) (Apr., 1893), pp. 50~52

Last month we announced the withdrawal of Dr. Avison from active work upon our editorial staff. He was one of the prime movers of the organization which gave birth to *The Medical Missionary* upon whose staff he has always been the most active member, watching its movements and improvements with a fatherly eye, and now he hands it over to the new staff in its present form and under the broad name of "The Canadian College Missionary."

Now that we are taking up the work laid before us we feel that we must turn back to the first year of our existence and to the first issue of that year, in which we announced our *raison d'etre* - and to the July number of last year in which the extension of that reason was made known. The "Salutatory" runs thus: The Medical Missionary is published "to increase the interest of the medical men of this province in missionary effort. The editors shall endeavor to fill its columns with matter both readable and valuable, and try to exclude everything unreliable, so that our reader may feel assured that the facts contained in it are worthy of consideration. When the project was first broached it was intended to issue the paper monthly during the college term only but our present hope is that it may be published throughout the entire year, so that it may the better accomplish one of its principal objects - that is to keep all the contributors of the Medical Students' Mission Fund thoroughly acquainted with the progress of the work. Able writers will from time to time make the paper interesting. One of the most important features will be the reports from Dr. Hardie of his work in Korea. May its columns, through God's blessing, be a help and a stimulus to many."

Last July the constituency was enlarged and now the aim of this paper is to increase the interest not only of the medical men but of all the students, whether undergraduates or alumni, of our fair Dominion in missionary effort.

The new editors propose never to lose sight of that happy duty. They are in full sympathy with the missionary movement that is so manifest in the colleges not only of Canada but also in those of England and of the United States. We are always in full sympathy with all that is true, beautiful and elevating in science, literature and theology. We believe that if Christianity is to win its way into the hearts of the heathen it must be by its attractive power; its ability to win, to elevate, and to bless. We believe in a many-sided, full-orbed life at home. Shall we present a meaner front to those whom we are inviting to follow us as we are followers of Christ Jesus? We are sure that every privilege is a responsibility and a sacred trust, to be used not for personal aggrandisement but in the service of the disinherited and friendless.

Knowing that whatever victories, achievements, triumphs are to be won in the future must be won by the young men and young women of to-day, we are desirous of directing their energy, zeal and consecration to one of the greatest works of to-day - the spread of the Gospel in heathen lands.

Only a chosen few can go to the foreign field, the majority of young people will have to toil at home, but they can have their own special representatives in the field and in this way bear a most active part. Our inspiration we wish to be for students to go themselves to the foreign field and failing that to give that others may go in their stead.

Heretofore our journal has been interested only in the missionary work done by a few students in Toronto, and though the chief object of this journal is to keep the Canadian Colleges' Mission constantly before its readers, still it now extends its interest to the missionary efforts of all the Canadian colleges.

All colleges that have not as yet undertaken missions of their own we hope will join the Canadian Colleges' Mission, but to those that have missions of their own we open our columns and hope that from time to time they will tell us of the development, the growth, and the propagation of the missionary spirit within their own colleges and cheer us with reports of the successes of their missionaries. We need scarcely add that in relation to every phase of our missionary work the essential condition of success is whole-hearted and intense devotion to *Our Lord Jesus Christ*. Entire sanctification of the soul is our only hope - "He who is not ready to go everywhere is not ready to go anywhere." Deeply thankful to God for victories already won, confident that these are but pledges of far greater success in the happy future and heartily confederating with all the enemies of vice, indifference and heathenism, we enter this month under new leaders in the sphere of missionary and journalistic usefulness.

Let all the supporters of the Canadian Colleges' Mission read Rev. Mr. Saunby's letter on Korea and take courage. Such a statement of the facts and present status of the work from an outsider, yet so near a neighbonr, who has thoroughly acquainted himself with the history and present condition of the country, is to be appreciated. What feelings of gratitude to God must arise in the hearts of those members of our student body, whether arts or medical, alumni or undergraduate, who were called upon to formulate the idea of missions to Korea and to choose such noble, consecrated and equipped men as Mr. Gale and Dr. Hardie! Bishop Secker says: "Blessed are they who see the day of glory, but more blessed are they who contribute to its approach." May our faith increase and our efforts be redoubled by the stimulating words so kindly given us by Mr. Saunby, who is himself a successful and devoted missionary working in the Methodist missions in Japan.

캐나다 대학 선교회 이사회.
The Canadian College Missionary 3(4) (1893년 4월), 52쪽

1892~83년도의 이사회 최근 회의가 3월 13일 개최되었다.

에비슨 박사의 *The College Missionary* 편집인 사임이 수락되었다. 볼드윈 박사와 E. 드 보르가드 양이 직원으로 임명되었으며, 현재의 부편집인들과 함께 다음 호를 맡고 내년을 위한 직원을 추천하도록 위임 받았다.

(중략)

The Canadian Colleges' Mission Board.
The Canadian College Missionary 3(4) (Apr., 1893), p. 52

The last meeting of the Board of 1892~'93 was held on March 13th.

Dr. Avison's resignation from the editorship of The College Missionary was accepted. Dr. Baldwin and Miss E. de Beauregard were appointed to the staff; and in conjunction with the present associate editors were authorized to look after the next issue and to recommend the staff for the coming year.

(Omitted)

18930400

에비슨 박사.

The Canadian College Missionary 3(4) (1893년 4월), 53~54쪽

지난 달 에비슨 박사는 선교 사업과 그의 안녕에 관심을 갖고 있는 친구들과 다른 사람들에게 인사를 하느라 대단히 바빴다. 한 사람이 자신의 영향력, 직위 및 성공 모든 것을 포기하고 십자가의 전령으로 한국 같은 이교도 국가로 간다는 사실은 적지 않은 관심을 일으키고 있다. 그는 의과대학 기독교 청년회, 대학교 기독교 청년회, 그리고 시의 많은 교회에서 강연을 하였다. 우리의 한국 선교부와 에비슨 박사의 연관은 가치가 없는 것이 아니었다. 그는 그 나라에 대해 충분한 사실을 알고 있고, 그들의 풍습 및 습성뿐만 아니라 서적, 보도 등도 익숙하며, 하디 박사의 보고가 그를 그렇게 만들 수 있다. 그는 3월 2일 목교일 대학교 기독교 청년회의 회원들에게 한 강연에서 한국의 크기, 인구, 지형, 기후, 정부 형태, 사회 풍습, 종교 등등에 관해 설명했는데, 다음과 같이 요약할 수 있다.

한국은 남북으로 놓인 좁은 반도의 형태를 가진 독립 왕국이며, 북쪽 끝은 중국의 북동부와 시베리아의 남동쪽에 붙어 있다. 따라서 한국은 일본의 북서쪽에 놓여 있으며, 좁은 해협으로 분리되어 있다.

그것은 8~9만 평방마일의 면적을 갖고 있으며, 온타리오 주 크기의 ⅓이다.

그곳에는 1천 2백만 명 이상의 인구가 있으며, 대부분은 매우 가난하고 문맹이다. 그곳은 면적이 3배 넓지만 단지 2백만 명 정도의 인구만이 살고 있는 온타리오 주와 비교할 때 인구 밀도가 높다.

미국과 수교를 맺어 2~3개의 항구를 개항했던 1882년까지 이 나라는 수 세기 동안 외국과의 왕래를 완전히 닫았다. 따라서 오랫동안 "은둔의 나라"로 알려져 왔다. 그런 상태로 오래 있게 되면서 필연적으로 장기간의 은둔이 개인 혹은 사회의 발전을 막았고 충만한 삶을 향한 국가들의 경주에서 불리한 결과를 낳았다.

사람들은 대체로 대단히 친절하고 붙임성이 있으며, 새로운 지식을 즉시 받아들이고 따라서 기독교 선교사들의 가르침을 받아들이는, 지구 동쪽 인종 중에서 가장 지적이다.

사람들의 종교적 삶은 저조한 상태에 있다. 관리들은 공공연하게 유교를 믿으며, 많은 사람들이 불교 신자인 반면 많은 사람들은 자연 신을 경배하고 있지만, 우리가 알고 있는 하나님의 개념을 갖고 있지 않다. 그들은 그리스도, 그리고 그의 가르침의 중심 진리인 "하나님은 사랑"이라는 것에 대해 아무 것도 모르고 있다.

현재는 한국의 역사에서 중대한 시점이다. 지금 바로 이 사람들을 그리스도를 향해 발전을 제어할 영향이 이루어져야 한다. 이 나라와 다른 기독교 국가의 기독교 대표들에게 그런 영향을 주고 사람들을 구세주에게 인도할 수 있는 교사들을 파송할 임무를 주고 있다.

3월 26일 일요일 저녁 팔러먼트 가 감리교회에서 박사는 교사, 약사, 의학생 그리고 최종적으로 의사로서 자신의 일생을 흥미롭게 설명하였다. 그는 자신의 계획에서 일어난 모든 변화는 단순히 발전으로 이어졌고, 마지막의 최종적인 변화는 현재 그가 결심한 조치였다는 신념을 표현하였다. 같은 강연에서 에비슨 박사는 한국의 기독교 정신 소개 및 알렌 박사가 수도 서울에 자신의 병원을 설립하게 했던 수단에 대하여 이야기하였으며, 자신이 한국에 도착하면 아마도 한 동안 이 병원의 책임을 맡게 될 것임을 언급하였다.

Dr. Avison.
The Canadian College Missionary 3(4) (Apr., 1893), pp. 53~54

During the last month Dr. Avison has been kept very busy addressing friends and others interested in the mission work and in his welfare. The fact of a man of his influence, position and sucess forsaking all to be a herald of the cross in a heathen country like Korea, is stirring no little interest. He addressed the Medical Y. M. C. A., the University Y. M. C. A., and has given addresses in a number of the city churches. Dr. Avison's connection with our Korean mission has not been for nought. He is full of facts about the country, acquainted with the customs and habits of the people as well as books, direct communication, and Dr. Hardie's reports can make him. In his address to the members of the University Y. M. C. A., Thursday, March 2nd., he described Korea, giving an idea of its size, population, topography, climate, form of government, social customs, religion, etc. etc., from which following brief items: -

Korea is an independent kingdom in the form of a narrow peninsula, running north and south, and attached by its northern extremity to the N. E. of China and the S. E. of Siberia. It therefore lies N. W. of Japan, from which is separated by a narrow strait.

It has an extent of 80,000 to 90,000 square miles, or is about one third as large as the Province of Ontario.

It sustains a population of over 12,000,000 people, most of whom are very poor and illiterate. It is densely populated as compared with Ontario, which, though three times as extensive, only has about 2,000,000 of a population.

The country was entirely shut up from outside intercourse for many centuries until 1882, when a treaty was made with the United States opening two or three seaports to commerce with that country. It has long been known therefore as "the hermit nation." Such a condition of existence has had the inevitable result which prolonged seclusion has on either individuals or communities, that is, to prevent development and handicap them in the race of nations towards a fuller life.

The people are, as a rule, very kind and hospitable and are amongst the most intelligent of the eastern races, readily taking up new ideas and therefore likely to receive and use the teaching of Christian missionaries.

The religious life of the people is at a low ebb. The officials are professedly Confucianists, many are Buddhists, while the great mass of the people worship the gods of nature, but have no conception of God as we know him. They know nothing of Christ and of the central truth of His teaching, viz: "God is love."

The present is a critical time in the history of Korea. It is now or never that the impressions which will control the development of the people towards Christ must be made. It devolves upon Christ's representatives in this and other Christian country to send teachers who can make those impressions and lead the people to the Saviour.

At Parliament street Methodist Church Sunday evening, March 26th, the Doctor gave an interesting sketch of his life as a school teacher, as a druggist, as a medical student and finally as a physician. He expressed the conviction that every change in his plans simply led to a further development, and the last and concluding one was the step he had now decided on. In the same address Dr. Avison spoke of the introduction of Christianity into Korea and the means by which Dr. Allen was enabled to establish his hospital in Seoul, the capital, and stated that on his arrival in Korea he would probably take charge of this hospital for a. time.

프랭크 F. 엘린우드(미국 북장로교회 총무)가
한국 선교부로 보낸 편지 (1893년 4월 1일)

서울지부

1893~1894년도 예산

(중략)

제3급. 신임 선교사

봉 급	O. R. 에비슨 박사	1,400.00달러
장 비	에비슨 박사	800.00
가족 수당	에비슨 박사 (4명)	400.00
여비 및 화물비	에비슨 박사	1,200.00

(중략)

Frank F. Ellinwood (Sec., BFM, PCUSA),
Letter to the Korea Mission (Apr. 1st, 1893)

Seoul

Appropriations 1893~1894.

(Omitted)

Class III. New Missionaries.

Salaries	Dr. O. R. Avison	$1,400.00
Outfit	Dr. Avison	800.00
Children	Dr. Avison (4)	400.00
Travel and Freight	Dr. Avison	1,200.00

(Omitted)

프랭크 F. 엘린우드(미국 북장로교회 총무)가
올리버 R. 에비슨(토론토)에게 보낸 편지 (1893년 4월 26일)

1893년 4월 26일

친애하는 에비슨 박사님,

우리는 보모를 한국으로 데려가는 것에 대한 귀하의 질문에 대해 상당히 당혹스러웠습니다. 우리는 에비슨 부인이 여행 중 상당한 도움이 필요할 것이라는 사실을 알지만, 이것은 대개 기차에서 기선으로 이동할 때, 그리고 기선에서 서울까지 갈 때 일 것입니다. 후자의 경우 미리 편지를 쓰거나 전보를 보내 어떤 선교사들이 내려와 필요한 하인들을 대동해 귀하와 만나는 것이 나을 것이며, 나는 언더우드에게 편지를 보내 이 점에 관해, 또한 가장 효과적인 도움을 주선하는 데 특별한 노고를 기울이도록 할 것입니다. 나는 증기선에 훌륭한 많은 보모들이 탑승해 있는 것을 보았으며, 때로 그들이 멀미로 쓸모없게 되고 일반적으로 남편이나 아버지가 항상 가까이에 있는 승무원의 도움을 받아 아이들을 돌보게 되는 것을 보았습니다. 멀미를 하는 보모는 거의 이점이 없습니다.

이곳에서 보모를 동반해 가는 것의 어려움은 많습니다. 우선, 경비입니다. 만일 선교본부가 이것을 받아들이면 그것은 선례가 되어 많은 사람들이 따라하게 될 것이며, 최종적으로 수 천 달러의 경비가 소요될 것입니다. 선례를 만드는 것에 극도로 조심하지 않으면 선교 사업의 경비가 막대한 금액으로 부풀려질 수 있는 경우가 많습니다. 그래서 만일 한국에서 귀하가 보모를 데리고 있다가 더 이상 필요 없게 되는 일이 생기면, 조기에 향수병 때문에 그녀는 고향으로 돌아와야 할 것이며, 매번 여행할 때의 경비는 매우 비쌉니다. 나는 어린 아이를 친절하고 주의 깊게 돌보는 보모는 선교사가 선택하는 데 조금만 신경 쓴다면 대체로 여기서와 같이 동양에서도 찾을 수 있을 것으로 믿습니다. 나는 귀하가 일단 선교지에 도착하면 아마도 이곳에서 데리고 가는 것보다 1/4내지 1/5의 임금으로 필요로 하는 것이 충분히 충족될 것이라고 믿습니다. 선교본부는 어떤 경우라도 미국인 혹은 캐나다인 보모의 급료를 위한 특별 예산을 마련하지 않을 것입니다. 귀하는 이것이 통례가 될 것임을 곧 알게 될 것입니다. 만일 당신의 입장이라면 나는 주님의 이 위대한 사역을 하기를 갈망하며 실행할 수 있는 범위의 경비 내에서 고려하여 이러한 지출을 하지 않고 한국으로 가야만 할 것이라고 말할 수 있을 것입니다. 물론 많은 경우 그랬던 것처럼 기차에서, 또한 증기선에서 귀하가 보모로 역할을 할 필요가 있을 것입니다. 그러나 그 밖에 귀하가 할 것은 없을 것이며, 나는 에비슨 부인이 다른 어떤 사람보다 귀하의 손길을 더욱 안전하게 느낄 것이라고 생각합니다. 물론 에비슨 부인의 현재 상태는 최상으로 돌봐야함에 틀림없으며, 귀하가 그렇게 할 수 있을 것을 믿어 의심치 않습니다. 그리고 귀하는 기차나 증기선에서 아이에 관심이 많은 사람을 찾을 수 있을 것이며, 그들의 관심을 상당히 받게 될 것입니다.

나는 귀하의 염려에 따뜻이 공감하며, 아직도 우리가 이해하는 것같이 귀하도 이 문제에 대해 이해할 것을 희망하는 바입니다. 긴 여행과 위대한 미래의 사업에 귀하와 가족에게 하나님이 은총을 내리시기를!

안녕히 계세요
F. F. 엘린우드

Frank F. Ellinwood (Sec., BFM, PCUSA),
Letter to Oliver R. Avison (Toronto) (Apr. 26th, 1893)

April 26th, 189(3)

My dear Dr. Avison: -

We have had a good deal of perplexity over the question of a nurse to accompany you to Korea. We realize the fact that Mrs. Avison will need a good deal of assistance on the passage, but this will be apt to occur mostly at the transits from the train to the steamer and from the steamer up to Seoul. With regard to the latter it would be easy to write or telegraph ahead and some of the missionaries will come down and meet you with the necessary force of servants, and I will write to Dr. Underwood suggesting that special pains be taken in this respect and also in procuring the most efficient help. I have seen a good many nurses on board steamers and have often found that they were rendered helpless by sea sickness and that the husband and father had generally to come in for the care of the children with the aid of the stewardess who is always at hand. and for some little extra compensation will be more than any sea sick nurse could possibly accomplish. The difficulties of taking out a nurse from here are may. First, the cost. If this is borne by the Board it establishes a precedent which multitudes will lay hold of and the final result will amount to thousands. There are a hundred ways in which the expenditures of missionary work will swell to large amounts unless the utmost caution be used with regard to precedents. Then again if you have a nurse in Korea and anything should occur that you should no longer need her she must be brought back to her home possibly home sickness would render this necessary at an early days and every voyage is a matter of heavy expense. I believe most in the care of little children just as kind and careful nurses can be found in the East as here in this country and with a little care in the selection by missionaries, I believe that your wants when once upon the field will be wholly met and that at probably one fourth or one fifth of the monthly wages of one taken from home. It would not do for the Board to make in any one instance a special appropriation for the salary of an American or Canadian nurse. You can see how quickly that would become the rule. I can say that if I were in your place, anxious to do this great work of the Master and yet keep it within practicable bounds of cost, in order that there may be the more to expand I should go on without this expenditure. Of course it will involve the necessity of your being a nurse yourself on the train as has been done in multitudes instances and also on the steamer, but then you will have nothing else to do, and I am sure that Mrs. Avison will feel safer with matters in your hands than if they were in any other. Of course Mrs. Avison in her present condition must have the very best of care, and I have no doubt you will be able to render it. Then you will find on the train and on the steamer other persons who will take an interest in the children and there will be much to occupy their attention.

Sympathizing with you in your solicitude very warmly I still hope yon will see this matter as we see it. May God bless you and yours in your voyage and in your great future work!

Very sincerely yours,
F. F. Ellinwood

한국의 선교. 1893년 5월 총회에 제출된 미국 북장로회 해외선교본부 제56차 연례 보고서, 142쪽

한국의 선교.

서울: 수도, 서해안 근처에서 한강 옆에 위치해 있으며, 상업 항구인 제물포에서 내륙으로 25마일 떨어져 있다. 사역자 - H. G. 언더우드, D. L. 기포드, S. F. 무어, W. L. 스월른, F. S. 밀러 목사 및 부인들; S. A. 마펫 및 그레이엄 리 목사; C. C. 빈튼 박사 부부; S. A. 도티, V. C. 아버클 및 엘린 스트롱 양. 전도인, 조사 4명, 교사 3명, 전도부인 1면.

(중략)

2월 H. G. 산학박사 언더우드 목사 부부가 휴가를 마치고 돌아 왔으며, 회계 연도가 마감될 때 O. R. 에비슨 박사 부부가 임명되어 현재 선교지로 가는 중에 있다. ......

Mission in Korea. *Fifty-sixth Ann. Rep. of the BFM of the PCUSA. Presented to the General Assembly, May, 1893*, p. 142, 1893

Mission in Korea.

Seoul: the capital, near the western coast, on the Han River, and twenty-five miles overland from the commercial port, Chemulpo; mission begun in 1884 laborers - Rev. Messrs. H. G. Underwood, D. D., D. L. Gifford, S. F. Moore, W. L. Swallen, F. S. Miller, and their wives; Revs. S. A. Moffett and Graham Lee; C. C. Vinton, M. D., and his wife; Misses S. A. Doty, V. C. Arbuckle, and Ellen Strong. Evangelists, 4; helpers, 3; teachers, 3; Bible-woman, 1.

(Omitted)

In February Rev. H. G. Underwood, D. D., and wife returned after a leave of absence, and just at the close of the year O. R. Avison, M. D., and his wife were appointed and are on their way to the field. ......

18930500

인물 동정. *Ontario Medical Journal* 1(8) (1893년 5월), 448쪽

최근 토론토를 떠난 O. R. 에비슨 박사는 한국의 수도에 서울에 체류할 것으로 예상된다.

Personals. *Ontario Medical Journal* 1(8) (May, 1893), p. 448

Dr. O. R. Avison, who recently left Toronto, expects to reside in Seoul, the capital of Korea.

18930500

O. R. 에비슨, 그레이엄 챔버스, 의학의 최신 지견, 치료제.
The Canadian Practitioner 18(5) (1893년 5월), 348~352쪽

국소마취제로서의 트로포코케인

위와 장에서의 살롤

코케인 투여법

피하주사 용액의 소독

앤티스파스민(항경련제)

니트로글리세린의 주사에 의한 레이노드 질병의 치료

소아의 녹색 설사 치료

두드러기의 가려움증 치료

소아에 적용할 수 있는 하제

니트로글리세린

O. R. Avison, Graham Chambers, Progress of Medicine, Therapeutics.
The Canadian Practitioner 18(5) (May, 1893), pp. 348~352.

Tropacocaine as a Local Anaesthetic.

Salol in the Stomach and Intestine.

Rules for the Administration of Cocaine.

Sterilization of Hypodermic Solutions.

Antispasmin.

The Treatment of Raynaud's Disease by Injection of Nitro-Glycerine.

The Treatment of the Green Diarrhoea of Children.

Treatment for the Itching of Urticaria.

An Agreeable Purgative for Children.

Nitro-Glycerine.

프랭크 F. 엘린우드(미국 북장로교회 총무)가
한국 선교부로 보낸 편지 (1893년 5월 8일)

뉴욕 주 뉴욕
1893년 5월 8일

한국 선교부 귀중

형제들께,

(중략)

우리는 한국에 추가 선교사로 에비슨 박사를 방금 파송했는데, 그가 병원을 관리하고, 정부에 의해 아무런 제약을 받지 않고 그곳에서 영적 사역을 하게 되기를 바랍니다. 나는 이것이 에비슨 박사 본인의 소망 및 아마도 선교부의 판단과도 일치할 것이라고 생각합니다. 나는 에비슨 박사가 애정을 갖고 병원을 운영할 것으로 생각합니다. 우리는 사역을 진지하게 수행하고, 선교부 전체가 좋아할 것으로 그를 추천합니다.

(중략)

Frank F. Ellinwood (Sec., BFM, PCUSA),
Letter to the Korea Mission (May 8th, 1893)

New York, NY

May 8, 1893

To the Korea Mission:

Dear Brethren: -

(Omitted)

We are just sending out Dr. Avison as an additional missionary in Korea, and it has been our hope that in the division of labor he would be assigned to the care of the hospital, and for spiritual work in which he would have no restrictions placed upon him by Government authority. I judge that this would be in accordance with his own wish and probably with the judgment of the Mission. I think that Dr. Avison wold take hold of the hospital con amore. We commend him to the mission as one will take hold of the work earnestly and who will be liked by your whole [mission community].

(Omitted)

토론토 대학교. *The Globe* (1893년 5월 15일), 2쪽
University of Toronto. *The Globe* (May 15th, 1893), p. 2

토론토 대학교

-

금요일 저녁의 이사회 회의[47]

(중략)

O. R. 에비슨 박사는 (토론토 대학교) 의학부 약물학 강의의 교수직에 대한 사직서를 제출했다. 이사회는 사표를 수리했으며, 광고를 통해 지원 서류를 받아 그 직을 충원할 것을 지시하였다.[48]

(중략)

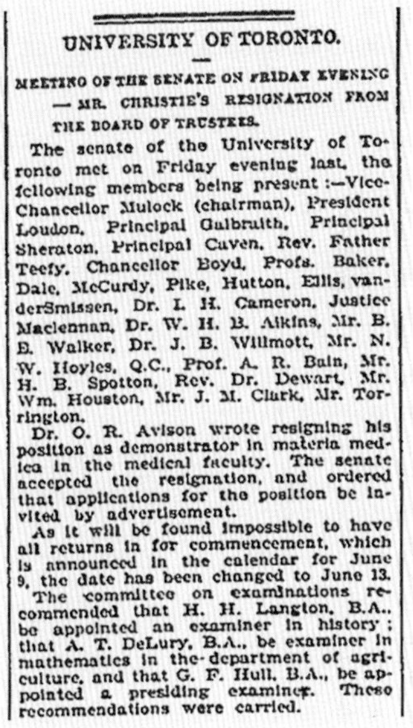

UNIVERSITY OF TORONTO.

—

MEETING OF THE SENATE ON FRIDAY EVENING — MR. CHRISTIE'S RESIGNATION FROM THE BOARD OF TRUSTEES.

The senate of the University of Toronto met on Friday evening last, the following members being present :—Vice-Chancellor Mulock (chairman), President Loudon, Principal Galbraith, Principal Sheraton, Principal Caven, Rev. Father Teefy, Chancellor Boyd, Profs. Baker, Dale, McCurdy, Pike, Hutton, Ellis, vanderSmissen, Dr. I. H. Cameron, Justice Maclennan, Dr. W. H. B. Aikins, Mr. B. E. Walker, Dr. J. B. Willmott, Mr. N. W. Hoyles, Q.C., Prof. A. R. Bain, Mr. H. B. Spotton, Rev. Dr. Dewart, Mr. Wm. Houston, Mr. J. M. Clark, Mr. Torrington.

Dr. O. R. Avison wrote resigning his position as demonstrator in materia medica in the medical faculty. The senate accepted the resignation, and ordered that applications for the position be invited by advertisement.

As it will be found impossible to have all returns in for commencement, which is announced in the calendar for June 9, the date has been changed to June 13.

The committee on examinations recommended that H. H. Langton, B.A., be appointed an examiner in history ; that A. T. DeLury, B.A., be examiner in mathematics in the department of agriculture, and that G. F. Hull, B.A., be appointed a presiding examiner. These recommendations were carried.

그림 3-27. 에비슨의 사직 기사.

---

47) 5월 12일이다.

48) 에비슨이 사임하기 전인 1891년 당시에 토론토 대학교 의학부에서 약리학 분야를 담당한 교수는 토번 (James Thoburn, M. D., Tor. and Edin.)과 에비슨이었다. 토번은 1855년 에딘버러 대학교를 졸업하여 의학박사의 학위를 받고 면허를 취득했으며, 1865년 토론토 대학교에서 의학박사의 학위를 받았고 1866 년 6월 14일 온타리오 주의 의적에 등록되었다. 그는 토론토 종합병원 의사, 토론토 의과대학 약물학 교수를 역임했고, 1879-80년 온타리오 주 의사협회 전형위원, 1890-95년 온타리오 주 의사협회 내과 평 의원으로 활동하다가 에비슨이 교수직을 사임할 즈음 퇴임하였다.

에비슨의 사임 후 토론토 대학교 의학부 교수진을 확인할 수 있는 자료는 '토론토 시 인명부, 1896년'이 다. 이 자료에는 담당 과목별로 교수가 정리되어 있는데, 당시 약리학 및 치료학은 맥칼럼(Jas. M. McCallum, BA, MD) 교수와 히브너(C. F. Heebner, Phm. B.) 조교수가 담당하였다. 맥칼럼 박사는 1863년 토론토 의과대학을 졸업하고 1866년 6월 14일 온타리오 주의 의적에 등록되었다는 것만 알려져 있다. 에비슨이 약학대학 교수직을 사임할 즈음 약학대학 교수로 임명된 히브너는 맥칼럼 교수와 함께 의과대학의 약리학 및 치료학 과목의 교수로 임명되었다.

18930600

O. R. 에비슨, 그레이엄 챔버스, 의학의 최신 지견, 치료제.
The Canadian Practitioner 18(6) (1893년 6월), 440~443쪽

소아 두드러기를 위한 연고

살균 좌약

옻 중독

모르핀이 여성 기관에 미치는 작용

요도포름, 크레오트 및 과이아콜의 탈취(脫臭)법

붕산에 의한 종기의 치료

매독성 손바닥 반점의 치료

트리오날

살롤 가글

새로운 살균 혼합제

발의 다한증(多汗症)

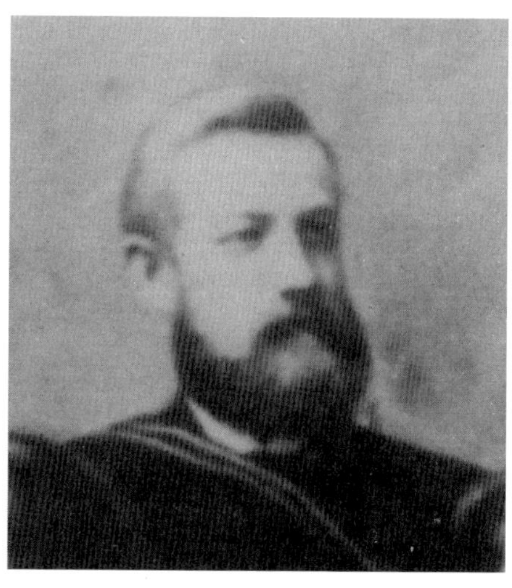

그림 3-28. 1892~3년도 토론토 대학교 의학부
졸업 앨범에 실린 에비슨 교수.

O. R. Avison, Graham Chambers, Progress of Medicine, Therapeutics.
The Canadian Practitioner 18(6) (June, 1893), pp. 440~443

Ointment for Urticaria in Children.
Antiseptic Suppositories.
Ivy Poisonig.
Effects of Morphine on the Female Organs.
To Deodorize Iodoform, Creasote, and Guaiacol.
Treatment of Boils by Boric Acid.
Treatment of Syphilitic Palmar Patches.
Trional.
Salol Gargle.
A New Antiseptic Mixture.
Hyperidrosis of the Feet.

20100000

올리버 R. 에비슨 지음, 박형우 편역,
올리버 R. 에비슨이 지켜본 근대 한국 42년 1893~1935. 상
(서울: 청년의사, 2010), 134~141쪽

의료 선교사로 가기로 하다

조선에서 보낸 초기 시절을 살펴보기 전에 내가 개업을 하고 있던 캐나다 온타리오 주 토론토의 칼튼 가에 있는 내 집을 출발점으로 해서 그곳으로 되돌아가는 것이 좋을 것 같다. 독자들은 세 아이, 그리고 곧 태어날 넷째 아이를 가진 32살과 30살이 된 부부가 아름다운 캐나다, 그리고 훌륭한 토론토를 갑작스레 떠나기로 결정하게 된 것은 강한 신념 때문이었다고 확신할 것이다. 하지만 당시 나는 6년 동안의 개업을 통해 내 가족을 부양할 수 있는 이상의 충분한 수입을 얻었고 의학부의 교수로서 5년 동안 더 재임용한다는 통보를 갓 받은 상태였다. 때문에 이 아름다운 땅에서 우리 가정의 미래는 보장된 것처럼 보였다. 고향을 떠나려는 우리의 결정이나 다른 모든 일들은 실로 순간적으로 일어난 것이었다.

우리 부부는 광신적이지는 않았지만 다분히 종교적인 분위기에서 자랐다. 젊었을 때 우리는 캐나다 감리교회 소속이었다. 토론토의 셔본가 감리교회에서 결혼식을 올렸다. 그 교회는 상당히 훌륭했다. 우리는 곧 매우 활발한 젊은이들로 구성된 모임의 회원이 되었다. 이 모임은 교회의 지원 하에 젊은 여성이 선교사로 활동하고 있는 일본에서의 선교를 연구하고 있었다. 그리고 우리가 방금 언급한 선교의 계획을 시작했기 때문에 이곳이 아마도 선교에 대한 우리들 생각의 출발점일 것이다.

한편 학생 시절 내가 월간으로 발행했던 선교 잡지를 학생들에게 읽게 해 이 사업에 동참해 줄 것을 독려하면서 나 스스로도 내 자신에 대해 묻기 시작했다. 나도 외국에 의료 선교사로 파송을 받으면 가서 일할 것인가? 나는 이 일을 아내에게 얘기했다. 아내도 나의 뜻에 찬성했다. 우리는 하나님께 인도해 주시기를 기도하고 섬기는 일에 우리가 가야 한다면 주저하지 않고 가기로 결심하였다.

그러던 차에 의과대학을 졸업하고 5~6년쯤 되었을 때, 나는 의과대학생 사이에 해외 선교에 대한 큰 관심을 불러일으키기 위해 한국에서 처음으로 장로교회 목사로 일을 시작했던 미국 뉴욕 브루클린의 호러스 G. 언더우드 목사를 토론토로 초청하였다. 그의 방문으로 우리들은 학생들을 위해 원했던 것을 성취했다. 그 뿐 아니라 우리 부부의 마음을 크게 움직여 만일 캐나다 감리교회가 우리들을 한국으로 파송하고자 한다면 기꺼이 봉사에 나서겠다고 제안하기로 결심하게 했다. 그러나 캐나다 감리교회는 우리들이 주로 관심을 두고 있는 한국에서의 사역에 관심을 보이지 않아 우리는 한국에 갈 수 없을 것 같아 보였다.

당시 미국 북장로교회는 자신들의 한국 선교 현장에서 특별한 직책을 만족스럽게 수행할 수 있는 의사를 찾고 있었다. 내가 그 일에 적합할 것으로 생각한 언더우드는 우리의 허락을 받지 않은 채 우리의 이름을 뉴욕의 장로교회 해외 선교 본부에 통보하였다. 그러자 장로교회는 즉시 협의를 하자며 뉴욕으로 와 줄 것을 내게 요청하였다. 이것이 우리들이 선교사로 임명되는 계기가 됐다.

해외 선교 사업에 나설 결정을 하는 데 있어 영향을 미친 또 다른 중요한 요인은 캐나다 대학 선교회의 일을 활성화시키는 데 대한 나의 지속적인 관심이었다. 우리들의 작은 의학생 연합은 온타리오 주 모든 대학의 학생회와 비견될 정도까지 크게 성장했다. 학생들의 관심을 유지하기 위해 순회 간사를 두고 해외 선교 지원을 적극 독려하고 있었다. 위에 언급한 것처럼 한국으로 파송된 하디는 몇 년 후 미국 남감리교회의 한국 선교부에 합류했다. 따라서 대학 선교회는 더 일반적인 방법으로 그 역량을 전력을 다해 선교 열의를 부흥시키는 데 쏟았다. 우리 조직체가 어느 정도 큰 영향력을 발휘했느냐 하는 것은 거의 모든 회원이 해외 선교사가 됐다는 사실로 판단할 수 있을 것이다.

내가 아마도 한국의 의료 선교사로 임명을 수락하게 된 결정적인 요인은 장로교회 신자가 아닌 나를 훌륭한 장로교회 신자로 만들 수 있는가하는 나의 질문에 대해 뉴욕의 프랭크 F. 엘린우드 총무가 했던 대답이었다. 그는 장로교회는 나를 신자로 만들기 원하지 않는다고 말했다 그러면서 내가 훌륭한 감리교회의 열정을 갖고 한국으로 가서 선교 사업이 활발히 타오르게 하기를 원할 뿐이라고 말했다. 나는 만일 그것이 장로교회의 정신이라면 그런 교단의 지휘를 받아 일할 수 있음을 느꼈다. 하지만 토론토를 떠나기 전 나는 같은 거리에서 다음 블록의 귀퉁이에 있는 구 세인트 앤드류 장로교회로 교적을 옮겼다. 48년이 지난 지금까지도 그 교회의 장로로 시무하고 있다.

토론토를 떠나다

내가 뉴욕으로 떠날 때 위의 두 아이가 성홍열에 걸려 집에 격리돼 있었다. 그런데 뉴욕의 미 북장로교회 선교본부를 방문하고 토론토로 돌아왔을 때 1살 반이 된 아들인 셋째마저 이 병에 걸려 있는 것을 알았다. 하지만 우리는 캐나다를 떠나기 위한 준비를 계속했다. 셋째 아들은 합병증으로 귀에 농양이 생기고 폐렴

까지 걸렸다. 우리들이 한국으로 가는 긴 여행을 위해 준비하는 동안 내내 그의
생명은 절망적이었다.

선교사로 떠나려는 우리들의 새로운 계획에 반대하는 많은 친구들은 아이의
병을 들먹였다. 그러면서 내가 하나님의 섭리에 정면으로 대항하고 있다고 주장했
다. 하지만 우리는 만일 그 애가 죽으면 그의 병이 우리들의 앞길에 영향을 미치
지 않을 것이기에 한국으로 갈 준비를 계속할 것이라고 대답했다. 그리고 만일 밴
쿠버에 도착할 때까지 그 애가 살아 있어 승객으로 배에 승선할 수 있으면 한국으
로 가겠다. 하지만 그 아이 때문에 탑승이 거절된다면 이것을 하나님이 가지 말라
고 막는 신호로 여길 것이라고 대답했다.

모든 짐을 꾸리고 토론토를 떠나기 전에 우리는 기차를 타고 200마일 떨어진
할아버지 댁에 작별 인사차 방문하려 했다. 허약한 그 애를 데리고 가야 할지 상
당히 혼란스러웠다. 하지만 애는 여행 중 무사했다. 애들은 그곳에서 머무는 동안
빠르게 원기를 되찾았다. 그래서 밴쿠버에 도착했을 때에는 배에 승선하는 것에
대해 어떠한 이의도 제기되지 않았다.

Oliver R. Avison, Edited by Hyoung W. Park, *Memoires of Life in Korea* (Seoul: The Korean Doctors' Weekly, 2012), pp. 73~76

Appointment as a Medical Missionary to Korea

Before we start looking into those early days in Korea, it might be better to
go back to the starting point, my home on Carlton Street, Toronto, Ontario, where
I was practising medicine. You can be sure it must have been a strong conviction
that caused two people as old as we were, 32 and 30, with a family of three
living children and another corning, to make such a radical decision and leave our
beautiful Canada and wonderful Toronto. Our future in this fair land looked
promising indeed, for at the end of six years I had a practice that was yielding
more than enough to support my family and as a teacher in the Medical Faculty
of the University had just received notice of my appointment for another five year

period. Our decision to separate ourselves from our homeland and all those other things was indeed a momentous one.

Both my wife and I had grown up in religious, though not fanatical, surroundings. From our young days, we had been members of the Methodist Church of Canada and had started married life together in the Sherbourne Street Methodist Church in Toronto. That was quite a wonderful church and we soon became members of a very active society of young people who studied missions in Japan where that church was supporting a young lady missionary, a member of the home church. This was probably the starting point of our missionary thinking for it was then we began our plan of missionary giving which has already been referred to.

Some five or six years after my graduation from the Medical School, Rev. H. G. Underwood of Brooklyn, New York, the first Protestant clergyman to begin work in Korea, visited our city at my invitation, for the purpose of arousing greater religious zeal amongst the medical students. His visit not only did what we desired for the students but also stirred Mrs. Avison and me so greatly that we decided to offer our services to the Methodist Church of Canada if they would send us to Korea. Unfortunately the Canadian Methodists had no work in that field, the country in which our chief interest lay, and it seemed we would not be able to go. Mr. Underwood, without consulting us, had given our names to the Presbyterian Board of Foreign Missions in New York as that Board was then looking for a doctor to fill a special place in their Korea Mission which he thought I could fill satisfactorily and they at once asked me to go to New York for a conference with them and this led to our appointment.

Another factor in our decision to go into foreign mission work was my continued interest in promoting the work of the Canadian Colleges Missionary Association. Our little Medical Students' Association had grown to a point where it touched the student bodies of all the colleges in Ontario and was supporting a travelling secretary to keep up interest in the work. Dr. Hardie, who had been sent out as noted above, united after a few years with Korea Mission of the Southern Methodist Church of the U. S. A. and then the Colleges Mission devoted its strength to arousing missionary enthusiasm in a more general way. The great influence of our organization may be judged by the fact that nearly all the members of the Association became foreign missionaries, one by one.

Probably the deciding factor in our acceptance of the appointment to Korea was what the New York secretary, Dr. F. F. Ellinwood, said in answer to my question as to whether he thought they could make a good Presbyterian out of me. He said they didn't want to make me into a Presbyterian - they wanted me to take some good Methodist fire out to Korea and set ablaze the work of the missions out there. I felt that if that was the spirit of the Presbyterian Board I could work under its direction. Before leaving Toronto, however, I transferred my membership to Old St. Andrew's Presbyterian Church on the corner of the next block on the same street, of which church I am still a member and elder after forty-eight years.

Leaving from Toronto

When I left for New York our two older children were in quarantine at our home with scarlet fever. On my return I found the third child, a boy of a year and a half, had contracted the disease but we went on with our preparations to leave Canada. This case was complicated with abscess of the ear and pneumonia so that the child's life was despaired of during the whole period of our preparation for the long journey. The many friends who were opposed to our new plans used his sickness as an argument against our going saying that we were flying in the face of providence. Our answer was that if he died, his illness need not influence our going so we would continue getting ready to go and, if he lived till we got to Vancouver and the boat would take him on as a passenger, we would go right on to Korea, but if they refused to take us on the boat because of him we would regard that as a sign that God was preventing our going.

제4부 한국에 정착한 에비슨과 제중원

Settlement of Dr. Avison in Korea and Jejoongwon

제1장 1893년
제중원의 책임을 맡다
Taking Charge of Jejoongwon

1893년 6월 일본에 도착한 에비슨은 7월 16일 부산에 도착하였다. 사실 한국 선교부와 아무런 연락이 출발했기에 반기는 사람이 없었고 베어지 선교사 댁에 머물렀다. 7월 23일 만삭의 아내는 더글러스를 낳았고, 새뮤얼 A. 마펫으로부터 세례를 받았다. 8월 26일 겐카이 호를 타고 서울로 향했는데, 마침 타고 있던 알렌과 많은 대화를 나눌 수 있었다. 즉시 제중원을 맡으라는 미국 북장로교회 해외선교본부의 지시에 따라 에비슨은 11월 1일부터 제중원의 책임을 맡아 제중원을 중심으로 한 의료 사업을 구상하였다. 하지만 사택은 마련되어 있지 않아 임시로 박동의 육영공원 교사 사택을 사용하였다.

Dr. Avison arrived in Japan on June 1893 and Busan on the 16th of July, 1893. He temporarily stayed in the house of Rev. William M. Baird. His wife gave birth to a boy, Douglas on the 23th of July, and the baby was baptised by Rev. Samuel A. Moffett. They headed to Seoul by the ship, Kenkai Maru, on the 26th of August. Dr. Avison could meet H. N. Allen on board and have a deep conversation with him. According to the order of the Board of Foreign Missions, Dr. Avison took charge of Jejoongwon by the 1st of November. However, he had to temporarily stay in a school housing for teachers in Bakdong, because the housing for Avison's family was not avaliable.

최근의 운항. *The Japan Weekly* Mail (1893년 6월 24일), 745쪽

최근.
도착.

(중략)

엠프러스 오브 인디아, 영국 증기선, 3,003톤, 선장 - 마샬, 영국 해군 예비대,
6월 19일 - 6월 6일 브리티시컬럼비아 주 밴쿠버 출발, 우편 및 일반 선박 - 프레
이저 앤드 컴퍼니

(중략)

승객.
도착.

브리티시컬럼비아 주 밴쿠버를 떠난 영국 증기선 엠프러스 오브 인디아를 통
해: - ......, O. R. 에비슨 박사 부부 및 아이들, S. A. 깁슨 부인, ...

Latest Shipping. *The Japan Weekly* Mail (June 24th, 1893), p. 745

Latest shipping.
Arrivals.

(Omitted)

Empress of India, British steamer, 3,003, Marshall, R. N. R., 19th June, -
Vancouver, B. C., 6th June, Mails and General - Frazar & Co.

Per British steamer *Empress of India*, from Vancouver, B. C.: - Mr. R. D. Robison, Mr. C. Mueller, Mr. and Mrs. O. Keefe, Major Kellert, Mr. Valloncencis, Vicomte de l..abry, Mr. Kuhn, Mr. Fushita, Mr. Arai, Mr. Murai, Mr. D. Palumbo, Mr. Scneoll, Mr. and Mrs. Dakin, Lady Freemantle, Miss Wells, Rev. A. M. Knapp, Dr. and Mrs. Avison and children, Mrs. S. A. Gibson, Miss J. C. Smith, Mr. Shirayamada, Mr. W. W. Stewart, Mr. R. P. Borden, Mr. P. E. Tripp, Miss Eley, Miss Butler, Miss Walls, Mr. G. B. Smith, Mrs. A. E. Park, Mr. Griffin, Mr. J. R. Nash, Mr. F. H. Facokes, Mr. J. F. Huntington, and Mrs. Huntington in cabin.

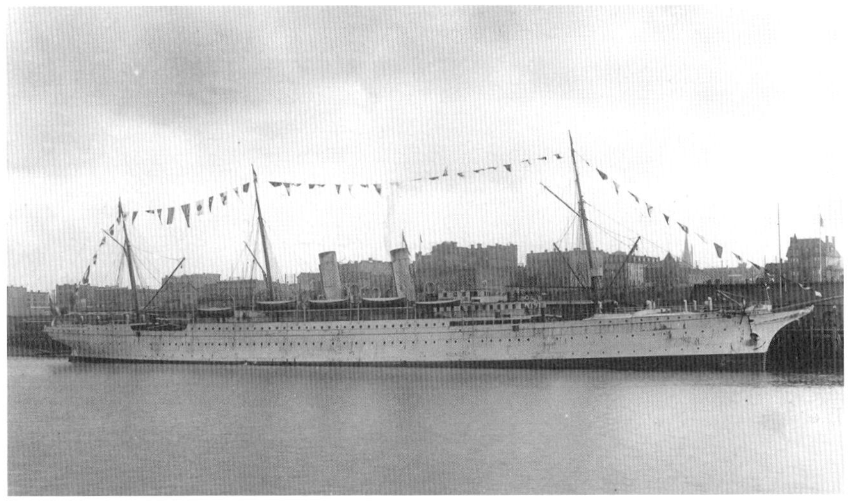

그림 4-1. 엠프러스 오브 인디아.

회의록, 한국 선교부 서울지부 (미국 북장로교회) 1891~1921
(1893년 6월 26일)

1893년 6월 26일
한국 서울

(중략)

마펫 및 언더우드 씨는 주택의 임대 권한과 함께 에비슨 박사의 영접 준비를 위한 위원회에 임명되었다.

(중략)

Minutes, Seoul Station, Korea, 1891~1921 (PCUSA) (June 26th, 1893)

Seoul, Korea.
June 26th, 1893.

(Omitted)

Messrs Moffett and Underwood were appointed a committee to make arrangements for the reception of Dr. Avison with power to rent a house.

(Omitted)

올리버 R. 에비슨(요코하마)의 편지 (1893년 7월 5일)[49]

에비슨 박사의 편지

일본에서 흥미로운 것들 - 어떻게 선교사들이 살아가나

일본 요코하마의 에비슨 박사(알몬트 출신)가 보낸 7월 5일자 편지에서 그는 일본인들의 생활에 대해 흥미로운 내용을 적었다. 그의 편지에 의하면,

"우리가 거주하는 집은 계곡을 내려다보는 높은 절벽 위에 있으며, 벼를 경작하는 사람들을 보는 것이 매우 흥미로웠습니다. 계곡에는 물이 매우 풍부하며, 물속에서 벼가 자라고 있습니다. 우리가 왔을 때 그들은 준비를 마쳐 논은 현재 모두 푸르며, 모든 가용한 공간이 경작되고 있습니다. 어제 저는 도쿄를 방문했으며, 오후에 일본식 소풍을 갔습니다. 그것은 해변의 일본식 집이었는데, 캐나다 감리교회의 선교사, 일본인 목사 및 학생들이 함께 갔습니다. 그곳에서 저는 처음으로 일본 음식을 먹었는데, 우리 모두는 현관에서 신발을 벗고 양말을 입은 채 들어갔습니다. 안으로 들어가니 바닥은 매우 깨끗했으며, 다다미로 덮여 있었습니다. 의자가 없었기에 우리는 바닥에 앉았으며, 우리의 발은 쓸모가 없었습니다. 음식은 다음과 같았습니다. 각자에게 정확하게 같은 음식이 놓인 쟁반이 바닥에 놓여 있었습니다. 쟁반에는: (1) 생선, 새우, 국수 및 미역으로 만든 스프가 담긴 사발, (2) 끓인 생선, (3) 식초를 넣지 않은 오이 피클 접시, (4) 회 접시, (5) 끓인 백합근, (6) 시오라고 부르는 일종의 소스, (7) 젓가락 등이 놓여 있었습니다. 이것 이외에 특별한 향료를 넣지 않은 밥이 담긴 큰 사발이 바닥에 놓여 있었고, 우리가 원하는 만큼 제공되었습니다. 빵은 없었습니다. 이날 나는 처음으로 젓가락을 사용했는데, 상당히 잘 사용하였습니다. 이곳의 기후는 매우 답답합니다. 외국인들은 여름에 모두 낮잠을 자야했으며, 업무는 오전과 오후 4시 이후의 저녁에 합니다. 일본의 수도인 도쿄의 절과 공원은 멋있습니다. 그것들을 보지 못하면 그 아름다움에 대해 상상하지 못할 것입니다. 많은 현지인들이 영어를 상당히 잘 말합니다."

이 편지는 매우 얇고 우리가 사용하는 종이와는 다른 일본 편지지에 적었다.

---

49) 이 글은 다음의 신문에 실렸다. Letter from Dr. Avison. *The Almonte Gazette* (Aug. 11th, 1893), p. 6

그것은 길이가 약 1야드, 폭이 6인치인 종이 띠이다. 봉투는 장방형이며, 한쪽 면
에는 현지 새의 그림이 그려져 있다.

Letter from Dr. Avison. *The Almonte Gazette* (Aug. 11th, 1893), p. 6

Letter from Dr. Avison.

Notes of Interest from Japan - How Missionaries Fare.

A letter has been received from Dr. Avison, Yokohama, Japan, (formerly of
Almonte,) dated July 5th, in which he gives an interesting account of Japanese
life. In his letter he says:

"Our house is on a high bluff overlooking a valley, and it has been very
interesting to us to watch the people planting rice. The valley is very wet and
the rice grows in the water. The rice fields are all green now, although, when
we came they were just getting them ready, every available space cf ground is
cultivated. Yesterday 1 went up to Tokio, and in the afternoon went to a
Japanese picnic. It was at the seaside in a Japanese house, and only met were
present - the missionaries of the Canadian Methodist church, and the Japanese
ministers and students. This was my first Japanese meal, and we all took off
our shoes at the door and went in our stocking feet. Inside, the floors are very
clean and covered with bamboo mating. There were no chairs so we sat on he
floor and let our feet hang over. The tapper was as follows: A tray containing
exactly the same for each person was placed on the floor opposite each. The
contents of the tray were: (1) a bowl of soup made of fish and shrimps and
vermicelli and seaweed; (2) a boiled fish; (3) a dish of cucumber pickles just
out of the brine without vinegar; (4) a dish of raw fish; (5) boiled lily root;
(6) a kind of sauce called shio; (7) a pair of chop-sticks. Besides these large
bowls of rice, boiled, and without any flavoring, were set on the floor, and
from these we were served with all the rice we desired. There was no bread. It
was my first trial with chop-sticks, but 1 managed fairly well. The weather

here is very oppressive. Foreigners all have to take a sleep in the middle of the day, through the hot season, and do their work in the morning and after 4 o'clock in the evening. The temples and parks at Tokio, the capital of Japan, are lovely. One can have no idea of their beauty without seeing them. Many of the natives speak English fairy well."

The letter is written on Japanese paper, which is very thin, and different from our note paper. It is a strip of paper about 1 yard long and 6 inches wide. The envelope is oblong, and on one side are pictures of native birds.

회의록, 한국 선교부 서울지부 (미국 북장로교회) 1891~1921
(1893년 7월 11일)

1893년 7월 11일

한국 서울

(중략)

에비슨 박사 영접 위원회는 마펫 씨를 통해 보고하였다. 보고서는 감사와 함께 받아들여졌다.

재무는 요코하마의 에비슨 박사와 교신을 하며, 그가 일본에 도착한 시점부터 봉급을 보내도록 지시받았다.

(중략)

Minutes, Seoul Station, Korea, 1891~1921 (PCUSA) (July 11th, 1893)

Seoul, Korea.

July 11th, 1893.

(Omitted)

The committee to meet Dr. Avison reported through Mr. Moffett. The report was accepted with thanks.

The treasurer was instructed to correspond with Dr. Avison in Yokohama, and to forward him his salary from the time of his arrival in Japan.

(Omitted)

최근의 운항. *The Japan Weekly* Mail (1893년 7월 15일), 81쪽

최근.

출발.

(중략)

일본 증기선 사이키오 마루, 1,350톤, 선장 - 코너, 7월 11일 여러 항구를 거쳐 상하이로 감, 우편 및 일반 - 일본 유센[郵船] 회사

(중략)

승객.

출발.

출발.

여러 항구를 거쳐 상하이로 가는 일본 증기선 사이키오 마루를 통해: - ......, O. R. 에비슨 씨 부부 및 아이, S. A. 깁슨 부인, ...

Latest Shipping. *The Japan Weekly* Mail (July 15th, 1893), p. 81

Latest shipping.

Departures.

(Omitted)

Saikio Maru, Japanese steamer, 1,350, Conner, 11th July - Shanghai via ports, Mails and General - Nippon Yusen Kaisha

Passengers.

Departed

Per Japanese steamer Saikio Maru, for Shanghai and ports: - Miss Leavitt, Miss Gardiner, Miss Freeland, Miss D. Fitzgerald, Miss M. Mailes, Mrs. McCartie, Mr. and Mrs. Kramer, Mr. and Mrs. O. R. Avison and child, Mrs. S. A. Gibson, Mr. S. Yamada, Mr. M. Hashimoto, the Masters Thompsen (2), Messrs. T. Matsumi, G. Nagai, S. Asai, O. Sasaki, G. N. Macondray and V. K. Lee in cabin; Miss Yamada, Miss Ito, Messrs. Tanaka, J. Nishi, K. Masai, Tagawa, Nisami, Ibara, and Mitsumata in second class, and 87 passengers in steerage

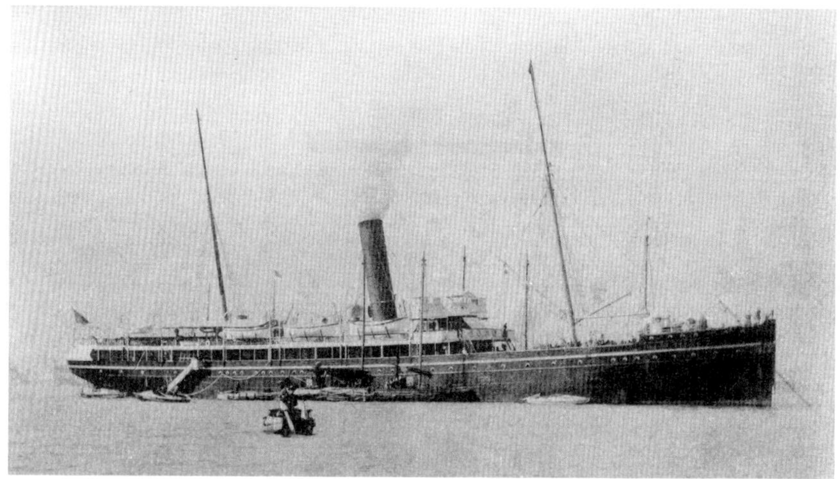

그림 4-2. 사쿄 마루.

올리버 R. 에비슨(부산)이 프랭크 F. 엘린우드
(미국 북장로교회 총무)에게 보낸 편지 (1893년 7월 26일)

한국 부산
1893년 7월 26일

신학박사 F. F. 엘린우드 목사

박사님,

　일본을 떠나 한국으로의 여정에 대해 짧은 편지를 박사님께 쓸 시간을 이제야 겨우 갖게 되었습니다. 상세한 내용을 보내드릴 수 없으나, 다음 배편으로 상세한 내용을 보내 드리겠습니다. 우리는 6월 19일 일본에 도착하였습니다. 아내 때문에 우리는 그곳에서 휴식을 취해야 했으며, (한국으로 가는) 한 편(便)의 배를 통과시켜 그곳에 3주 동안 체류하였습니다. 우리는 7월 16일 부산에 도착했으며, 다음 편의 배를 기다리며 그곳에 머물렀습니다.

　머무르는 동안 우리는 날씨가 덥기 때문에 9월이 될 때까지 서울에 갈 수 없음을 알게 되었습니다. 그래서 한동안 이곳에 체류하기로 했습니다. 이곳의 베어드 목사는 기꺼이 그가 사는 집의 일부분을 우리가 사용할 수 있게 할애해 주었으며, 이곳의 날씨는 매우 좋기 때문에 우리는 현재 편안하게 있습니다. 아내는 상륙한 지 5일 후인 7월 26일 아이[50]를 출산했기에 이곳에 체류한 것은 매우 운이 좋은 것이었습니다. 산모와 아이는 상태가 좋으며, 우리의 여로를 예기치 않게 주관하시는 하나님께 감사를 드립니다. 브라운 박사의 건강이 매우 나쁘다고 말씀드리게 되어 유감스럽게 생각합니다. 저는 그가 최소한 한시적으로라도 일에서 손을 완전히 떼어야 할지 몰라 걱정이 됩니다. 오늘 그는 선교본부로부터 편지를 받았습니다.[51]

O. R. 에비슨

우리는 9월 중순 경 서울에 있을 것으로 예상하고 있습니다.

---

50) 에비슨의 3남 더글러스(Douglas B. Avison)이다. 에비슨은 더글러스가 '지난 26일'에 태어났다고 했는데, 이 편지를 쓴 날이 26일이었다. 에비슨의 회고록 등 여러 기록을 검토해 보면 23일이 맞다.

51) Frank F. Ellinwood (Sec., BFM, PCUSA), Letter to the Missionaries of Fusan (Apr. 25th, 1893).

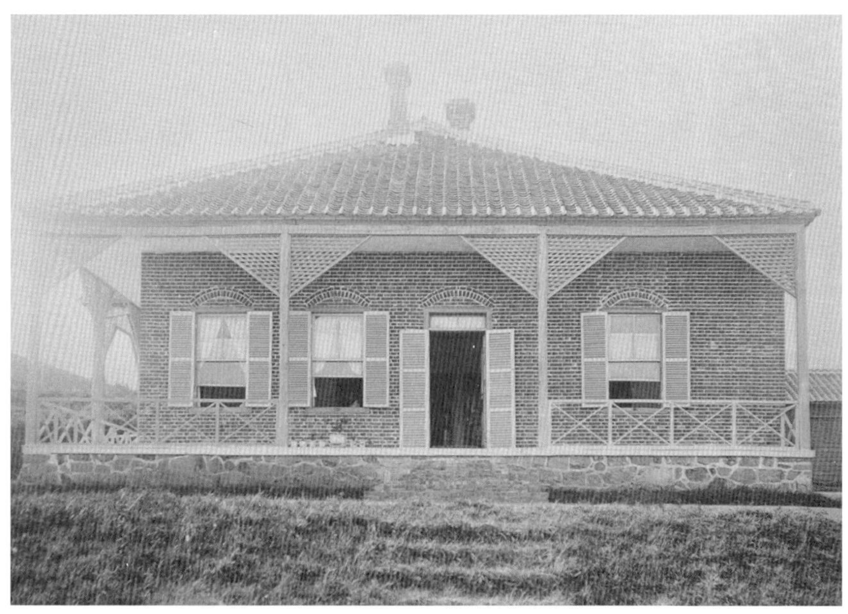

그림 4-3. 베어드가 부산에 건축했던 집의 전면. 왼쪽은 베어드의 서재, 오른쪽의 한국식 방에는 어학 선생이 살았으며 방문하는 한국인과 만나는 곳으로 사용되었다.

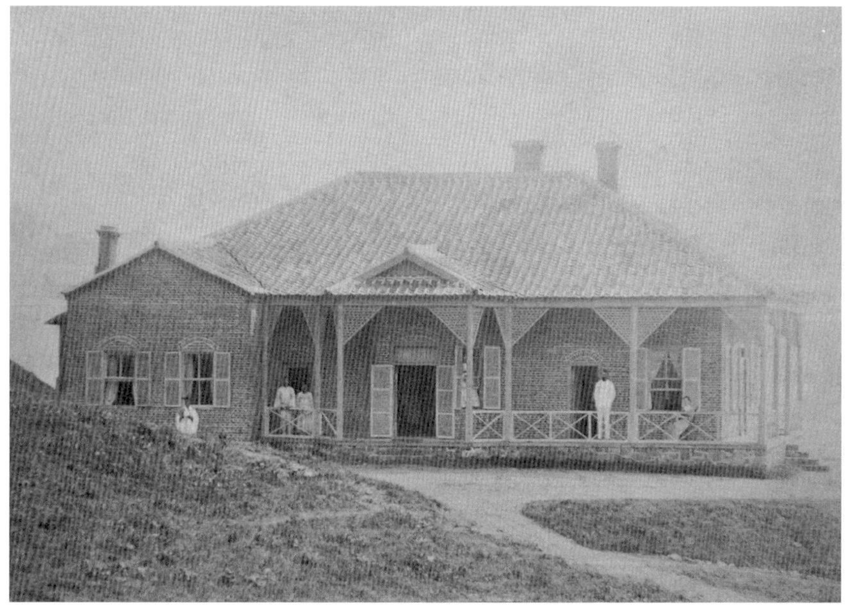

그림 4-4. 베어드 집의 후면. 남쪽에서 촬영한 것이다. 오른쪽 문이 열려 있는 곳이 서재이며, 베어드 부부가 있다. 가운데 큰 문은 침실로 열려 있다. 왼쪽의 방은 호주 장로교회 여성 선교사, 브라운 박사 부부 등이 잠시 사용하였다.

Oliver R. Avison (Fusan),
Letter to Frank F. Ellinwood (Sec., BFM, PCUSA) (July 26th, 1893)

Fusan, Korea,
July 26/ 93

Rev. F. F. Ellinwood, D. D.

Dear Sir - I have just time to write a short note to catch a trail about to leave for Japan. So cannot give you any details but will do so by next boat. We arrived in Japan June 19th. As Mrs. Avison's account we had to rest there and having allowed one boat to pass we were there three weeks. We arrived in Fusan July 16th and were detained waiting another boat.

In the meantime we learned that we could not go to Seoul till September on account of hot weather and for arranged to remain here for a times. Rev. W. Baird has kindly placed a portion of his house at our disposal and as the weather here is very pleasant we are comfortably situated for the present. This was proven very fortunate as Mrs. Avison gave birth to a son five days after we came on shore that is on the 26th inst.[52] Both mother and child are well and we thank God who directs our movement so fortuitously (!) I regret to say Dr. Brown is very ill and I fear he may be compelled to leave his work for a time at least. He received a letter from the Board today.[53]

Yours sincerely

O. R. Avison

We expect to be in Seoul about the middle of September

---

52) The exact birth date of Douglas B. Avison was July 23rd, 1893.

53) Frank F. Ellinwood (Sec., BFM, PCUSA), Letter to the Missionaries of Fusan, (Apr. 25th, 1893).

윌리엄 M. 베어드의 일기 (1893년 7월 28일)

(중략)

지난번 일기를 쓴 이후, 우리 집은 에비슨 박사와 그 가족, 그리고 마펫의 방문으로 가득 찼다.

(중략)

Diary of William M. Baird (July 28th, 1893)

(Omitted)

Since the last entry our house has been filled up by the coming of Dr. Avison and his family and of Mr. Moffett.

(Omitted)

윌리엄 M. 베어드

윌리엄 M. 베어드(William Martyn Baird, 1862. 6. 16~1931. 11. 29)는 인디애나 주 찰스턴에서 출생하였으며, 1885년 6월 하노버 대학을 졸업하고 1888년 4월 매코믹 신학교를 졸업하였다. 그는 1890년 3월 17일 미국 북장로교회의 한국 선교사로 임명되었으며, 11월 18일 애니 로리 애덤스(Annie Laurie Adams, 1964. 9. 15~1916. 6. 9)와 결혼하고 12월 18일 미국을 떠나 1891년 2월 2일 서울에 도착하였다.

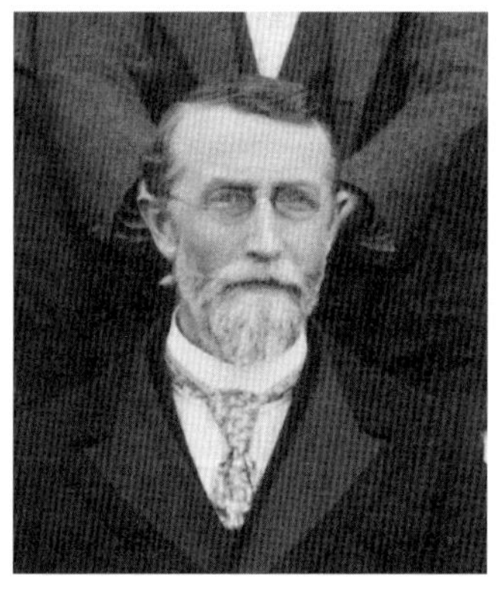

그림 4-5. 윌리엄 M. 베어드.

　　그는 1891년 9월부터 부산지부에서 활동하며 주위 여러 지역을 전도여행 했으며, 미국 영사관의 협조를 받아 영선현(지금의 코모도 호텔 자리)의 땅을 매입하여 북장로교회의 부산, 경남 지역 선교의 거점을 마련하였다. 그는 1895년 12월 대구로 올라가 선교지부를 개척하였으며, 1896년 12월부터는 서울의 민노아 학당에서 활동하였다. 그는 1897년 10월 초 평양에 정착하였다.

18930800

한국의 선교.

The Church at Home and Abroad 14(2) (1893년 8월), 101, 107쪽

101쪽

한국의 선교.

서울: 한강에 있으며 상업항인 제물포로부터 내륙으로 25마일 떨어진 서해안 근처의 수도(首都); 1884년에 선교가 시작됨; 사역자 - H. G. 언더우드, 신학박사, 목사, D. L. 기포드, S. F. 무어, W. L. 스월른, F. S. 밀러 목사 부부; 마펫 및 그레이엄 리 목사; C. C. 빈튼 박사 부부; S. A. 도티, V. C. 아버클 및 엘렌 스트롱 양. 전도인, 4명; 조사, 3명; 교사, 3명; 전도부인, 1명.

부산: 남동 해안에 있음; 1891년 선교지부가 설치됨; 사역자 - W. M. 베어드 목사 부부 및 H. M. 브라운 박사 부부.

원산: 북동 해안에 있음; 1892년 선교지부가 설치됨; 사역자 - J. S. 게일 씨 부부

선교지부가 아직 배정되지 않음: O. R. 에비슨 박사 부부.

107쪽

빈튼 박사는 연중 의료 여행을 하면서 많은 환자를 치료하였다. 그는 일에 시달렸으며, 최근 한국에 도착한 에비슨 박사가 추가된 것은 우리 선교부의 의료 사역에 효율을 크게 더 해 줄 것입니다.

Missions in Korea.

The Church at Home and Abroad 14(2) (Aug., 1893), pp. 101, 107

p. 101

Missions in Korea.

Seoul: the capital, near the western coast, on the Han River and twenty-five miles overland from the commercial port, Chemulpo; mission begun in 1884; laborers - Rev. Messrs. H. G. Underwood, D. D., D. L. Gifford, S. F. Moore, W. L. Swallen, F. S. Miller and their wives; Revs. S. A. Moffett, and Graham Lee; C. C. Vinton, M. D., and his wife; Misses S. A. Doty, V. C. Arbuckle and Ellen Strong. Evangelists, 4; helpers, 3; teachers, 3; Bible-woman, 1.

Fusan: on the southeast coast; occupied as a mission station, 1891; laborers - Rev. W. M. Baird and H. M. Brown, M. D., and their wives.

Gensan: on the northeast coast; occupied as a mission station, 1892; laborers - Mr J. S. Gale and wife.

Station not yet assigned: O. R. Avison, M. D., and wife.

p. 107

Dr. Vinton has made medical tours during the year, upon which be has treated a large number of patients. He has been overwhelmed with work, and the addition of Dr. Avison, recently arrived in Korea, will add greatly to the efficiency of the medical service of our mission.

윌리엄 M. 베어드의 일기 (1893년 8월 7일)

(중략)

오후에는 마펫이 로즈에게 유아 세례를 주었고,54) 나는 더글러스 브레이 에비슨에게 세례를 주는 특권을 누렸다. 많은 한국인들이 참석하였는데, 나는 그들에게 이 예식에 대해 설명하였다.

(중략)

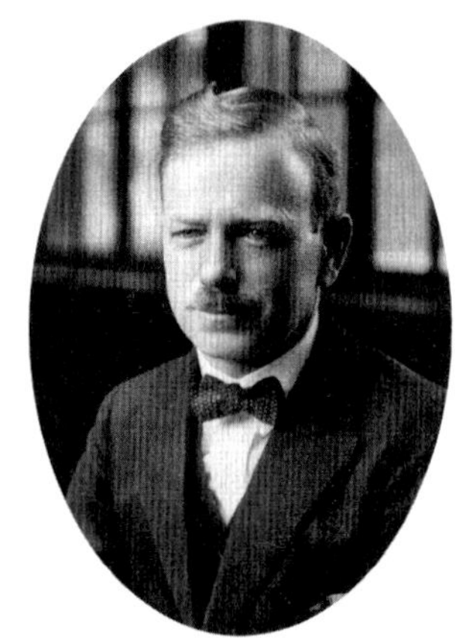

그림 4-6. 더글러스 B. 에비슨.

Diary of William M. Baird (Aug. 7th, 1893)

(Omitted)

In the afternoon Rose was baptized by Mr. Moffett and 1 was privileged to baptize Douglas Bray Avison. A number of Koreans were present and the service was explained to them.

(Omitted)

---

54) 베어드의 첫째 딸인 로즈(Nancy Rose)는 1892년 7월 5일 부산에서 태어났으며, 1893년 8월 7일 마침 여름 휴가로 부산에 와서 베어드 집에 머물고 있던 새뮤얼 A. 마펫 목사로부터 유아세례를 받았다.

패니 H. 브라운 부인(부산)이
벤저민 라바리(뉴욕)에게 보낸 편지 (1893년 8월 17일)

한국, 부산
1893년 8월 17일

벤저민 라바리 목사[55]
5가 53번지
뉴욕시

친애하는 라바리 박사님,

이곳 부산 선교지부의 요청으로 정기 격월간 편지를 쓰고 있습니다. 우리 집이 사람들로 혼잡하고 혼란한 상태이기에 편지 쓰는 것이 지연되어 분기 편지라고 부르는 것이 더 나을 것 같지만 말입니다.

박사님이 이해하실 것이지만 일시적으로 3명의 어른과 4명의 아이가 우리 지부에 합류했고, 베어드 씨가 고심 끝에 응접실과 식당 모두를 침실로 사용하였습니다. 토론토의 에비슨 박사 부부는 아이들과 함께 7월 중순에 도착했으며, 여행을 상당히 잘 견디었습니다. 그들을 위해 크고 편안한 숙소를 마련하자니 집이 마련될 즈음에는 그들이 서울로 올라가야 할 상황이고, 베어드 씨 집에서 그들을 묵게 하자니 이미 만원이라 한동안 우리는 난감해 하였습니다.

서울의 거의 모든 선교사들이 서울을 떠나 산이나 제물포에 체류하고 있다는 사실을 알고 난 후 우리는, 특히 에비슨 부인의 상태가, 더 이상 여행을 계속해서는 안 된다고 결정했습니다. 일주일이 지나지 않아 에비슨 부인은 상당히 편안하게 멋진 사내아이를 출산했기 때문에 우리 모두는 이 결정에 크게 감사했습니다. 산모와 아이는 모두 상태가 좋으며, 에비슨 부인은 현재 거의 회복했습니다.

---

55) 벤저민 라바리(Benjamin Labaree, 1834. 3. 21~1906. 5. 14)는 테네시 주 컬럼비아에서 태어났으며, 1854년 버몬트 주의 미들버리 대학에 이어 1859년 앤도버 신학교를 졸업하였다. 졸업 후 1년 동안 하버드 의과대학에 다녔고, 1860년 엘리자베스 E. 우드(Elizabeth Edwards Wood, 1836~1898. 5. 14)와 결혼한 후 미국 회중교회 외국선교본부에 의해 페르시아의 선교사로 파송되었다. 그는 1870년 미국 북장로교회 소속의 선교사로 계속 활동했으며, 1893년부터 94년까지, 그리고 1896년부터 97년까지 미국 북장로교회 선교본부의 부총무로 활동하였다. 그는 1898년 다시 페르시아로 파송되었다가 1906년 미국으로 돌아오던 중 해상에서 사망하였다.

바로 2주일 후에 우리는 이중의 세례식을 가졌는데, 그날 베어드의 아이 낸시 로즈와 더글러스 브레이 에비슨이 세례를 받았습니다. 이 의식은 상당히 인상적인 것이었습니다. 호주 선교사, 한국인, 그리고 우리 선교사들 모두가 참석했습니다. 세례식 말미에 마펫 씨는 한국어로 이 의식이 거행된 현장의 의미를 설명했습니다. 그는 하나님께 즉각적인 인도 및 기도를 위해 하나님께 서약하기위해 아이들을 진정으로 바치고, 우리가 하나님의 말씀을 전적으로 믿으면 아무런 두려움을 가질 필요가 없다고 했습니다. 우리는 분명 의지할 수 있기에, 그들은 구원될 것이며 하나님을 사랑하고 공경할 것입니다.

(중략)

에비슨 박사가 왔을 때 그는 (브라운 박사를) 철저하게 진찰했습니다. 그는 폐의 하좌측부에서 분명한 둔탁한 부위를 발견했습니다. 에비슨 박사는 이것이 1년 전 의주에서 얻은 폐렴 및 늑막염의 불완전한 치료에 의해 초래된 아급성 늑막염이라고 생각하고 있습니다.

이 부위는 습기 차고 곰팡이 내 나는 공기에 의해 다시 염증이 생겼습니다. 에비슨 박사는 폐 조직에 실제 질병이 있었는지 아닌지를 아무도 말 할 수 없을 것이라고 했습니다. 그러나 그는 "장마철의 습기 차고 변덕스러운 공기에서 나와 더 좋은 곳으로 즉시 여행할 것"을 강하게 권했습니다. 여행을 잘 하면, 지속적인 습기 및 더위가 자극을 하는 환경에서 한기와 더위의 변화에 의해 결핵성 핵이 곧 형성될 그런 취약한 부위가 없을 것입니다.

(중략)

Fanny H. Brown (Fusan),
Letter to Benjamin Labaree (New York) (Aug. 17th, 1893)

Fusan, Korea
August 17th, 1893

Rev. Benj. Labaree

53 Fifth Ave.

N. Y. City

Dear Dr. Labaree;

By request of the station I now write the regular Bimonthly letter; though it were better called Trimonthly; as the crowded, confused state of our household has delayed it much.

This you will understand is due to the temporary addition to our numbers of three adults and four children and the consequent of Mr. Baird's study the reception and dining rooms all into bed-rooms. Dr. and Mrs. Avison of Toronto with the children arrived about the middle of July, having endures the journey fairly well. For a little we were perplexed, whether to let them go on to Seoul, when larger & in carry more comfortable accommodations could be provided for them, or to insist on exercising the hospitality we felt and do the best we could for their comfort in Mr. Baird's already full house.

On learning that nearly all the mission were just <u>then</u> out of Seoul either on the mountains or in Chemulpo, we decided that especially in Mrs. Avison's condition they should attempt to go farther. We all had great reason to be thankful for this decision; for in less that a week later she gave birth quite comfortable to a fine baby boy. Both mother and little one did well and Mrs. A. is now nearly herself again.

Just two weeks later we had a double Baptismal ceremony, in which The Baird baby was Baptized Nancy Rose and the new comer Douglas Bray Avison. It was quite an oppressive service. The Australian Party, Koreans, and our Mission all present. At the close Mr. Moffett explained in Korean its significances of the site. He showed how that if we truly consecrated our babies to God pledging ourselves to instant guide & pray with them; if we believed throughly His word we need have no fear. Because we could rest assured that they would be saved and would love and serve the Lord.

(Omitted)

When Dr. Avison came he gave him a thorough Physical examination. He found an area of decided dullness & flatness on the lower left side <u>on</u> the lung. This he thought was largely a subacute Pleurisy that resulted from a imperfect resolution (or cleaning up) of the Pneumonia & Pleurisy that he had at Eui Ju a year ago.

This spot had become inflamed afresh by the damp moldy atmosphere. Dr. Avison said that whether or not there was actually disease of lung tissue no one could then tell. But he advised strongly an immediate trip to some more favorable place to get out of the dampness and changeable atmosphere of our rainy season. For if trouble were absent but there was a weak point which under the irritating circumstance of prolonged damp and changing chill and heat, it might soon form a nucleus for tubercular trouble.

(Omitted)

패니 H. 브라운

패니 B. 허드(Fanny Burton Hurd, 1867~1945)는 1867년 부모가 일을 하던 뉴욕 댄스빌의 잭슨 요양소에서 태어났다. 그녀는 오벌린 대학을 졸업하고 1891년 6월 25일 미시건 대학교 의학부를 졸업하였다. 그녀는 졸업 직후인 7월 6일 선교사로 임명되었고, 10월 1일 동기생 휴와 결혼한 후 12월 7일 제물포에 도착하여 1892년 10월 부산으로 파송되었다. 하지만 남편이 결핵에 걸려 건강이 악화되자 1894년 귀국하였고, 남편은 1896년 1월 5일 사망하였다. 패니는 의사인 아버지와 함께 진료를 하다가 아버지가 1912년 사망하자 뉴욕 주 캐스틸(Castile)의 요양소에서 부의사로 활동하였고 1940년 은퇴하였다.

회의록, 한국 선교부 서울지부 (미국 북장로교회) 1891~1921
(1893년 8월 29일)

1893년 8월 29일
한국 서울

(중략)

재무는 에비슨 박사의 재정적 필요에 대처하되, 9월의 회의에서 승인을 받도록 지시하는 결의가 통과되었다.

(중략)

Minutes, Seoul Station, Korea, 1891~1921 (PCUSA) (Aug. 29th, 1893)

Seoul, Korea.
Aug. 29th, 1893.

(Omitted)

A resolution was passed instructing the Treasurer to meet the financial needs of Dr. Avison, subject to the approval of the September meeting.

(Omitted)

샐리 F. 스월른(서울)이 제니 윌리슨에게 보낸 편지
(1893년 9월 2일)

한국 서울
1893년 9월 2일

사랑하는 동생 제니에게,56)

(중략)

우리 선교부의 새로운 의사인 토론토의 에비슨 박사가 지난 주 우리에게 왔다. 그의 아내는 이곳으로 오는 도중 부산에서 아이를 낳았으며, 그들이 서울에 왔을 때 그 아이는 생후 5주일이었다.

(중략)

Sally F. Swallen (Seoul), Letter to Jennie Willison (Sept. 2nd, 1893)

Seoul, Korea
Sept. 2, 1893

My dear sister Jennie,

(Omitted)

The new doctor to our Mission came last week, Dr. Avison from Toronto. His wife gave birth to a child at Fusan on the way out here and when it was 5 weeks old they came on to Seoul.

(Omitted)

---

56) 제니 윌리슨(Jennie Willison, 1867. 1. 15~1919. 1. 22)은 샐리의 막내 여동생이다.

샐리 F. 스월른

샐리 F. 스월른(Sally F. Swallen, 1863. 8. 16~1945. 12. 31)은 오하이오 주 존스타운에서 태어나 1889년 에이드 사범학교를, 1892년 오하이오 웨슬리언 대학교를 졸업하였다. 그녀는 1892년 5월 한국 파송 선교사로 임명되었고, 6월 23일 윌리엄 L. 스월른과 결혼한 후 9월 한국으로 떠났다. 이후 40년 동안 활동하였고 1932년 명예 은퇴하였다.

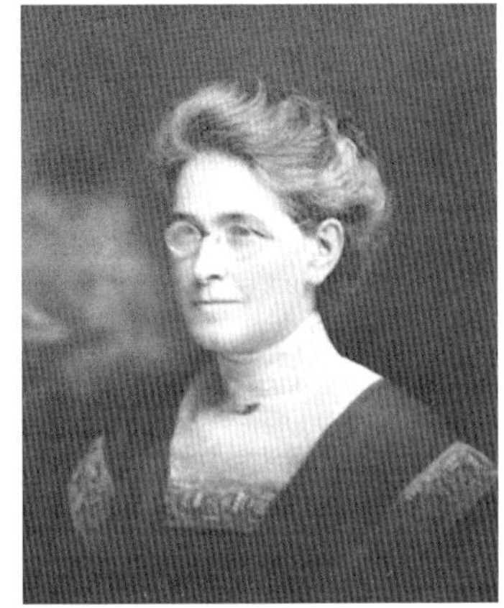

그림 4-7. 샐리 F. 스월른.

새뮤얼 F. 무어(서울)가 프랭크 F. 엘린우드
(미국 북장로교회 총무)에게 보낸 편지 (1893년 9월 2일)

1893년 9월 2일

친애하는 엘린우드 박사님,

(중략)

저는 우리 모두가 새로운 에비슨 박사 가족을 상당히 마음에 들어 한다고 생각합니다. 그는 즉시 박동(薄洞)에서 살림을 시작할 것입니다.[57]

(중략)

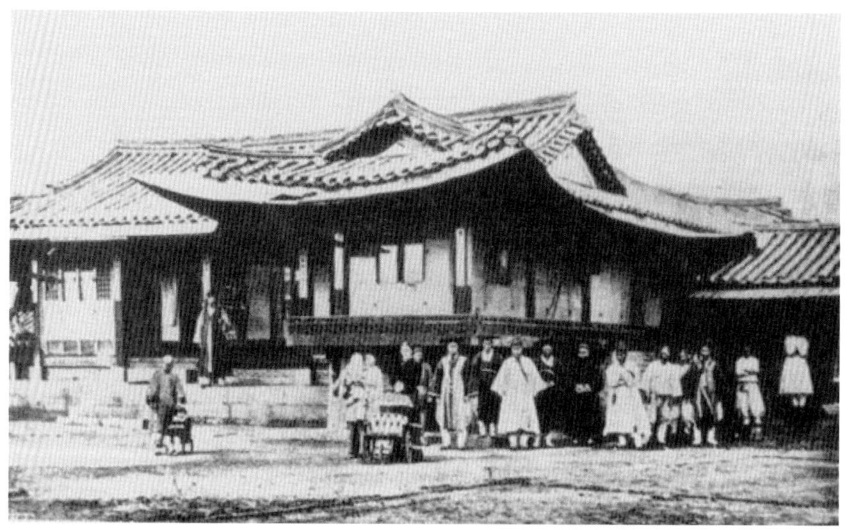

그림 4-8. 에비슨이 내한 직후 잠시 살았던 박동의 육영공원 교사 사택. 원래 묄렌도르프가 살던 집이다.

---

57) 박동은 종로구 수송동에 있던 마을로서 수송동 79번지에 있던 박동궁에서 유래되었다. 박동궁은 명종의 첫째 왕자인 순회세자의 용동궁이었는데, 고종 때 민겸호의 소유가 되면서 박동궁으로 불렀다. 그 후 엄비의 소유가 되어 숙명여학교가 자리잡았다. 현재는 공원으로 조성되어 있다.

Samuel F. Moore (Seoul),
Letter to Frank F. Ellinwood (Sec., BFM, PCUSA) (Sept. 2nd, 1893)

Sept 2, 1893

Dear Dr. Ellinwood:

(Omitted)

All are I think much pleased with our new Dr. Avison & family. He is going to house keeping at once at Pak-Tong.

(Omitted)

호러스 N. 알렌(미국 공사관, 서울)이 프랭크 F. 엘린우드
(미국 북장로교회 총무)에게 보낸 편지 (1893년 9월 3일)

한국 서울
1893년 9월 3일

친애하는 엘린우드 박사님,

우리는 이곳 서울의 공사관에 도착하여 잘 정착하였고,[58] 저는 업무를 관장하고 있습니다. 우리는 부산으로부터 같은 배로 에비슨 박사와 함께 상경하여 즐거웠으며, 저는 박사님께서 그렇게 유능하고 원만한 사람을 얻은 것이 기쁩니다.

저는 박사님께서 이곳 사람들에게 보낸 편지에서 서울의 의료 사업의 책임을 그에게 맡기라는 요청을 했다고 들었습니다.

지금 저는 빈튼 박사가 제중원에서 손을 떼는 것을 거부하고 있으며, 무어 씨같이 참으로 선량한 사람들을 고압적으로 다루고 있음을 알게 되었습니다. 또한 작년 여름처럼, 병원이 가장 필요한 계절인

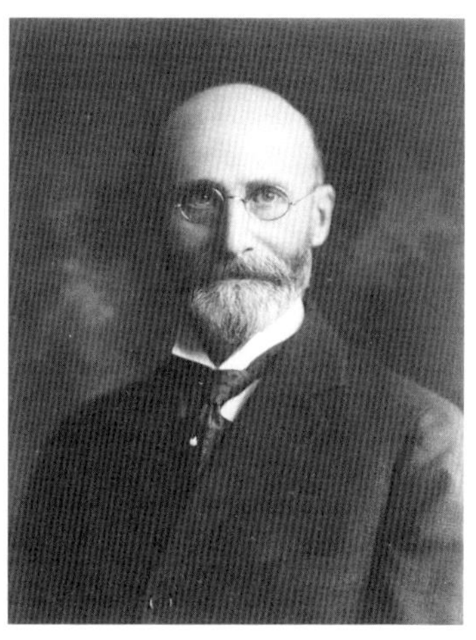

그림 4-9. 호러스 N. 알렌.

---

58) 미국은 1893년 5월 1일 컬럼버스의 미대륙 발견 400년을 축하하며 시카고에서 만국박람회를 개최하였다. 당시 주한 미국공사관의 서기관이었던 알렌은 이 박람회를 고종에게 소개하였고, 고종은 10여 명의 사절단을 파견하며 알렌에게 동행해 줄 것을 요청하였으며, 사절단은 1월 25일 떠났다. 박람회가 끝나자 알렌은 8월 1일 샌프란시스코에서 오셔닉 호(號)를 타고 호놀룰루를 거쳐 23일 요코하마에 도착하였다. 이후 알렌이 한국으로 돌아오면서 탔던 겐카이 호에 8월 26일 에비슨이 부산에서 승선하였다. 에비슨은 당시의 상황을 다음과 같이 설명하였다.
"내가 그를 처음으로 만난 것은 미국 시카고에서 열린 '위대한 백색 도시(The Great White City)'로 불렸던 세계 무역 박람회에 참가했다가 돌아오던 1893년 8월이었다. 그는 조선 대표단을 돕고 그들이 경험하게 될 많은 어려움을 어떻게 처리할지 조언하기 위한 고문의 자격으로 동행했었다. 우리가 부산을 떠나 서울로 가기 위해 겐카이 호에 승선했을 때 마침 미국에서 돌아오던 알렌을 만났다. 제물포까지 2~3일 동안의 여행, 그리고 마포까지의 나룻배 위에서의 밤 동안 우리는 그와 상당히 친해지게 되었다." 올리버 R. 에비슨 지음, 박형우 편역, 『올리버 R. 에비슨이 지켜본 근대 한국 42년 1893~1935. 상』 (서울: 청년의사, 2010), 184쪽.

여름 내내 병원 문을 닫았다는 것을 알게 되었습니다. 그동안 빈튼은 지방에 체류하면서 매주 두 번씩 오후에 출근했습니다. 그것은 정말로 너무나도 유감스럽습니다. 병원은 한국에서 가장 좋은 미국 병원입니다. 작년에 우리는 영국인들에게 넘어가려는 병원을 박사님을 위해 구했으며, 그 이후 빈튼은 제중원에서 아무 일도 하지 않았습니다. 저는 박사님께서 분명한 지시를 보내 그를 병원에서 내쫓을 것으로 진정 기대합니다. 조만간 브라운 박사가 사역을 중단해야 할 부산으로 그를 보낼 수 있습니다. 브라운 박사는 지금 병으로 피골이 상접해 있으며, 에비슨 박사는 그의 폐가 매우 나쁜 상태라고 합니다.

빈튼은 박사님께서 이곳에 파송한 사람들 중 모든 면에서 최악의 사람이며, 파워 박사보다도 박사님께 더 해악을 끼칠 수 있습니다. 또한 그는 평판이 매우 나쁘며, 이곳의 중국 상인은 빚을 갚지 않으면 그를 고소하겠다고 위협하였습니다.

저는 이곳의 모든 교사들이 우리가 돌아온 것을 기뻐하고 있다고 말씀드리게 되어 기쁩니다.

저는 에비슨 박사가 제중원의 책임을 맡고, 빈튼을 부산으로 내려 보내는 내용의 전보를 보내실 것을 권합니다.

안부를 전합니다.

안녕히 계십시오.
H. N. 알렌

Horace N. Allen (U. S. Legation, Seoul),
Letter to Frank F. Ellinwood (Sec., BFM, PCUSA) (Sept. 3rd, 1893).

Seoul, Korea

Sept. 3, 1893

My dear Dr. Ellinwood,

We are here and comfortably settled at the Legation, I being in charge. We had the pleasure of Dr. Avison's company up from Fusan and I am glad you have such a good all round man.

I was told of your letter to the people here asking that he be placed in charge of the medical work in Seoul.

Now I learn that Dr. Vinton refuses to give up, and, I have learned much more of his high handed dealing with such thoroughly good men as Mr. Moore. Also I find that, as last summer, the hospital has been closed all summer, during the period of greatest need, while Vinton has been in the country, preferring to come in two afternoons each week. Really, it is too bad. That hospital is America's best institution here. We saved it for you from the English last year, and Vinton has done nothing with it since. I sincerely hope you will send explicit instructions to have him removed. He could be sent to Fusan, which Dr. Brown will have to give up soon. He looks like a shadow now, and Dr. Avison says his lungs are in very bad shape.

Vinton is the all round worst man you have had here, making more mischief to you even than that man Power. He has also a very bad reputation and the Chinese merchants here threaten him with a suit for debt.

I am happy to say that the missionarys are all glad to have us back.

I would suggest a cable given to put Dr. Avison in charge and send Vinton to Fusan.

With kind regards,

H. N. Allen

윌리엄 M. 베어드 부인(부산)이
벤저민 라바리(뉴욕)에게 보낸 편지 (1893년 9월 7일)

한국 부산
1893년 9월 7일

친애하는 라바리 박사님,

어제 밤 우리 지부의 통상적인 월례회의에서 저
는 다음 번 격월간 편지를 선교본부로 보내도록 임
명되었고, 지금 기꺼이 편지를 쓰고 있습니다.

에비슨 박사 부부는 8월 29일 서울로 떠났습니
다.[59] 저는 지금쯤 그들이 서울에서 잘 정착했으리라
생각합니다. 우리 모두는 거의 6주 동안 우리 집에
머물렀던 그들과 좀 더 친밀하게 알게 되는 기회를
갖게 되어 기쁩니다. 에비슨 부인은 그러한 특별한
어려움으로부터 벗어나기 위해 자신에게 요구되었던
것처럼 용감하고 인내심이 강한 정신을 지닌 여성입
니다. 그들은 서울로 가는 길에 이곳에 체류해야 했
고, 아시는 것처럼 4일 후에 아들이 태어났습니다.

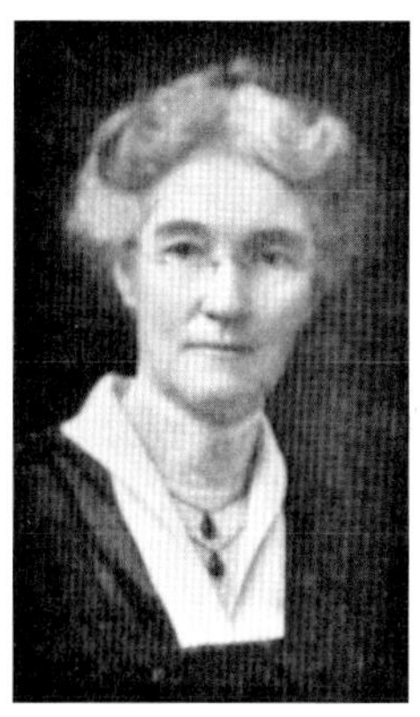

그림 4-10. 윌리엄 M. 베
어드 부인.

제 생각에 선교 현장에서의 긴급성이 그런 위험을 동반하는 문제는 선교본부가 개
개인의 사정에 따라 결정해야 한다고 생각합니다.

브라운 박사는 에비슨 박사 부부가 떠나기 전날 블라디보스토크로부터 돌아
왔습니다. 우리는 그의 여행으로 좋은 결과가 있기를 기대했으며, 그는 다소 상태
가 좋아진 것으로 생각합니다. 그러나 그의 건강은 분명히 좋아지지 않았습니다.
아마도 에비슨 박사가 박사님께 브라운 박사의 건강 상태에 대한 의견을 보냈을
것입니다. 브라운 박사는 폐병을 가진 사람들의 기색을 보이고 있습니다. 그러나
브라운 박사 부부는 박사의 병이 말라리아라고 매우 확신하고 있으며, 우리는 그
것이 사실이었으면 좋겠습니다.

(중략)

---

59) 에비슨에 의하면 26일 부산을 떠나 28일 인천에 도착하였다. Oliver R. Avison (Seoul), Letter to Frank
   F. Ellinwood (Sec., BFM, PCUSA) (Sept. 20th, 1893).

Mrs. William M. Baird (Fusan),
Letter to Benjamin Labaree (New York) (Sept. 7th, 1893)

Fusan, Korea,

Sept. 7, 1893

Dear Dr. Labaree; -

At our usual month meeting last evening, I was appointed to write the next bimonthly letter to the Board, which I now do with pleasure.

Dr. And Mrs. Avison left us on Aug. 29th., for Seoul, where, I hope they are now comfortably settled. We were all glad of the opportunity which their stay of nearly six weeks afforded us of becoming more intimately acquainted. Mrs. Avison is woman of a brave and patient spirit, as she had need to be, coming out under circumstances of such peculiar trial. They were obliged to stop here en route for Seoul, as you doubtless know, and her little son was born four days late. Whether the urgency on the field demands such risks, is a question for the Board to decide in individual cases, I suppose.

Dr. Brown retuned from Vladivostock the day before Dr. Avison and family left us. We had hoped for good results from his trip and he does seem to be somewhat better, but hi is certainly very far from well. Perhaps Dr. Avison has written you his opinion of his condition. He has every appearance of a man in consumption but both he and Mrs. Brown are very positive that his disease is malaria, and we hope that it is.

(Omitted)

회의록, 한국 선교부 서울지부 (미국 북장로교회) 1891~1921
(1893년 9월 19일)

1893년 9월 19일

한국 서울

(중략)

에비슨 박사가 살고 있는 주택의 임대료로 매월 25달러를 지불하는 것이 승인되었다.

이어 다음의 청구가 낭독되었고 승인되었다.

(중략)

O. R. 에비슨 박사　　　　　543.86달러

(중략)

그 다음에 동의에 의해 에비슨 박사의 기도로 폐회하였다.

(중략)

Seoul, Korea.

Sept. 19th, 1893.

(Omitted)

The payment of a rental of $25 per month was authorized for the house occupied by .Dr. Avison.

The following orders wre then read and approved.

(Omitted)

Dr. O. R. Avison $ 543.86[60]

(Omitted)

On motion the meeting then adjourned with prayer by Dr. Avison.

(Omitted)

---

60) 이후 필요한 경비가 거의 매달 청구되어 집행된다.

올리버 R. 에비슨(서울)이 프랭크 F. 엘린우드
(미국 북장로교회 총무)에게 보낸 편지 (1893년 9월 20일)

한국 서울
1893년 9월 20일

F. F. 엘린우드 박사

친애하는 박사님,

부산에 도착해서 저는 우리가 안전하게 한국에 도착했다는 짧은 편지를 보냈습니다.[61] 그 편지에서 저는 우리의 여행이 즐거웠고, 또한 부산에서 여름을 어떻게 보낼 수 있었는지 언급한 바 있습니다. 우리는 7월 16일 부산에 도착했고, 7월 23일 아이가 태어났습니다. 우리는 여행 중에 단지 경미한 배 멀미만을 했을 뿐이고 아이가 태어나기 전에 한국에 도착할 수 있었던 것에서 하나님의 자애로움이 드러났습니다. 더욱이 부산의 날씨가 좋아 우리는 더 이상 (서울까지의) 여행을 계속하지 않고 견디기 어려운 여름 계절 동안 매우 편안하게 그곳에 체류하였습니다.

우리는 우리 가족의 편안함을 위해 자신들의 상당한 불편을 감수했던 베어드 씨 부부와 브라운 박사 부부에게 진정으로 큰 감사를 드립니다. 그들의 친절함은 이루 표현할 수 없으며, 저는 박사님을 통해 사의를 표하는 바입니다.

아내는 건강이 빠르게 회복되었으며, 현재 건강 상태가 좋습니다.

부산에 체류하는 동안 우리는 이웃의 다소 독특한 언어에 익숙해지기 위해 다소 노력을 기울였습니다.

8월 26일 우리는 증기선 겐카이[玄海] 호를 타고 부산을 떠나 8월 28일 제물포에 도착하였습니다. 우리는 그곳에서 언더우드 박사를 만났고, 강을 따라 올라가 다음날 아침 9시 30분경에 서울에 도착하였습니다.

우리는 빈튼 박사의 집으로 안내되었고, 그곳에서 쉬었습니다. 어떤 집을 임대할 수 있다는 사실을 알게 되어 우리는 즉시 가서 시작을 위한 준비에 들어갔습니다.

---

61) Oliver R. Avison (Fusan), Letter to Frank F. Ellinwood (Sec., BFM, PCUSA) (July 26th, 1893).

우리의 가구는 아직 도착하지 않았지만 동료들은 친절하게도 다양한 필수품들을 우리에게 빌려주겠다고 나섰고, 그 주 토요일[62] 우리는 새로운 집으로 입주했습니다. 며칠 후 아내는 설사와 함께 병이 매우 심해졌고, 하루는 모든 아이들도 모두 앓게 되었습니다. 설상가상으로 2명의 하인 중에서 보모 역할을 맡았던 한 명이 그날 아침 우리를 떠나 우리는 더욱 불편해 졌습니다. 우리의 집은 선교 지구에서 걸어서 약 30분 정도 걸리는 상당히 좋지 않은 곳에 위치해 있습니다. 하지만 나는 우리의 상황을 동료들에게 알렸고 다시 한 번 우리는 형제들의 도움을 요청했습니다. 즉시 언더우드 부인, 빈튼 부인, 그리고 아버클 양이 우리 집으로 왔고, 우리가 편안해 질 때까지 그들 중 한 명이 계속해서 우리와 함께 해 주었습니다.

다행이도 두 명의 아이는 그날 회복되었고, 1주일 이내에 아내는 다시 활동할 수 있게 되었습니다. 저는 현재 우리 모두의 건강이 양호해 기쁩니다.

우리의 가구들이 곧 우리에게 도착할 것으로 생각하고 있으며, 그러면 상당히 편안해 질 것으로 예상하고 있습니다.

이미 어떤 사람들은 내가 의사인 것을 알아차렸고 병에 걸린 사람들이 집으로 방문하기 시작하고 있습니다. 저는 다른 의사들과 너무 멀리 떨어져 있기에 이곳에서는 제한된 수의 환자만 진료하는 것이 현명할 것이라고 느끼고 있습니다. 그래서 저는 매일 약 2시간 정도만 진료할 예정입니다. 그렇게 함으로써 저는 이곳 사람들과 더 친밀한 관계를 갖게 될 것이고, 어떤 환자들의 고통을 덜어줄 수 있을 것이며, 나의 한국어에 대한 지식을 시험하는 기회를 가질 수 있을 것입니다.

저는 매일 오전을 한국어 선생과 함께 보내는데, 그는 다행히 의료 분야를 상당히 잘 알며 이런 분야의 언어들을 저에게 가르쳐 줄 수 있습니다.

당연히 아내의 학습 기회는 지금까지 매우 제한적이었습니다. 그러나 그녀가 원기를 회복하고 집안을 정돈하고 나면, 역시 언어에 도전하고 싶어 합니다.

표현할 만할 가치가 있을 만큼 충분한 견해가 형성되어 있지 않기에 지금 제가 한국 및 사역에 대해 말할 수 있는 것이 그리 많지 많습니다. 그러나 여행을 되돌아보면 수많은 어려움이 있을 것이지만, 거친 곳을 부드럽게 하시는 하나님께서 우리와 함께 하시며 이번에는 우리를 전진하도록 재촉하고, 이번에는 지체하도록 하시지만 항상 우리를 정확한 시간에, 정확한 곳에 있게 하신다고 말할 수 있습니다.

그래서 지금 우리는 이곳 한국에 있으며, 하나님께서 우리의 사업을 인도하셔서 우리에게 보이신 사업을 할 수 있도록 하시지 않겠습니까?

---

62) 1893년 9월 2일이다.

우리는 엘린우드 박사님께서 병에 걸려 쉬어야 하는 것이 진정으로 유감스럽습니다. 하지만 우리는 박사님이 곧 회복하실 것이라고 확신합니다. 우리는 선교본부의 다른 임원들, 그리고 아직 만나보지 못한 다른 직원들에게도 부디 안부를 전해 주십시오.

O. R. 에비슨

Oliver R. Avison (Seoul),
Letter to Frank F. Ellinwood (Sec., BFM, PCUSA) (Sept. 20th, 1893)

Seoul, Korea,
Sept. 20th 1893

Rev. F. F. Ellinwood, D. D.

Dear Sir: -

On our arrival at Fusan I wrote you a short note to tell of our safe arrival in Korea, in which I think I spoke of the pleasant voyage we had had and also mentioned how we could to be spending the summer months in Fusan. We arrived in Fusan July 16th & our baby was born July 23rd. The goodness of God to us was manifest in that we made the voyage with only slight sea sickness and were permitted to reach Korea in safety before the birth of our child. It further appeared in that we were not permitted to go any farther than Fusan because the weather there was fine and we were very comfortably located during the trying summer months.

We have great reason to be thankful to Mr. & Mrs. Baird and Dr. & Mrs. Brown, for putting themselves to so much inconvenience for our comfort. Their kindness could not have been surpassed and I desire through you to express as gratitude.

Mrs. Avison rapidly recovered from her illness and we are enjoyed good health.

During our stay in Fusan we made some effort to familiarize ourselves with the somewhat peculiar language of our neighbors.

On August 26th we left Fusan by Steamer Genkai and arrived in Chemulpo Aug. 28th. We were met there by Rev. Dr. Underwood and proceeded up the river to Seoul early next morning, arriving here about 9:30 A.M.

We were conducted to the house of Dr. Vinton where we were made comfortable. Being informed that a certain house could be rented for us we at once made preparations for entering upon house keeping.

Our furniture had not yet arrived but the friend kindly offered to lend us various necessary articles and on Saturday of the same week we entered into our new home. A few days afterward Mrs. Avison became very ill with diarrhoea and one morning all the children took sick also. To add to our discomfiture two of our servants, one of them the nurse, left on the same morning. Our house is located nearly half an hours-walk from the Mission Compound, so we were for the being rather badly off. However I made our case known to the friends and once more we were made told that we were amongst brethren. Very soon Mrs. Underwood, Mrs. Vinton, & Miss Arbuckle came down and one or other of the ladies remained with us constantly until we got into an easier place.

Fortunately two children all recovered the same day and within a week Mrs. Avison was able to be about again. I am glad to say we are all now in good health.

We are hoping that our furniture will soon come to hand and then we expect to be very comfortable.

Already some have learned that I am a doctor and sick people are beginning to come to the house. I am so far away from any of the other doctors that I feel it will be wise to see a limited number of patient in this neighborhood, so I will admit them for perhaps two hours every day. By doing so I shall come into more intimate relations with the people, shall perhaps be able to relieve some suffering and will have the opportunity of testing my knowledge of the language.

I spend every forenoon with my teacher, who is fortunately very much intellected in the medical matters and capable of teaching me the language in this direction.

Mrs. Avison's opportunities for study, have, of course, been very limited thus far, but so she regains her strength and gets her house in order, she hopes to attack the language also.

There is not much that I can say about Korea and the work yet as my opinions are not sufficiently formed to be worthy of expression but looking back upon a voyage which from the other end gave promise of difficulties innumerable, we can say the Lord has being with us, smoothing down the rough places, now hurrying us forward, now delaying us, but always bringing us to the right place at the right time.

And, now that we are here, will He not also continue to direct our steps so that we may be able to do the work which He has in view of us?

We were very sorry indeed, Dr. Ellinwood, to leave of your illness, but trust that the hopes indulged in as to an early recovery have been fully realized. We desire to be kindly remembered to the other officers of the Board, as well as to those members of the Board whom I had not the privilege of meeting.

Yours sincerely
O. R. Avison

O. R. 에비슨 박사와 제중원과의 관계.
Minutes, 1837~1919 (PCUSA) (1893년 10월 2일)

O. R. 에비슨 박사와 제중원과의 관계 - 선교본부는 7월 26일자 편지를 통해 O. R. 에비슨 박사가 한국에 도착했다는 것을 알게 되었고,[63] 그의 업무와 관련하여 다음과 같이 결정하였다. 우리 의료 선교사의 한 명이 사업을 시작했던 제중원이 선교부에 줄 수 있는 기회를 이용하는 데 가능한 한 신중히 노력해야 한다고 언젠가 생각했으며, 한동안 정부의 상당히 호감을 받았다. 몇몇 이유 때문에 정부 관리들은 최근 2~3년 동안 덜 관심을 두고 돕지 않았다. 이 병원에서 최소한 이교도 환자들에게 강한 종교적 영향을 미칠 수 있을 것이며, 전도가 양양한 젊은 신자들을 조수로 고용하여 그곳에서 의학 및 전도 사업을 위한 실제적으로 교육을 진행할 수 있을 것으로 생각된다. 에비슨 박사가 캐나다 토론토의 의과대학에서 조교수로 경험이 있는 사실에 비추어 그런 사업을 감당할 수 있다고 생각된다. 따라서 선교본부는 그가 언어가 한국인에 대한 지식이 통역의 도움을 받아 그 일을 수행할 수 있을 정도가 되면 가능한 한 빨리 제중원의 책임을 맡기기를 희망한다. 빈튼 박사는 서울 혹은 지방의 다른 곳에서 필요한 의료 및 전도 사업에 헌신하도록 놔둘 것이다.

---

63) Oliver R. Avison (Fusan), Letter to Frank F. Ellinwood (Sec., BFM, PCUSA) (July 26th, 1893).

Dr. O. R. Avison and his relations to the Government Hospital.
Minutes, 1837~1919 (PCUSA) (Oct. 2nd, 1893)

Dr. O. R. Avison and his relations to the Government Hospital - The Board having learned in a letter dated July 26th of the arrival of Dr. O. R. Avison, in Korea took the following action in regard to his work: It has been felt for sometime that an earnest effort should be made to utilize as far as possible the opportunities offered to the mission by the Government hospital, which began its work under the auspices of one of our medical missionaries, and for a time enjoyed a high degree of governmental favor. For some reason the Government officials have been less cordial and helpful within the last two or three years. It seems possible that with this hospital a strong incidental religious influence at least may be exerted upon heathen patients, while promising young men who are already Christians and are employed as assistants may be practically trained for medical and evangelistic work in the interior. The fact that Dr. Avison has had experience as an instructor in a medical college at Toronto, Canada, seems favorable to the execution of such a work. It is therefore the wish of the Board that he may be placed in charge of the hospital as soon as his knowledge of the language and of the people with the help of an interpretor, amy enable him to do so, leaving Dr. Vinton free to devote himself to medical and evangelistic work in other portions of the city or country, as may be required.

프랭크 F. 엘린우드(미국 북장로교회 총무)가
캐드월러더 C. 빈튼(서울)에게 보낸 편지 (1893년 10월 12일)

1893년 10월 12일

친애하는 빈튼 박사님,

　나는 에비슨 박사와 관련해 선교본부가 내린 결정에 관해 전적으로 솔직히, 그리고 형제의 신뢰와 감사의 마음으로 귀하께 편지를 쓰고 싶습니다. 숨김없이 말하면 귀하는 오랫동안 병원 사역을 잘 해오지 못했고, 한 번은 그것을 포기했습니다. 그리고 귀하가 보낸 어떤 편지를 보면 그런 구속이 있는 기관이 과연 선교사가 사역을 해야 하는 곳인지 하는 의심을 불러일으키는 것 같습니다. 감리교회 선교본부가 세운 병원과 같이 우리의 후원으로 설립된 병원을 귀하는 포기하는 것이 낫다고 생각했다는 인상을 갖게 되었습니다.

　한국에 주재하는 미국의 여러 교파로부터 병원 업무와 관련된 귀하의 역할이 비능률적이고 무관심하다는 수많은 불평이 있었습니다. 우리는 귀하가 때때로 멀리 떠나 버린 동안 병원이 문을 닫았다는 사실을 알고 있습니다. 허드 씨는 병원이 다른 선교부로 넘어가려는 것을 막는 데 한두 번 상당한 어려움을 겪었습니다. 그러나 영향력을 동원하여 그는 병원을 우리 선교부의 기관으로 지켰으며, 그런 중재에 대해 우리는 허드 씨에게 감사를 드립니다. 이렇게 이야기하면서 나는 귀하께 솔직히 말하지 않을 수 없습니다. 의논과 협의를 통해 해야 할 사역에서 들어난 독단적인 기질, 언어 학습의 무시, 그리고 결과로 나타난 언어 위원회의 형편 없는 평가, 또한 무절제한 예산 집행 등 귀하에 대해 제기된 다른 불평들이 많이 있습니다.

(중략)

Frank F. Ellinwood (Sec., BFM, PCUSA),
Letter to Cadwallader C. Vinton (Seoul) (Oct. 12th, 1893)

Oct. 12th, 1893

My dear Dr. Vinton: -

I wish to write you in all frankness and fraternal confidence and appreciation in regard to the action of the Board respecting Dr. Avison. There has long been a feeling, which I will not disguise, that you have not gotten all well in the hospital work; that you at one time gave it up, and I have some of your letters which seem to indicate a doubt as to whether an institution with such trammels was the kind of field which a missionary ought to labor in. And we have gotten the impression that you would much rather see this hospital given up and one formed under our own auspices, like that of the Methodist Board. There have been a great many complaints from different representatives of our country in Korea of inefficiency and indifference on your part with respect to the Hospital practice, and we have the acknowledged fact sometimes, the institution has been shut up altogether while you have been far away. Mr. Hurd[64] had considerable difficulty once or twice in preventing the institution from going into other mission, but through his influences he kept __________ it for our mission, an intervention for which we thanked ____ ____ I am speaking of this I ought frankly to tell you that there are other complaints which have lain against you such as a dictatorial spirit in reference to counsel and concerted work, neglect in learning the language, and consequently a poor report from the Committee on language; also extravagance in expenditure.

(Omitted)

---

64) 'Augustine Heard' is correct.

캐드월러더 C. 빈튼

캐드월러더 C. 빈튼(Cadwallader Curry Vinton, 1859. 12. 30~1936. 6. 26)은 매사추세츠 주 보스턴에서 태어났으며, 1877년 8월 4일 뉴저지 주 프린스턴 제2장로교회에 다니기 시작했다. 그는 1880년 프린스턴 대학교 문과를 졸업했으며, 1885년 뉴욕 시 의과대학(현재의 컬럼비아 대학교 의과대학)을 졸업하였다. 졸업 후 그는 뉴욕 의료선교사협회의 회원으로 활동하였으며, 1891년 2월 2일 한국 선교사로 임명받았고, 12일 리티셔 E. 쿨터(Letitia E. Coulter, 1873. 1. 31~1903. 12. 4)와 결혼한 후 26일 한국을 향해 떠났다.

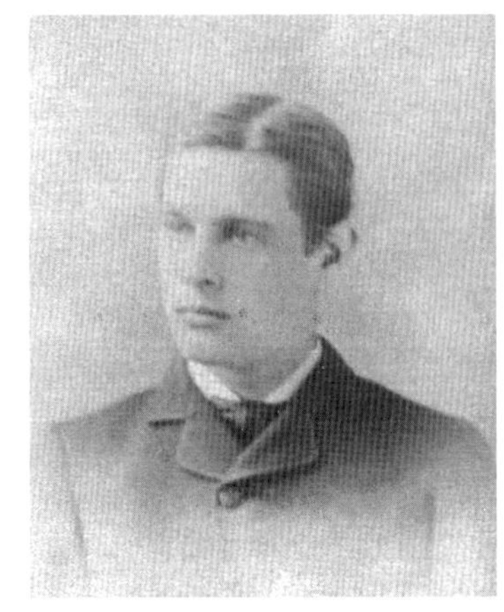

그림 4-11. 캐드월러더 C. 빈튼.

1891년 4월 3일 빈튼은 헤론의 사후 책임자가 공석이던 제중원의 의료 책임을 맡았다. 하지만 부임 직후부터 병원 재정의 자유로운 지출 등 제중원 운영과 관련하여 조선 정부와 마찰을 빚었다. 이러한 갈등 끝에 그는 5월 11일부터 7월 3일까지 제중원에 나가지 않았지만, 알렌의 설득으로 다시 제중원에서 일을 시작하였다. 하지만 집에 따로 진료소를 운영하는 등 제중원에서의 근무에 소홀하였다. 결국 1893년 11월 1일 제중원은 에비슨이 책임을 맡았다.

그는 사임 후에 한국 선교부의 서기 등으로 활동하며, 1899년 에비슨이 안식년을 가졌을 때. 1900년 12월 말 에비슨이 앓았을 때 등 선교부가 필요로 할 때에는 언제든지 제중원에서 진료를 도왔다.

1903년 아내가 사망한 후 그는 1907년 12월 16일 선교사 직을 사직하고 귀국하여 한 동안 오리건 주 포틀랜드에서 개업하였으며, 1936년 뉴욕에서 사망하였다

프랭크 F. 엘린우드(미국 북장로교회 총무)가
호러스 N. 알렌(서울)에게 보낸 편지 (1893년 10월 12일)

1893년 10월 12일
H. N. 알렌 박사

한국 서울

친애하는 박사님,

　귀하가 보낸 지난 9월 3일자 편지에 대해 감사를 드립니다.[65] 이곳의 우리는 에비슨 박사를 병원 업무에 임명하는 것과 관련해 강한 조치를 취하기로 결정하였습니다. 내 생각에 우리는 귀하가 제안한 바와 같은 내용의 전보를 보낼 것입니다. 이미 우리 선교본부에서는 에비슨 박사가 병원 업무를 담당할 책임자로 임명되었으면 하는 희망을 표시하는 결정을 내렸습니다. 빈튼 박사에 관해 귀하가 언급한 모든 것은 다른 사람들에 의해서도 확인되고 있으며, 그가 차지하고 있는 것과 같은 그렇게 책임 있는 직책에 그를 파송한 것이 잘못된 것이었다는 강한 의견이 있습니다. 그는 우리가 희망하는 변화를 보여줘야 합니다. 그렇지 않으면 그가 귀국하는 것 이외의 다른 방도가 보이지 않습니다. 만일 그가 병원에서 필요로 하는 것을 충족시키도록 일을 할 수 없다면, 왜 그는 한국에 있어야 합니까? 여전히 나는 극단적인 조치가 필요하지 않기를 희망하고 있습니다. 부디 내가 알아야 할 많은 사실들을 때때로 제공해 줄 것을 부탁합니다.

　여름 내내 건강 회복을 위한 휴식을 갖고 돌아와 짧게 편지를 씁니다. 지금은 건강이 상당히 좋습니다. 나는 한국에서 업무가 귀하에게 맞으며, 이전보다[66] 귀하에게 더 만족스러운 보상을 가져다 줄 것으로 믿습니다.

　부인에게 안부를 전합니다.

　F. F. 엘린우드

---

65) Horace N. Allen (U. S. Legation, Seoul), Letter to Frank F. Ellinwood (Sept. 3rd, 1893).
66) 알렌이 선교사로 활동하던 시기를 의미하는 것으로 보인다.

Frank F. Ellinwood (Sec., BFM, PCUSA),
Letter to Horace N. Allen (Seoul) (Oct. 12th, 1893)

Oct. 12th, 1893

Dr. H. N. Allen,

Seoul, Korea.

My dear Doctor; -

I thank you for your letter of Sept. 3rd. We have decided here to take strong measures in regard to placing Dr. Avison in the Hospital, and we shall, I think, send out a telegram as you suggest. Already we have taken action in the Board, expressing the desire of the Board that Dr. Avison shall be placed in the Hospital. All that you say of Dr. Vinton is corroborated by others, and there is a strong feeling that it has been a mistake to send him out there for so responsible a position as that which he holds. It may be that he may so change his course that we may get on. Otherwise I see no way than that he shall come home. If he cannot work in such ways as to meet the requirements of the case why should he be in Korea? Still, I hope that extreme measures may not be necessary. Please give me from time to time as many facts as I ought to know.

I write briefly, having gotten back from health seeking, having been absent all summer, and am feeling fairly well. I trust that your work is Korea may be to your mind, and that it may yield you a more satisfactory compensation than it has in the past.

With kind regards to Mrs. Allen,

F. F. Ellinwood

프랭크 F. 엘린우드(미국 북장로교회 총무)가
한국 선교부로 보낸 편지 (1893년 10월 13일)

1893년 10월 13일

한국 선교부 귀중

친애하는 형제들,

10월 2일 개최된 선교본부의 최근 회의에서 한국의 에비슨 박사의 사역과 관련하여 다음과 같은 결정을 내렸습니다.[67]

"선교본부는 7월 26일자 편지를 통해 O. R. 에비슨 박사가 한국에 도착했다는 것을 알게 되었고, 그의 업무와 관련하여 다음과 같이 결정하였다. 우리 의료 선교사의 한 명이 사업을 시작했던 제중원이 선교부에 줄 수 있는 기회를 이용하는 데 가능한 한 신중히 노력해야 한다고 언젠가 생각했으며, 한동안 정부의 상당히 호감을 받았다. 몇몇 이유 때문에 정부 관리들은 최근 2~3년 동안 덜 관심을 두고 돕지 않았다. 이 병원에서 최소한 이교도 환자들에게 강한 종교적 영향을 미칠 수 있을 것이며, 전도가 양양한 젊은 신자들을 조수로 고용하여 그곳에서 의학 및 전도 사업을 위한 실제적으로 교육을 진행할 수 있을 것으로 생각된다. 에비슨 박사는 캐나다 토론토에서 의과대학을 졸업하고 교육에 종사했으며 그런 일을 감당할 수 있다. 따라서 선교본부는 그가 언어가 한국인에 대한 지식이 통역의 도움을 받아 그 일을 수행할 수 있을 정도가 되면 제중원의 책임을 맡기기를 희망한다. 빈튼 박사는 서울 혹은 지방의 다른 곳에서 필요한 의료 및 전도 사업에 헌신하도록 놔둘 것이다."

이곳에서는 최근 2~3년 동안 병원이 설립 목표를 성취하지 못했다고 느끼고 있습니다. 때때로 조선인 주사들은 모종의 이유, 아마도 그들의 부패 혹은 병원 경영에 대한 무관심 혹은 다른 이유 때문에 병원에 대한 관심이 없어졌고 사실상 그들의 지원이 없는 상황에서 우리는 병원에서 사역을 해왔습니다. 우리가 사역을 맡았을 때 조선 정부가 경비의 상당 부분을 감당하리라는 상당한 희망이 있었지만

---

67) Dr. O. R. Avison and his relation to the Government Hospital. *Minutes, 1837~1919 (PCUSA)* (Oct. 2nd, 1893).

때때로 병원의 약품을 공급하기 위해 상당한 자금을 우리에게 요청했습니다. 이러한 어려움의 한 원인이 조선 정부가 우리에게 종교 교육을 하려는 그런 자유를 주는 것이 내키지 않기 때문이라는 것을 우리는 이해합니다. 선교부의 일부 사람들은 우리가 그런 속박 하에서 일을 하는 것에 동의할 수 없으며, 그래서 한 편 혹은 다른 편에서 수개월 동안 존재했던 확신과 좋은 감정 대신 온정이 없었다고 느끼고 있습니다. 그러나 위와 같은 결정을 하게 된 더 중요한 이유는 지금이 병원에서 시행되는 치료와 진료에 대한 교육 사역을 어느 정도 결합 시킬 수 있는 좋은 기회로 생각되기 때문입니다. 그리고 어느 정도 이런 목적을 기대하며, 선교본부는 현재 형제들과 함께 있는 에비슨 박사를 임명했습니다. 위의 결정에서 보듯이 그를 제중원의 책임자로 임명해야 한다는 것이 선교본부의 뜻입니다. 그렇게 되면 선교본부는 빈튼 박사가 맡을 사역에 관한 선교부의 견해를 기꺼이 받을 것입니다.

우리는 브라운 박사가 부산에서 최근 심하게 앓고 있다는 사실을 알고 무척 유감스럽습니다. 우리는 그에 관해 좀 더 구체적으로 듣고 싶으며, 그가 조속히 회복되기를 희망합니다. 만일 그가 이렇게 계속 앓는다면 건강의 회복을 위해 기분 전환을 해야 할 것입니다. 또한 그들의 기력이 허락하는 한 최소한의 제한된 범위의 일을 할 수 있는 다른 선교지로 이동시키는 것도 가능합니다. 우리는 그를 사역에서 배제하고, 그가 선교지에서 떠나게 하지 않게 하기를 진심으로 바랍니다.

(중략)

Frank F. Ellinwood (Sec., BFM, PCUSA), Letter to the Korea Mission (Oct. 13th, 1893)

Oct. 13th, 1893

To the Korea Mission.

Dear Brethren: -

At the last meeting of the Board held Oct. 2nd., the following action was taken in regard to the work of Dr. Avison in Korea:

"The Board having learned in a letter dated July 26th of the arrival of Dr. O. R. Avison in Korea took the following action in regard to his work. It has been felt for sometime that an earnest effort should be made to utilize as far as possible the opportunities offered to the mission by the Government hospital, which began its work under the auspices of one of our medical missionaries, and for a time enjoyed a high degree of governmental favor. For some reason the Government officials have been less cordial and helpful within the last two or three years. It seems possible that with this hospital a strong incidental religious influence at least may be exerted upon heathen patients, while promising young men who are already Christians and are employed as assistants may be practically trained for medical and evangelistic work in the interior. The fact that Dr. Avison has had experience as an instructor in a medical college at Toronto, Canada, seems favorable to the execution of such a work. It is therefore the wish of the Board that he may be placed in charge of the hospital as soon as his knowledge of the language and of the people with the help of an interpretor, amy enable him to do so, leaving Dr. Vinton free to devote himself to medical and evangelistic work in other portions of the city or country, as may be required."

There is a feeling here that the Hospital has not for the last two or three years accomplished the object for which it was established. There have been evidences from time to time that the Government Officials for some reason or other, perhaps their own corruption or indifference in administering their functions, or the other reason, have lost their interest in and virtually without their support from our work in the Hospital. And from time to time money has been called for in what seemed to us large amounts to supply drugs for the institution, whereas when we undertook that work there was good hope that the Government would bear a large part of this expense itself. We understand that one cause of difficulty has been the unwillingness of the Government to give us the freedom which we wish in respect to religious instruction, and some of the members of the Mission have felt that we could not consent to work under such restrictions as were insisted upon, and so on the one side and the other there has been a lack of cordiality instead of the confidence and good feeling that existed some month ago. But the more important reason for the action named is that there seems to be a good opportunity now for combining to some extent an educational work in medical practice with the treatment which is given in the Hospital. And with this purpose in view, to some extent, the Board appointed Dr. Avison who is now among you. It is the expressed with and will of the Board that he should be placed in charge of the Hospital, as the above action will show. The Board would be glad to get the opinion of the Mission in reference to the work which shall then be pursued by Dr. Vinton

We greatly regret to know that Dr. Brown has suffered seriously in health of late at Fusan. We shall be anxious to hear more particularly about him, and hope that he may speedily recover. If he should continue to suffer from this cause, and a change of climate should afford hope of improvement, it is possible that some arrangement might be made for a removal to some other field in which he would still be able, if strength permitted, to engage in at least a limited amount of work. It is our hope and prayer that he may be spared to the work, and not be obliged to leave the field.

(Omitted)

O. R. 에비슨 박사의 자녀에 대한 예산.
Minutes, 1837~1919 (PCUSA) (1893년 10월 16일)

O. R. 에비슨 박사와 자녀에 대한 예산. 1893년 7월 23일부터 O. R. 에비슨 박사의 아이에 대한 예산 76.94달러를 배정한다.

Allowance for child of Dr. O. R. Avison.
Minutes, 1837~1919 (PCUSA) (Oct. 16th, 1893)

Allowance for child of Dr. O. R. Avison. $76.94 allowance for child of Dr. O. R. Avison from July 23rd, 1893.

에비슨 박사와 관련된 회의록을 재검토하다.
Minutes, 1837~1919 (PCUSA) (1893년 10월 16일)

에비슨 박사와 관련된 회의록을 재검토하다 - O. R. 에비슨 박사를 한국 서울의 제중원을 담당하는 것과 관련된 선교본부의 지난 회의 회의록을 재검토하여 그가 즉시 제중원의 책임을 맡도록 한국 선교부에 지시하는 것으로 수정한다.

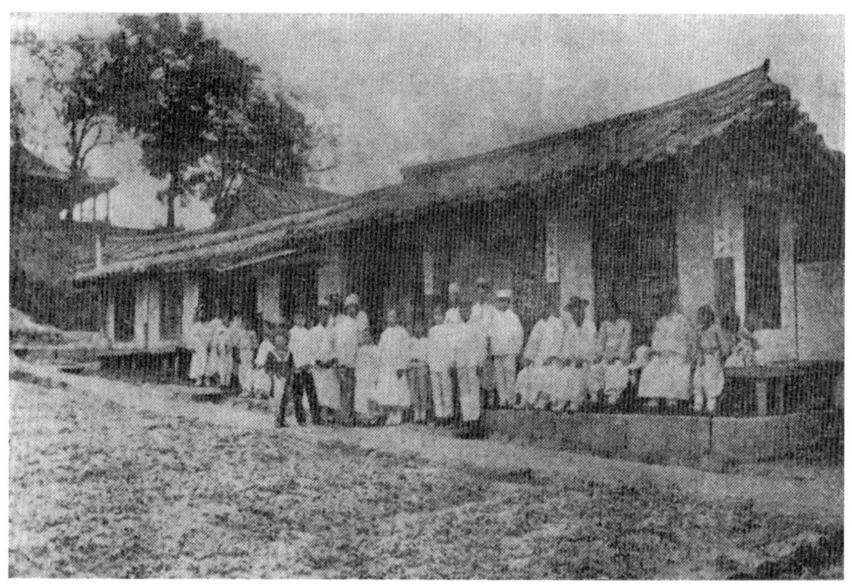

그림 4-12. 구리개 제중원.

Minute in re. Dr. Avison reconsidered.
Minutes, 1837~1919 (PCUSA) (Oct. 16th, 1893)

Minute in re. Dr. Avison reconsidered - It was resolved that the Minute of the last meeting of the Board having reference to the assignment of Dr. O. R. Avison to the care of the Hospital in Seoul, Koreas, be reconsidered and so amended as to direct the Mission to place him in charge immediately.

장로교회 한국 선교부, 연례회의(1893년 10월 17일~27일)

1쪽

제1일, 화요일, 1893년 10월 17일

저녁 회의: 오후 7시 30분

현지 교회에서 회의가 열렸다.68) 참석자는 다음과 같았다:

(중략)

O. R. 에비슨 박사 부부, ...

—— ◦ ——

3쪽

제2일, 수요일, 1893년 10월 18일

오전 회의: 오전 8시 45분

(중략)

상임 위원회가 다음과 같이 공지되었다.

(7) 재정 위원회: 빈튼 박사, 기포드 씨, 에비슨 박사

—— ◦ ——

12쪽

제4일, 금요일, 1893년 10월 20일

오후 회의: 오후 3시 30분

(중략)

제출되지 않은 선교사들의 개인 보고서는 투표에 의해 채택되었으며, 아버클 양, 에비슨 박사 및 리 씨가 구두로 보고하였다.

—— ◦ ——

---

68) 정동교회에서 열렸다.

14쪽

오후 회의: 오후 3시 50분
회의가 에비슨 박사의 기도로 개회하였다.

(중략)

—— ° ——

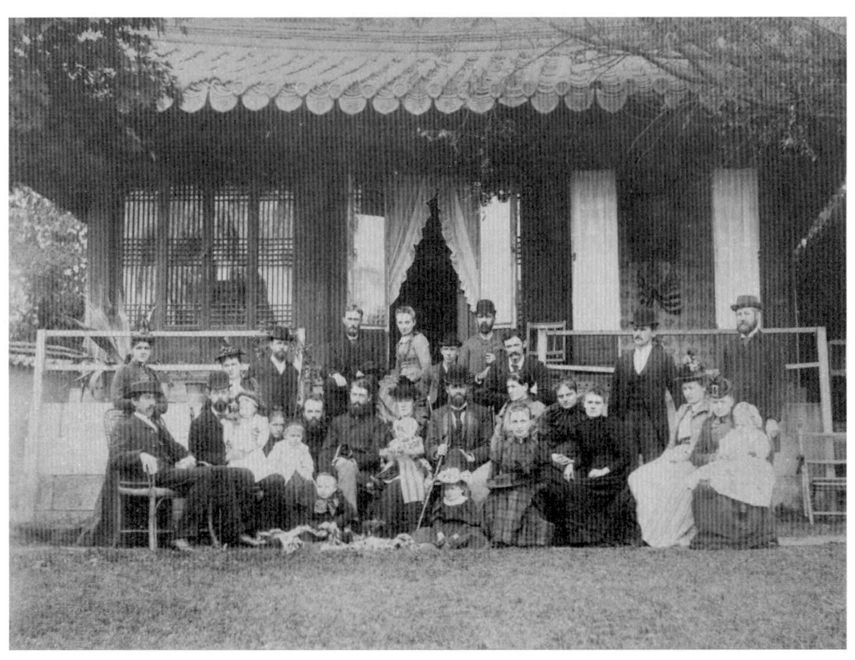

그림 4-13. 1893년 10월 17일부터 개최된 미국 북장로교회 한국 선교부 연례 총회에 참석한 선교사들. 에비슨은 서울에 도착한 직후 이 회의에 참석하였다.

	그레이엄 리	대니얼 L. 기포드 부부		휴 M. 브라운			
새무얼 F.	캐드월러더	호러스 G.	윌리엄 M.	새뮤얼 A. 마펫	제임스 S. 게일	프레더릭	올리버 R..
무어	C. 빈튼 부부	언더우드	베어드 부부	윌리엄 M.	엘렌	빅토리아	S. 밀러	에비슨
부부	및 아이	및 아이	및 로즈	스월른 부부	스트롱	C. 아버클	부부	부부

—— ∘ ——

19~21쪽

제8일, 수요일, 1893년 10월 25일

오전 회의: 오전 9시

(중략)

선교지부 및 사업 배정 위원회는 언더우드 박사를 통해 보고하였다[보고서 LL을 볼 것]. 보고서는 에비슨 박사를 위한 사택과 관계된 구절인 "그리고 여학교 이외의 다른 곳이어야 한다"를 삭제하고 채택되었다.

(중략)

상임 위원회의 선출은 다음과 같았다. 빈튼 박사는 건축 위원회의 위원직 사임을 제출했고 승인되었다. 마펫 씨의 의료 위원회 위원직 사임 역시 승인되었다. 브라운 박사는 1년 임기로, 밀러 씨와 에비슨 박사는 3년 임기로 건축 위원회의 위원으로 선출되었으며, 게일 부인은 3년 임기로 전도 위원회에, 기포드 씨는 3년 임기로 의료 위원회의 위원으로 선출되었다.

이어 의장은 베어드 씨, 에비슨 박사, 언더우드 박사, 빈튼 박사 및 리 씨로 구성된 사택의 위치 선정과 의료 사업에 대한 위원회를 발표하였다.

(중략)

오후 회의: 오후 3시 30분

회의는 언더우드 박사의 기도로 개회하였다. 어가행렬에 대한 준비와 관련한 미국 공사관으로부터의 전갈이 조속한 조처를 취하라는 지시와 함께 서울지부로 넘겨졌다.

다음과 같이 상임 위원회의 위원이 선출되었는데, 언더우드 박사는 1년 임기로 의료 위원회에, 기포드 부인은 3년 임기의 편집 위원회에, 마펫 씨는 3년 임기로 교육 위원회의 위원에 선출되었다. 따라서 다음 년도의 상임 위원회는 다음과 같다.

(1) 건축 위원회: 1년 임기, 도티 양, 브라운 박사
2년 임기, 리 씨, 게일 씨
3년 임기, 밀러 씨, 에비슨 박사

—— ∘ ——

26쪽

제10일, 금요일, 1893년 10월 27일

오전 회의: 오전 9시 40분

(중략)

의장은 에비슨 박사, 언더우드 박사 및 빈튼 박사를 에비슨 박사의 사택을 위한 부지, 후에 병원 부지의 구입을 위한 위원회의 위원으로 임명하였다.

밀러 씨, 에비슨 박사 및 스트롱 양이 다음 연례회의에서 감리교회 선교부에 우애의 환영을 준비하기 위한 위원회의 위원으로 임명되었다.

Korea Presbyterian Mission, Annual Meeting (Oct., 1893)

p. 1

First Day, Tuesday, Oct. 17, 1893.

Evening Session: 7.30 P. M.

The meeting convened in the native church. There were in attendances:

Rev. and Mrs. W. M. Baird and Dr. and Mrs. H. M. Brown from Fusan; Mr. J. S. Gale from Gensan; Miss V. C. Arbuckle, Dr. and Mrs. O. R. Avison, Miss S. A. Doty, Rev. and Mrs. D. L. Gifford, Rev. G. Lee, Rev. and Mrs. F. S. Miller, Rev. S. A. Moffett, Rev. and Mrs. S. F. Moore, Miss E. Strong, Rev. and Mrs. W. L. Swallen, Rev. Dr. and Mrs. H. G. Underwood, and Dr. and Mrs. C. C. Vinton; also, as invited guests, Miss S. Davis, Rev. and Mrs. W. M. Junkin, Rev. and Mrs. W. D. Reynolds, Rev. L. B. Tate, and Miss M. S. Tate, of the Korea Mission of the Southern Presbyterian Church of America and Miss Jean Perry, of the Victorian Presbyterian Mission at Fusan.

—— ○ ——

p. 3

Second Day, Wednesday, Oct. 18, 1893.

Morning Session: 8.45 A. M.

(Omitted)

The Standing Committees were then announced as follows: -

(7) On Finances: Dr. Vinton, Mr. Gifford, Dr. Avison

—— ○ ——

p. 12

Fourth Day, Friday, Oct. 20, 1893.

Afternoon Session: 3.30 P. M.

(Omitted)

Individual reports by missionaries not otherwise reporting were now taken up by vote and verbal reports made by Miss Arbuckle, Dr. Avison and Mr. Lee.

——— ○ ———

p. 14

Sixth Day, Monday, Oct. 23, 1893.

Afternoon Session: 3.50 P. M.

The session was opened with prayer by Dr. Avison.

(Omitted)

——— ○ ———

p. 19~21

Eighth Day, Wednesday, Oct. 25, 1893.

Morning Session: 9 A. M.

(Omitted)

The Committee on Apportionment of Sub-stations and Work reported through Dr. Underwood [See Report LL.] The report was adopted, striking out the clause relating to a house for Dr. Avison "and that it be located elsewhere than with the Girls' School."

(Omitted)

Election of members of Permanent Committee being in order, Dr. Vinton presented his resignation as a member of the Building Committee and it was accepted. Mr. Moffett's resignation from the Medical Committee was also accepted. Dr. Brown was elected to serve one year and Mr. Miller and Dr. Avison three years on the Building Committee, Mrs. Gale for three years on the Evangelistic Committee, and Mr. Gifford for three years on the Medical Committee.

The chairman here announced the following as the committee on location of houses and medical work, Mr. Baird, Dr. Avison, Dr. Underwood, Dr. Vinton, and Mr. Lee.

(Omitted)

Afternoon Session: 3.30 P. M.

The session opened with prayer by Dr. Underwood. A communication from the United States Legation regarding preparation for an approaching royal procession was referred to the Seoul Station with instructions to take early action.

Election of members of Permanent Committees being presented with, Dr. Underwood was elected to serve one year on the Medical Committee, Mrs. Gifford for three years on the Editorial Committee, and Mr. Moffett for three years on the Educational Committee. So that for the ensuing year the Permanent Committees stand as follows: -

(1) Building Committee: 1 year, Miss Doty, Dr. Brown

2 years, Mr. Lee, Mr. Gale

3 years, Mr. Miller, Dr. Avison

———— ○ ————

p. 26

Tenth Day, Friday, Oct. 27, 1893.

Morning Session: 9.40 A. M.

(Omitted)

The chairman appointed Dr. Avison, Dr. Underwood, and Dr. Vinton a committee to purchase the land for Dr. Avison's house and future site for hospital.

Mr. Miller, Dr. Avison, and Miss Strong were appointed a committee to carry the fraternal greetings of the Mission to the Methodist Mission at its next Annual Meeting.

대니얼 L. 기포드,
보고서 KK. 기록 위원회 보고서 (1893년 10월)

보고서 **KK.** 기록 위원회 보고

(중략)

O. R. 에비슨 박사와 가족은 7월 18일에 한국에 도착하였으며 베어드 부부 집에서 잠시 머물렀다. 1년 1개월이 된 낸시 로즈 베어드는 더글라스 에비슨과 함께 8월 6일 주일에 S. A. 마펫 목사와 W. M. 베어드 목사로부터 세례를 받았다.

(중략)

선교지 도착. ...... 이미 7월 18일 에비슨 박사가 아내와 자녀 3명과 함께 부산에 도착했음을 언급하였다. 9월 1일경 우리 서울 선교사들은 에비슨 가족을 우리 가운데 마음속에 받아들였다.

출생. 우리는 또한 다음의 어린 선교사들도 환영했다. 더글러스 브레이 에비슨은 7월 23일 부산에서 태어났고, ...

(중략)

Daniel L. Gifford,
Report KK. Report of the Committee on Narrative (Oct., 1893)

Report KK. Report of the Committee on Narrative

(Omitted)

Dr. O. R. Avison and family arrived in Korea July 18th, & stayed temporarily at the house of Mr. and Mrs. Baird. Nancy Rose Baird, aged one year and one month, together with Douglas Avison were baptized Sun. Aug. 6th by Rev. S. A. Moffett & Rev. W. M. Baird.

(Omitted)

Arrivals on the field. ...... Mention has already been made of the arrival in Fusan of Dr. O. R. Avison, with his wife and three children, July 18th. About the 1st of September we Seoul people received them into our number and our hearts.

Births. We have also welcomed the following little missionaries: Douglas Bray Avison, bom in Fusan, July 23rd, ...

각 선교사에 배정된 사업 (1893년 10월)

O. R. 에비슨 박사

Ⅰ. 언어 공부

Ⅱ. 제중원의 책임을 맡고, 절대적으로 필요한 것 이외에 시간을 허비하지 말 것을 권함.

Ⅲ. 다른 진찰소를 열지 말 것을 권함

Ⅳ. 추천 - 선교부는 에비슨 박사의 집을 위한 예산을 요청하며, 그것은 여학교 이외에 다른 곳에 있어야 한다고 추천함

Work Appointed to Individual Members (ca. Oct. 1893)

Dr. O. R. Avison

Ⅰ. Language Study -

Ⅱ. Charge of Government Hospital and recommend that he spend no more time other than absolutely necessary.

Ⅲ. Recommend that he be not attend to open any other dispensary

Ⅳ. In recommend - The mission to ask an appropriation for Dr. Avison home and that to be located elsewhere than with the girl school

그레이엄 리, 보고서 PP. 올리버 R. 에비슨 박사의 주택 및 병원 용도의 부지 선택을 위한 특별 위원회 보고서 (1893년 10월)

위원회는 다음과 같이 결정하였다.

I. 의결: 위원회가 에비슨 박사의 집 그리고 미래 병원 목적의 장소로 선호한 부지는 곤당골[69]과 남대문로 사이에 위치한 곳이며, 그것의 구매를 위한 권한을 가진 위원회가 임명되어야 한다고 보고함

II. 의결: 선호한 부지 중 이용할 수 없는 곳은 다음과 같음

첫째, 지금 궁궐이 있는 곳과 동궁 사이의 부지

둘째, 남산 기슭에 있는 부지

셋째, 서대문 바깥의 의주로 주변에 있는 부지

서울지부의 선교사들의 만장일치로 임명된 위원회는 대지를 구입할 권한이 있어야 함

이런 만장일치가 없으면 선교부는 회람을 통해 결정함

삼가 제출함

특별위원회

그레이엄 리 작성

---

69) 현재의 롯데호텔 부근인 남대문구 1가 및 중구 을지로 1가 일대에 있었던 조선시대의 마을 이름이다.

Graham Lee, Report PP. Report of Special Com. Appointed to Select Site for Dr. Avison's House, and Hospital Purposes (Oct. 1893)

The Com. took the following action.

I. Resolved: That we report that our decided preference for a site for Dr. Avison's house and future site for hospital purposes, is the property lying between Kon Dang Kol and South Gate street, and that a Com. be appointed with power to purchase. carried

II. Resolved: That Kon Dang Kol property not being available preferred site are as follows: -

1st Site between palace now occupied, and East Palace.

2nd Site on slope on Nam San

3nd Site outside the West Gate on Peking road,

and that the Com. appointed have power to purchase on unanimous vote of Seoul Station, and that without this unanimous vote, the decision of the Mission be arrived at by circular. carried

Respectfully submitted

Special Com.

per Graham Lee

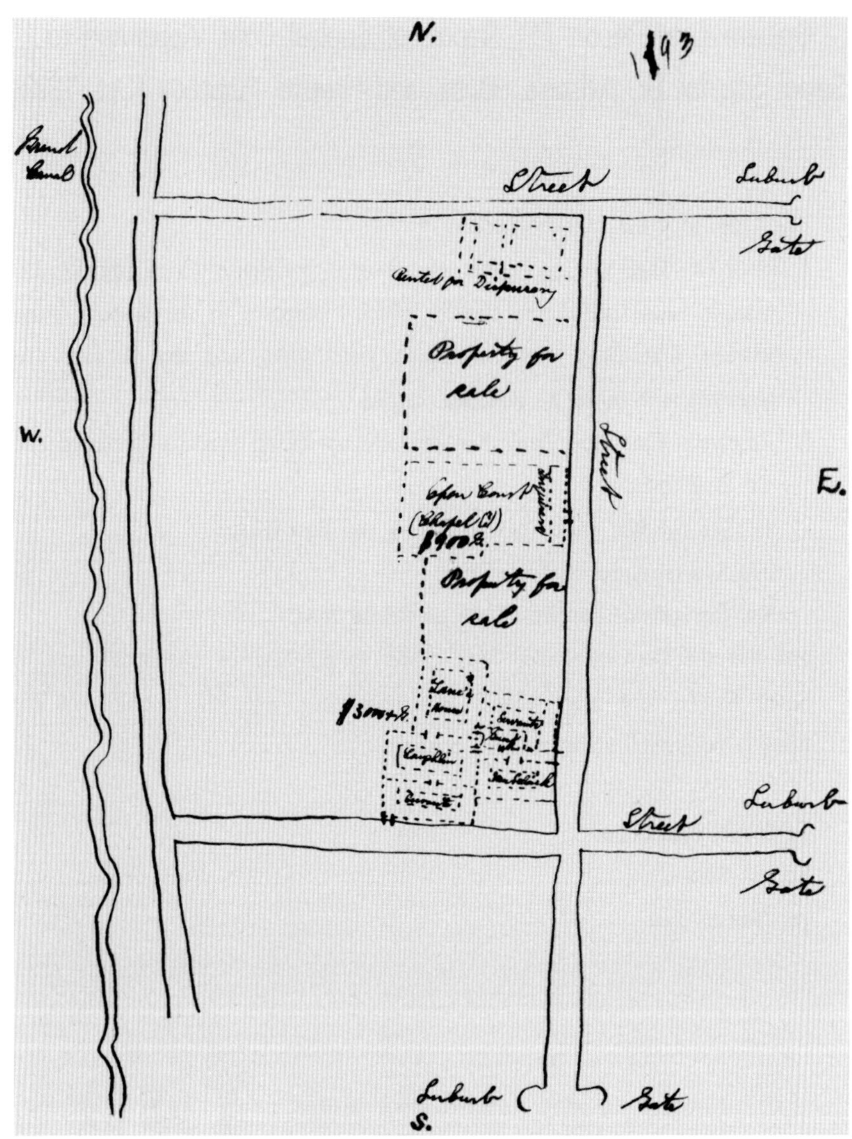

그림 4-14. 특별 위원회가 에비슨의 주택 및 병원 용도로 선호했던 부지. 곤당골과 남대문로 사이에 위치한 곳이었다.

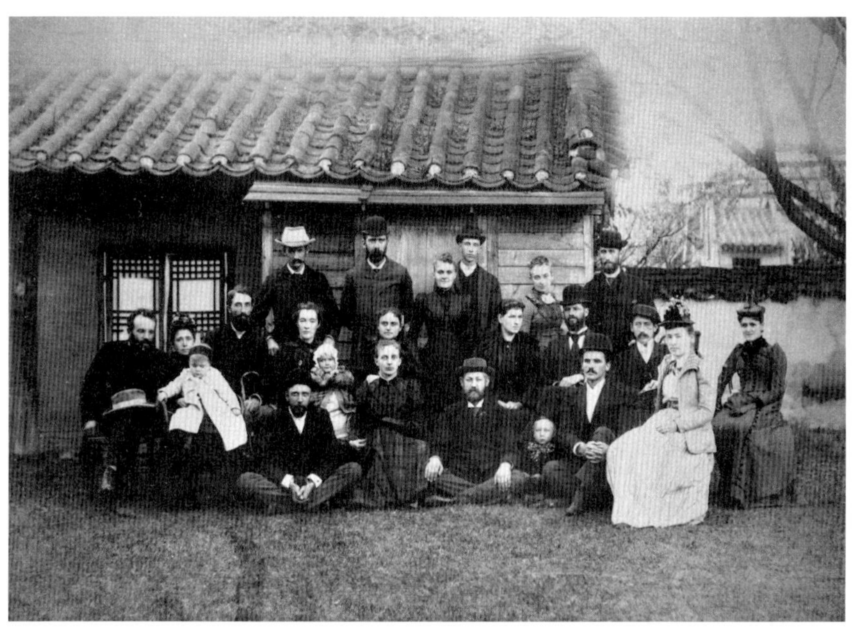

그림 4-15. 미국 북장로교회 선교사들 (1893년).

제임스 S. 게일　　휴 M. 브라운　새뮤얼 A. 마펫　　　　기포드 부부

언더우드 부부　　베어드 부부　엘렌 스트롱　빅토리아 C. 아버클　　　새뮤얼 F. 무어 부부

및 원한경　　　　및 로즈 베어드　수전 A. 도티　　　　윌리엄 M. 스월른 부부

그레이엄 리　　　　　　올리버 R. 에비슨 로렌스 에비슨 프레더릭 S. 밀러 부부

불참자: 게일 부인, 브라운 부인, 에비슨 부인, 캐드월러더 C. 빈튼 부부

프랭크 F. 엘린우드(미국 북장로교회 총무)가
한국 선교부로 보낸 편지 (1893년 10월 18일)

1893년 10월 18일

한국 선교부 귀중

형제들,

어제 열린 선교본부의 회의에서 2주 전의 결정[70]에 덧붙여 다음과 같은 결정이 있었습니다.[71]

> "O. R. 에비슨 박사에게 한국 서울의 제중원의 책임을 맡긴 선교본부의 최근 회의록은 다시 검토하여, 선교부에 그를 즉시 책임을 맡기도록 지시하는 것으로 수정한다."

에비슨 박사가 이미 서울에 도착한 사실을 알고, 더 이상 지체하지 않고 제중원의 책임을 맡기는 것이 현명하다고 생각되었습니다.

예산에 누락되어 있는 병원과 진료소를 위한 200달러의 추가 예산 요청은 다음 회의에서 채택될 것입니다. 빈튼 박사의 편지 이외에는 이 사안에 대한 충분한 해결의 실마리가 있다고 느끼지 않고 있습니다. 일반적으로 예산에서 절감된 것은 그럼에도 사업이 가능한 경우이기에 선교본부가 이것을 회복시키는 것은 불가능하며, 그래서 일반적으로 그런 절감을 고수하는 것이 바람직합니다. 무어 씨로부터 방금 받은 편지는 이 문제에 대한 해결의 실마리를 던져 주고 있는데,[72] 그것은 빈튼 박사가 더욱 여름 계절 동안 북한(산)에서 많은 환자를 진료하기 때문에 감리교회 의사들 중 한 명에게 요청할 필요가 있다는 사실입니다. 이 일은 오랫동안 진행되며 의약품 등 경비가 많이 듭니다. 우리는 북한이 어느 곳인지 모르겠으며, 여러 편지에서 이 한국 지명을 기억하지 못합니다. 일반적으로 우리가 더 친숙해

---

70) Dr. O. R. Avison and his relation to the Government Hospital. *Minutes, 1837~1919 (PCUSA)* (Oct. 2nd, 1893).

71) 회의는 18일이 아니라 16일에 개최되었다. Minute in re. Dr. Avison reconsidered. *Minutes, 1837~1919 (PCUSA)* (Oct. 16th, 1893).

72) Samuel F. Moore (Seoul), Letter to Frank F. Ellinwood (Sec., BFM, PCUSA) (Sept. 2nd, 1893).

지고 기억에 남아 있게 되기 전까지 그 이름을 다른 방식으로 표시하는 것이 좋을 것입니다. 우리 선교부의 의사들이 우선적으로 우리 선교사들에게 관심을 둘 필요가 있습니다. 하지만 이것이 불가능할 때 외부에서 훌륭한 주치의를 구하며, 우리는 여러 선교본부 사이에서 주치의와 의약품에 대해 지불해야 할 의무가 있음을 인식하고 있습니다. 이것은 언더우드가 참석했던 지난겨울 열린 이곳의 장로교회 선교사 협의회에서 찬성을 받은 규정과 일치합니다. 우리는 이 규정이 ____ ____하며, 양 방향으로 적용되어야 한다고 생각합니다. 우리가 받은 진료에 대해 감리교회 선교부에 지불하기 위해 200달러가 필요한 상황이 있지만, 우리가 이 문제에 대해 매우 ____하다고 느끼지 않습니다. 한 가지 점은 분명한데, 우리 선교부의 사람들은 무어 부인의 경우에서와 같이 최상의 진료를 받아야 한다는 것입니다.

선교부 일원 모두에게 그리스도의 인사를 전하며,

F. F. 엘린우드

추신: 선교부에서 새로 태어난 아이들을 잊지 않고 있습니다. 지난 번 회의에서 7월 23일부터 O. R. 에비슨 박사의 자녀에게 76달러 94센트, 8월 8일부터 S. F. 무어 목사의 자녀에게 72달러 76센트, 8월 10일부터 W. L. 스월른 목사의 자녀에게 72달러 21센트의 예산을 마련했습니다.

Frank F. Ellinwood (Sec., BFM, PCUSA),
Letter to the Korea Mission (Oct. 18th, 1893)

Oct. 18th, 1893

To the Korea Mission.

Dear Brethren: -

At the meeting of the Board yesterday the following action was taken supplemental to the action taken two weeks ago:

> "It was resolved that the Minute of the last meeting of the Board having reference to the assignment of Dr. O. R. Avison to the care of the Hospital in Seoul, Korea, be reconsidered and so amended as to direct the Mission to place him in charge immediately."

Having learned that Dr. Avison had already gone to Seoul, it was thought wise to place him in charge of the Hospital without further delay.

The request for the further appropriation of $200 which was stricken out of the estimate for Hospital and Dispensary, will be taken up at our next meeting. No reference had been made to the matter except in Dr. Vinton's letter, and it was not felt here that there was sufficient light thrown on the subject. The Board as a rule finds it impossible to restore the reductions that have been made upon the estimates, because it is only by those reductions that it can render its work possible, and it is desirable for this reason that as a rule the reduction should stand. A letter just received from Mr. Moore throws light upon the matter, in the fact that owing to Dr. Vinton's having his hands full with the sick at Puk han through the hot season, it was found necessary to call in one of the Methodist doctors. The case has been long and expensive in time and medicine" etc. We do not know where Puk han is, as we do not from letter to letter remember these Korean names. As a rule it would be better to designate them in some other way until we go to be more familiar and retentive in memory. It is desirable that our own physicians should give first attention to our missionaries. When this is impossible, however, good medical attendants should be secured from others, and we recognize the duty as between different Boards of paying for both medical attendants and for medicine. This is in accordance with the rules which were favored in our Missionary Conference held here last winter which Dr. Underwood attended. We think the rule _____ ____, and that it should work both ways. We do not feel that we ____ very _____ _____ on this subject even yet, though we <u>incur</u> from the quotation above that part of the $200 is needed to _____ the ______ of the Methodist Mission upon us for service rendered. One thing is certain, the members of our Mission should have the best of care in cases like that of Mrs. Moore.

With Christian salutations to all the Mission, I remain,

Yours very sincerely,
F. F. Ellinwood

P. S. The newly born children of the Mission have not been forgotten. The usual appropriation was made at the last meeting; $76.94 for child of Dr. O. R. Avison, from July 23rd. $72.76 for child of Rev. S. F. Moore, Aug. 8th, $72.21 for Rev. W. L. Swallen, Aug. 10th.

프랭크 F. 엘린우드(미국 북장로교회 총무),
새뮤얼 F. 무어(서울)에게 보낸 편지 (1893년 10월 18일)

1893년 10월 18일

친애하는 무어 씨,

(중략)

우리는 귀하가 에비슨 박사에 대해 이야기한 것에 대해 기쁘며, 우리가 최근 한국 선교부에 인원을 보강한 것은 올바른 조치라고 생각합니다.[73]

(중략)

Frank F. Ellinwood (Sec., BFM, PCUSA),
Letter to Samuel F. Moore (Seoul) (Oct. 18th, 1893)

Oct. 18th, 1893.

My dear Mr. Moore: -

(Omitted)

We are glad of what you say of Dr. Avison and feel, I think that our recent accession to the Mission are of the right stamp.

(Omitted)

---

73) Samuel F. Moore (Seoul), Letter to Frank F. Ellinwood (Sec., BFM, PCUSA) (Sept. 2nd, 1893).

새뮤얼 F. 무어

새뮤얼 F. 무어(Samuel Forman Moore, 1860. 9. 15~1906. 12. 22)는 일리노이 주에서 태어나 1889년 몬태나 대학을, 1892년 매코믹 신학교를 졸업하였다. 그는 1891년 12월 7일 미국 북장로교회의 한국 선교사로 임명되었으며, 1892년 7월 19일 로즈 드 포레스트 엘리(Rose De Forest Ely, 1861. 7. 25~1923. 5. 29)와 결혼한 후 8월 16일 선교지로 떠났다.

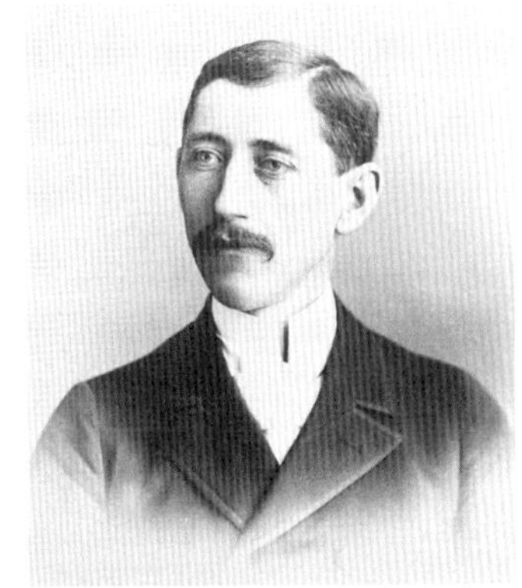

그림 4-16. 새뮤얼 F. 무어.

그는 서울에서 백정들을 대상으로 선교 활동을 벌이면서 그들의 신분 제한 철폐 등에 적극 나섰다. 그는 서울 근교의 순회 전도에 나서 많은 교회를 설립하였으나 1906년 사망하였다. 부인 로즈는 1907년 11월 18일 선교사직을 사임하고 귀국하였다.

호러스 N. 알렌(미국 공사관, 서울)이 프랭크 F. 엘린우드
(미국 북장로교회 총무)에게 보낸 편지 (1893년 10월 26일)

미국 공사관

조선, 서울

1893년 10월 26일 (11월 25일 접수)

F. F. 엘린우드 박사

5가(街) 53

뉴욕 시

친애하는 엘린우드 박사님,

(중략)

병원과 관련된 사안들.

제중원 - 저는 우리 공사관이 병원을 영국인들에게 넘어가게 하지 않은 것을 대단히 후회하고 있습니다. 이후 그들은 자신들의 병원을 지었기 때문에 지금은 시기가 너무 늦었습니다.[74]

장로교회 사람들은 빈튼을 제거할 수 없기 때문에 병원은 처치 곤란하게 되었습니다. 제가 듣기에 그들은 골치가 아파 병원을 포기하는 것을 대체로 지지한다고 합니다.

참으로 우리 장로교회 사람들은 이상합니다. 그들의 방식은 사업에서 통하지 않을 것입니다.

H. N. 알렌

이 편지는 혼자만 읽으십시오.

---

[74] 1890년 9월 성공회의 의료 선교사로 내한했던 줄리어스 와일스(Julius Wiles, 1828. 7. 31~1906. 11. 10)는 1891년 서울의 정동과 낙동에 병원을 개설하였다. 그는 1893년 5월 영국으로 돌아갔으며, 그가 개설한 두 병원은 재정난으로 1904년 폐쇄되었다.

Horace N. Allen (U. S. Legation, Seoul),
Letter to Frank F. Ellinwood (Sec., BFM, PCUSA) (Oct. 26th, 1893)

United States Legation
Seoul, Korea

Oct. 26th, 1893 (Nov. 25)

Dr. F. F. Ellinwood
53 5th Ave.,
New York City

Dear Dr. Ellinwood,

(Omitted)

Hospital affairs.

Hospital - I regret exceedingly that this Legation did not let the hospital go to the English, for I fear it is now too late since they have built one of their own. And as our people cannot get rid of Vinton, the hospital is a white elephant and I hear that, sick of the trouble, they are pretty generally in favor of throwing it up.

Verily our people are more than queer. Their methods would not be tolerated in business, I am

Yours Sincerely,
H. N. Allen

This letter is for yourself alone.

회의록, 한국 선교부 서울지부 (미국 북장로교회) 1891~1921
(1893년 10월 27일)

1893년 10월 27일

한국 서울

(중략)

다음의 청구가 낭독되었고, 승인되었다.

......

    O. R. 에비슨 박사   208.00달러

......

(중략)

건축 위원회의 임무 및 권한을 정의하는 새로운 내규에 따라 기포드 씨, 도티 양 및 에비슨 박사가 선교지부에 의해 (위원으로) 선임되었다.

(중략)

Seoul, Korea.

Oct. 27th, 1893.

(omitted)

the following orders were read and approved: -

......

Dr. O. R. Avison $208.00

......

(omitted)

in obedience to the new by-law defining the duties and powers of the building committee mr. gifford, miss doty and dr. avison were elected by the station.

(omitted)

프랭크 F. 엘린우드(미국 북장로교회 총무)가
올리버 R. 에비슨(서울)에게 보낸 편지 (1893년 11월 3일)

1893년 11월 3일

친애하는 에비슨 박사님,

9월 20일자 귀하의 편지[75]를 받았으며, 나는 귀하를 긴 여행 동안 돌보아 주시고, 이후 낯선 땅에서 고된 시련을 견디게 하신 하나님의 섭리에 대해 박사 부부에게 서둘러 축하하는 바입니다. 나는 편지를 쓰고 있는 지금 귀하가 다시 평소의 건강 상태에 있게 된 것을 축하합니다. 하나님께서 귀하를 지키고, 귀하가 간 그곳 사람들에게 은총을 내리게 하시기를 기원합니다.

귀하는 이 편지가 도착하기 전에 귀하가 제중원의 책임을 맡았으면 하는 것이 선교본부의 희망이라는 것을 알았을 것입니다. 선교본부가 이런 결정을 내리게 된 모든 이유를 깊이 파고 들 필요는 없습니다. 우리는 귀하가 조선인 주사들의 확신을 얻고 잡는 데 성공할 것이고, 그들이 결국 병원 사업에서 의약품을 위한 충분한 자금을 대도록 관심을 이끌 수 있을 것이며, 점점 더 우리의 입장에서 충분히 가장 중요하게 될 영향력을 얻게 될 것이고 믿는다고 말하는 것으로 충분할 것입니다. 병원 설립 초기에 우리는 왕 및 신하들로부터 따뜻하고 가장 긍정적인 호의를 받았습니다. 우리는 그런 입장과 영향력을 상실한 것으로 보이지만, 한국에 거주하는 어떤 미국인, 그리고 특히 허드 씨는 우리가 그것을 다시 얻을 수 있다고 믿습니다. 물론 한국인, 그리고 특히 병원 같은 사업에 기여될 그런 것들을 자신의 이득을 위해 유용할 직책에 있는 사람들과 교제하는 데 상당한 인내가 요구될 것입니다. 그러나 뱀처럼 영리하고 비둘기처럼 순진한 것이 궁극적인 힘에게 접근하는 진정한 수단입니다.

우리는 제중원이 철저하고 성실하게 운영되어 외국인 혹은 한국인 쪽에 대한 비판의 기회가 없어지게 되기를 기원합니다. 그러나 일하는 사람들이 성실하고 우리 사업의 자선적인 품성을 가진다면 이러한 비난을 능가하고, 그들에게 깊은 인상을 심어 줄 것입니다.

물론 현재 귀하의 집이 어느 곳에 있는지, 얼마 동안 임대를 했는지 모릅니다.

---

75) Oliver R. Avison(Seoul), Letter to Frank F. Ellinwood (Sec., BFM, PCUSA), (Sept. 20th, 1893).

그러나 이미 발송한 선교본부의 지시에 의해 궁극적으로, 그리고 가능한 한 빨리 귀하가 제중원 근처의 어느 곳에 거주하는 것이 바람직하다는 것이 명백해 질 것입니다.

나는 토론토에서 귀하의 사업을 판단할 때, 스스로 의료 사업을 점진적으로 준비하고, 아마도 각지의 우리 선교지부에 배치할 수도 있는 그런 한국인 조수들과 병원에서 일을 하는 것이 귀하에게 적합할 것이라고 생각합니다. 분명히 귀하에게는 넓은 무대가 열려 있으며, 하나님께서 귀하에게 은총을 내리시기를 기원합니다. 당연히 선교부에는 귀하와 다른 견해가 있고, 때로는 특히 적응하는 과정에서 파생되는 정신적 긴장 하에서 마찰이 있을 수 있습니다. 그러나 형제들 중 평화를 추구하는 모든 사람들은 동료들은 진정으로 하나님의 은총을 빌 것입니다. 오랫동안 시리아 선교부에서 유지하고 있는 좌우명은 불화를 묵인하지 않겠다, 다른 말로 어느 누구도 분쟁에 참여하지 않고, 무슨 일이 일어나건 선교사들은 찬성하거나 혹은 찬성하지 않는 것에 동의해야 한다는 것입니다.76) 이런 방침은 모든 선교부에서 시도할 가치가 있습니다.

며칠 전 나는 광둥의 스완 박사로부터 유익한 편지를 받았으며,77) 우리의 모든 의료 선교사들에게 회람시키고 싶습니다. 그것은 정신적인 영향을 형성하는 데 있어 병원 사업에서의 기회를 정확하게 이용하는 것을 특별히 다루고 있습니다. 그것은 그가 관할하는 광둥 병원에서 목격했던 수많은 개종, 그리고 지금 추적하고 그들 집을 방문하는 방법을 언급하고 있습니다. 바꾸어 말하면 의료 사역에 의해 들어난 공감과 확신을 가진 모든 사람들을 계속 추적하고 가능하다면 그리스도를 믿게 하는 조직적인 노력을 언급하고 있습니다. 한국에서의 사업이 진척되어 보다 높은 단계에 이르게 되면, 이것이 매우 중요해 질 것입니다. 그 동안에 적지 않은 예에서 종교적 교육과 관련하여 존재할 수 있는 어떠한 제약에도 불구하고 죽어가는 어떤 환자에게 때맞춰 적절한 말을 하면 좋은 효과를 얻을 수 있습니다. 사실 영적인 관심 및 진정한 그리스도 같은 호의를 표시함으로써 모든 환자를 설복시킬 수 있습니다. 어느 곳에서나 사람의 마음은 호의에 영향 받기 쉽습니다. 제중원에서 알렌 박사가 의료 사업을 하던 초기에 자신이 죽어가고 있는 것을 알고 있던 불쌍한 여인이 그에게 예수에 대해, 그리고 예수를 통해 구원을 받는 방법에

---

76) 아마도 제중원 설립 초기에 있었던 알렌, 헤론 및 언더우드 사이의 불화를 염두에 두고 적은 것으로 보인다.

77) 존 M. 스완(John Myers Swan, 1860. 9. 11~1919. 11. 11)은 오하이오 주에서 태어나 1885년 헤론과 동기생으로 뉴욕대학교 의학부를 졸업했다. 그는 미국 북장로교회의 의료 선교사로 중국에 파송되었으며, 1910년 선교사직을 은퇴하고 전적으로 광저우 종합병원에서 진료를 담당하였다. 1914년 광저우에 힐크레스트 병원을 건립했으며, 1919년 6월 피츠버그에 있는 누이의 집을 방문했다가 자동차 사고로 사망하였다.

대해 이야기해 달라고 요청했지만 그는 한국말을 잘 하지 못해 그녀에게 예수에
대한 분명한 개념을 주지 못한 자신을 한탄한 편지를 쓴 적이 있습니다.

어떻게 그런 위대한 치유자의 정신을 이야기 할 것인가 하는 것이 생각하고
연구해야할 문제이며, 필요한 언어를 조기에 습득해야만 할 것입니다. 나의 친애하
는 에비슨 박사님, 이것에 관해 나는 당신이 해낼 것이라는 것을 믿어 의심치 않
습니다.

나는 박사님과 부인이 아이를 얻은 것을 축하드리며, 귀하의 가정이 건강하고
사업에 있어 행복하고 유용하기를 우리가 관심을 갖고 기도드릴 것입니다.

F. F. 엘린우드

Frank F. Ellinwood (Sec., BFM, PCUSA),
Letter to Oliver R. Avison (Seoul) (Nov. 3rd, 1893)

Nov. 3rd, 1893

My Dear Dr. Avison: -

Your letter of Sept. 20th. has been received and I hasten to congratulate you
and Mrs. Avison on the kind Providence that watched over you by the way in
your long voyages, and has brought you through a trying ordeal in a strange land
since that time, and I rejoice with you that at the time of writing you were all
again in usual health. May God preserve you and make you a blessing to those
among whom you go!

You will have learned ere this reaches you that it is the wish of the Board
that you shall take charge of the Hospital. It is not necessary to enter into all the
reasons which have led to this decision of the Board. It is enough to say that we
believe that you will be successful in winning and holding the confidence of the
Korean Officials, and will be able to create such an interest on their part that they
will supply if not at first certainly at last, all needful funds for medicines in the

hospital work, and that more and more they will put you in the way of gaining an influence which will be most valuable to our cause at large. In the early days of that Hospital we had the warmest and most positive sympathy of the King and all subordinate Officials. We seem to have lost that position and influence, but some of our American residence in Korea, and especially Mr. Hurd, have believed that it is possible to us to regain it. Of course there will be much to call on for bearance in dealing with Koreans, and especially men who are in a position to divert to their own selfish emolument whatever might otherwise be contributed toward a work like that of the Hospital, but to be as wise as a serpent and as harmless as a dove is the true way of access and the true means of ultimate power. We wish that the Hospital shall be so thoroughly and faithful conducted that there shall be no chance for criticisms on the part of foreign residents or of the native, but that the earnestness of workers and the benevolent character of our work shall be above reproach and shall make their deep impression.

I do not know, of course, in what locality your house at present occupied may be, nor how hong the lease has been taken for; but it will be manifest from (direction of the) the Board already transmitted that ultimately and as soon as may be, it will be desirable for you to be somewhere in the vicinity of the Hospital. I judge from your past work in Toronto that this Hospital work with native assistants who shall gradually prepare themselves for medical work, and perhaps be distributed in some of our country stations will be congenial to you. Certainly a wide field is open before you and we pray that God's blessing may be upon you. In the Mission you will find, of course, differences of opinion and sometimes, particularly under the nervous strain produced by the process of acclimation, there may be friction, but everyone who is a peace-seeker among his brethren is blessed indeed. The motto long held by our Syrian Mission, that differences will not be tolerated, in other words that no one will be a party to any strifes, and that whatever else may happen the missionaries are bound to agree, or also agree to disagree, - such a policy is worth trying in any and every Mission.

I had a good letter from Dr. Swan of Canton the other day, which I would be glad to pass around to all our medical missionaries. It deals particularly with the right use of opportunities in hospital practice for making spiritual impression. It speaks of numerous conversions which have been witnessed in the Canton

Hospital under his care, and of the means which are now taken to follow and go to their homes. In other words, an organized effort to keep track of and follow up, and if possible win to Christ all those who have had their sympathies and their convictions opened by medical service. As the work in Korea progresses and reaches a higher stage this will be a very important branch. There will meanwhile be cases, and not a few perhaps, where notwithstanding any restrictions which may be supposed to exist with regard to religious teaching, pro forms, a word in season may be said to some dying patient, and with good effect. In fact any patient may be won by expressions of spiritual interest and true Christ-like affection. The hearts of men are susceptible to sympathetic influence everywhere. I remember that in the early days of Dr. Allen's medical work in that Hospital he wrote me of a poor woman who knew that she was dying, and who begged him to tell her about Jesus and the way of salvation through Him, and he bemoaned his inability through lack of the language to give her any very clear idea of Christ. How to tell such a soul of the Great Physician should be a matter of thought and study, and such language as might be necessary should be early acquired, an this, my dear Brother Avison I have no doubt you will do.

I congratulate you and Mrs. Avison on the birth of your child, and assure you of our prayerful interest in the preserved health of your household, as well as of your happiness and usefulness in your work.

Your very sincerely
F. F. Ellinwood

프랭크 F. 엘린우드(미국 북장로교회 총무)가
휴 M. 브라운 부부(부산)에게 보낸 편지 (1893년 11월 3일)

1893년 11월 3일

친애하는 브라운 박사 부부께,

(중략)

우리는 에비슨 박사 부부가 아이들과 함께 서울로 갔다고 알게 되었으며, 선교 본부는 에비슨 박사가 병원의 책임을 맡도록 지시했습니다.[78] 나는 얼마 동안 [의사가] 없었기에 정확하게 업무를 다시 할 수 있게 될 때까지 다소의 어려움이 있을 것으로 느낍니다.

안녕히 계세요.
F. F. 엘린우드

추신. 서울에 도착한 이후 보낸 편지에서 에비슨 박사는 두 분, 그리고 베어드 씨 부부에게 어려움에 처해 있었던 그와 가족을 친절하게 접대해 준 것에 대한 따뜻한 감사를 표시하였습니다. 나는 귀하의 친절에 대한 그의 따뜻한 감사가 귀하께 보상을 가져다 줄 것이라고 확신합니다. 그들은 서울에 도착한 이후 가족들이 다소 병에 시달렸지만 최근에는 건강한 상태에 있습니다.

---

78) Minute in re. Dr. Avison reconsidered. *Minutes, 1837~1919 (PCUSA)* (Oct. 16th, 1893).

Frank F. Ellinwood (Sec., BFM, PCUSA),
Letter to Dr. and Mrs. Hugh M. Brown (Fusan) (Nov. 3rd, 1893)

Nov. 3rd, 1893.

My dear Dr. and Mrs. Brown: -

(Omitted)

We have learned that Dr. and Mrs. Avison, with their children, have gone on to Seoul, and the Board has directed that Dr. Avison be pleased in charge of the Hospital. I feel, after an absence of sometime that it is a little difficult to get an accurate hold upon the work again.

Your very sincerely,

F. F. Ellinwood

P. S. A letter from Dr. Avison, since his arrival in Seoul, expresses in the warmest terms his gratitude to you both and to Mr. and Mrs. Baird for the kind reception given to him and his family in their trying circumstances. I am sure that his warm appreciation of you kindness brings to you its reward. They have had some sickness in the family since arriving in Seoul but were well at the last accounts.

휴 M. 브라운

휴 M. 브라운(Hugh MacDermid Brown, 1866. 12. 27~1896. 1. 5)은 북장로교회에서 윌리엄 M. 베어드에 이어 두 번째로 부산지부로 파송한 의료 선교사이다. 그는 캐나다 온타리오 주 에스퀘싱(Esquesing)에서 태어나 1891년 미시건 대학교 의학부를 졸업하였다. 졸업 직후인 1891년 7월 6일 선교사로 임명되었고, 10월 1일 동기생 패니와 결혼 한 후 12월 7일 제물포에 도착하여 1892년 10월 부산으로 파송되었다. 그는 자기 집에 작은 시약소를 설치해 의료 활동을 시작하였으며, 고학윤(세브란스 병원의학교 제3회 졸업생 고명우의 부친)이 잠시 조수로 일하였다. 그는 1893년 폐렴에 이어 결핵에 걸려 건강이 악화되자 1894년 2월 귀국하여 캘리포니아 주의 리버데일에서 요양을 하였다. 요양 중인 1895년 3월 18일 선교사직을 사임한 그는 병세에 차도가 없자 결국 뉴욕 댄스빌의 잭슨 요양소(Jackson Sanitarium)로 옮겼다가 1896년 1월 5일 사망하였다.

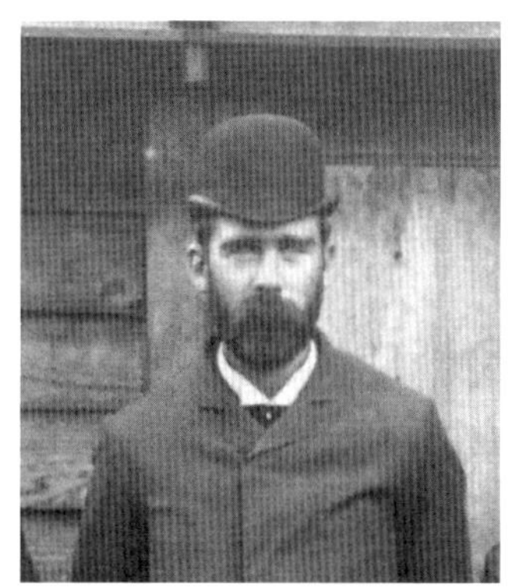

그림 4-17. 휴 M. 브라운.

회의록, 한국 선교부 서울지부 (미국 북장로교회) 1891~1921
(1893년 11월 9일)

한국 서울
1893년 11월 9일

서울지부의 특별 회의가 밀러 씨 사택에서 개최되었다.

의장이 성경을 봉독했고 에비슨 박사가 기도를 드렸다. 선교본부가 빈튼 박사에게 보낸 9월 23일자 편지가 부분 낭독되었다.

(중략)

Minutes, Seoul Station, Korea, 1891~1921 (PCUSA) (Nov. 9th, 1893)

Seoul, Korea.
Nov. 9th, 1893.

A special meeting of the Seoul Station was held at the house of Mr. Miller.

The Chairman read Scripture and Dr. Avison offered prayer. A Board letter to Dr. Vinton of date September 23rd, was read in part.

(Omitted)

프랭크 F. 엘린우드(미국 북장로교회 총무)가
한국 선교부로 보낸 편지 (1893년 11월 9일)

한국 선교부 귀중

친애하는 형제들,

　11월 6일 열린 선교본부 회의에서 1893년 7월 11일자로 8명의 선교사가 서명한 귀 선교부의 정식 요청이 안건으로 제출되었으며, 다음과 같이 결정되었습니다.[79]

　한국 선교부는 현 회계연도의 의료 예산으로 청구한 500달러가 300달러로 삭감되었으며, 7월 11일 열린 회의에서 의료 예산이 절실하게 요구되는 점에 비추어 삭감된 액수인 200달러가 원상 복구되어야 한다고 요청했음에 주목하여 150달러의 특별 지원금을 승인하기로 의결하였다.

　우리의 제한된 예산 때문에 이루어진 모든 삭감을 복구시키는 관례는 좋은 것이 아니지만, 여름 계절 동안 우리 선교사들의 건강을 돌보기 위해 감리교회 선교본부의 의사의 진료를 받는 데 예외적인 약간의 경비가 발생했다는 점에 비추어 위의 예산이 배정되었습니다. 한 가지 사실은 분명한데, 선교본부는 선교사들의 건강을 위해 필요한 준비가 되어 있다는 점입니다. 우리는 부산의 브라운 박사가 발병했다는 것을 알고 유감스러웠지만 선교부 사람들의 건강이 좋은 상태로 유지되기 위해 다른 선교본부의 의사 및 우리 의료 선교사의 도움을 받았습니다.
　선교본부의 위의 결정을 알리기 위해 짧게 썼습니다.
　안부를 전합니다.

　F. F. 엘린우드

---

79) Grant of $150 to Korea Mission for Medical Expenses. *Minutes, 1837~1919 (PCUSA)* (Nov. 6th, 1893).

To the Korea Mission.

Dear Brethren: -

At the meeting of the Board held Nov. 6th the request the Mission in regular form, dated July 11th, 1893, and signed eight missionaries, was presented and the following minute was adopted:

The Korea Mission having called attention to the fact that an estimate of $500 presented for this current year for medical expenditures had been cut down in the appropriations to $300 and having asked at a meeting held July 11th that in view of heavy demands upon its medical fund, the $200 reduction should be restored, it was resolved that a special grant of $150 be allowed.

Although the rule of restoring all reductions made under the necessities of our limited appropriation would be a bad ___ yet in view of the fact that some unusual expenses were incur_______ employing the services of a physician of the Methodist Board in looking after some of our missionaries during the summer, ____ appropriation is made. One thing is certain, the Board is ready to make all necessary provision for the health of the missionaries and in so doing to employ physicians of other Boards or of the community of our own missionary physician _______ on the _round ____ _____ the health of the Mission is as good as it is, though we been sorry to learn of the illness of Dr. Brown at Fusan.

I write briefly in order to communicate the above action of Board.

With very kind regards,

Yours very sincerely
F. F. Ellinwood

호러스 N. 알렌(미국 공사관, 서울)이 프랭크 F. 엘린우드
(미국 북장로교회 총무)에게 보낸 편지 (1893년 11월 11일)

미국 공사관

서울, 한국

1893년 11월 11일 (12월 18일 접수)

친애하는 엘린우드 박사님,

지난 편지에서 저는 선교본부가 제중원을 포기할지 몰라 두렵다고 한 바 있습니다.[80] 이제 저는 언더우드의 설득으로 그들이 제중원을 유지하기로 했다는 기쁜 말씀을 드립니다. 이제 저는 에비슨 박사가 아주 만족스럽게 일을 하고 있으며, 병원 업무를 적절하게 수행하는 데 그가 요청하는 모든 것을 돕겠다고 병원의 주사들이 저에게 약속했다는 말씀을 드릴 수 있어 무척 기쁩니다. 박사님이 드디어 최고의 적임자를 갖게 되었고, 병원 사업이 (실패하지 않고) 성공적으로 이루어지게 되어 저는 얼마나 기쁜지 모르겠습니다.

(중략)

---

80) Horace N. Allen (U. S. Legation, Seoul), Letter to Frank F. Ellinwood (Sec., BFM, PCUSA) (Oct. 26th, 1893).

Horace N. Allen (U. S. Legation, Seoul),
Letter to Frank F. Ellinwood (Sec., BFM, PCUSA) (Nov. 11th, 1893)

United States Legation
Seoul, Korea

Nov. 11, 93 (Dec. 18)

Dear Dr. Ellinwood,

In my last letter I wrote you that I feared the mission would drop the Govn't Hospital. Now I am glad to say that thanks to Dr. Underwood, they were persuaded to keep it. Now I am happy to be able to tell you that Dr. Avison gives excellent satisfaction and the Hospital officials have promised me that he shall have all he asks for the proper conduct of the work, and I can't tell you how delighted I am that at last you have a No. 1 man, and that the work will be a success rather than a refused.

(Omitted)

올리버 R. 에비슨(서울)이
부모님께 쓴 편지 (1893년 11월 12일)[81]

한국에서 온 편지

장로교회 의료 선교사 올리버 에비슨 박사가 부모님께 쓴 편지의 발췌

서울, 1893년 11월 12일

어제 편지가 왔는데, 우리는 상당한 묶음의 편지를 받았습니다. …… 우리는 비록 일부가 넋두리를 담고 있더라도 그것들을 매우 즐기고 있습니다. 어쨌든 우리는 모든 세월이 밝을 것으로 기대하지 말아야 합니다. 아마 우리는 이전보다 심한 시련을 겪은 후에 더 좋아질 것입니다. 이 편지 묶음은 특히 시련으로 가득 차 있었습니다. 하지만 우리는 힘든 곳을 안전하게 건넜다는 것을 알게 되어 기쁩니다. 이전 편지에서 아시는 것처럼 우리는 고통에서 자유롭지 못했지만 제니는 통상적인 것처럼 건강하지는 않지만 현재 훨씬 나은 건강을 유지하고 있고, 일을 잘 할 수 있습니다. 그녀의 가장 큰 시련은 하인 문제입니다. 그녀는 4명의 하인을, 저는 어학 선생 외에 약 조제를 돕는 소년을 갖고 있는데, 그녀가 자유로운 시간을 갖게 되면 어학 선생을 가질 것입니다. 그러나 하인이 많은 것은 커다란 고통인데, 지속적으로 그들을 지켜봐야 하기 때문입니다. 우선 우리는 아직 그들에게 그들이 어떻게 일을 해야 하는지 정확하게 충분히 이야기할 수 없습니다. 그리고 그들의 생활 방식이 우리와 전적으로 다르기 때문에 우리 방식에 쉽게 적응할 수 없습니다. 그들은 다르게 생각하며, 따라서 우리가 원하는 결과를 얻을 수 없습니다. 그들은 계속 지켜봐야할 필요가 있는데 그렇지 않으면 그들은 (물건을) 훔칠 것입니다. 거의 모든 물품이 시건 장치로 보관되어 있고, 그것이 얼마나 문제가 있는 것인지 상상할 수 없을 것입니다. 그것은 창고 혹은 석탄 창고에 여러 번 가야하고 그렇게 많이 일이 중단되게 합니다. 요컨대 이곳은 하인 문제는 가장 괴로운 문제입니다. 우리는 그것이 토론토에서 생각합니다. 토요일 우리의 요리사가 갑자기 일을 중단했고, 그날 다른 하인도 그랬으며, 그래서 우리가 그 일을 해야만 했습니다. 하지만 이 문제를 그만 언급하려 하는데, 만일 제가 시시콜콜한 것까지 다 말

---

81) 이 편지는 다음의 신문에 실렸다. *The Almonte Gazette* (Jan. 12th, 1894), p. 7.

씀 드린다면 다른 문제를 다룰 여백이나 시간이 없을 것이기 때문입니다.

저는 아이들과 제가 계속 건강하며, 제니의 건강이 호전되었다고 보고할 수 있는 것에 감사드립니다. 제가 이야기한 것처럼, 토요일은 대단히 습한 달이었으며, 10월은 쾌적했고 이후 11월은 날씨가 좋습니다. 공기는 대단히 상쾌합니다. 상당히 추워지고 있는데, 밤에는 얼음이 얼기에 우리는 회기를 유지해야 합니다. 며칠 전 밤에는 눈이 내렸으며, 아직도 인근 산 정상에 내려 있습니다. 부모님은 도시가 산에 의해 둘러싸여 있다는 것을 알고 계십니다.

우리 선교부의 연례회의가 지난 달에 개최되어 저의 업무가 결정되었습니다. 저는 제중원의 책임을 맡도록 임명되었으며, 11월 1일부터 그곳에서 일을 시작하였습니다. 병원은 상당히 비참한 상태에 있어 제가 그것을 유용하게 재건하기 위해 많은 일을 할 것으로 예상된다는 점 외에 아직은 말씀드리지 않겠습니다. 병원은 위치가 좋으며 방이 많지만 비어있습니다. 단 한 명의 입원환자 뿐이었습니다. 나머지 환자들은 매일 단순히 치료 받으러 옵니다. 저는 조만간 이것을 변화시켜 많은 입원 환자를 갖게 되기를 희망합니다.

우리 집의 부지를 선택할 위원회가 임명되었고, 부지를 살 1,000달러와 집을 지을 2,500달러를 선교본부에 요청하였습니다. 우리는 고지대에 위치하며 집을 짓고 조만간 병원 건물을 짓기에 충분히 큰 부지를 선택하였습니다. 우리는 부지 구입을 시도하고 있지만, 소유자가 중국인이며 그래서 조속히 이사할 수 없습니다.

며칠 전 신임 의사인 어빈 박사 부부가 예기치 않게 도착하여 우리는 놀랐습니다. 그들은 젊은 부부이며, 훌륭한 사역을 할 것 같은 풍채를 갖고 있습니다. 우리는 뉴욕에서 임명되었다고 알고 있지만 그렇게 빨리 도착할지 몰랐습니다. 그는 한 동안 서울에 머물다가 평양이라 부르는 내륙의 큰 도시로 갈 것입니다.

의료 선교사 가정에 두 명의 아이가 태어났습니다. 그들은 모두 감리교회 소속입니다. 지난 여름 우리 아이 이외에 장로교회 소속의 선교사 가정에 4명의 아이가 태어났습니다. 그중 한 명은 생후 며칠 만에 사망했으며, 나머지는 캐나다에서의 아이들처럼 모두 건강합니다. 저는 우리 아이와 다른 두 명의 아이에게 며칠전에 예방접종을 했습니다. 모두 잘 되었습니다. 저는 아직 천연두 환자를 보지 못했는데, 날씨가 추워지면서 매우 흔하다고 듣고 있습니다. 한국인들은 아이들이 천연두에 걸릴 때까지는 수를 세지 않는다고 들었습니다. 많은 아이들이 천연두로 죽기에 이 불행을 안전하게 통과하기 전에 수를 셀 가치가 없다고 생각하고 있습니다.

Oliver R. Avison (Seoul), Letter to the Parents (Nov. 12th, 1893)

Letter from Korea.

Extracts from a Letter Written by Dr. Oliver Avison, Presbyterian Medical Missionary, to His Parents

Seoul, Nov. 12, 1893

...... The mail came in yesterday, and we got quite a batch of letters. ...... We enjoy them very much, even if some of them do contain tales of woe. After all we must not look for all our years to be bright. Perhaps we are better after a severe trial than we were before. This batch of letters was particularly full of trials. However, we are glad to know that the hard places were safely crossed. We have not been free from strain, as you will know from our previous letters; but Jennie is keeping much better now, and is able to do a good deal, though not so strong yet as she usually is. Her greatest trial is in the matter of servants. She has four servants and I have my drug boy, besides my teacher; and as soon as she can get some freedom she will have a teacher too. But this multiplicity of servants is a great affliction, as there is such a constant necessity for watching them. In the first place we cannot yet talk enough to be able to tell them exactly how things are to be done. Then their mode of living is so entirely different to ours that they cannot easily accommodate themselves to our ways. They think differently, and therefore do not secure the results we desire. Then they need to be constantly watched or they will steal. Nearly everything is kept under lock and key, and you cannot imagine what a trouble that is. It arises so many interruptions and necessitates so many trips to the store room or the coalshed, or to this, that at the other room. Altogether the servant question here is a most trying one. We thought it was somewhat difficult in Toronto, but - but. On Saturday our cook suddenly stopped work, and another of the servant did the same during the day; so we had to turn in and do the work ourselves. _____, however, get off this subject, __ if I tried to tell you all about it there would be neither room nor time for anything else.

I am thankful to be able to report continued health for the children and myself and improvement in Jennie's health. As I said, September was a very wet month, but October was delightful, and thus far November is fine. The air is very bracing. It is getting quite cold, and at night ice forms, so that we have to keep on good fires. A few nights ago snow fell, and it still lies on the tips of the neighboring mountains. You know the city is entirely surrounded by mountains.

Well, the annual meeting of our mission was held last month, and so my fate has been decided upon. I have been appointed to take charge of the Government Hospital, and on the 1st of Nov., I began work there. I will not say much about it yet, except that it is in a most deplorable state, and I expect to have my hands full in restoring it to a position of usefulness. It is well located and contains abundance of room, but it is empty. There is one inpatient only. The rest of the patients simply come from day to day to be treated. I hope in time to change this and have plenty of inpatients.

A committee was appointed to select a site for our house and a request sent to the Board for $1,000 to buy a site and $2,500 to build a house. We selected a site in the centre of the city on high ground, large enough to build a house on and also hospital buildings in the near future, it is hoped. We are trying to purchase the ground, but the owner is in China, and so we cannot move very quickly.

We were surprised a few days ago by the unexpected arrival of a new doctor and his wife, Dr. Irvin. They are a young couple, and have the appearance of being likely to do good work. We know an appointment had been made in New York, but had no idea he would arrive so soon. He will remain in Seoul for a time and afterwards go into the interior to a large city named Ping An.

Two new babies arrived in the missionary families of doctors. They were both Methodists. Last summer, besides ours, four babies were born amongst the Presbyterians. One of them died when it was a few days old, the others are all fine large babies - just as healthy as any in Canada. I vaccinated my baby and two others a few days ago. All have taken well. I have been no smallpox patients yet, but as cold weather comes on I am told it gets very common. The Koreans do not count their children in until they have had smallpox, I am told. So many die of it that they think it not worth while to count any except those who have safely passed through this scourge.

18931117

올리버 R. 에비슨(서울)이
부모님께 쓴 편지 (1893년 11월 17일)[82]

1893년 11월 17일

하루가 얼마나 빨리 지나가는지요! 우리는 많은 할 일이 있어 하루가 너무 짧습니다. 오늘 우리는 우편이 일요일에 나갈 예정이라는 것을 알게 되었고, 그래서 우리는 편지를 급히 써야 합니다. 우리는 모든 것을 열지 못했고 배치하지도 못하였습니다. 그러나 조금씩 정돈될 것으로 기대하고 있습니다. 우리의 하인은 모두 일하러 돌아 왔으며, 우리는 모든 인력을 갖고 있고 가사는 이전보다 더 원활하게 유지되고 있습니다.

병원 일은 다소의 개선 전망과 함께 발전하고 있습니다. 오늘 오후 저는 20명의 환자를 진료하였습니다. 현제 저는 한 명이 아닌 두 명의 입원 환자를 갖고 있습니다. 저는 며칠 내로 외아문 독판이 방문할 것으로 예상하고 있으며, 우리는 제가 병원 업무를 증진시킬 수 있는 약간의 변화가 있을 것으로 기대하고 있습니다. 저는 부모님께서 이 편지를 받으실 때가 성탄절 근처 일 것이라고 생각합니다. 이번 성탄절을 우리에게 이전의 어떤 것과 다른 것이 될 것이며, 저는 부모님이 그 때 우리 아이들이 만들 통상적인 흥분이 없어 아쉬우실 것으로 생각합니다. 그러나 우리는 모두가 탄신을 축하하는 동일한 구세주를 생각할 것이며, 그의 명령을 수행하려는 우리의 바람 때문에 떨어지게 된 것을 생각하며 환호할 것입니다. 우리는 우리가 잇는 곳, 우리가 본 것을 생각나게 하는 것으로 성탄절에 맞게 무엇인가 한국적인 것을 보내려 노력하고 있는 중입니다.

저는 부모님께서 서울에 떨어져 이 사람들과 그들의 독특한 생활 방식을 보실 수 있었으면 하고 바라고 있습니다. 종종 저는 도시를 지나갈수록, 제가 본 것에 대해 더욱 놀라게 됩니다. 그곳에는 문명과 야망, 선과 악, 이성과 미신이 묘하게 섞여 혼재되어 있습니다. 분명 어떤 이가 이곳에서 기대했던 고도의 문명이 있지만 지금은 단지 그 그림자만 남아 있습니다. 저의 선생은 대단히 지적이고 이곳에서 할 수 있는 최상의 교육을 받았으며 다정다감하여 전체적으로 훌륭한 인견을 가졌습니다만, 그는 자신의 손으로 일을 하려하지 않습니다. 그는 학자이자 양반이

---

82) 이 편지는 에비슨의 11월 12일자 편지에 첨부되어 있으며, 다음의 신문에 실렸다. *The Almonte Gazette* (Jan. 12th, 1894), p. 7.

며, 자신의 손일로 생계를 유재해야 한다면 언제나 불명예스러울 것입니다. 한국인들은 관습은 모든 사람들의 삶을 지배하기 때문에 그들은 관습에 반해 무엇을 하기 보다는 죽을 것입니다. 그리고 이러한 관습들은 변할 것 같이 않습니다. 한국인들은 항상 변화를 싫어하며, 앞을 내다보고 자신들의 상태를 개선하려 노력하는 대신 조상들을 따르려 애쓰고 있습니다. 그러나 드디어 변화의 시기가 도래하였고, 모든 변화 중에서 어떤 사람들은 고통을 받을 것입니다. 이 사람들의 가장 크고 깊게 뿌리박힌 편견은 그들의 조상을 숭배하는 것입니다. 그들은 모든 사람들이 세 영혼을 갖고 있는데, 그들이 죽으면 하나는 무덤으로, 하나는 신주라고 알려진 작은 위패(位牌), 그리고 하나는 영적 세계로 간다고 믿고 있습니다. 위패는 장남 혹은 다른 친척의 집에 보관되어 있으며, 그곳에서 위패속의 영혼에게 나날이 제사를 드리고 다양한 음식을 바칩니다. 매년 한 차례 친지들이 묘지로 가서 그곳에 있는 영혼에게 제사를 드립니다. 만일 이 제사가 성실하게 진행되지 않으면 그들은 이 영혼들이 화를 내어 자신들에게 악을 가져올 것이라고 믿고 있습니다. 그래서 이 조상 숭배의 원칙이 단단히 뿌리를 내렸고, 만일 어떤 사람이 그것을 포기하면 그는 이단자 및 자신의 나라에 대한 반역자로 취급되며, 그는 가정과 사회에서 내쫓깁니다. 이것이 기독교 정신을 고취시키는 데 커다란 장애물 중의 하나입니다. 현재 우리가 갖고 있는 하인 두 명은 기독교 신자임을 고백하고 있습니다. 그들 중 한 명은 그녀가 부자의 아내였는데, 그녀가 기독교 신자라는 이유로 그녀를 집에서 내쫓았습니다.

이곳은 견과가 풍부한 나라입니다. 환자 한 명이 저에게 큰 바구니의 밤을 가져다주었고, 우리는 그것을 대단히 좋아합니다. 우리는 그것은 뜨거운 재속에서 구우며, 그것들이 터져 열리면 우리는 뜨거울 때 밤을 먹습니다. 이 밤들은 가시가 많은 큰 껍데기 속에서 자랍니다. 그것을 본 후 나는 P. P. 로가 쓴 책의 제목인 "The Opening of a Chestnut Burr"의 의미를 더 잘 이해할 수 있습니다.[83] 우리가 샌프란시스코에서 물품을 주문할 때 우리는 성탄절 아이들을 위한 약간의 사탕, 책 및 장난감을 주문하였으며, 우리가 할 수 있는 대로 그들을 즐겁게 하려하고 있습니다. 우리는 매우 행복한 시간을 가지실 것이고, 부모님께서 우리를 생각하시면서 아이들이 받은 물건에 들떠 있는 것을 상상하시려 노력하시고, 우리가 하나님께서 열어 놓으신 행로를 걸으며 즐거워하고 기뻐하는 것에 대해 생각하시리라 믿습니다. 아이들은 부모님 모두에 대해 상당히 이야기하며, 모여 앉아 그들과 토

---

83) 에드워드 P. 로(Edward P. Roe, 1838. 3. 7~1888. 7. 19)는 미국의 소설가이며, 윌리엄스 대학과 어번 신학교를 졸업하고 1862년부터 목회 활동과 힘께 저작 활동을 벌였다. "밤송이 까기"는 1874년 발표한 작품이다.

론토에 대해 이야기하는 것 이상으로 그들을 즐겁게 하는 것은 없습니다. 그들은 그것 모두를 대단히 분명하게 기억하고 있습니다. 우리가 문명화되지 않은 땅에서 살아감으로서 너무도 풍부했던 기회들에서 떨어져 놓친 모든 것들을 우리가 채워 주는 데 하나님께서 도우소서! 그들은 매일 그들이 갈 학교를 갖고 싶어 합니다. 우리는 화물이 도착하는 급한 상황 때문에 한 동안 이것을 하지 못했지만, 우리는 이제 조속히 다시 시작할 것입니다. ......

우리는 먹을 것을 샌프란시스코에서 구했으며, 그래서 몇 달 동안 굶지 않을 것입니다. 우리가 양탄자를 팔지 않았던 것은 잘한 것이었습니다. 그것들은 대단히 편안하며, 우리는 두 배의 값을 주어도 훨씬 더 헐어빠진 것을 구할 수 없습니다. 우리는 많은 물건들을 구입했지만 아무 것도 과도하게 사지는 않았습니다. 저는 이곳에서 고국보다 훨씬 싼 값에 겉옷을 살 수 있습니다. 우리는 아이들을 위한 부츠와 신발을 보내야 합니다. ......

Oliver R. Avison (Seoul), Letter to the Parents (Nov. 17th, 1893)

Nov. 17, 1893

How the days pass by! We have so many things to do that the days are too short. We learned today that the mail will go out Sunday, so we must hurry up our letters. We haven't got everything opened up and to place yet, but little by little we hope to get straightened. Our servants all returned to work, and we have a full force on, and the house is running more smoothly than it did.

Hospital affairs are progressing with some prospect of improvement. This afternoon I treated 20 patients. I have now two inpatients instead of one. I expect the president of the foreign office to visit it in a few days, and we hope some changes will be made which will enable me to improve it.

I suppose when you get this letter it will be near Christmas. It will be a different Christmas to us from any former ones, and I suppose you will miss the usual stir which our children made at that time. You will doubtless think of us, and we of you, and we shall all be saddened by our absence from each other.

But we shall all think of the same Saviour whose birth we commemorate, and we shall be cheered by the reflection that the separation results from our desire to carry out His commands. We are making an effort to send you something Korean in time for Christmas as a reminder of where we are and what we see.

I wish you could just drop down in Seoul and take a peep at these people and their peculiar ways. The oftener I go through the city the more do I wonder at what I see. There is such a curious mixture of civilization and barbarism, of good and bad, of reason and superstition. Evidently a higher state of civilization one expected here, but only the shadow now remains. My teacher is a man of splendid intellect, well educated so far as can be here, of broad sentiment, and altogether a fine specimen of manhood; but he dare not work with his hands. He is a scholar and a gentleman, and he would be forever disgraced if he should earn his living by his handiwork. Koreans customs govern the lives of all the people to such an extent that they would rather die than do anything contrary to custom. And these customs are supposed not to change. Koreans have always disliked changes, and have endeavored to imitate their forefathers instead of looking ahead and around and trying to improve their condition. But the time has at last come to change, and, as in all changes, someone has to be hurt. The greatest and most deep-rooted prejudice in the minds of these people is their worship of their ancestors. They believe that every man has three souls, and when he dies, one goes to the grave, one goes into a small tablet, known as the ancestral tablet, and one goes to the spirit world. The tablet is kept at the home of the eldest sone or some other relative, and there the spirit in it is worshipped from day to day, and various kinds of food are offered to it. Once a year the friends go to the grave to worship the spirit that resides there. If this worship is not faithfully kept up they believe that these spirits will be angry and will bring evil upon them. So firmly rooted is this principle of ancestral worship that if anyone gives it up he is regarded as an infidel and a traitor to his country, and he is cast out from home and society. This is one of the great obstacles to the inculcation of christianity. Two of the servants we now have are professing christians. One of them says she was the wife of a rich man, who cast her off and drove her from her home because she became a christian.

This is a great country for nuts. One of my patients brought me a large basketful of chestnuts, and we like them very much. We roast them in hot ashes, and when they burst open we eat the nut while it is hot. These chestnuts grow inside large thorny capsules. After seeing them I can better understand the meaning of that title of one of E. P. Roe's books - "The Opening of a Chestnut Burr." When we ordered our goods from San Francisco we got some candies, books and toys for the children for Christmas, and we are going to make it as pleasant for them as we can. We hope you will have a very happy time, and that as you think of us you will try to imagine the children in glee over their things, and of us as being happy in their joy and glad to be walking in the path which God has opened up for us. The children talk a great deal about you both, and nothing delights them more than for us to sit down and talk with them about Toronto. They remember it all very distinctly. May God help us to make up to them all they miss by living in an uncivilized land, away from the opportunities which were so abundant. They want us to have school for them every day. We haven't been able to do this for some time owing to the hurry cased by the coming of our goods, but we will begin again soon now. .....

We got our eatables from San Francisco, and so will not starve for some months. It is a good thing we did not sell our carpets. They are a great comfort, and we could not have got much poorer ones for twice the money. We bought a lot of stuff, but none too much. I can get my clothing that is outer clothing, here for much less money that at home. We shall have to send for boots and shoes for the children." ......

수전 A. 도티(기록 간사, 서울지부)가 프랭크 F. 엘린우드
(미국 북장로교회 총무)에게 보낸 편지 (1893년 11월 17일)

한국 서울
1893년 11월 17일 (12월 23일 접수)

친애하는 엘린우드 박사님,

에비슨 박사는 아시는 것처럼 임대한 집에서 살고 있습니다.

현재 이곳 한국은 일반적인 겨울철보다는 따뜻한 편이지만, 우리는 에비슨 박사의 가족들이 추운 겨울을 이 임대한 집에서 보내기를 원하지는 않을 것으로 믿습니다.

의료 사업과 에비슨 박사 가족의 집에 적당한 곳을 찾기 위한 위원회가 임명되었습니다.84) 이 두 건은 서로 관련이 있으며, 지금쯤은 박사님께서 이 문제에 대해 고려하실 수 있을 것이고, 에비슨 박사도 이 문제에 대해 생각할 을 것이기에 저는 에비슨 박사가 무엇을 원하고 확보하고 싶어 하는지 선교부와 선교본부가 알 수 있을 것이라고 생각합니다.

수전 A. 도티

Susan A. Doty (Recording Secretary, Seoul Station),
Letter to Frank F. Ellinwood (Sec., BFM, PCUSA) (Nov. 17th, 1893)

Seoul, Korea,
Nov. 17th, 1893

Dear Dr. Ellinwood: -

Dr. Avison is, as you know, living in a rented house.

---

84) 이 위원회는 다음의 보고서를 제출했다. 올리버 R. 에비슨 박사의 주택 및 병원 용도의 부지 선택을 위한 특별 위원회 보고서 (1893년 10월).

It is far more comfortable for mild weather than for our Korean Winter's and we trust they may not find it necessary to occupy it another Winter.

A Com. was appointed to look out a site suitable for medical work and for a house for Dr. Avison and his family; the two to be conveniently established to each other; by the time you may be able to consider this question the Dr. will be getting a little in sight into things, and I trust be the Mission and the Board may be able to know what they wish and to secure it.

Very Sincerely
Susan A. Doty

수전 A. 도티

수전 A. 도티(Susan A. Doty, 1861. 2. 8~1931. 3. 31)는 일리노이 주에서 태어났으며, 1888년 8월 선교사로 임명되어 한국에서 활동 중이던 메리 E. 헤이든의 권유로 1889년 11월 4일 미국 북장로교회의 선교사로 임명되어 1890년 1월 25일 새뮤얼 A. 마펫과 함께 내한하였다. 그녀는 헤이든에 이어 정동 여학당의 제3대 책임자로 13년 동안 활동했으며, 1904년 7월 6일 프레더릭 S. 밀러와 결혼한 후 청주로 옮겨 충청도 지방에서 활동하였다. 그녀는 1931년 3월 31일 사망하였다.

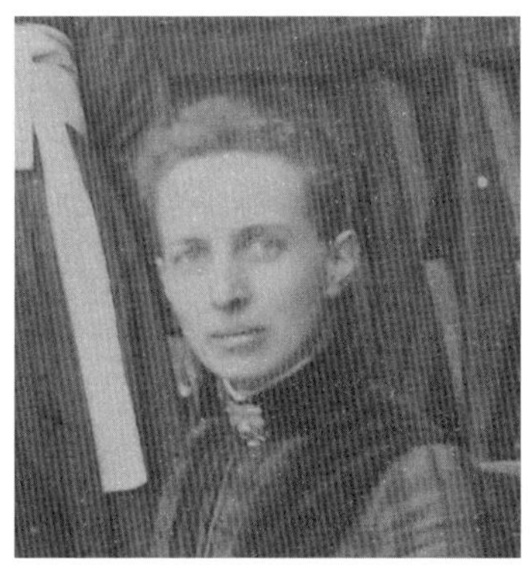

그림 4-18. 수전 A. 도티.

대니얼 L. 기포드(서울)가 프랭크 F. 엘린우드
(미국 북장로교회 총무)에게 보낸 편지 (1893년 11월 18일)

한국 서울
1893년 11월 18일

친애하는 엘린우드 박사님,

며칠 전 박사님의 친절한 9월 23일자 편지를 받았습니다.[85] 저는 박사님의 건강이 회복되어 매우 기쁩니다. 박사님은 이미 *Truth* 10월호에 게재된 언더우드 박사의 편지를 읽으셨을 겁니다.

우리의 연례회의는 지난달에 열렸습니다. 회의 막판에 선교 지침서의 해석을 두고 일어난 한 사건을 제외하고는 모든 것이 가장 즐겁고 만족스럽게 진행되었습니다.

언어 학습의 기회를 위해 빈튼 박사는 에비슨 박사에게 넘겨진 제중원의 책임을 포함해 일의 대부분이 경감되었습니다. 학습할 시간이 많은데 빈튼 박사가 언어를 습득하지 못할 이유가 없다고 생각합니다.

(중략)

어린 여자아이들 중에서 병이 빈발할 뿐 아니라 이곳의 감리교회 여학교에서와 같은 그런 조합이 성공한 것을 판단해 볼 때 신임 여의사는 도시 건너편에 있는 여학교로 가야할 필요가 있는 것 같습니다. 의료 사업의 확장은 서울의 남동쪽에서 시작할 새로운 중심에서 이루어지는 여성 사업의 효율성을 크게 증진시킬 것입니다.

여성들의 자문을 받아 이 문제를 연구하는 위원회는 여학교 건물을 위해 당초 요청했던 4,500달러 외에 850달러가 필요하다고 납득했습니다. 교사 숙소 및 부지 등이 필요할 것입니다.

에비슨 박사 및 딸린 많은 식구들은 새로 지은 집을 갖게 될 것입니다. 리 씨 역시 그의 부인, 장모 및 본인을 위해 평양에 집이 필요합니다.

(중략)

---

85) Frank F. Ellinwood (Sec., BFM, PCUSA), Letter to Daniel L. Gifford (Seoul) (Sept. 23rd, 1893).

Daniel L. Gifford (Seoul),
Letter to Frank F. Ellinwood (Sec., BFM, PCUSA) (Nov. 18th, 1893)

Seoul, Korea,
Nov. 18, 1893

Dear Dr. Ellinwood:

Your kind letter of Sept. 23d was received a few days since. I was very glad that your health was restored. You have doubtless read ere this Dr. Underwood's letter in the Oct. number of "Truth".

Our Annual Meeting took place last month. With the exception of one episode towards the close, arising our on interpretation of the Manual, everything passed off most pleasantly & satisfactory.

In order to give his a better chance at the language, Dr. Vinton was relieved of a large part of his work, including the charge of the Government Hospital, which was given to Dr. Avison. With time enough to study I see no reason why Dr. Vinton should not get the language.

(Omitted)

A new lady doctor seems needed to go with the Girls School across the city, not alone on account of the frequent illness among the little girls, but judging from the success of such a combination made as the M. E. Girls School here, the addition of medical work will greatly increase the efficiency of the Women's work done at the new center to be opened on the S. E. side of the city.

The Committee which looked into the matter in consultation with the ladies were satisfied that $850.00 in addition to the $4,500.00 originally asked for the Girls' School building. Teachers' House, & land, would be needed.

Dr. Avison with his numerous family will have to have a house built for him. Mr. Lee too will need a house in Pyeng Yang for his wife, his mother-in-law, & himself.

(Omitted)

대니얼 L. 기포드

대니얼 L. 기포드(Daniel L. Gifford, 1861. 1. 9~1900. 4. 10)는 일리노이 주에서 태어났으며, 1884년 애머스트 대학을 졸업하고 1년 동안 사업에 종사한 후 1888년 매코믹 신학교를 졸업하였다. 그는 1888년 2월 21일 한국 선교사로 임명받아 내한하였으며, 목회자, 한국학 연구자 및 교육자로 활동하였다. 그는 1890년 4월 24일 정동 여학당의 2대 책임자로 활동하고 있던 메리 E. 헤이든과 결혼하였다. 그는 1892년부터 *The Korea Repository*에 한국과 관련된 글을 다수 기고하였고, 육영공원의 교사로 잠시 활동하였다. 그는 1896년 건강 악화로 안식년을 가졌다가 1898년 가을 복귀하여 경기 지방을 순회하며 설교하던 중 1900년 4월 10일 사망하였다. 그 충격으로 아내 헤이든이 5월 5일에 사망하였다.

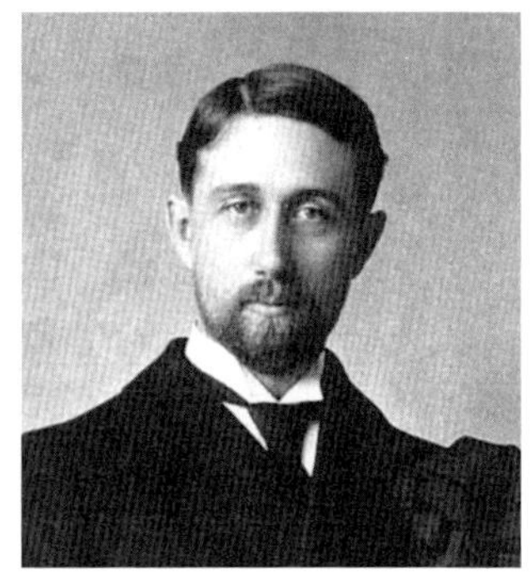

그림 4-19. 대니얼 L. 기포드.

새뮤얼 F. 무어(서울)가 프랭크 F. 엘린우드
(미국 북장로교회 총무)에게 보낸 편지 (1893년 11월 28일)

한국 서울
1893년 11월 28일

친애하는 엘린우드 박사님,

우리는 선교지부 회의에서 다시 한 번 박사님의 목소리를 다시 듣게 되어 매우 기뻤습니다. 물론 박사님께서는 이 편지가 도착하기 오래 전에 제중원과 관련된 선교본부의 방침이 실행되었다는 것을 아셨을 것입니다. 에비슨 박사는 조선 정부로부터 100여 달러를 받았다고 보고했으며, 환자들은 하인에게 돈을 지불하지 않는다는 것을 알리는 벽보가 눈에 잘 띄는 곳에 게시되었습니다. 환자로부터 돈을 받은 것으로 밝혀진 하인들은 모두 즉시 퇴출될 것입니다. 이 조치는 그곳에서의 사업을 크게 도울 것입니다.

우리는 도착한 신임 의사를 매우 좋아합니다.[86] 그는 일이 많은 제중원에서 에비슨 박사를 돕고 있습니다. 에비슨 박사는 하인들을 다루는 데 큰 어려움을 겪고 있습니다. 에비슨 박사의 부인은 도착한 이래 거의 누워있었으며, 밤낮 4명의 아이를 돌봐야 하는 것은 에비슨 박사의 몫이 되었습니다. 마펫 씨는 겨울을 나기 위해 북쪽으로 갔습니다.[87] 언더우드 가족은 수리가 끝난 것은 아니지만 드디어 자신들의 집에 머물고 있습니다.

(중략)

---

86) 1893년 10월에 내한한 찰스 H. 어빈(Charles H. Irvin)을 말한다.
87) 마펫은 1893년 11월 15일 평양으로 떠났다. Samuel A. Moffett (Seoul), Letter to Frank F. Ellinwood (Sec., BFM, PCUSA) (Nov. 14th, 1893).

Samuel F. Moore (Seoul),
Letter to Frank F. Ellinwood (Sec., BFM, PCUSA) (Nov. 28th, 1893)

Seoul, Korea

Nov. 28, 93

Dear Dr. Ellinwood:

We were very glad to hear your voice once more in our station meeting. Of course you will know long ere this reaches you that the policy of the Board with regard to the Hospital was carried out. Dr. Av. reports a hundred & some add dollars rec'd from the Korean Gov't, and signs have been conspicuously posted notifying the sick that they are to pay no money to servants. All servants found to have rec'd money from a patients are to be at once discharged. This will be a great help in the work there.

We like our new Dr. very well - He has been helping Dr. Av. at the hospital where there is a deal of work they say. Dr. Av. has been having much difficulty with servants. Mrs. Av. has been in bed the larger part of the time since they come & the care of four children day & night is seeing him up. Mr. Moffett has gone to the north for the winter. The Underwoods are in their house at last tho' repairs are not yet ended.

(Omitted)

18931205

휴 M. 브라운(부산)이 프랭크 F. 엘린우드
(미국 북장로교회 총무)에게 보낸 편지 (1893년 12월 5일)

한국 부산
1893년 12월 5일

F. F. 엘린우드 목사
5가(街) 53
뉴욕 시

친애하는 엘린우드 박사님,

　박사님의 11월 3일자 편지가 방금 도착했으며, 저는 블라디보스토크에서 돌아온 이래 저의 건강의 지속적으로 회복되고 있으며, 그래서 연례 회의에 참석하기 위해 서울에 있을 때 저의 외모나 실제 상태가 뚜렷하게 회복된 것에 대해 에비슨 박사가 상당히 놀랐다는 것을 박사님께 알려드리기 위해 서둘러 답장을 하고 있습니다.

(중략)

Hugh M. Brown (Fusan),
Letter to Frank F. Ellinwood (Sec., BFM, PCUSA) (Dec. 5th, 1893)

Fusan, Korea,
Dec. 5, (18)93

Rev. F. F. Ellinwood,
53 Fifth Avenue
New York City

Dear Dr. Ellinwood:

Your kind letter of Nov. 3rd has just reached us and I hasten to reply in order to assure you of the fact that my health has been steadily improving ever since my return from Vladivostock so much so that when in Seoul attending the Annual Meeting Dr. Avison was much surprised at the marked improvement both in appearance and actual condition.

(Omitted)

올리버 R. 에비슨, 대륙을 가로질러.
The Rideau Record (1893년 12월 7일), 6~7쪽

대륙을 가로질러

에비슨 박사의 흥미로운 편지
극동지방으로의 여행담.

리도 레코드의 편집인 귀중:

안녕하십니까,

　약속에 따라 저는 귀하께 대륙과 넓은 태평양을 가로질러 이 작은, 그러나 거의 알려져 있지 않은 한국으로의 우리들의 여행담을 보냅니다. 이렇게 함으로서 우리에게 해주었던 것처럼 독자들께 흥미를 줄 수 있다면 저는 기쁠 것입니다. 그러나 풍경의 장엄함과 다른 나라의 특성은 개인적으로 그것들과 접촉함으로써만 우리에게 전체적인 인상을 주기 때문에 너무 많은 것을 기대하지 마십시오.

　우리의 작은 아들 윌버가 대단히 아팠고, 많은 사람들은 그 애가 살아 여행을 할 수 있을까 다소 의심을 하고 있었기에 우리의 토론토 친구들은 걱정하며 우리에게 작별 인사를 하였습니다. 그 분들께 나는 우리가 장도에 오르자마자 그 아이는 회복되기 시작했고, 이후 건강하고 튼튼하다는 것을 기쁘게 말씀드립니다.

　토론토를 떠난 후 우리는 스미스 폴스까지 평범한 여행을 했으며, 너무나도 잘 알려진 노선이어서 특별한 설명이 필요 없을 것입니다.

　우리는 스미스 풀스에 3주일 동안 머물렀는데, 우리가 이전에 친했고 기꺼이 다시 한 번 악수를 할 많은 친구들을 만나기에 너무 짧았습니다. 그러나 세월은 기다리지 않으며, 철도와 증기선도 마찬가지여서 5월 16일 우리는 캐나다 태평양 철도를 타고 서쪽으로 출발하였습니다. 날씨는 좋지 않아 큰 비가 내렸지만, 그렇게 오랫동안 사랑했던 친구들, 그중에는 벌써 나이가 들어 우리가 돌아오기 전에 이 세상을 떠날 것 같은 친구들에게 작별 인사를 하는 것이 힘든 일이라는 것을 알았기에 우리의 기분과 부합되는 것이었습니다.

　다행히도 우리는 할부로 여행을 하게 되었으며, 지금 스미스 폴스에서 매니토

바 주 와와네사까지의 두 번째 여행을 하고 있었습니다.

작은 아이들과 함께 가족 여행을 떠나는 것은 쉬운 것이라고 예상할 수 없지만 침대칸이 주는 훌륭한 시설, 그리고 식당칸이 딸려 있음으로 해서 어려움이 상당히 제거됩니다. 침대칸에는 작은 아이들이 있는 여러 가족이 있는데, 그들은 곧 서로 친해졌고 대단히 활발하게 놀았는데 모든 외로움을 떨쳐 버리고 하루 종일 착한 사환이 물건들 정돈에 바쁘게 만들었다. 이 모든 것이 그들을 밤에 쉬게 하려는 준비였고, 그래서 우리는 모두 평화롭게 잠들고, 그래서 여행의 피곤함을 대부분 피할 수 있었습니다.

첫 날 밤에는 아무런 사건이 일어나지 않았으며, 우리는 다음 날 오전 노스베이에 도착하였습니다. 이곳에서 우리는 토론토에서 온 기차와 연결되었으며, 토론토 쿡 교회의 패터슨 목사,[88] 그리고 토론토의 W. A. 라이__ 씨가 합류하여 우리 일행은 많아졌는데, 그들의 상냥하고 훌륭한 해학은 우리에게 즐거움을 더 해 주었습니다. 비가 하루 종일 꾸준하게 내렸지만 니시핑 호수 서쪽에 놓여 있는 단조로운 지방 풍경을 지나면서 덜 중요하게 느껴졌습니다.

저녁이 가까워지면서 날씨는 개었습니다. 다음날 아침 ____ 호수 근처로 가면서 우리는 저지대가 물에 침수되어 있는 것을 보았는데, 지난 주의 큰 비 때문이었으며, 얼마 되지 않아 우리는 철로 자체가 물에 잠겨 있는 곳에 도달하였습니다. 이곳은 안전한 곳으로 생각할 수 없기 때문에 기차는 이 위를 천천히 통과했으며, 철로의 자갈은 매듭에서 유실되었습니다. 우리는 반대편에 도착했을 때 좀 더 자유롭게 숨을 쉬었지만 좀 더 가자 훨씬 더 상황이 좋지 않은 유사한 장소에 도달하였습니다. 기차가 통과하면서 철로는 물로 덮일 때까지 가라앉았으며, 기차가 지나갔을 때 우리가 뒤를 보자 그것은 다시 표면으로 튀어 오르는 것을 볼 수 있었습니다. 이곳에서 우리는 26 인치의 깊이까지 물속을 통과하였습니다. 며칠 전 이곳은 상당히 좋지 않은 상태에 있었기에 이틀 동안 기차가 통과할 수 없었고 그래서 승객들이 그곳에서 지연되었는데, 그들 중에는 밴 혼 사장이 포함되어 있었습니다.[89] 잭 피시와 슈라이버 사이에서 우리는 화물 기차의 잔해를 통과했는데, 며

---

88) 윌리엄 패터슨(William Patterson, 1854. 12. 3~1921년 이후).

89) 윌리엄 코넬리우스 밴 혼 경(Sir William Cornelius Van Horne, 1843. 2. 3~1915. 9. 11)은 14살에 미국 일리노이 주의 철도회사에서 전신원으로 일을 시작했으며, 1880년 밀워키 노선의 총책임자가 되었다. 그는 1882년 캐나다 태평양 철도의 총지배인으로 임명되었으며 훌륭한 경영 능력으로 초원의 철도 건설을 증진시켜 1883년 8월 위니펙과 캘거리 사이의 구간을 완성하였다. 밴 혼의 추진력과 결정이 몬트리올과 무디 항 사이의 주철로를 빠르게 완성하였다. 1888년 캐나다 태평양 철도의 사장이 된 그는 철도를 운송과 통신 계촌으로 발전시켜 전신과 함께 1891년에는 밴쿠버와 홍통 사이를 운항하는 급행 증기선을 취항하는 등 회사의 발전에 크게 공헌하였다. 그는 1894년 작위를 받았으며, 그가 사망하자 캐나다 태평양 철도는 그를 기리기 위해 하루 동안 운행을 중단하기도 했다.

칠 전 60 피트 높이의 둑을 넘어가 토목기사가 사망하였습니다.

잭 피시 주변의 풍경은 이전 지역보다 상당히 아름다웠습니다. 길은 슈퍼리어 호가 내려다보이는 언덕까지 불안정한 경사 주위로 감아 돌았으며, 이곳에서 몇 마일을 굽었다가 단지 수 백 야드 정도만 직선이었습니다.

슈라이버는 분기점이며, 우리는 기차에서 나와 고언(古言)처럼 신선한 공기를 들여 마시고 우리의 다리를 쭉 폈습니다. 마을은 후방으로 호수와 거리가 짧았고, 세 면이 산으로 둘러싸인 둥근 계곡에 위치해 있습니다. 따라서 그것은 잘 보호되어 있으며, 산의 상당히 찬 공기를 느낀 후 우리는 부드러운 대기에서 걷는 것이 대단히 편안하게 느껴졌습니다.

이 지점을 통과한 후 우리는 포트 아서에 접근할 때까지 특별히 흥미로운 것도 없이 조용히 속도를 내었습니다.[90] 그 마을로 접근한다는 것을 알리는 기적이 울린 직후 우리는 오래 끌며 종종 반복되는 경적 소리를 들었는데 그것은 철로 앞쪽에 무엇인가 있다는 것을 나타내는 것이었습니다. 그 직후 역에서 어느 정도 거리가 있었지만 기차는 정지하였습니다. 허둥지둥 뛰어나가 보니 한 남자가 기관차에 의해 부딪혔고, 뒤를 보니 얼마 떨어진 곳에서 철로 한쪽의 도랑에 누워 있는 축 처진 남자를 볼 수 있었습니다. 우리와 함께 있던 존 스토리 씨는 처음 그곳에 도착하여 그 사람을 진흙에서 꺼내었습니다. 제가 기차에 탄 유일한 의사였기 때문에 부상당한 남자를 맡게 되었습니다. 서둘러 진찰해보니 그는 아직 살아 있었고, 헐떡거리는 호흡은 그가 죽어가고 있기 때문이 아니라 그의 숨이 막혔기 때문임을 알게 되었습니다. 저는 그의 인후(咽喉)를 만져 보았고, 입에서 진흙을 제거한 후 여러 입의 씹는담배를 빼 내는 데 성공했는데, 그는 분명 그것을 씹고 있었고 기차의 갑작스런 바람 때문에 숨이 막혀 인후로 들어갔음에 틀림없었습니다. 이것을 제거했기에 의식을 다시 찾았고, 그는 기차에 뉘어 마을로 운반되었습니다. 그는 이내 일어나 걸을 수 있었고, 약간의 도움으로 기차에서 걸어 나갔습니다. 그는 포트 아서에서 잘 알려진 어부이며, 그날 자신의 고기를 판 후 기차에 위스키에 취해 그의 입에는 씹는담배를 넣고 집으로 가던 중에 기차에 부딪힌 것으로 판명되었습니다. 이 작은 사건은 한 동안 상당한 흥분을 일으켰습니다.

남자의 용태(容態)를 살피는 중에 나는 곁에서 친숙한 목소리를 들었고, 돌아보니 스미스 폴스의 사람들에게 너무도 잘 호의적으로 알려져 있는 저의 오랜 친

---

90) 포트 아서(Port Arthur)는 온타리오 주 북부의 도시로서 슈퍼리오 호수 북쪽에 위치하며, 1970년 주위의 포트 윌리엄스 등의 몇 도시와 합쳐져 선더베이(Thunder Bay)가 되었다. 원래 캐나다 태평양 철로의 동쪽 종점이었다.

구 아이삭 매튜스를 발견하고 기뻐 악수를 하였습니다.91) 저는 그가 건강해 보여 기뻤지만 내가 어렸을 때 가장 사랑했던 친구 중의 한 명과 이야기할 시간이 너무 나도 짧은 것이 유감스러웠습니다. 그러나 우리는 가야했고, 이내 기차는 포트 윌 리엄스에 섰으며,92) 그곳에서 우리는 새로 지은 캐나다 태평양 철도 호텔에서 저 녁을 함께 하였습니다.

이제 배를 채웠고 우리는 더욱 참을성 있게 여행을 할 수 있었으며, 이내 어 두워지기 시작하였고, 지친 아이들은 침대로가 우리가 쉬고 기분 전환을 할 수 있 게 하였다. 기차칸을 통과해 여행객들을 살피던 중 나의 가장 친한 친구 중의 한 명으로 치는 토론토 이웃 중 한 명의 유쾌한 얼굴을 보았을 때 나는 기뻤습니다. 우리는 함께 매우 즐거운 저녁 시간을 가졌으며, 브랜던에서 합류하여 함께 로키 산맥을 가로지르자는 바람으로 헤어졌으나 그 희망은 유감스럽게도 실현되지 못했 습니다.

다음 날 정오경 우리는 위니펙에 도착하였지만, 와와네사로 가는 N. P. 기차를 타기에는 너무 늦었습니다. 하지만 우리는 최근 알몬트에, 그러나 그 이전에 스미 스 폴스에 살았던 존 G. 글린트 박사를 만났으며, 그는 점심을 위해 우리를 자신 의 쾌적한 집으로 데리고 갔습니다. 우리는 이곳의 다른 친구들, 즉 최근 토론토에 있었던 허버트 씨, 몇 년 전 스미스 폴스에서 모든 이에게 레타로 알려져 있는 새 뮤얼 가렛 씨의 아름다운 딸을 데리고 온 앨버트 모건 씨 등도 만나는 기쁨을 누 렸습니다. 우리는 모건 부인이 심한 병에 걸려 있다는 소식을 들었고 우리가 그녀 를 만나러 갈 수 없어 대단히 유감스러웠습니다.

유감스럽게도 기차는 두 시간 후에 떠나기로 예정되어 도시를 볼 시간이 없었 고, 오래지 않아 우리는 기복이 있는 대초원으로 나아갔습니다. 대단히 강한 산들 바람이 불고 있었고, 그것은 급류로 내리는 찬비를 동반한 강풍으로 발달했으며, 밤이 되자 우리는 대초원에서 부는 바람의 강한 힘을 인식하기 시작하였는데, 맞 바람이어서 철도의 노반이 좋은 상태이었음에도 기차는 천천히 나아가는 것을 관 찰하였기 때문입니다. 하지만 우리는 자정이 되기 전에 브랜던에 도착했고, 이윽고 팰리스 호텔의 담요 밑에서 꾸벅꾸벅 졸고 있었습니다. 이 대목에서 그 마을을 위 해 호텔 시설이 내가 여태껏 경험했던 것 중에서 최악이었다는 것을 말씀드립니 다. 하지만 사람들은 기품이 있었습니다.

다음날 아침 우리는 일찍 일어났고, 아침을 먹지 않고 브랜던에서 남동쪽으로

---

91) 아이삭 L. 매튜스(Isaac Larmont Matthews, 1859. 5. 1~1941. 8. 17)는 선더베이에서 인쇄업을 하다가 그 곳에서 사망하였다.
92) 카미니스티키아 강(Kaministiquia River)이 슈퍼리어 호수로 열리는 곳에 있었던 마을로 1870년 포드 아 서 등과 합쳐져 선더베이가 되었다.

25마일 정도 떨어져 위치한 작은 마을인 와와네사를 향해 N. P. 기차를 탔습니다. 이곳에서 우리는 형제자매와 함께 12일 동안 아직 우리 앞에 놓여 있는 긴 여행을 위한 휴식과 신선한 원기를 모으며 가장 즐겁게 보냈습니다. 와와네사는 계곡에서 언더위에 쾌적하게 위치해 있습니다. 수리스 강은 거의 그 도시를 둘러싸고 있으며, 이곳에서 한 때 컸지만 지금은 작은 개울인 그 넓은 계곡을 가로지르고 있습니다. 그곳에 처음 건축된 집은 J. 스토리 씨의 집인데, 4년 전 건축되었으며 마을은 이미 상당한 크기가 되었습니다. 그것은 매니토바 주에서 비옥함에 탁월한 농업지역으로 둘러 싸여 있다. 이 지역은 온타리오 주에서 온 사람들이 정착했는데, 그들 중 많은 사람들은 스미스 폴스 인근에서 왔는데 그중에서 S. 라일 씨와 그의 처제인 토머스 매킨지 부인을 소개하고 싶습니다. 이전에 스미스 폴스에서 살던 윌리엄 스토리 씨는 그곳에서 상당한 제재업을 하고 있으며, 한때 스미스 폴스에서 살 때 스토리 앤드 에비슨 회사의 회원이었습니다..

우리에게 허용된 12일은 빠르게 지나갔으며, 다시 한 번 우리는 돌아갔습니다. 브랜던에 돌아가니 캐나다 태평양 철도의 시간표가 변경되어 우리는 하루를 기다리게 되었고 그래서 기다렸습니다. 하지만 동부의 우리 친구는 태만하지 않고 우리를 돌보도록 숙녀에서 전언을 보냈고, 오래지 않아 우리는 식사와 차를 위해 초대되었고, 두시 주위의 오후 드라이브는 가장 즐거웠습니다.

이곳에서 우리는 기차를 거의 놓칠 뻔 했습니다. 하루 종일 기다리는 것이 허사가 되자 저녁때에 우리는 이튿날까지 기차가 없을 것이라고 들었고, 그래서 우리는 그날 밤 호텔에 묵었습니다. 하지만 11시 경 저는 역으로 산책을 나갔고, 마지막으로 물어보았는데 놀랍게도 12시 30분에 기차가 온다고 들었습니다. 저는 급히 호텔로 돌아와 아내를 깨웠고, 우리는 출발을 위해 바삐 준비를 했습니다. 호텔에는 짐꾼이 없었고, 그 밤에 짐마차를 얻을 수 없었기에 저는 여행용 손가방을 들고 걸어 나가 약간의 도움을 확보하여 그들을 수화물 보관소에 내려놓는 데 성공하였습니다. 그리고 호텔로 돌아와 우리는 아이들을 큰 외투에 싼 후 내 동생과 다른 신사들의 도움으로 각자 아이들을 데리고 어두운 밤에 역으로 갔습니다. 우리가 역에 도착했을 때 기차가 왔고, 우리는 제 시간에 탈 수 있었습니다. 작별인사를 급히 했고, 태평양 연안을 향한 우리 여행의 마지막 단계로 떠났습니다. 우리는 위니펙으로 전보를 보내 그들이 우리를 위한 침대를 확보하게 하였으며, 우리는 이내 피곤한 잠에 빠져들었습니다. 제가 이 상황을 언급하는 것은 다른 사람들에게 여행할 때 실망하지 않기 위해 조심하도록 충고하기 위해서입니다.

다음날 아침 깨어났을 때 우리는 저명한 정치가, 언론인 및 연설가인 N. F. 데이빈의 고향으로 캐나다 전국에 유명한 초원의 도시인 리자이나에 가까워짐을 알게 되었습니다. 이곳에서 우리는 많은 인디언의 원형 오두막집과 근처의 한때 고결했으나 슬퍼 보이는 전형적인 인디언을 보았습니다. 그런 계층이 입는 늘어트린 옷으로 치장한 말을 탄 목동이 지키는 많은 소떼가 우리가 목장 지역을 통과하고 있다는 사실을 알려주었습니다.

리자이나를 떠난 후 가장 주목할 만한 것은 나무가 전혀 없다는 점이었습니다. 약 200마일 정도 나무를 전혀 보지 못했습니다. 초원과 언덕에는 모든 방향으로 오래된 들소 길이 뚜렷했는데, 일부는 아직도 깊이 파여 있어 옛적에 헤아릴 수 없는 동물 떼들이 이 지역을 통과했음을 잘 보여주고 있었습니다.

빈 자국이 한때 행복하고 부유했던 사람의 거처였지만 지금 오랫동안 비어있고 한때 그런 일들이 있었다는 것을 암시해주는 큰 집을 통해 갔던 경험의 기분을 알려주기 때문에 이것을 보면서 나는 이 멋진 동물들이 다시 한 번 초원 위를 달렸으면 좋겠다고 바랐습니다. 옛적의 들소의 생활을 알려주는 증거를 이 황금 시기에 뒹굴었던 웅덩이에서 볼 수 있습니다. 이곳저곳에 흩어져 있는 것이 물소 뼈였는데, 그것은 너무 오랫동안 태양과 폭풍에 노출되어 하얗게 되었습니다. 그러나 이것들의 거의 대부분은 인근 인디언들이 수집하였으며, 운반하여 비료로 사용하기 위한 뼈 가루로 만들기 위해 역사 근처의 더미로 옮겨졌습니다. 이렇게 지구상의 어느 것도 노폐물이 되지 않지만 사라지는 것 같은 것들이 다음의 것으로 들어가고 그것이 만들어지는 것을 돕고 있습니다. 우리는 이 넓은 지대가 경작되고 있지 않고 있다는 사실에 놀랐습니다. 그것은 전적으로 방목을 위한 것 같았고, 그날 저녁 우리는 여행객들에게 "The Hat"으로 알려져 있는 메디신 햇에 도착하였습니다. 종종 저는 왜 그런 이름이 붙여졌는지 궁금해 했으며, 그래서 관심을 갖고 둘러보았는데 이내 가파른 절벽이 거의 완전하게 평지를 둘러싸 그 모양이 뒤집힌 모자 모양이기 때문이라는 것을 알았습니다.

랑주방에서 우리는 관에서 분출되는 불타는 천연 가스를 보았습니다. 그것은 인근에 풍부합니다. 이내 밤이 되었고, 우리는 캘거리를 통과할 때 잠에 들어서 이 도시나 이 도시와 록키 산 사이의 지역을 볼 기회를 갖지 못했습니다. 하지만 우리는 캔모어에 도착하기 전인 4시 30분에 일어났고, 창밖을 보니 산에 도착했다는 것을 알게 되었고 저는 여름에 눈에 덮여 있는 그렇게 높은 언덕을 본 적이 없었기 때문에 상당히 흥미롭게 관찰하였습니다. 첫 인상은 그렇게 해석될 수 있는 대단히 독특한 기분을 만들었습니다. 나는 비현실적이고, 과장된 것 같았던 사진들을 보았습니다. 분명하게 뽀족한 봉우리, 명확한 윤곽의 능선, 갑작스런 오르막 그리고 눈의 빛나는 힘이 사진을 위해 대단히 좋았는데, 지금은 실제 그것이 내 앞에 있어 나는 화가가 충실하게 세밀하게 묘사했지만 그 웅장함, 그 높음 및 극치에 대한 완전한 느낌을 전달하기에는 모자랐다고 생각합니다. 이 느낌은 우리가 더 나아가면서 점점 높아지면서 더욱 강해졌습니다. 산에서 중요한 첫 역은 캔모어였는데, 매우 특별하게 위치한 분기점입니다. 그곳은 언덕에 의해 오나전하게 닫혀 있는 것 같습니다. 뒤를 돌아보니 그 안으로 어떻게 왔는지 경로를 볼 수 없고, 앞을 보니 나가는 길을 볼 수 없습니다. 이곳은 산은 매우 인상적입니다. 기차가 그 안으로 미끄러져 가면서 좁은 길을 통과했는데, 뒤를 돌아보니 캔모어가 즉시 시야에서 살아졌고, 여러분들은 실제 꿈을 꾸었던 것이 아닌 가 놀랄 것입니다. 그러나 이 좁은 골짜기로 들어가고 1시간이 되지 않아 우리는 뜨거운 온천과 국립공원으로 축복을 받은 밴프에 정차하였습니다. 마을은 역 뒤쪽에서 조금 떨어져 있어 우리는 그곳에 있는 집, 호텔 및 교회들만 볼 수 있었습니다. 역사는 멋진 통나무로 건설되어 있었고, 전체 광경이 대단히 아름다웠습니다. 우리는 즐겁게 이곳에 잠시 들렀던 것 같이 느꼈지만, 우리는 긴 여행을 시작하고 있었고 그래서 서둘러야 했습니다.

유감스럽게도 기차의 반대쪽에 앉아 우리는 유명한 우산(牛山)을 볼 수 없었습니다. 그러나 저는 이 지상에서 상당히 웅대한 부분을 설명하는 것을 중단할 수 없으며, 그것을 보았을 때 마음속에 맺힌 인상을 글로 전달하기는 불가능합니다. 독자들의 많은 분들은 이미 이 감정을 경험했을 것이며, 나머지 분들에게는 저의 의견이 로키를 가로질러 자연의 웅장함과 장엄함을 알 수 있는 첫 기회일 것입니다. 하나님의 권능은 제 마음에 결코 없앨 수 없는 인상을 주었으며, 동시에 자연이 자체의 방식대로 내어 놓은 어려움을 극복할 인간의 재간 및 기술은 구부러진 철로, 우리가 통과하는 바위의 절단, 우리가 가로지르는 다리, 우리가 밑에서 숨을 쉬는 눈사태 방지 설비, 재로 가득 찬 우리들의 눈에 의해 끊임없이 제공되며, 모든 것이 기술의 승리에 의한 많은 발명들입니다.

토요일 내내 저녁이 다가와 비교적 더 평탄한 브리티시컬럼비아 주에 다가갈 때까지 우리는 울퉁불퉁한 산을 응시하였습니다. 갑자기 우리는 변화를 보았는데, 처음에는 온도가 현저하게 높아졌고, 이어 신록이 더 초록빛이 되었으며 더 화려해졌고, 우리가 해안 쪽으로 가면서 이 변화는 더욱 뚜렷해졌습니다.

일요일 오전 깨었을 때 우리는 미션 정선에 있었으며, 1시간 정도 후에 기차에서 내릴 준비를 하라는 주의를 들었고 우리는 밴쿠버에 도착하여 우리 여정의 기차 여행은 그렇게 끝났습니다.

저는 이 대목에서 우리가 브랜던에서 스미스 폴스 및 페스 근방에서 잘 알려져 있으며, 성공회의 선교사로 일본으로 가던 중이던 젊은 여성 일행을 만났다는 것을 언급해야 할 것 같습니다. 저는 제니 C. 스미스 양을 언급한 것인데, 그녀는

한때 몬터규 놀런의 학교에서 가르쳤습니다. 여러 해 전에 제가 퍼스 사범학교의
학생이었을 때 그녀는 어떤 학년의 학생이었으며 제 이름을 알게 된 후 제가 그곳
에서 그녀에게 당시 가르쳤다는 것을 기억한다는 사실에 저의 관심을 끌었습니다.
그리고 세월이 흐른 이제 그 사이 서로 보지 못하고 우리는 이 특별한 상황에서
만났습니다.

　6월 4일 일요일 아침 7시 직후 우리 기차는 밴쿠버에 도착하였습니다. 당황스
럽게도 이 기차는 특별 기차였기에 예상되지 않았고, 우리를 만날 친구가 없었을
뿐 아니라 호텔 짐꾼은 아무도 없었고 심지어 역무원도 없었습니다. 하지만 우리
화물을 함께 꺼낸 후 저는 아내와 아이들을 역 승강장에 남겨두고 머물 곳을 찾아
힘차게 떠났습니다. 저는 밴쿠버 호텔에서 방을 구하는 데 성공했고, 상당한 시간
이 지나서 우리 모두는 그곳으로 이동하였고 풍성한 아침 식사를 먹었습니다. 식
사를 마친 후 저는 몇몇 오랜 토론토 친구인 웨슬리 리처드슨 박사 부부의 집을
찾아 나섰습니다. 집에 도착하니 저는 리처드슨 부인의 따뜻한 환영을 받았으며,
제가 토요일 저녁에 올 것으로 예상되었고, 그래서 역에서 많은 사람들이 기다렸
지만 실망했다고 알려 주었습니다. 저는 리처드슨 박사가 주일 학교에 있다는 것
을 알게 되었고, 그래서 리처드슨 부인이 아내를 만나러 간 사이에 교회를 찾아
나섰습니다. 저는 박사가 주일학교의 업무에 바쁜 것을 발견하였으며, 그는 가장
충심으로 환영해 주었습니다. 저는 또 다른 오랜 친구인 이전에 알몬트와 칼튼 플
레이스에서 살던 케일럽 만젤 박사를 보았는데, 같은 학교에서 교사로 활동하고
있어 저는 고향에 온 것같이 느꼈고 제가 학생들에게 인사말을 하라는 책임자의
긴급한 요청을 거절할 수 없었습니다. 이 글을 읽는 어떤 토론토 친구도 리처드슨
박사가 이전의 도시에서 했던 같은 원칙을 이 서부의 집에서 계속하고 있다는 것
을 듣고, 더욱 사람들이 그의 능력을 인정하여 그를 교회 성가대의 인도자로, 주일
학교의 부책임자로 만들었다는 것을 알게 되면 기쁠 것입니다. 다음 날 우리는 그
들과 점심을 먹었으며, 오후에 그들은 증기선까지 우리를 따라와 우리가 닻을 올
리고 시야에서 사라질 때까지 있었습니다. 정말로 마지막으로 우리가 구별할 수
있었던 물체는 마지막 작별을 위해 흔드는 수건이었습니다. 또한 캐나다에서의 그
마지막 날 오후 이전의 다른 친구들, 즉 이전에 일본 도쿄에 있었지만 지금은 뉴
웨스트민스터에 있는 휘팅튼 교수, 그리고 그의 형제이니 만젤 박사와 처제인 만
젤 양이 함께 있었고, 격려와 환송의 말을 들었던 것은 큰 기쁨이었습니다. 이곳에
서 우리는 딸인 J. S. 게일 부인의 딸을 만나러 한국으로 가고 있는 워싱턴 D. C.
의 깁슨 부인과 합류하였습니다. 게일 씨의 이름은 토론토의 많은 사람들에게 친
숙한데, 그가 이전에 그곳에 살았고 한국에서 한 동안 토론토 대학교의 학생들에

의해 지원되었기 때문입니다.

모든 것은 끝이 있고, 그래서 6월 5일 끝에 다가갔으며 6시에 배는 정박에서 벗어나 떠 있었습니다. 밴쿠버 항은 매우 아름다우며, 해협을 아래쪽으로 항해하는 것은 즐거웠고 바다는 잔잔했고 맑았습니다.

캐나다 해변이 우리 시야에서 흐려지면서 내 마음 속에 스쳤던 생각을 돌이킬 필요는 없으며, 우리는 드디어 우리 친구들과 분리되었다고 느꼈습니다. 캐나다는 살기에 나쁜 곳은 아니며, 우리는 거의 알려져 있지 않은 땅으로 가고 있습니다. 그것이 무슨 결과를 가져다 줄 까? 그러나 하나님 아버지에 대한 우림의 믿음이 우리를 도울 것이고, 우리가 그의 명령에 순종하고 있고 결과는 그의 손데 달렸다는 기분으로 우리는 거대한 태평양에서의 2주일 동안의 생활을 기꺼이 보낼 것입니다. 다른 편지에서 저는 대양을 가로지르는 여행을 설명하고 일본에서 본 것을 말씀드리겠습니다.

O. R. 에비슨

Oliver R. Avison, Across the Continent.
The Rideau Record (Dec. 7th, 1893), pp. 6~7

Across the Continent

An Interesting Letter from Dr. Avison
Descriptive of His Journey to the Far East.

To the Editor of the Rideau Record:

Dear Sir,

According to promise I send you a sketch of our journeyings across the continent and the broad Pacific to this small and but little-known land of Korea. It would be a pleasure to me if I could by so doing invest the scenes with as much interest to your readers as they were to us as we passed through them, but that would be expecting too much, for the grandeur of scenery and the peculiarities of other nations can only impress us to the full extent when we come into personal contact with them.

Our Toronto friend, bade us good-bye with much trepidation for our little boy Wilbur was very ill and there was some doubt in many minds whether he would live to take the journey or not. For their information I take pleasure in saying that we had no sooner got on our way than he begin to recover and over since has been strong and hearty.

After leaving Toronto we had an uneventful journey to Smith's Falls, a route so well known as not to require any description.

Our stay in Smith's Falls lasted three weeks, a time much too short in which to see the many friends with whom we had formerly been intimate and whose hand we would fain have shaken once more. But time and tide will not wait and the same may be said of railways and steamships, so on the 16th of May we started westward per C. P. R. The weather was unfavorable, there being a heavy rain, but it corresponded with our feelings, for it proved a hard thing to say good-bye for so many years to loving friends, some already old and likely to have passed from earth before our return.

Fortunately for us we had arranged to take our journey in instalments and we were now taking the second one from Smith's Falls to Wawanesa, Manitoba.

Travelling with a family of small children can not be expected to be easy but a great deal of the hardship is removed by the excellent accommodation afforded on the sleeping cars and by the attachment of dining car. On the sleeper we occupied there happened to be several families of small children and childlike they soon became acquainted with each other and played most vigorously, driving away all loneliness and keeping the good-natured porter busy straightening things up all day long. All this prepared them for rest at night so that we were all enabled to enjoy peaceful sleep and thus the weariness of travel was largely avoided.

Nothing eventful occurred during the first night and we arrived at North Bay during the next forenoon. Here we connected with the train from Toronto and our company was enlarged by the acquisition of Rev. Mr. Patterson, of Cooke's church, Toronto, and Mr. W. A. Ly__e, of Toronto, whose genial good humor added much to our enjoyment. Rain fell steadily all day but as we were passing through the monotonous stretch of country lying west of Lake Nipissing, we felt it of less importance.

Towards evening the weather cleared. Next morning as we came into the neighborhood of Osche Lake we found the low-lying lands submerged with water, the result of the heavy rains of the previous weeks and it was not long till we came to a spot where the railway track itself was submerged with water. The train passed slowly over this, for it could scarcely be considered safe, the ballasting having been washed away from the ties. We breathed more freely when we reached the other side but a short distance farther on we came upon a much worse place of a similar kind. As the train passed over the track it sank until the water covered the first step and as we looked back we could see it again rise nearly to the surface as the train left it. Here we passed through water to the depth of twenty-six inches. A few days before this place had been in a much worse state and for two days trains could not cross it and passengers were delayed there, amongst them being President Van Horne who was the first to pass over. Between Jack Fish and Schreiber we passed the wreck of a freight train which had run over an embankment sixty feet high a few days before, the engineer having been killed.

The scenery around Jack Fish is much finer than what precedes it. The road winds around the rocky slope of the hill overlooking Lake Superior and at this place it takes a curve of several miles to pass what would be in a straight line only a few hundred yards.

Schreiber is a divisional point and we had plenty of time to get out and breathe the fresh air and straighten our legs as the saying is. The village is situated in a circular valley a short distance back from the lake being surrounded on three sides by mountains. It is therefore nicely sheltered and after the rather cold air of the mountains we felt it very comfortable to walk out in its balmy atmosphere.

After passing this point we sped quietly on with nothing of special interest to note till we approached Port Arthur. Just after the whistle warning that town of our approach had been sounded, we heard the long drawn out and frequently repeated alarm whistle that indicated something on the track ahead, and immediately afterwards the train was stopped, though still some distance from the station. On hurrying out we learned that a man had been struck by the engine and looking back some distance we could see the limp form of a man lying in the ditch at one side of the track. Mr. John Story who with us was the first to reach the spot and he drew the body out of the mud. As I was the only physician on the train it fell to my lot to take charge of the injured man. A hurried examination revealed that he was still living and that the grasping breath was due not to dying condition but to an obstruction to his breathing. I felt in his throat and after clearing the mud out of his mouth I succeeded in extricating from his throat several cuds of tobacco which he had evidently been chewing and which had been carried into his throat by the gasp resulting from the sudden blow of the train. This having been removed consciousness again restored and he was placed on the train and carried back to the town. He was soon able to rise to his feet and, with a little help, walked off the train. It turned out that he was a fisherman well known in Port Arthur, and that he had that day disposed of his fish* and having filled himself with whiskey and his mouth with tobacco, was, at the time he struck, on his way home. This little occurrence created quite a sensation for the time being.

While looking after the man's welfare I heard a familiar voice at my elbow and on turning around was delighted to find my hand grasped by my old friend, Isaac Matthews, so well and favorably known to the people of Smith's Falls. I was glad to find him looking well and very sorry to have such a short time in which to talk with one of the most loved friends of my youth. But on we must go and soon the train drew up at Fort William, where we partook of dinner at the new C. P. R.. hotel.

The inner man being now refreshed we could travel with more patience and soon the evening shadows fell and the weary children went to bed and left us to rest and recreate. Passing through the train to see some fellow travellers what was my delight when my eyes fell on the cheery face of one of my Toronto neighbors whom I counted amongst my best friends. We spent a very pleasant evening together and parted with the hope that we should have the pleasure of joining company at Brandon and crossing the Rockies together, a hope which I regret to say was not realized.

Next day we arrived at Winnipeg about noon, just too late to catch the N. P. train for Wawanesa. However we were met by Dr. John G. Glint, late of Almonte, but formerly of Smith's Falls, who carried us off to lunch at his pleasant home. We had also the pleasure of meeting other friends here, viz, Mr. Herbert Hardie, late of Toronto, and Mr. Albert Morgan, who some years ago carried off from Smith's Falls the fair daughter of Mr. Samuel Garrett, known to everybody as Retta. We regretted very much to hear of Mrs. Morgan's serious illness and our inability to carry out our purpose of seeing her.

Unfortunately the train was timed to leave in two hours so there was no time to see the city and before long we were out on the rolling prairie. A very strong breeze was blowing which developed into a high wind accompanied by a cold rain which fell in torrents, and, as night came on, we began to realize the great forces of a prairie wind, for, it being directly against us, we observed that the train made but slow progress although the roadbed was in good condition. We reached Brandon, however, before midnight and in the course of time were snoozing beneath the blankets of the Palace hotel. And let me say here that for a town of its pretensions, a city fortooth, the hotel accommodation is the poorest I have ever met with. The people, however, we found to be grand.

Next morning we rose early and without breakfast took the N. P. train for Wawanesa, a little town situated about twenty-five miles S. E. of Brandon. Here we spent twelve days most pleasantly with sisters and brothers, resting and gathering in fresh strength for the long journey still before us. Wawanesa is pleasantly situated on a hill in a valley. The Souris river nearly surrounds it and it is here that the N. P. R. crosses the wide valley of this once great but now very small stream. The first house built there, that of Mr. J. Story, was erected four years ago and the town has already attained a considerable size. It is surrounded by an agricultural district unsurpassed in Manitoba for fertility. This district was settled by people from Ontario, many of them from the neighborhood of Smith's Falls, amongst whom I might mention Mr. S. Lyle and his sister-in-law, Mrs. Thomas McKenzie. Mr. Wm. Story, formerly of Smith's Falls, has an extensive lumbering business there, while both members of the firm of Story & Avison at one time lived in Smith's Falls.

The twelve days we had allowed ourselves rapidly passed and once again we found ourselves en route. Returning to Brandon we learned that a change in the C. P. R. time table would detain us in a day, so we settled down to wait. However our friend in the east had not been idle but word had been sent to a lady to be on the lookout for us and it was not long till we had invitations for dinner and tea and an afternoon drive around the city which was most enjoyable.

Here we nearly missed our train. After waiting in vain all day for it to come, we were told in the evening that there would be no train till next day, so we settled down at the hotel for the night. However about eleven o'clock I thought I would take a stroll down to the station and take a final enquiry, and to my surprise was told that it would be in at 12.30. I hurried back to the hotel, awakened Mrs. Avison and we made hasty preparations for our departure. There was no porter at the hotel and no dray to be got at that time of night, so I started down with the valises myself and securing a little help succeeded in landing them in the baggage room. Then returning to the hotel we wrapped the children in shawls and with the help of my brother and another gentlemen we made our way in the darkness of the night to the station each carrying a child. The train came in just as we reached the station and we had just time to get on board. Goodbye's were hurriedly said and off we went on the last stage of our journey to the coast. We had secured our berth by telegram to Winnipeg so they were ready for us and we were soon sleeping the sleep of the weary. I mention this circumstance as a warning to others to be on the alert when travelling so as to avoid disappointments.

Next morning when we awoke we found we were nearing Regina, that prairie city famed throughout Canada as the home of the irrepressible statesman, journalist and orator, N. F. Davin. Here we saw many Indian wigwams and round about the sad looking representatives of the once noble redmen. Numerous herds of cattle tended by mounted cowboys, arrayed in the slouch dress affected by that class, proclaimed the fact that we were passing through the ranching grounds.

After leaving Regina the most noticeable feature of the country was the entire absence of trees. For a distance of some 200 miles not a tree was to be seen. The prairies and hillsides are marked in all directions by old buffalo trails, some of them still deeply sunk and giving evidence of the immense herds which in former time traversed the land. As I looked I could fain wish that once more these noble animals might rush over the prairie, for the empty trails gave one the feeling that is experienced in going through a large house once the abode of happy and prosperous people but now long empty and hinting only of the things that once were. Further evidence of former buffalo life could be seen in the pits where they had wallowed in these golden days. Scattered here and there were to be seen buffalo bones which had lain exposed to the sun and storm so long that they were bleached white. But nearly all these have been collected by the Indians of the neighborhood and placed in heaps near the station houses to be carried away and converted into bone ash for fertilizing purposes. Thus nothing on earth goes to waste, but the things which were as they appear to pass away enter into and help to build up the things that follow. We were struck by the fact that all through this extensive tract not an acre of cultivated ground was to be seen. It appeared to be entirely devoted to grazing, the same evening we arrived at Medicine Hat, known to travellers as 'The Hat.' Often I had wondered why such a name had been given to a town so I looked around with interest and soon noticed that it is built on a flat plain enclosed by steep cliffs which encircle it almost completely giving it the appearance of a hat turned upside down.

At Langevin we saw the natural gas burning as it issued from pipes. It is abundant in that neighborhood. Night soon came on and we were asleep when we passed through Calgary and so had not the opportunity of seeing this town or the country between it and the Rocky Mountains. However, we awoke before we reached Canmore which was at 4·30 a. m. and looking out of the window I saw we had reached the mountains and I watched them with much interest for 1 had never before seen a hill so high as to be snow-capped in the summer time. The first view produced very peculiar feelings which might be interpreted thus. I had seen pictures of them which seemed to me to be unreal, gross exaggerations. The distinct sharpness of the peaks, the mathematical outlines of the ridges, the abruptness of the ascents and the glistening whiteness of the snow, might do very well for a picture but now the real before me and I see that the artists had been faithful in detail and had even fallen short of conveying a complete sense of their grandeur, their loftiness and their sublimity. And this feeling was intensified as we advanced further and the heights became greater. The first important station in the mountains in Canmore, a divisional point very peculiarly situated. It appears to be entirely shut in by hills. As you look backward you cannot see by what route you have come into the enclosure and as you look forward you can eee no way out. The mountain, here are very imposing. As the train glides onward it winds through a narrow pass and as you look back Canmore is immediately shut out of view and you are left wondering if you have not merely dreamt that it existed. But onward through this narrow gorge we go until in less than an hour we stop at Banff, celebrated for its hot springs and National Park. The town lies some distance back from the station so we could only see that it contained houses, hotel, and churches. The station houses are built of fantastically arranged logs and the whole outlook is very picturesque. We felt as if we could have stopped off here with pleasure but we were only at the beginning of a long journey and so had to hasten on.

Unfortunately we sat on the wrong side of the train to see the famous cattle mountain. But I cannot stop to describe the parts of this wonderfully grand portion of the earth's surface, and it is impossible to convey by written statement the impressions that are made on the mind by looking on them. Many of your readers have already experienced the sensation and my advice to the rest would be to take the first opportunity for a trip across the Rockies and find out something of the grandeur and sublimity of nature. Impressions of God's power were made on my mind that can never be effaced while at the same time proof of man's ingenuity and skill is overcoming the difficulties which nature has placed in his way, was continually afforded by the curves of the iron road, the rock-cuts through which we passed, the bridges we crossed, the snow sheds beneath which we breathed smoke and got our eyes full of cinders, all the many contrivances of this triumph of engineering.

All day Saturday we gazed upon the rugged mountains until as evening drew near we passed into the comparatively more level province of British Columbia. Almost suddenly we observed a change, first to the temperature which became noticeably warmer and then in the verdure which became greener and more luxuriant and as we passed on towards the coast this difference became more marked.

On Sunday morning when we awoke we were at Mission Junction and we were warned to prepare to leave the train in a little more than an hour, for then we should arrive at Vancouver and the rail part of our journey would be over.

I might mention here that at Brandon we joined company with a young lady who is well known around Smith's Falls and Perth and who was on her way to Japan as a missionary of the Anglican Church. I refer to Miss Jennie C. Smith who at one time taught the school at Nolan's on Montague. Many years ago when I was a student at the Perth Model School she was a pupil in one of the forms and on learning my name she drew my attention to the fact that she remembered that I had taught her there in those days. And now after the lapse of years, not having seen each other in the meantime, we met under these peculiar circumstances.

Shortly after seven o'clock on Sunday morning, June 4th, our train drew up at Vancouver. To our dismay, this train being a special was not expected and not only were there no friends to meet us but there was no hotel porters and even the station agent was not on hand. However after getting our baggage together I left wife and children on the station platform and sallied forth in search of a stopping place. I succeeded in getting rooms at the Vancouver House and in the course of time we were all transferred there and supplied with a bountiful breakfast. After dinner I went in search of the home of some old Toronto friends, Dr. Wesley Richardson and his wife. Having reached the house I was warmly welcomed by Mrs. Richardson and informed that I had been expected on the Saturday evening and that a large deputation had awaited our arrival at the station only to be disappointed. I learned that Dr. Richardson was at Sunday School, so set off in search of the church while Mrs. Richardson went to see Mrs. Avison. I found the doctor busy conducting the Sunday School and he gave me a most hearty reception. I saw another old friend formerly of Almonte and Carleton Place, Dr. Caleb Mansell, acting as a teacher in the same school, so I felt quite at home and could not refuse the superintendent's urgent request that I would address the scholars. Any Toronto friend who may read this will be glad to hear that Dr. Richardson has continued in this western home to carry out the same principles which he professed in the former city and to know further the people have recognised his ability by making him leader of the church choir and assistant superintendent of the Sabbath School. Next day we took lunch with them and they accompanied us in the afternoon to the steamer and remained with us till we weighed anchor and were lost to view. Indeed the last objects which we could distinguish handkerchiefs waving a final adieu. It was a source of much pleasure also to have with us on that last afternoon in Canada other friends of former days, viz: Rev. Prof. Whittington, formerly of Tokio, Japan, now of New Westminister, and his brother and sister-in-law, Dr. Mansell and Miss Mansell, and to hear their words of encouragement and farewell. We here joined company with Mrs. Gibson, of Washington, D. C., who was going to Korea to her daughter Mrs. J. S. Gale. Mr. Gale's name is familiar to many in Toronto as he formerly lived there and for some time was supported in Korea by the students of Toronto University.

Everything has an end and so the fifth of June drew to a close and at six o'clock the ship was freed from her moorings and we were afloat. The harbor at Vancouver is a very fine one and the sail down the straits was delightful, the water being calm and the evening clear.

I need not dwell on the thoughts that passed through our minds as the Canadian shore faded from our sight and we felt that we were at last separated from our friends. Canada is not a bad place to live in and we were going to a land about which little is known. What would come of it all? But our faith in God our Father came to our aid, and feeling that we were obeying His command and that the results were in His hands, we settled down contentedly for two weeks of life on the great Pacific Ocean. In another letter I will describe the ocean voyage and tell what we saw of Japan.

O. R. Avison

18931215

추가 지역 소식. *The Almonte Gazette* (1893년 12월 15일), 8쪽

몇 개월 전 한국으로 떠난 알몬트 출신의 O. R. 에비슨 박사는 그곳에서 장로교회의 선교사로 사역하고 있으며, 지난 주 발행된 *Rideau Record*에 자신의 여행을 흥미롭게 설명하는 편지를 보냈다.

Additional Locals. *The Almonte Gazette* (Dec. 15th, 1893), p. 8

Dr. O. R. Avison, formerly of Almonte, who a few months ago left for Corea, China, where he is laboring as a missionary of the Presbyterian Church, has an interesting letter in last week's *Rideau Record* describing his journey out to the scene of his labors.

회의록, 한국 선교부 서울지부 (미국 북장로교회) 1891~1921
(1893년 12월 18일)

1893년 12월 18일
한국 서울

(중략)

현재 회계연도의 나머지 기간 동안 에비슨 박사의 사무 경비 및 여행 경비를 위해 40.50달러의 예산을 요청하자는 발의가 통과되었다. 또한 다음 회계연도에 에비슨 박사의 사무 경비 및 여행 경비로 108달러(금화)를 요청하자는 발의가 통과되었다.

에비슨 박사가 사용할 의자를 수리하거나 제공하는 문제는 의료 위원회에 넘겨졌다.

(중략)

다음의 청구가 낭독되었고, 승인되었다.
......

    O. R. 에비슨 박사   208.00달러
......

(중략)

회의는 에비슨 박사의 기도로 폐회하였다.

Seoul, Korea.

Dec. 18th, 1893.

(Omitted)

A motion was passed to request of the Board an appropriation of $40.50 gold for Office expenses and Travel for Dr. Avison for the remainder of the Current fiscal year. Another motion was passed to request an appropriation of $108 gold for Office expenses and Travel for Dr. Avison for the coming fiscal year.

The matter of repairing or otherwise providing a chair for the use of Dr. Avison was placed in the hands of the Medical Committee.

(Omitted)

The following orders were read and approved: -

......

Dr. O. R. Avison $208.00

......

(Omitted)

The meeting closed with prayer by Dr. Avison.

프랭크 F. 엘린우드(미국 북장로교회 총무)가
호러스 N. 알렌(서울)에게 보낸 편지 (1893년 12월 20일)

1893년 12월 20일

친애하는 알렌 박사님,

(중략)

지금 전형 위원회에서 2년차 시험을 치르고 있기 때문에, 그가 결국 한국어를 습득하지 못할까 걱정스럽습니다. 전형 위원회에서 2년차인 그의 한국어를 어떻게 평가하는지요. 그가 병원에서 나오고 에비슨 박사가 대신 들어갔다는 것을 알고 나서 내가 얼마나 기뻐했는지 이루 말 할 수가 없습니다. 병원에 공급해야 할 의약품 등을 위한 600달러 이상의 많은 견적이 있습니다. 조선 정부로부터 예산의 최소한 일부라도 얻어 에비슨 박사를 도와줄 수 없을까요. 조선 정부는 대단히 __ 한 호의를 보이는 것 같지 않아 종교에 대항함으로써 우리를 무능케 할 것 같습니다. 동시에 ___는 모든 청구서를 우리가 지불하라고 하고 있습니다. 나는 귀하가 에비슨 박사를 도와 빈튼 박사가 다 잃어버린 그런 명망을 다시 얻을 수 있다면 도와 줄 것을 부탁합니다. 나는 그것이 이루어질 것으로 기대하고 있습니다.

(중략)

Dec. 20th, (189)3.

My dear Dr. Allen: -

(Omitted)

Poor Dr. Vinton, I am afraid, is never going to get the language as he is sorely docked now for the second years by the Examining Committee. I cannot tell you how much I rejoices to know that he is out of hospital and that Dr. Avison is in. There is large estimates for medicines, etc to supply the hospital something over $600. Can't you help Dr. Avison to get the Government to take at least a part of that expenditure. Government does not seem to be showing a very ____ favor when it not only cripples us as against religion. ____ vur at the same time makes us pay all the bills. I am sure that you will find Dr. Avison a ____ a to wo____ if it is possible to regain the prestige which Dr. Vinton had lost. I hope it will be done.

(Omitted)

프랭크 F. 엘린우드(미국 북장로교회 총무)가
호러스 G. 언더우드(서울)에게 보낸 편지 (1893년 12월 22일)

1893년 12월 22일.

친애하는 언더우드 박사님,

(중략)

우리는 빈튼 박사에 대해 상당히 실망하고 있는데, 올해 언어 시험에 대한 보고서는 대단히 불만족스럽습니다. 얼마 전 우리에게 온 보고서는 더욱 그런데, 그와 관련된 전체적인 상황은 그가 우리 선교본부의 사역을 유지해아 하는지에 관한 문제를 제기하고 있습니다. 나는 귀하가 이 문제에 대해 비밀리에, 그리고 자유롭게 편지를 써주었으면 합니다. 나는 가능하다면 병원에서 사용되는 약품에 대한 예산을 정부로부터 받을 수 있도록 귀하가 에비슨 박사를 격려해 주기를 바랍니다.

(중략)

Frank F. Ellinwood (Sec., BFM, PCUSA),
Letter to Horace G. Underwood (Dec. 22nd, 1893)

Dec. 22nd, (189)3.

My dear Dr. Underwood: -

(Omitted)

We are quite discouraged about, Dr. Vinton this year the report upon his examination in the language was very unsatisfactory. That which has just come to us is still more so, and the whole situation with respect to him is such as to raise the question whether he ought to be retained in the service of the Board. I wish you would write to me confidentially and freely in regard to this matter. I hope you will all encourage Dr. Avison to seek if possible from the Government an appropriation for the medicines which are used in the hospital.

(Omitted)

올리버 R. 에비슨(서울)이 프랭크 F. 엘린우드
(미국 북장로교회 총무)에게 보낸 편지 (1893년 12월 27일)

한국 서울
1893년 12월 27일

F. F. 엘린우드 목사, 신학박사
미국 북 장로교회 해외 선교부 총무, 뉴욕

친애하는 박사님과 형제들,

　박사님께서 보내신 1893년 11월 3일자 편지는 제 때에 받았습니다.[93] 박사님의 친절한 말씀과 우리 가족의 건강에 대해 관심을 보여 주신 것에 감사를 드립니다. 이전 편지를 쓸 때, 아내는 병환에서 갓 회복되었습니다. 그 이후 아내는 3주일 동안 심하게 앓다가 회복의 기미를 보이기 시작하였습니다. 아내는 지금 평소의 원기를 빠르게 회복하고 있으며, 우리는 이전같이 다시 건강해 질 것으로 예상하고 있습니다. 저는 그녀의 긴 여행을 준비하고 긴 여행을 하는 과정에서 유발된 과로와 불안, 새로운 기후에 도착한 직후 아이의 출산 및 육아, 그리고 낯선 땅에서 정착하는 데 부수되는 모든 고난들이 종합적으로 그녀의 병환에 기여했을 것으로 추정합니다.

　이런 고난들은 우리가 사는 곳이 외국인 거주지로부터 멀리 떨어져 있고, 그녀의 하인에게 의사를 전달할 수 없으며, 우리가 고용해야 했던 하인들 때문에 초래된 고독감에 주로 기인하였습니다. 마지막 항목은 가장 견디기 어려운 것이었습니다. 우리는 나머지 선교사들과 멀리 떨어져 있었기 때문에 고독을 없애지 못하였습니다. 특별히 지금은 하인에게 우리들의 의사를 다소 희망적으로 전달할 수 있습니다. 그러나 하인들은 계속 자질이 매우 나빴고 그들이 어떻게 깨끗하게 하고 정직하며 근면하게 해야 할지 풀지 못한 숙제로 남아 있습니다.

　경험을 해보지 못한 사람은 그는 어떻게 이곳에서 정착하고, 음식을 만들게 하며 가사를 돌볼 수 있게 하는 데 정확한 개념을 가질 수 없을 것입니다. 우리 아이들의 옷은 더럽고 집도 더러우며, 세탁을 하였어도 우리의 옷은 더럽고 접시는

---

93) Frank F. Ellinwood (Sec., BFM, PCUSA), Letter to Oliver R. Avison (Seoul) (Nov. 3rd, 1893).

더러운 탁자 위에 놔두며, 우리의 음식은 더러운 식기에서 요리를 하고, 요리도 매우 서투르며 더러운 남성과 여성이 준비하기 때문에 거의 구역질나는 것이었습니다. 그들은 거의 일을 하지 못해 가사를 유지하는 데 4~6명을 고용해야 하였습니다. 그들은 너무 정직하지 않아 모든 것들은 자물쇠를 채워야 하고 심지어 한 번 식사를 준비하기 위해 한 번의 준비에 충분한 재료를 주어야 할 필요가 있으며, 많은 경우에 하인이 장작이나 석탄을 가지러 갈 때마다 창고에 따라 가야 합니다. 그래야 그가 연료를 훔치지 않기 때문입니다.

이 모든 것을 하는 데 얼마나 많은 귀중한 시간이 드는지 박사님은 아실 수 있겠습니까? 박사님이 아시는 것처럼 우리와 함께 오기를 원했던 젊은 여성을, 그리고 이러한 고된 기간 중에 그녀가 우리에게 줄 수 있는 중요한 가치를 우리가 얼마나 자주 생각했는지 말입니다! 3개월 동안 가르쳤지만 아직도 우리의 보모는 때로 아이의 오른쪽 신을 왼발에 신기고, 속에 입는 어린 딸의 페티코트를 겉에 입히고 있으며, 외투 위에 다른 옷들을 입힙니다. 위에 언급한 젊은 여성은 얼마 전 우리에게 편지를 썼으며, 만일 방도가 있다면 우리에게 올 마음이 아직 있는 것 같습니다.

그녀가 우리와 함께 있었다면 우리는 이전보다 훨씬 좋을 것이고, 그녀가 가사 일 전체를 맡을 수 있기에 선교 사업을 하는 우리의 힘이 최소한 배(倍)가 될 것으로 생각하고 있습니다. 만일 선교본부, 혹은 개인적인 자금으로 그녀를 이곳으로 보낼 수 있다면 그녀는 리 씨가 그의 부인과 함께 한국으로 돌아올 때 같이 오는 것이 좋을 것이라고 생각하고 있습니다. 이전에 박사님은 다른 선교사들이 따라하고 싶어 할 그런 전례가 되는 것이 두렵다고 말씀하셨습니다. 아마도 선교사가 여러 명의 아이를 데리고 파송되거나 비슷한 상황에서는 그런 전례가 이점이 있을 수 있습니다. 그러나 거의 모든 선교사들은 아이를 데리고 파송되지 않으며, 그래서 주변에 쉽게 어울릴 수 있고, 그들이 필요에 맞게 하인을 훈련시킬 수 있습니다. 제가 이 문제를 다시 거론하는 것은, 아내와 제는 우리가 파송한 사람들을 돕는 데 가능한 한 자유로워지고 싶기 때문입니다.

만일 병원 근처에 주택을 갖는 계획이 이루어진다면 그녀는 가사 일에서 시간을 절약하여 그곳에서 많은 일을 할 수 있을 것입니다. 부디 이 문제를 다른 분들과 다시 한 번 의논해 주실 것을 부탁드리며, 만일 박사님께서 그녀를 우리에게 보내는 것이 더 낫다고 결정하신다면 우리는 하는 일을 계속하는 데 만족할 것이며, 우리 주위 환경을 최상으로 만들 수 있을 것입니다.

우리는 능력 있는 중국인 요리사를 구했고, 여러 하인들을 고용함으로써 최악의 상황에서 벗어나는 데 성공하였습니다. 그래서 저는 어느 정도 언어 학습과 병원 일을 할 수 있었습니다. 지금 회복 중에 있는 아내는 그녀가 와병 중이었을 때 제가 담당해야 했던 가사 일을 어느 정도 덜어 줄 것입니다.

저는 제 자신의 건강이 계속 좋아지고 있고 아이들은 캐나다에 있을 때보다 점점 튼튼해져 행복합니다. 이에 대해 하나님께 감사를 드립니다.

우리가 감사해 하는 다른 것은 감리교회 선교부의 여성 한 사람이 외국인 아이들을 위한 유치원을 연 것이었고, 우리의 나이 든 두 아이가 매일 오전에 그곳으로 가고 있습니다. 그래서 걱정의 주요 원인의 하나가 제거되었고, 그곳에서 아이들은 최소한 교육의 시작을 위한 그런 기회를 갖고 있습니다.

만일 박사님이 우리의 이전 하인과 연락을 해야 한다면 그녀의 주소는 다음과 같습니다. 아다 놀스 양, 옥스퍼드 가(街) 12, 토론토, 제이 쇼 부인 댁.

개인적인 사안에 대해 너무 많이 언급했으므로 선교부의 사안에 대해 언급하겠습니다.

박사님은 선교부의 연례회의에서 저는 다음해에 제중원 책임을 맡게 되었다는 것을 이미 알고 계실 것입니다. 저는 11월 1일부터 그곳에서 일을 시작하였으며, 따라서 그곳에서 거의 2달 동안 일을 한 셈이고 병원 및 그 전망에 대해 다소의 견해를 갖고 있습니다.

그곳은 이전에 부유한 한국인의 집이었고, 따라서 여러 개의 작은 집으로 둘러싸인 여러 개의 안마당으로 이루어져 있습니다. 그것은 중심가 근처의 언덕에 위치해 있으며, 당연히 인구가 밀집해 있는 지역 중앙에 있습니다. 하지만 구내의 담 안쪽에는 상당한 정도의 비어있는 공간이 있는데, 약간의 비용을 들여 운 좋게도 보수할 수 있다면 그곳을 환자들의 회복을 위한 쾌적한 곳으로 개량할 수 있습니다. 대체로 저는 병원의 위치에 호감을 갖고 있으며, 집은 우리가 선호하는 그런 목적으로 지을 수 없지만 수리하고 깨끗하게 만들면 훌륭한 내과 및 외과 사업을 할 수 있을 것이라고 생각합니다. 하지만 그것들은 현재 너무 더러우며, 그런 상태로 환자를 두는 것은 안전하지 않습니다. 그곳에 있는 한 건물은 최근 약간 개조했는데, 현재 진료소로 사용하고 있습니다. 그것은 환자의 대기실, 작은 진찰실, 매우 작은 의약품 창고, 그리고 의약품을 조제실로 이루어져 있습니다.

그런데 15~20명의 환자를 진찰하고 불결한 농양과 종기를 치료하고 나면 이 작은 진찰실이 얼마나 더러운지 박사님은 상상하실 수 있겠습니까? 그리고 아직까지 같은 방의 같은 탁자 위에서 수술을 시도해야 합니다. 당연히 이런 경우 무균 수술이 불가능합니다. 어빈 박사가 도착한 후 여태껏 제가 시도하지 못했던 큰 수술을 도와주었습니다. 그 수술을 즉시하면 사람을 살릴 기회가 있어 우리는 위험을 무릅쓰는 것이 최선이라고 생각했습니다. 수술은 잘 되어 모든 면에서 예후가 좋은 것으로 생각되었지만 환자는 더러운 방에 둘 수밖에 없었고 조수의 감독이 불량해 그는 모든 붕대를 풀어버렸고 상처 부위가 부분적으로 개방된 상태로 난방이나 영양 공급 없이 방치되었습니다. 우리는 그런 상황에서 그를 위해 우리가 할 수 있는 최선을 다했으나 수술 후 6일 만에 사망하였습니다. 병원 당국은 그들이 마련한 상태가 그에게 맞지 않았다는 사실을 알고 있었으며, 그래서 약간의 수리를 통해 우리가 새롭고 넓은 수술실, 그리고 수술 후 환자를 넣을 충분한 청결한 방을 만들려는 저의 계획에 동의하였습니다.

처음에 현재의 진찰실을 수술실로 개량하는 제안을 했었지만, 잠시 생각해 보니 그것은 매우 임시적인 방편에 불과하다는 확신이 섰고, 그래서 제가 희망하는 영구적인 개선의 시작이며, 매우 편리한 병원 건물의 핵심이 될 계획을 세우는 데 다른 사람들의 자문을 받았습니다. 어빈 박사와 언더우드 박사는 계획을 검토하고 승인하였으며, 제 생각에 그리 많지 않은 경비에 관해 여러 건축업자로부터 견적을 받으려 하고 있습니다. 저는 근무를 시작할 당시 은화 100달러가 있었는데(외부의 친구가 줌), 만일 내년 예산이 병원에 배정되어 갚는다면 그 돈을 빌려주겠다고 대표 주사에게 설명했습니다. 박사님은 그들이 올해의 예산을 다 써버렸기에 저는 이 계획을 취하거나 아니면 기다려야 한다는 것을 아실 것입니다. 그들이 갚지 않을 수도 있지만, 대표 주사는 병원이 개선되기를 원하고 있었기 때문에 그들이 갚을 것이라고 생각하였습니다.

우리는 환자를 받을 이런 준비를 한 후에 다른 개선을 할 것입니다.

저는 병원의 효율을 위해 무엇이 필요한 가 고민하고 있으며, 다음 같은 점들이 제 생각에 떠오릅니다.

1. 청결한 방
2. 환자를 위한 연료 및 음식
3. 간호사
4. 의약품
5. 병원 근처의 의사 주택

1. 청결한 방 - 저는 이 방면의 일을 어떻게 시작하고 싶어 하는지 이미 설명드렸습니다. 제가 이곳에서 얻을 수 있는 것 이상으로 청결한 방을 위해 필요한 경비를 보냄으로써 이러한 시도를 지원하여 병원이 잘 되도록 하게 하는 데 선교본부가 충분히 열망할까 혹은 아닐까 하는 생각이 듭니다. 저는 약간의 경비만이 필요할 것으로 기대하고 있습니다. 그러나 우선 약간의 방을 확보하는 것이 절대

적으로 필요합니다. 저는 지금 당장은 몇 개의 방을 꾸미는 정도 이상을 해야 할 필요는 없으며, 더구나 경비는 병원에 대한 선물이 아니라 아마도 갚지 않을 것으로 생각하고 빌려주는 것이어야 할 것입니다. 견적을 받기 전까지 저는 얼마나 필요할지 말씀드릴 수 없지만, 그 사이에 박사님이 선호하시는 방침을 알려주셔서 무엇을 해야 하는지 알 수 있도록 해주십시오.

저는 마음속에 이것을 성취하기 위한 계획을 갖고 있지만, 어느 정도 시간이 걸릴 것입니다. 만일 성공한다면 병원은 한국인들에게 더 관심을 끌 것이며, 더 안정적으로 될 것입니다.

저는 때때로 정부 관리 및 부자의 왕진 요청을 받고 있으며, 회복하고 난 후 그들은 반드시 저의 집으로 어떤 것은 비싸고 어떤 것은 싼 선물들을 보냅니다. 저는 그 선물에 해당하는 것을 병원의 후원을 위해 충당하는 것이 제가 기쁠 것이라고 그들에게 전했습니다.

예를 들어 저는 왕비의 친척 중의 한 명인 민영주를 돌본 적이 있습니다.94) 만일 그가 방 하나를 꾸며 "민영주 방"이라고 이름을 붙이고 1년 동안 이를 후원하는 데 필요한 충분한 돈을 준다면 흐뭇할 것입니다.

저는 한국인이 자선에 관한 인식이 없다고 말하지만, 저는 그런 감정이 일어나도록 시도할 예정입니다. 저는 그 문제를 현지인 교회의 일원들 앞에 제시하고, 그 교회 이름을 붙인 방 하나를 후원하기에 충분한 경비를 기여하여 그들 자신에게 좋고 기독교적인 자선의 좋은 예로 삼도록 할 수 있을까 살펴보겠습니다. 이것들은 청결한 방을 확보하기 위한 여러 계획의 일부입니다.

2. 환자를 위한 음식물 및 연료. 병원 당국은 환자의 보호자가 음식물 및 연료를 제공하기를 기대하고 있으며, 의심할 여지없이 옳지만 많은 사람들은 보호자나 돈이 없이 내원하며 의약품 보다 더 근본적인 것을 제공할 수 없다면 그들을 수용하는 것은 아무 소용이 없습니다. 저는 그런 경우 의약품 비용의 일부를 필요한 만큼 음식물과 연료를 제공하는 데 사용할 것을 제안합니다.

3. 간호사 - 박사님은 제가 수술을 하여 매우 위중한 환자를 돌보는 데 한국인에게 의존할 수 없다고 말씀드린 것에서 잘 아실 것입니다. 아무도 감독하지 않아도 책임이 무거운 그런 직책을 감당하기에 적당하게 될 정도의 조사들을 선택할

---

94) 민영주(閔泳柱, 1846~ ?)는 본관이 여흥이며 민장호의 아들이다. 그는 1887년 정시문과에서 병과로 급제한 후 1892년 참의내부부사를 거쳐 판서까지 지냈다. 그는 1899년 다른 관리들과 공모하여 월미도 개척권을 일본인에게 팔았다가 발각되어 투옥되었다.

수 있게 되기까지 훈련하는 데 오래 걸립니다.

그 사이 만일 사업이 성공하면 2명의 외국인 간호사가 있어야 합니다. 정규 간호사이면 좋겠지만 이곳에 오기 전에 정규 간호사이어야만 할 필요는 없습니다. 전도 사업에 적성이 맞고 지적이며, 헌신할 사람들을 갖는 것이 더욱 큰 사역일 것입니다.

저는 이곳에서 그들의 교육을 맡으려 합니다. 우리는 어떤 사람에게 여학교에서의 임무를 경감해주고 병원에 거주하여 병원 사업에만 전념할 수 있도록 해야 할 필요를 느끼고 있습니다. 그녀는 병원에서 저의 일을 몇 배나 더 성공적으로 만들 수 있을 것이고, 환자와 대화하고 퇴원 후 추적하며 그러는 사이에 그들의 공감과 확실을 얻을 수 있는 기회를 가질 것입니다.

저는 박사님이 이 사안에 대해 저를 이해해 주시고, 가능하면 이 사업에 종사할 젊은 여성 2명 혹은 최소한 1명을 파송해 주시리라 믿습니다. 만일 그녀가 한국어를 배워야 할 필요가 있으면, 그녀가 이곳에서 시간을 낭비하지 않도록 해주십시오.

병원에서 언덕 위에 독립된 건물이 하나 있는데, 대표 주사는 만일 한 명의 간호사가 준비되면 그녀의 숙소로 준비하겠다고 약속하였습니다. 이것이 저의 의료 사업과 연관된 전도 사업을 시작하는 핵심이라고 생각하시지 않습니까?

4. 의약품 - 이것은 당연히 가장 중요하며 박사님께서 최근에 저에게 보내신 편지 및 의료 사업을 향한 박사님의 태도를 보면 정부에서 받을 수 있게 될 때가 지는 이를 위해 경비를 마련해 주실 것으로 판단하고 있습니다.

그래서 우리는 박사님께 올 회계연도의 후반기를 위해 금화 250달러를, 다음 회계연도에는 500달러를 요청했습니다. 임명된 이후 저는 약품 구매를 위해 은화 120달러, 즉 금화 70~75달러를 받았습니다. 따라서 필요한 돈의 일부는 보충될 것이며, 요청한 전체 금액이 필요하지 않을 수도 있습니다. 그러나 이것은 의심스럽기에 의약품은 구입해야 합니다. 저는 만일 이곳의 정부가 그 임무를 다한다면 예산은 사용하지 않고 반환할 것이라는 전제에서 이미 받은 75달러를 줄인 예산을 요청할 필요가 있다고 느낍니다.

우리는 이미 외아문 독판으로부터 매달 일정액을 직접 제게 주겠다는 약속을 받았습니다. 하지만 그가 갑자기 사임하고 새로운 사람이 임명되면 저는 우리가 다시 노력을 해야 할 것이라고 추정합니다.95) 그 사이 서리(署理)만 있었고 그는

---

95) 에비슨의 내한 이전인 1893년 5월 13일 신병 중인 조병직 대신에 남정철이 독판교섭통상사무에 임명되었다. 남정철의 후임으로 1893년 12월 2일 서리독판교섭통상사무에 김학진이 임명되었다가 1894년 1월 2일 조병직이 다시 독판으로 임명되었다.

이 건에 대해 아무것도 하지 않았기 때문에 우리는 기다려야만 했습니다. 이 나라는 우리가 기다리는 것을 배워야 하는 곳인 것 같습니다.

　5. 병원 근처의 의사 주택. 박사님의 편지를 받기 전에 저는 이것의 필요성을 이미 알았고 인접 부지를 살펴본 후 이 문제에 관해 대표 주사에게 말하였습니다. 그는 제가 그곳에 살기를 열망하고 있으며 병원 건물의 일부를 주택으로 사용하라고 권하였습니다. 하지만 그것들은 제 가족이 살기에 적합하지 않았습니다. 그러나 언덕 위 및 인접 병원 대지는 집을 짓기에 감탄할 정도로 적당한 곳이었습니다. 그 대지는 정부 소유이며, 한때 우리 선교부에 제안한 것으로 믿어지는데 어떤 조건이었는지는 저는 정확히 모르겠습니다. 저는 조선 정부 측에 그곳에 집을 지어 주던지 아니면 땅 문서를 우리에게 주어 우리가 그곳에 집을 지을 수 있도록 해 달라고 요청하였습니다. 알렌 박사는 이 일을 담당하고 있으며, 저는 그의 보고가 곧 있을 것으로 기대하고 있습니다.

　땅은 지대가 높으며, 그곳에서 서울의 거의 전체를 조망할 수 있어 위생의 관점에서 위치가 좋습니다. 우리는 다른 외국인들과 상당히 분리되겠지만, 우리는 이것에 이미 익숙해져 있습니다.

　제가 계속 상주해 있거나 병원 근처에 있는 것은 여러 면에서 헤아릴 수 없는 이점을 줄 것입니다.

　연례회의에서 우리 집을 위해 제안된 대지가 선택되었으나 이후 우리는 그것을 구매할 수 없다는 것을 알게 되었습니다. 박사님께서 보시듯이 대지의 구매 및 집의 건축을 위한 예산이 신청되었습니다. 저는 박사님이 제 의도를 아실 것이기에 이 예산을 설정하는 것이 필수적이라고 말씀드릴 필요는 없습니다. 만일 정부가 우리의 제안에 동의한다면 그 돈은 필요하지 않을 것입니다. 그러나 우리의 협상이 이루어지지 않은 경우 필요한 돈을 가지고 있을 필요가 있을 것입니다.

　병원이 의학 조수들을 훈련시키는 장소로 사용되어야 한다는 박사님의 희망과 관련하여 저는 전적으로 박사님의 뜻과 같으며 가능한 한 빨리 시작하기 위해 진력을 다하겠습니다.

　저의 조수를 위한 예산을 요청한 것은 바로 이런 목표를 고려한 것이었으며, 그는 제가 특별히 관리할 수 있습니다. 그런 요청이 승인될 것이라는 기대에서 저는 소년을 고용했으며 저의 집에서 그에게 약학을 가르치고 있습니다. 저는 우리가 유리한 가격에 많은 약들을 살 수 있다는 것을 알고 있으며, 조수에 드는 경비를 충분히 감당할 수 있을 정도로 경비를 효율적으로 절약할 수 있을 것으로 기대하고 있으며, 덧붙여 저는 그의 도움을 받을 것입니다. 저는 남학교를 책임지고 있는 밀러 씨에게 말했으며,96) 우리는 몇 명의 학생이 시간제로 병원에서 학생으로 근무하며, 따라서 병원의 여러 분야에서 더 효율적으로 도움을 받을 수 있을 것으로 생각하고 있습니다.

선교부로부터 저의 여행 및 사무실 경비를 위한 예산의 특별 요청이 박사님께 보내질 것입니다. 선교부 회의에서 다른 의사들을 위한 요청도 만들어졌으나, 저는 빠트렸습니다. 저는 병원 및 다른 선교사들로부터 너무 멀리 떨어져 있어 걸어 다닌다면 저는 길 위에서 상당한 시간을 소비해야 할 것입니다. 또한 제가 관리들이나 영향력 있는 사람들의 저택을 갈 때 걸어가는 것은 한국 관심에 반하는 것이기에 현명치 못한 것으로 여겨집니다. 왕립 마구간에서 제게 조랑말을 보내 줄 것 같지만, 저는 그것을 유지해야하며 때로 최소한 마부를 고용해야 합니다. 이 문제가 부디 박사임의 호의적인 관심을 받기를 바랍니다.

병원을 설명하는데 저는 아무 일도 하지 않는 40명의 주사와 6명 정도면 충분한 일을 하는 30명의 하인으로 북적거린다는 것을 간과했습니다. 의심할 여지없이 주사를 제거하는 것은 힘들겠지만 이런 점에서 변화가 있을 것이라는 다소의 좋은 전망이 있습니다.

저는 이제 개인적으로 관심이 있는 모든 사안을 언급했다고 생각하며, 선교부 정책의 다른 사안에 관해 저의 의견을 개진하고 싶습니다.

1. 서울에 새로운 여의사를 요청하였습니다. 저의 견해로 그런 인력의 보강은 현재 사업 중심으로부터 멀리 떨어진 예정된 부지에 여학교가 새로 건립되면 특히 큰 도움이 될 것입니다. 저는 학교에 혹은 근처에 여성 병원을 건립하는 것이 좋은 계획이라고 생각합니다. 따라서 가능한 한 빨리 여의사가 임명되도록 촉구하는 바입니다.

2. 부산의 베어드 씨 가옥의 보수.

지난여름 우리가 그곳에 체류하는 동안 저는 그의 집 상태를 판단할 좋은 기회가 있었으며, 수리하지 않으면 그 집에 살기에 상당히 부적합하다고 말씀드려야 겠습니다. 천장으로부터 회반죽이 떨어져 나오고 있었고, 어떤 방은 벽이 매우 축축하고 곰팡이 냄새가 나며, 페인트가 갈라져 떨어져 나무로 된 것의 상태가 나빴습니다.

저는 이것에 너무 충격을 받아 왜 새 집이 그런 상태인가 물어보았습니다. 그것은 건축업자가 설계 명세서에 따라 일을 하지 않았고, 베어드 씨가 한국인 관리의 도움을 받지 못해 업자가 계약을 이행하도록 강제하지 못했기 때문이라는 것을 알게 되었습니다. 저는 선교본부가 유능한 건축가를 파송해 선교사들이 잘 하지

---

96) 프레더릭 S. 밀러를 말한다.

못하는 잡일을 하지 않게 하고, 동시에 잘 하더라도 감독하는 데 너무 바쁘지 않게 해주는 것이 좋은 방침이라고 생각합니다. 만일 제 집에 몇 개의 선반이 필요하다면 저는 그곳에서 일이 제대로 진행되는 지 지켜봐야지 그렇지 않으면 일을 망칠 것입니다. 그리고 만약 집을 짓는다면 그는 이를 감독하기 위해 거의 모든 시간을 할애해야 하며, 그렇지 않으면 집은 살기에 적합하지 않게 될 것입니다.

제가 쓰고 싶은 다른 것들이 많이 있지만, 더 잘 알고 있는 사람들이 구체적으로 박사님께 알려드릴 것입니다.

참고로 이것들의 개요는 다음과 같습니다.

1. 토론토에서 부리던 하인을 우리에게 보내는 것이 권할 만한지의 여부
2. 병원 건물의 설명
3. 적은 경비로 병원을 개선함
4. 간호사의 필요
5. 의약품 경비
6. 우리 집 및 대지를 위한 예산
7. 의학 조수 및 약학 훈련시키기 위한 계획을 위한 예산
8. 여행 및 사무실 경상비 예산
9. 서울의 여의사
10. 베어드 씨 주택의 보수 및 건축 담당 선교사에 관한 언급

이제 결론을 말씀드리며, 저는 하나님께서 우리에게 건강을 주시고 이 미개한 땅에서 우리의 유용성을 열어 주신 것에 감사를 드립니다. 우리는 병원이 이 사회에 선을 위한 영향을 미치는 중심이 되기를 기도 드립니다. 저는 병원에서 일을 잘하고 있으며, 그곳이 점차 영혼과 육체 모두를 치유하는 곳이 될 수 있도록 진정한 노력을 다할 것입니다. 최근 상당수의 부유층 사람들, 그리고 약간의 고위 관리들이 치료를 받기 위해 병원에 내원하였습니다.

저는 끈질기게 노력하면 우리가 다른 방법으로는 얻을 수 없는 그런 영향을 줄 수 있는 위치에 있을 수 있다고 느끼고 있습니다. 이런 노력을 기울이는 중에 저는 선교본부의 따뜻한 후원을 요청 드립니다. 이것은 진보의 시작임에 틀림없으며, 이런 시작이 이곳 사람들과 정부의 협조를 담보할 관심을 불러일으킬 것으로 느끼고 있습니다. 제가 말씀드린 바와 같이 일을 시작하는 데 필요한 금액은 많지 않습니다. 수 백 달러로 많은 일을 시작할 수 있습니다. 저는 일을 하는 데 알렌 박사의 애정 어린 협조를 받고 있으며, 아마도 그가 이에 관해 박사님께 편지를 드릴 것입니다.

이제 성탄절은 지났고, 우리 모두에게 행복한 기간이었습니다. 서울에는 우리

가 외국 땅에 있다는 것을 때로 잊게 할 만큼 많은 외국인이 거주하고 있습니다.

우리는 장로교회 형제들 중에서 완전히 고향에 있는 것같이 느끼고 있으며, 근처에 캐나다 감리교회 형제들이 있습니다.

저는 박사님이 이 편지를 읽으시면 제가 상당한 것을 요구하는 것으로 결론을 내리시지 않을 것으로 믿습니다. 저는 우리 사업의 빠른 진정에 기여할 것으로 판단되는 것을 박사님께 제시하려고 노력했으며, 박사님께서 최선을 다해 판단하셔서 승인하시거나 유보하시기 부탁드립니다.

위의 내용을 쓴 이후 저는 알렌 박사로부터 메모를 받았는데, 그는 며칠 내에 제가 좋은 소식을 들을 것으로 예상한다고 말했습니다. 저는 그것이 병원 사업과 관련하여 그를 통해 조선 정부에 제출한 어떤 요청과 관련된 것으로 추정하며, 그것이 호의적으로 고려되고 있는 것 같다고 판단하였습니다.

대체로 선교사들의 건강은 미국의 평균적인 사람 정도로 좋습니다. 거의 모든 사람들이 경미한 병을 갖고 있으나 모든 것이 기후에 기인한 것은 아닙니다. 언더우드 박사는 거의 완성된 자신의 집으로 들어갔으며, 매우 편안할 것으로 확신합니다.

아내도 박사님과 다른 분들에게 안부를 전해드립니다. 병원의 운영에 관해 박사님의 견해를 기탄없이 알려주시고, 제가 어떤 것을 하기를 바라시는지 알려주시면 감사하겠습니다.

주님 안에서
O. R. 에비슨

<h1 style="text-align:center">Oliver R. Avison (Seoul),
Letter to Frank F. Ellinwood (Sec., BFM, PCUSA) (Dec. 27th, 1893)</h1>

Seoul, Korea
Dec. 27/ 93

Rev. F. F. Ellinwood, D. D.

Secy. A. P. B of F. M., New York

Dear Sir and Brother -

Your letter of Nov. 3/ 93, was received in due time. We appreciate it kindly tone and your expressed interest in our welfare. At the time of writing my former letter, Mrs. Avison was just recovering from a sickness. Since then she has been sick a great deal until about three weeks ago when she began to show signs of recovery. She is now rapidly regaining her usual vigor and we have every reason to expect she will be again fully as strong as ever. I presume the hard work and anxiety consequent upon preparing for and taking such a long journey in her state of health, the giving birth to and nursing of a child, so soon after arriving in a new climate and all the hardships incident to settlement in a strange land together contributed to bring about her illness.

These hardships have been chiefly due to the isolation resulting from our living so far from the foreign community, her inability to talk even to her servants and the very poor servants we have had to employ. This last item has proved the most trying. We do not get at all lonesome because we are far from the rest. Especially now, and we are getting able to talk to the servants with some hope of conveying our meaning to them, but the servants continue to be very poor in quality and it is as yet an unsolved problem how to treat them to be clean, to be honest, and to be industrious.

Unless one has passed through the experience, he can form no correct idea of to what it means to settle down here and depend upon the people to cook his food and do his house work. Our children ware left dirty, our house left dirty, our clothes dirty although washed, our dishes put on the table dirty, our food cooked in dirty utensils, and only very poorly cooked, and served by men & women so dirty as almost to disgust one. They can do so little work that we must employ from four to six to keep our household in running order. They are so dishonest that everything must be kept under lock and key and it is necessary even to serve out to the cook enough material at one time for the preparation of one meal while in many instances you must accompany the servant to the coalshed whenever he goes for wood or coal, to so that he does not steal your fuel.

Can you realize how much valuable time it takes to do all this? How often have we thought of that young woman who you will remember wanted to come with us, and of the great value she would have been to us during this trying periods! Even yet, after three months of teaching, our nurse will sometimes put our children's right shoes on their left feet & the little girls petticoat over her dress, while she will put on all their clothes even to coat and, collars before wash them. The young woman above referred wrote us a short time ago and seems to be still in the mind to come to us, if only there were a way.

We now feel even more than we did before that if she were with us, our power to do mission work would be at least doubled as she could take entire charge of the house. We have though that if it were possible for her to be sent out either by the Board, or by private funds, she would find it pleasant to come with Mr. Lee when he returns with his wife. You said before that you feared to do so lest it should be regarded as a precedent that other would wish you to follow. Probably in those cases where you have missionaries coming out with several children and under similar circumstance such a precedent might be followed with advantage, but nearly all who come out come without children, and so can easily grow into their surrounding and train servants as they need them. I refer to this matter again because Mrs. Avison and I am both anxious to be as free as possible to help the people to whom we have been sent. If the plan of having our house near the hospital be carried out, she will be able to do much work there if only she can spare time from her household duties. Please talk this matter over again with the others and if you decide that it will be better to make us attempt to send her to us, we will be satisfied to go on as we are doing and will make the best we can of our surroundings.

We are not so badly off as we were as I succeeded in getting a competent

Chinese cook, and by employing more servants. I was enabled to get some time for language study and hospital work. Now that Mrs. Avison is recovering, she relieves me of the household duties which devolved on me when she was ill.

I am happy to say that my own health has continued good while the children goes more robust than they were in Canada. For this we thank God.

Another thing we are thankful for is that one of the ladies of the Methodist Mission has opened a kindergartner school for the children of foreigners and our two oldest go there every forenoon. Thus has one of the chief causes for anxiety been removed, in that our children are having some chance for at least the beginning of an education.

If it should happen that you wish to communicate with our former servant, her present address is Miss Ada Knowles, 12 Oxford Ave, Toronto, care of Mrs. J. Shaw.

Having said so much about personal matters I will now pass on to Mission affairs.

You will have learned ere this that at the Annual Meeting of the Mission, I was appointed to the Royal Hospital for the ensuing year. I began my work there Nov. 1st and so have had nearly two months' experience with it and have formed some opinions concerning it and its prospects.

It was formerly the home of a wealth Korean and therefore consists of several courtyard, each surrounded by several small houses. It is located on the slope of a hill near a main street and is of course in the midst of a densely populated district. There is however considerable open space within the walls of the compound, which with a small expenditures may be converted into a pleasant place for convalescents to on themselves when we are so fortunately placed as to have any. On the whole I am favorably impressed with the location of the hospital, and although the houses an not such as our would prefer to build for the purpose, yet if repaired and made clean, it will be possible, I think, to do good medical and surgical work in them. They are now, however so dirty, and in such a trouble down condition, that it is unsafe to put patient into them. There is one building which has been fitted up recently which a somewhat better. It is now being used as a dispensary. It contain a waiting room for patient, a small consulting room, a very small room for holding the surplus stock of medicines, and a medicine dispensing room.

Can you imagine how dirty this small consulting room becomes after the entrance of 15 to 20 patients and the examination and cleansing of nearly as many foul abscess and ulcers? And yet on the same table and in the same room must be performed whatever operations are attempted. Of course in such a case antiseptic surgery is an impossibility. Since Dr. Irvin's arrival he assisted me in the performance of the only major operation we have yet attempted. It was necessary that it be done at once to give the man a chance to live so we thought it best to run the risk. The operation itself gave every prospect of a good result but he had to be put a dirty room and was so poorly looked after by the attendant that he was allowed to tear off all the dressings & full the wound partly open and was left with scarcely any fire or nourishment. We did the best we could for him under the circumstance but to us purpose as he died on the sixth day after the operation. The hospital authorities recognized the fact that the conditions provided by them were against him and so agreed to my proposition to make certain repairs which will give us a new and commodious operating room and enough clean rooms to put patients in after operation.

It was at first proposed to covert the present consulting rooms into an operating room but a little reflection convinced me that that would be only a very temporary arrangement, so I have obtained their consult to a plan which will be the beginning of what I hope may prove to be a permanent improvement and the nucleus of a very convenient hospital building. Dr. Irvin and Dr. Underwood have considered the plan and they approve it and I am now going to get estimates from several builders as to the cost, which I think will not be great. I have had $100.00 Silver placed in my hands to begin with (by an outside friend) and I have explained to the superintendent that if he will give me money to go on with I will lend this to them, the amount to be repaid when the money for next year is given to the hospital. You see they have used up this year's appropriation so I must either take this plan or wait. It may be they will not repay it but, I think they will as the superintendent shows a good deal of willingness to have the hospital improved.

After we have this prepared for the reception of patients other improvements will be attempted.

I'm considering what will be necessary to the efficiency of the hospital, the following points occur to my mind.

1. Clean rooms
2. Fuel and food for patients
3. Nurses
4. Medicines
5. House for doctor near the hospital

1. Clean rooms - I have already explained how I expect to make a beginning in this direction. The thought arises to me whether or not the Board is sufficiently anxious to have the hospital succeed as to support this attempt by the advancing of the amount of money necessary to do this over and above what I can obtain here I expect only a small amount will be needed even if any, but it is absolutely necessary to secure a few rooms to begin with. I do not think now should do anything more than help with the first few rooms and moreover the money should not be a gift to the hospital, but a loan made however with the idea that it may possibly not be repaid. Until I get the estimates I cannot state how much would be needed but you can in the meantime let me know if you will favor the principle, so that I may know what to be done.

I have formed a plan in my mind which I shall try to have carried out but it may take some time. If it succeeds it will make the hospital of more interest to the Koreans and render it more stable: -

I am from time to time called on to attend government official and rich men and after their recovery they invariably send presents to my house, some costly others less, so. I am giving to have the information conveyed to them that it will please me better to have them devote the value of their present to the support of the hospital.

For instances I have been in attendance upon one of the Queen's relatives, Min Yong Choo. It would be a nice thing if he would give enough money to fit up one room and support it for a year, the room to be known as "The Min Yong Choo Room"

I am told that the Koreans have no idea of benevolence, but I will make the attempt to arouse such a feeling. I think to it would be will to lay the matter before the members of the native church and see if they will not contribute enough to support one room to be known by the church names as it would do them good and set an example of Christian benevolence. These are some of the plans for securing clean rooms.

2. Food & Fuel for patient. The hospital authorities expect the friend of the patient to furnish these and doubtless that is right but many people come who have neither friend nor money and it is useless to take them in unless they can be supplied with what is more essential than medicines. I propose in such cases to use a portion of the medicine money to provide food or fuel as may be necessary.

3. Nurses - You will know from what I said about the care taken of the man on whom we operated that we cannot yet depend upon a Korean to take care of a very sick patient. And such have been the loves and indeed such yet are the lives of these people that it will take a long course of training before even the most carefully selected helpers can become fitted to take such a responsible position without some one to oversee their work.

In the meantime, if the work is to prosper, two foreign nurses should be provided. It is not necessary that they should be trained before coming here though that would be an advantage. It would be of much great service however to have them of the proper disposition intelligent, and thoroughly devoted to the work of evangelization.

I would undertake to train them here to do the nursing. So much do we feel the need of having some one reside at the hospital that it is proposed to relieve one of the ladies from her duties at the Girl's School and allow her to devote her time to hospital work. There she could make my work many time more successful and could have opportunities of talking with patient and of following them up after their discharge, having in the meantime gained their affection and confidence.

I trust you will see with me in this matter and if possibles send out two or at least one young woman to engage in this work. If she will require to learn the language, no time should be lost in getting her here.

There is a separate building at the hospital higher up the hill than any of the other which the superintendent has promised to fit up for a nurse's residence if one is provided. Don't you think this is the key to the opening up of evangelistic work in connection with my medical work?

4. Medicines - These of course are essential and I judge from your recent letter to me and from your attitude toward the work, that you are willing to appropriate money for this department until such time as we succeed in getting it from the government.

We have therefore asked you for $250.00 gold for the last half of the current fiscal year and $500.00 gold for the coming fiscal year. Since my appointment I have received for the hospital $120.00 Silver equal to about $70.00 or $75.00 gold for the purchase of medicines. It is therefore probable that a portion of the money required will be supplied and that the full amount asked for may not be needed. But as this is a matter of doubt and medicines must be purchased. I feel it is necessary to ask you to make the appropriations asked for less the $75.00 already received, on the understanding that if the government here does its duty, the money be not used, but that it revert to the Board.

We had already received the promise of the President of the Foreign Office to pay a certain sum directly into my hand each month, when he suddenly resigned his position and when a new man has been appointed I presume we shall have to make the effort again. In the meantime there is only an Acting President and he will not do anything in the matter, so we are compelled to wait. This appears to be a country in which one must learn to wait.

5. House for self near the Hospital. Previous to the receipt of your letter, I had already seen the need for this and had inspected the adjoining properties and had spoken to the superintendent on the subject. He is anxious to have me go over there to live and offered me a portion of the hospital buildings for a house. They, however, are quite unfit for my family. But on the top of the hill and adjoining the hospital ground is an admirable site for a house. The land is owned by the government and I believe was once offered to our mission but on what conditions I do not exactly know. I have asked them (the government) _other_ to build me a house there or to _give_ us an absolute deed of the land, so that we may build on it. Dr. Allen has the affair in charge and I hope to have his report soon.

The land is high and from it almost the whole city can be seen so that it is well situated from a sanitary standpoint. We shall be quite separated from the other foreigners but we are already accustomed to that.

My constant presence at or near the hospital would be of incalculable advantage in every way.

At the Annual Meeting a proposed site for our house was selected but we have since learned that it was not be purchased. As you will see appropriations are asked for the purchase of land and the erection of our house. I need not say that it will be necessary to make these appropriations. as you will understand that a will as I do. If the government agrees to our proposal, the money will not be required. But in he meantime it will be necessary to have the money available in case our negotiations do not carry.

With reference to your desire that the hospital be used as a place for training medical helpers, I may say that I am in entire accord with you and it will be my endeavor to begin that work as soon as possible.

It was with this object in view that I asked for an appropriation for a helper for myself, whom I could have under my special charge. In expectation that that request would be granted, I have employed a boy and my giving him instruction in pharmacy at my own house. I find that many drugs are purchased which we could prepare with advantage ourselves and I should expect to effect a saving in cost sufficient to cover the expense of my helper and have his services beside. I have spoken to Mr. Miller who has charge of the Boys' School and I think that we shall be able to plan it so that some of his boys may become students at the hospital during a part of the time and thus the different department of our work may be made to help each other to be more effective.

A special request will be sent to you from the mission for an appropriation for me for travelling and office expenses. At the mission meeting such a request was made for the other doctors, but I was overlooked. I am so far from the hospital and from the other missionaries that I must need spend a great deal of time on the road if I walk all the time. It is also considered unwise for me to walk when I go to the residences of officials and men of influence as it is quite contrary to Korean custom. It is likely that a pony will be sent to me from the Royal Stables, but it will be to maintain and sometimes at least chairmen must be employed. Kindly let this matter have your favorable attention.

In describing the hospital I neglected to say that it is burdened with 40 officials called Choosas who have nothing to do and 30 servants who have work sufficient for only half a dozen. There is some prospect that a decided change will be made in these respect though it will doubtless be hard to get rid of the Choosa.

I think I have now referred to all the matters of personal interest and I will now write concerning a few other points of mission policy which I may venture to express an opinion.

1. A new lady doctor for Seoul is asked for. In my opinion such an addition to the force would be of great advantage more especially if the new Girl's School is built on this proposed site which is far removed from the present centers of work. I think it would be a good plan to erect a woman's hospital in connection with or near to the School. I would therefore urge that such an appointment be made at the earliest possible time.

2. Repairs for Mr. Baird house at Fusan.

During our stay there last summer I has a good opportunity to judge of the condition of his house and I must say it is quite unfit for them to live in unless it is repaired. The work must have been very poorly done on it as the plaster was falling from the ceilings, and in some rooms the walls were very wet and mouldy, while the paint had cracked and peeled off so as to leave the woodwork in bad order.

I was so struck with these things that I enquired why the were so in such a new house and I learn that the contractor did not do his work according to the specification and as Mr. Baird was not supported by the official to whom he had to cook for help he was quit unable to compel the man to fulfil his contract. It would seem as if I might be good policy for the Board to send out a competent builder who could relieve the missionaries of work that they are incompetent do well and at the same time too busy to oversee if they were competent. If I require a few shelves in my house it is necessary for me to stand by and see that each part of the work is properly done, or else they will be spoiled. And if one attempt to build a house, it means that he must devote nearly all his time to overseeing the work or the house will not be fit for occupation.

There are many other things about which I might write but others who are more familiar with the work will inform you in detail.

Let me now give a synopsis of the preceding for purposes of references.

1. The advisability of our Toronto servant being sent to us.

2. Description of Hospital buildings

3. Improvements to be made in Hospital with request for a small grant of money.

4. Need for Nurses

5. Money for Medicines

6. Appropriations for our house and site

7. Medical Helper and appropriation for same with plan for pharmaceutical training

8. Travelling and office expense appropriation

9. Lady Physician for Seoul

10. Repair to Mr. Baird's house with remark re a Building missionary.

And now in conclusion, I wish to say how thankful we are that God is giving us health and is opening up to us a field of usefulness in this benighted land. We pray that the hospital may become a centre of influence for good to the community. It will be my earnest endeavor to do good work there and to gradually bring about those condition which will make it is place of healing for both soul and body. Recently quite a number of the wealthier class have been coming there for treatment and some even of the higher officials.

I feel that with patient effort it ought to secure for us a position of influence which cannot be got in any other way. In the meantime I ask for the cordial support of the Board while this effort is being made. These must be a beginning to the improvement and I feel that if we need that beginning such an interest can be aroused as will ensure the cooperation of the people and the government. As I have said the amount necessary to start the work will best be large.

A great deal could be done with a few hundred dollars. I am having the hearty cooperation of Dr. Allen in my endeavor and he will perhaps write you concerning it.

Christmas is now over and it was a happy season to us all. Seoul contains enough foreign resident to make it possible on occasion to forget that we are in a foreign land.

We feel perfectly at home amongst our Presbyterian brethren, finding them as near like the Canadian Methodists an one pea is like another.

I trust that as you read this letter you will not draw the conclusion that I demand a great deal. I have tried to put before you what will in my judgment contribute to the rapid progress of our work and I leave it with you to grant or withhold as you may judge best.

Since writing the above I have received a note from Dr. Allen in which he says he expects to have agreeable news for me in a few days. I presume he refers to hospital matters in connection with certain requests which I forwarded to the Korean government through him, and which I should judge from his letter are being favorably considered.

The health of the missionaries is on the whole just as good as that of the average person in America.

Nearly all have had slight ailments not at all due to the climate. Dr. Underwood has moved into his house which is nearly finished and will I am sure be very comfortable.

Mrs. Avison joins me in good wishes to yourself and the others. I shall be pleased to be favored with a full expression of your view as to the conduct of the hospital and what you wish me to attempt in it.

Yours in Christ
O. R. Avison

18931229

윌리엄 M. 베어드(부산)가 프랭크 F. 엘린우드
(미국 북장로교회 총무)에게 보낸 편지 (1893년 12월 29일)

한국, 부산
1893년 12월 29일

친애하는 엘린우드 박사님,

　　선교부로 보낸 10월 13일자 편지에서 박사님은 제중원이 설립 초기의 약속을 이행하지 못한 것에 실망하는 의견을 표시하셨습니다.[97] 제중원은 한국의 선교 사업에서 불가사의한 것 중의 하나입니다. 우리는 에비슨 박사에게 많은 기대를 하고 있으며, 버둥거리며 질질 끄는 투쟁을 하거나 성공을 위해 훨씬 희망적인 투쟁을 해서 나올 결과를 기다리고 있습니다. 만일 그가 희망하는 모든 것을 얻지 못하는 경우에 빈튼 박사나 에비슨 박사를 위해 조선 정부가 외국인의 도움으로 시작한 다른 기관의 경과에 대해서도 박사님이 관심을 두셔야 할 적기(適期)라고 생각합니다.

(중략)

---

97) Frank F. Ellinwood (Sec., BFM, PCUSA), Letter to the Korea Mission, (Oct. 13th, 1893).

William M. Baird (Fusan),
Letter to Frank F. Ellinwood (Sec., BFM, PCUSA) (Dec. 29th, 1893)

Fusan, Korea,
Dec. 29th, 1893

Dear Dr. Ellinwood,

In your letter of Oct. 13th to the Mission you express a feeling of disappointment that the Government hospital has not secured to fulfil the promise of earlier years. The Government hospital is one of the enigmas of Korean mission work. We look to Dr. Avison with much expectation, and await the result of what must either from the death struggle of a lingering experiment or the beginning of a much hoped for success. But both for Dr. Vinton's sake and for Dr. Avison's sake in case he does not realize all that he hopes, I think this is an opportune time to call your attention to the career of some other institution commenced by the Korean government aided by foreigners.

(Omitted)

캐드월러더 C. 빈튼(서울)이 프랭크 F. 엘린우드
(미국 북장로교회 총무)에게 보낸 편지 (1893년 12월 29일)

한국 서울
1893년 12월 29일

친애하는 엘린우드 박사님,

(중략)

에비슨 박사를 위한 주택의 필요성에 관해서는 논쟁할 필요가 없습니다. 그는 지금 임대한 집에서 살고 있는데, 그 임대료가 땅을 사는 것에 비해 훨씬 비싸며, ...

[원문의 1줄이 잘려 있어 해독이 불가능함]

(중략)

Cadwallader C. Vinton (Seoul),
Letter to Frank F. Ellinwood (Sec., BFM, PCUSA) (Dec. 29th, 1893)

Seoul, Korea
Dec. 29th, 1893

Dear Dr. Ellinwood

(Omitted)

The need for a house for Dr. Avison will not need to be argued. He is now living in a hired one, whose rent would go far toward purchasing the land for a ......

[1 line in the original letter was cut]

(Omitted)

20100000

올리버 R. 에비슨 지음, 박형우 편역, 『올리버 R. 에비슨이 지켜본 근대 한국 42년 1893~1935. 상』 (서울: 청년의사, 2010), 145, 149~150, 152~156, 159~163, 169~170, 195~199쪽

(145쪽)

밴쿠버를 떠나다

드디어 출항 시간이 되었다. 우리는 배가 아직 항구에 정박해 있는 동안 선실에서 좋은 자리를 잡기 위해 오후 일찍 승선하였다. 우리 가족 5명에게 필요한 충분한 침대 공간을 확보하기 위해 우리들만의 선실을 잡았다. 얼마나 안락했던가! 누가 이렇게 큰 배에서 멀미를 할 수 있단 말인가? 저녁이 되기 전에 우리는 부두를 떠났다. 배 속은 방금 떠난 호텔같이 조용하였다. 그러나 저녁이 되자 좁은 해협을 지나 대양으로부터 약간 거친 파도가 밀려들어 오는 넓은 만을 지났다. 이것이 우리가 곧 가로질러야 할 넓은 대양의 시작이라고 생각하였다. 그러나 더 멀리 항해할수록 파도는 높아졌다. 우리가 타고 있는 배는 마치 소형 보트인 것처럼 흔들리기 시작하였다. 아, 내 속에서 치밀어 오르는 이상하고 불편한 느낌이여! 항구로부터 나온 지 단지 한 시간이 지났을 뿐인데!

하지만 마침내 불편함이 사라지고 기분이 나아졌다. 나는 가족을 찾으러 갔다. 아이들은 괜찮았다. 그러나 아내는 멀미를 하고 있었던지 "머리가 아프고 너무 어지러워요."라고 대답하였다.

다행히 우리는 배의 흔들림에 곧 익숙해졌다. 그리고 여행을 즐기기 시작하였다. 태평양을 가로지르는 2주 동안의 여행에서 우리는 힘든 날도 많았다. 물론 즐거운 날도 많았다.

(중략)

(149~150쪽)

일본에 도착하다

그날 우리는 요코하마 항구로 항해해 들어가면서 난생 처음으로 일본의 유명한 구릉을 보았다. 항구는 넓었다. 구릉은 6월의 태양빛으로 빛났고 우리가 상상했던 것만큼 아름다웠다.

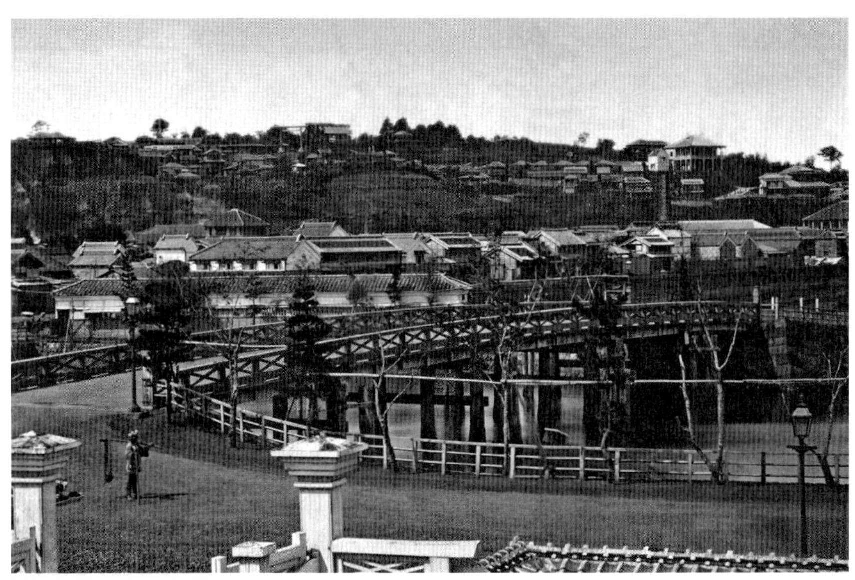

그림 4-20. 다른 외국인들과 함께 선교사들이 주로 살았던 요코하마의 블러프(Bluff).

(중략)

우리는 곧 거룻배를 타고 부두로 가서 세관 검사를 신속하게 마친 후 사람이 끄는 낯선 인력거를 탔다. 이 운송 수단은 흥미로웠다. 하지만 요코하마에 체류하는 동안 우리가 머물 외국인 주택으로 가기 위해 절벽으로 올라가는 긴 언덕에서 인력거꾼이 인력거를 헐떡이면서 끄는 것을 차마 볼 수가 없었다. 그래서 나는 인력거에서 내려 걸었다. 그러자 키가 작은 인력거꾼은 수고비를 받지 못할 까봐 걱정스러워 했다.

우리가 머물 집은 당시 요코하마의 거의 모든 외국인이 거주하는 지역에 있었다. 해변보다 상당히 높은 가파른 언덕의 꼭대기에 있었다. 우리는 선교부로부터 지시를 받은 집으로 찾아갔다. 지내기에 상당히 편안했다. 그러나 더위여! 그 더위는 우리를 질식시키는 것 같았다. 그것은 캐나다의 한 여름에 경험했던 어떤 더위보다도 심했다.

나는 그곳에서 토론토 대학교의 의과대학생이었을 때 알았던 젊은 의사를 만나 매우 반가웠다. 그는 부인과 함께 선교사로 남중국에 파송됐다. 하지만 가족의 건강이 나빠져 다시 파송될 희망이 거의 없이 토론토로 돌아가는 길이었다. 그러나 이 일은 장래의 선교 사업을 낙관하고 있던 우리들을 크게 자극하지는 않았다.

우리는 언제 한국으로 들어가야 하는지를 알려주는 편지가 오기를 기다렸다. 아무런 연락을 받지 못한 채 하루하루가 지나갔다. 하지만 한국에서 소식이 늦게 오게 돼 우리는 요코하마와 주변의 명소를 탐방하고 배울 좋은 기회를 가질 수 있었다.

(중략)

(152쪽)

여러 번 우리가 언제 한국으로 들어가야 하는지 알려 달라고 요청하는 편지에 대한 답신이 한국에서 오기를 기다리며 약 6주일 동안 요코하마에 체류하였다. 당시 아내는 네 번째 아이를 몇 주일 내에 출산할 예정이었다. 그러므로 더 지체하지 않고 한국으로 가기를 갈망했던 우리는 답신이 오지 않아 대단히 괴로웠다.

(152~155쪽)

부산에 도착하다

결국 우리는 더 이상 답장을 기다리지 않고 목적지를 향해 가기로 결정하였다. 우리는 상당히 멋있는 기선을 타고 고베까지 갔다. 우리는 그곳의 항구에 정박해 있는 훨씬 작은 화물선인 히고마루(一向丸)로 갈아탔다. 그리고 해변으로 상륙하는 대신 우리는 직접 배에 승선하여 한국으로 항해하기를 기다렸다.

배에서는 건어물 냄새가 너무 심하게 났고 구역질이 났다. 갑판 아래에 위치한 수면실은 작았고 통풍이 잘 되지 않았다. 식당은 더웠고 환기가 불량하였다. 따라서 갑판 아래보다 외갑판의 공기가 훨씬 좋을 것으로 생각해 의자를 그곳으로 옮겨 밤새 머물렀다. 그러나 저녁때가 되자 모기가 떼를 지어 달려들었다. 때문에 다음 날 배가 닻을 올리자 우리들은 모기로부터 해방됐다는 생각에 기뻐했다. 그렇게 미래 우리의 집을 향한 여행의 마지막 구간을 출발하였다.

나가사키에 기항한 후 우리는 대한해협을 가로질렀다. 부산에 접근하기 시작하자 뱃머리로 나가 '우리를 부른 땅'의 첫 모습을 열심히 구경하였다. 예전에 부산항으로 접근하는 것에 대한 설명을 읽은 적이 있었다. 그래서 나는 그것이 어떤 모습일지 대충 알고 있었다. 하지만 항구의 초입에 도달할 때까지도 항구로서의 모습은 보이지 않았다. 심하게 울퉁불퉁한 바위만 보일 뿐이었다. 이어 큰 파수병처럼 양쪽에 바위기둥이 우뚝 서있는 해협을 통과하였다. 느린 속도로 그 항로를 통과하자마자 넓은 항구가 보였다.

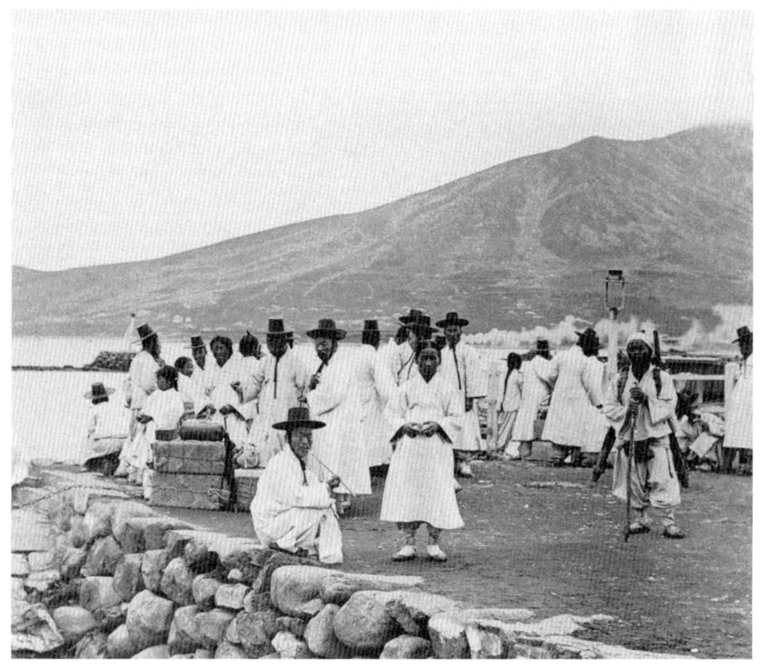

그림 4-21. 부산항 부두(1902년 촬영).

　해변을 따라 낮은 땅만 약간 있을 뿐 그 뒤에 위치한 산이 장관이었다. 이곳의 가장 넓은 부분을 따라 부산의 시가지가 형성돼 있었다. 그곳에는 일본식 지붕을 가진 단층집들이 있었다. 때로 높은 건물도 있었다. 초가지붕을 가진 많은 작은 한국식 오두막집이 좁은 땅을 따라 마을을 이루고 있었다. 반면 그 뒤에는 사람이 살고 있는 흔적이 없는 높은 언덕과 산이 솟아있었다. 그러나 이곳에는 나무가 없었고 개간이 돼 있지 않았다. 전체적으로 마음에 끌리는 그런 매력적인 경치는 아니었다.

　우리는 최소한 1명의 선교사가 부산에 거주한다고 알고 있었다. 마침내 한 언덕에서 우리가 찾던 집으로 추정되는 외국풍의 1층 양옥집이 눈에 들어 왔다. 배에 가족을 남겨둔 나는 조선 거룻배를 타고 해변에 상륙하였다. 그리고 험하고 굽은 길을 올라가 그 집에 도착하였다. 그 날은 1893년 7월 16일, 일요일 오후였다.

　윌리엄 M. 베어드 목사의 집에 도착한 나는 주일 예배를 드리기 위해 모여 있는 몇 명의 외국인들을 발견하였다. 그들은 의료 선교사 베어드 부부, 휴 M. 브라운 박사 부부, 우리 선교부의 멤버들, 그리고 숙소가 2~3마일 떨어진 호주 장로교회의 선교사 몇 명 등이었다. 나는 그들로부터 환대를 받았다. 나는 그들이 상당히 외로움을 느끼고 있다고 생각하였다. 배가 하루 이틀 정도 항구에 정박할 예정이었다.[98] 때문에 다음 날 나는 아내, 애들과 함께 베어드 목사 집으로 갔다.

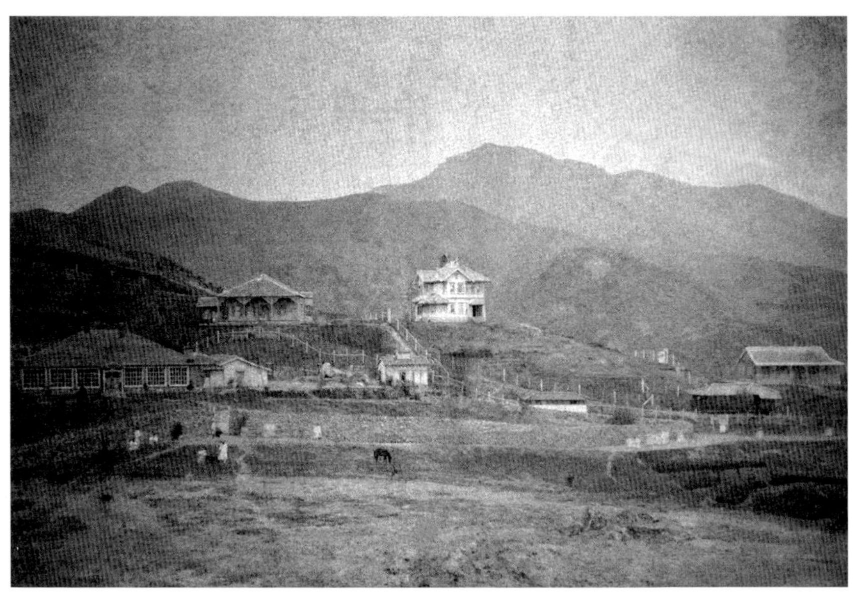

그림 4-22. 미국 북장로교회 한국 선교부 부산지부. 왼쪽부터 총세무사 사택, 베어드 사택, 어빈 박사 사택, 어빈 병원 및 예배당(아래) 사택이다. 에비슨 가족은 베어드 사택에 머물렀다. 이 책의 122쪽 사진을 참고할 것. (1898년 촬영)

화요일 나는 그곳에서 서울 주재 감리교회 선교사이며 일본으로 가는 중에 있던 달지엘 A. 번커 목사 부부를 만났다. 그들은 우리가 서울로 간다고 하자 깜짝 놀랐다. 그러면서 가을까지 요코하마에 체류하라는 지시를 담은 전보를 받지 않았는가 물어보았다. 그런 전보를 받았다면 우리는 당연히 출발하지 않았을 것이었다. 그들은 집을 수리하고 있어 떠날 수 없었던 언더우드 목사 부부를 제외한 서울의 모든 외국인들이 혹서를 피해 구릉 지대로 갔다고 말하였다.

우리는 어떻게 해야 하나? 언더우드 집이 손님을 맞을 준비가 돼 있지 않았기 때문에 아무도 맞이할 사람이 없는 서울로 갈 수 없었다. 대신 이곳 부산에 체류할 수밖에 없었다. 우리는 다른 준비가 이루어지기 전까지 서울로 가지 말도록 조언을 받았다. 이런 상황에서 우리가 무슨 조처를 취할 수 있단 말인가?

"만일 거처가 좁은 것을 참을 수만 있다면 우리 집에 머물러도 좋습니다."라고 베어드가 말하였다.

마침 자신의 집을 건축 중에 있던 브라운 의사 가족이 두 방에서 살고 있었다. 때문에 베어드의 집은 이미 꽉 차 있었다. 그러나 베어드 가족은 현관 양쪽에 있는

---

98) 이 배는 고장이 생겨 부산에서 며칠 정박하게 된 것이었다. 에비슨이 한국에 오기 전 부산에 있던 하디는 당시 원산에 있었기 때문에 만나지 못하였다. 魚丕信 博士 小傳(八). 그의 재학시대(속). 기독신보 제849호, 1932년 3월 9일.

서재를 비워 자신들이 할 수 있는 한 최대로 우리를 편하게 해주겠다고 말하였다.

이 너그러운 제안이 얼마나 고마웠던지! 베어드는 나와 함께 즉시 배로 돌아가 우리 가족이 해변에 상륙하는 것을 도왔다. 저녁이 되기 전에 아내, 아이들과 우리들의 모든 짐이 운반돼 책상 대신 침대를 넣은 두 개의 방에 짐을 풀었다. 이렇게 한국에서 선교사로서의 생활이 시작되었다.

(중략)

(156쪽)

베어드의 집은 항구가 내려다보이는 높은 언덕에 위치해 있었다. 하지만 열기는 강렬했다. 우리는 가능한 한 옷을 적게 입었다. 하지만 그래도 더웠다.

우리가 부산항에 도착한 바로 일주일 후인 7월 23일 일요일 오후에 우리의 넷째 아이가 태어났다. 우리는 더글러스가 태어나기 전에 서울에 도착했으면 하는 희망으로 일본을 떠났다. 그러나 부산에 잠시 머문 것이 선경지명이었던 것 같다.

우리가 베어드 집으로 이사한 며칠 후 새뮤얼 A. 마펫 목사가 여름을 베어드와 머물기 위해 아무런 예고 없이 서울에서 내려 왔다. 베어드는 "대단히 환영합니다. 그런데 빈 방이 없어 어떡하죠. 괜찮으시다면 항구를 향해 있는 식당의 창문에 넓은 선반이 있습니다. 그곳에 잠자리를 깔면 어떨까요"라고 말하였다. 마펫은 머물기로 결정하였다. 따라서 부엌을 제외한 베어드 집의 모든 방이 침실로 사용되었다.

(중략)

(159~161쪽)
제물포(인천)에 도착하다

우리는 무더운 여름이 사실상 끝나는 8월 말까지 베어드 집에 머물렀고, 최종 목적지인 서울로 가야할 때가 됐다고 판단하였다. 마침 언더우드로부터 선교사들이 구릉 지대로부터 속속 복귀하고 있으며, 우리가 잠시 머물 곳을 찾을 수 있을 것이라는 편지를 받았다. 우리는 겐카이마루(玄海丸)를 탔다.[99] 선상에서 서울로 가는 한국 최초의 장로교회 선교사 알렌이 함께 승선했음을 알게 되었다. 그는 미국 시카고에서 열린 세계 무역 박람회인 위대한 백색 도시(The Great White City)에 고종이 파견한 한국인 관리들의 동행인 겸 안내자로서 참석했다가 조선으로 돌아오는 길이었다. 우리는 이 선구자 의사와 이렇게 빠르게 알게 돼 기뻤다.

---

99) 이 배는 1863년 건조된 2,492 톤 크기의 목조 스크루 선이다. 1875년 Pacific Mail SS Co.로부터 이 배를 구입한 도쿄의 미쓰비시 우편선 회사(Yubin Kisen Mitsubishi Kaisha)는 배의 이름을 겐카이마루로 바꾸었다. 이 배는 1885년 일본선박주식회사(Nippon Yusen Kaisha)로 양도되었다.

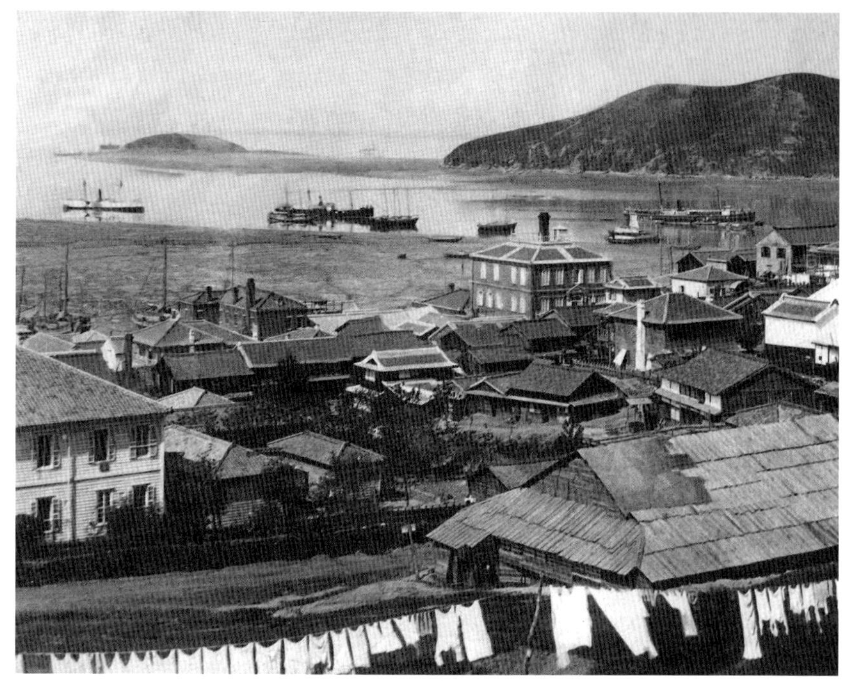

그림 4-23. 인천의 스튜어드 호텔. 중앙 오른쪽의 창문이 많은 높은 건물이다.

부산에서 제물포까지의 여행은 단지 2일 정도밖에 걸리지 않았다. 겐카이마루의 선장인 톰슨(Thomson)은 스코틀랜드 인이었다. 사실 당시 일본의 모든 여객선은 선장이 모두 외국인이었고 선원들은 일본인이었다.

언더우드는 우리를 마중하기 위해 제물포로 와 있었다. 그는 강을 따라 서울까지 가는 우리의 여행을 도와주었다. 우리는 해안에 위치한 스튜어드 호텔에 숙박하였다.[100) 이 호텔의 소유자는 중국인 E. D. 스튜어드(E. D. Steward)였다. 인천항에 도착하는 모든 외국인들은 그의 도움을 받았다. 그는 여러 해 동안 태평양을 횡단하는 배에서 승무원으로 일하다가 사직하고 호텔의 관리인이 되었다. 배에서 항상 불려졌던 'Steward'라는 직함을 성으로 차용하였다. 그리고 중국 이름(이다이,

---

100) 한국 최초의 호텔로 알려진 제물포 일본조계 입구(현 인천시 중구 중앙동)의 대불(大佛) 호텔은 1884년 일본인 호리 리키타로(堀力太郎)가 자신의 저택을 개조해 만든 것이었다. 이후 1887년 집 옆에 유리창이 있는 3층짜리 그리스풍의 벽돌 건물을 지어 1888년 완공하였다. 한편 1886~7년경 청나라 사람 이태(怡泰)는 대불 호텔 건너편의 청국조계 구역 중심가 끝(현 인천시 중구 선린동 105) 쪽에 스튜어드 호텔(Steward's Hotel)을 열었다. 이 호텔에서는 일본인 거주지가 내려다 보였다. 에비슨은 이 건물이 2층인데, 1층에는 잡화상점이, 2층에는 스튜어드 호텔이 있었다고 기록하였다. 이 호텔은 후에 3층으로 개조되었는데, 일본식 기와를 올린 모임지붕 3층 건물로 정면은 5칸으로 구성되어 있었다. 1층 출입구 부분은 건물을 약간 앞으로 돌출시키고 상부에 별도의 지붕을 설치해 현관을 만들었다. 외관상 2, 3층에 객실이 있었던 것으로 보인다.

E-Dai)의 첫 글자를 이름으로 사용해 'E. D. Steward'라는 이름을 사용하였다. 그 호텔의 1층에는 일반 가게들이 있었다. 모두 중국인이었던 점원들은 피전 영어를 사용하였다.101) 단순하지만 깨끗한 가구들이 구비돼 있는 2층은 피곤한 여행자를 위한 휴식 장소로 이용되었다.

언더우드는 나룻배가 한밤중 경에 떠날 것이라는 것을 알고 있었다. 그는 서울에서 가장 가까운 나루터에 내릴 수 있도록 조처를 취하였다. 우리는 초저녁에 배를 탔다. 객실은 천장이 매우 낮아 바닥에 앉을 수는 있었다. 하지만 머리를 획 숙이지 않고는 서있을 수 없었다. 배에는 별도로 잠을 자기 위한 객실이 없었다. 그래서 모든 숙녀들에게 이 방을 사용하게 하였다. 남자들은 천장이 없는 갑판 위의 의자에 앉아 밤을 새웠다. 피곤했지만 아침 일찍 마포 항구에 도착하였다.102)

밤에 여행을 했기 때문에 우리는 강의 아름다운 풍경과 1867년 조약을 강요하기 위해 서울로 가려는 미국의 쉐난도 호를 막기 위해 한국이 미국과 싸웠던 큰 섬인 강화도를 보지 못하였다. 한국인들은 1866년 실패로 끝났던 프랑스인들의 서울 침공 시 프랑스 배에서 노획한 무기를 모형으로 삼아 스스로 제작한 대포를 이용해 용감하게 싸웠다.

마펫이 마포에서 우리들을 기다리고 있었다. 그는 한국인 사공에게 우리 모두를 해변에 상륙시키도록 조처하였다. 그리고 우리를 만나기 위해 거룻배로 왔다. 그런데 우리가 거룻배로 옮겨 타려고 하자 사공은 통상 요금의 2배가 되는 요금을 선불로 지불하라고 요구하였다. 마펫은 배에 타기 전에 이 문제를 모두 해결했었다. 하지만 상륙하려는 사람들이 낯선 외국인임을 알게 되자 계약 이행을 거부했던 것이다. 아무런 성과 없이 몇 분간 언쟁을 벌리던 마펫은 해안에 있는 노무자 중 한 사람을 배 옆으로 오라고 한 후 이 남자의 어깨를 깡충 뛰어 넘어 상륙하였다. 나머지 사람들도 그를 따라 하려 했다. 이 광경을 본 사공은 자신의 일거리를 송두리째 잃을 것으로 생각하고 우리들에게 사과한 후 통상 요금으로 상륙하도록 하였다. 우리는 남자의 등에 업혀 상륙하는 것에 익숙하지 않았다. 그래서 일반적인 방법으로 상륙하고 싶었기에 즉시 이 제안을 받아 들였다.

---

101) 피전 영어(Pidgeon English)는 아시아의 거의 모든 국가의 항구 도시에서 살고 있는 원주민들이 이해하고 있는 언어이다. 이것은 변칙 영어, 변칙 중국어 및 변칙된 여러 다른 언어들이 결합돼 만들어진 것이다. 서양에서 온 교역상들은 이 언어를 사용해 동양인과 대화한다. 'Pidgeon'이란 말 자체도 변칙 영어의 좋은 예이다. 원주민들이 'business'를 변칙적으로 발음한 사투리이다. 피전 영어는 단순히 사업용으로 사용되는 영어이다.

102) 이 배는 오전 2시에 떠나 9시간 만에 마포에 도착하였다. 魚丕信 博士 小傳(八). 그의 재학시대(속). 기독신보 제849호, 1932년 3월 9일.

(161~163쪽)

서울에 도착하다

마포나루에 상륙하니 도심으로 들어가기 위해 여러 종류의 가마가 준비되어 있었다. 그 당시에 가장 흔한 교통수단은 가마였다. 가마는 여러 종류가 있었다. 크게 두 종류, 즉 두 명이 운반하는 이인(二人轎)교와 네 명이 운반하는 사인교(四人轎)로 나눌 수 있다.

곧 우리는 성벽으로 둘러싸인 도시를 처음 보았다. 서대문을 통과한 후 좁은 길을 따라 캐드월러더 C. 빈튼의 집에 도달하였다. 우리는 빌려 놓은 집을 수리하기 전까지 그의 신세를 졌다.[103] 그의 집은 서구의 열강들과 수교할 때 조선 정부의 세관 업무를 지휘하기 위해 중국에서 건너 왔던 독일인 묄렌도르프의 숙소로 건축된 것이다. 그래서 외관상 한옥 구조였지만 내부는 외국식이었다. 이 집은 다른 외국인들의 집에서 1마일 정도 떨어진 서울의 북부에 위치해 있었다.

빈튼은 아이들이 많아 여러 방이 필요하였다. 따라서 우리 대가족이 오랫동안 빈튼의 집에서 머물 수는 없었다. 우리는 이삿짐으로 부쳤던 가구들이 아직 도착하지 않았다.[104] 그 때문에 모든 선교사 집에 어느 것이건 여분의 가구를 빌려주도록 부탁하였다. 모든 선교사 가정들은 오븐, 탁자, 침대 혹은 의자 등 무엇인가를 빌려 줬다. 얼마 되지 않아 살림을 꾸려나가기에 충분할 정도로 구비되었다.

우리는 약간의 영어를 할 줄 아는 일본인 보모, 서양식 요리를 할 줄 안다는 한국인, 그리고 연료를 공급하고 모든 잡일을 수행하는 한국인 집사 등의 하인들을 고용하였다.

제물포에 상륙한 후 새 집에 정착하는 사이에 아내는 병에 걸려 우리가 새 집으로 들어가자마자 침대에 누워있어야 하였다. 일본인 보모는 서양 아이의 옷을 입힐 줄 몰랐다. 그녀는 왼쪽 신발을 오른쪽 발에 신게 했다. 또한 여자애 옷을 거꾸로 입히는 등 여러 가지 일들을 이상하게 하였다. 이 모든 것이 아내의 회복을 더디게 만들었다. 한국인 요리사는 서양 요리를 할 줄 몰랐다. 심지어 달걀 요리도 하지 못하였다. 집사는 우리의 땔감을 훔쳐 자기 집에서 사용하였다. 모든 일이 잘못되어 가고 있었다.

---

103) 선교사들이 주선해 준 셋집은 박동에 있었다. 魚丕信 博士 小傳(九). 서울서 첫 살림. 기독신보 제850호, 1932년 3월 16일.

104) 우리는 몇 개월 전 캐나다에서 가구를 부쳤다. 하지만 이 짐은 철도로 뉴욕으로 운반된 후 대서양을 가로 질러 런던으로, 그리고 지중해, 홍해 및 인도양을 통해, 싱가포르를 지나 중국 해안을 따라 올라와 황해를 거쳐 제물포항에 도착한 후 서울까지 운반해야 했기에 아직 도착하지 않았다. [회고록 원본에 들어 있는 에비슨의 각주이다.]

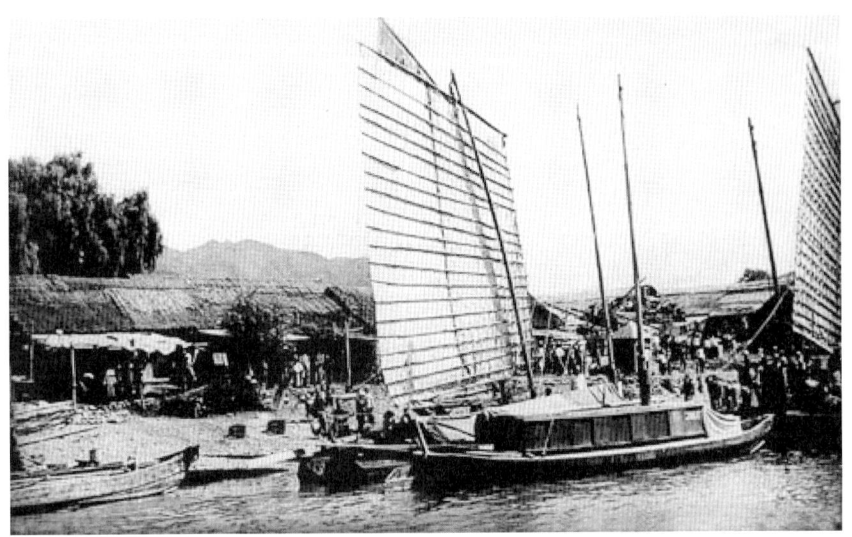

그림 4-24. 마포나루.

(169쪽)

선교사 부인의 역할

(중략)

(1893년) 12월이 되자 우리들의 이삿짐이 제물포에 도착해 두 개의 바퀴가 달린 황소 수레(각 바퀴는 나무로 만들어졌고 완전한 원형은 아니었다)에 실려 거친 산길을 지나 약 30마일 떨어진 서울의 우리 집으로 운반되었다. 우리는 이삿짐이 도착했다는 소식에 크게 기뻤다 하지만 이삿짐이 손상되지 않았을까 상당히 걱정되었다. 아내는 아마도 조선에 처음으로 들어오는 것 중의 하나인 피아노를 특히 걱정하였다.[105] 기차, 배, 그리고 마지막으로 황소 수레로 운반하는 도중에 많은 사고가 일어났을 수 있기 때문이었다. 집에 도착한 이삿짐 중에서 가장 먼저 피아노 상자를 열었다. 아내는 건반을 시험해보았다. 모든 음색은 완벽하였다. 가족들은 모두 기뻐하였다. 그녀가 친 첫 선율은 "만복의 근원 하나님"이었다.[106] 우리는

---

105) 피아노는 장거리 운반을 위해 특별히 신경을 썼다. 피아노 선(線)이 쉽게 이탈되지 않도록 모든 피아노 선을 잡아당기는 데 특히 애썼다. 48년이 지난 후에도 이것은 아직 한국에서 가장 훌륭한 피아노 중의 하나일 것이다. [회고록 원본에 들어 있는 에비슨의 각주이다.]

106) 『에비슨 박사 소전』에는 이 찬송가가 「삼위일체를 찬송함」(Praise God from Whom All Blessings Flow)이라는 신정 찬송가의 제3장이었다고 한다. 이 찬송가의 가사는 다음과 같다. '만복의 근원 하나님/ 온백성 찬송 드리고/ 저 천사여 찬송하세/ 찬송 성부 성자 성령 아멘.' 魚丕信 博士 小傳(九). 서울서 첫 살림. 기독신보 제850호, 1932년 3월 16일.

피아노 주위에 모두 모여 찬송가를 환희에 넘쳐 불렀다. 여러 다른 상자, 틀 및 통의 내용물 중에서 오직 하나 만이 손상돼 있는 것을 발견하였다. 그건 과일 항아리 한 개였다!

(170쪽)
한국에서의 첫 성탄절[107]

한국에 온 후 첫 번째로 맞이하는 성탄일이 가까워졌다. 우리는 결혼 생활을 시작할 때부터 해마다 만들었던 크리스마스트리를 어떻게 만들 것인가 걱정하였다. 크리스마스트리가 없으면 애들이 어떻게 기쁜 성탄을 맞이할 수 있을까! 당시 서울은 소나무를 베어 시내에 들어오는 사람에게 벌을 주는 법이 있었기 때문에 소나무를 구하기가 무척 힘들었다.

하루는 내가 궁궐에 들어갔다가 시종관에게 소나무를 구하고 싶다는 뜻을 전하였다. 그는 내 말을 매우 흥미 있게 들으면서 자기가 어떻게든 구해 보겠노라고 말하였다. 그러나 성탄절 전날 밤이 돼도 나무는 오지 않았다. 그래서 우리는 크리스마스트리가 없이 성탄절을 보내겠구나 하고 생각하였다. 그런데 밤중에 밖에서 무슨 소리가 들려 나가보니 사람들이 아름다운 소나무와 편지 한 장을 전해 주는 것이었다. 그 소나무는 궁궐 시종관이 보낸 것이었다. 편지를 펼쳐보니 "귀하의 요구를 왕께 아뢰었더니 즉시 구해 보내라는 명령이 계셔서 보내는 것이니 받아서 잘 쓰라."는 내용이었다.

다행히 애들은 다 깊이 잠들어 있었다. 그리해 우리 내외는 그 소나무를 방에 들여다 세우고 장식을 하였다. 이튿날 아침에 일어난 애들은 크리스마스트리가 세워져 있는 것을 보고 깜짝 놀랐다. 이로써 성탄절을 맞이해 걱정했던 일은 해결되었다. 나는 이것이 고종의 인자한 성격을 알 수 있는 증거의 하나라고 생각한다. 그는 조그마한 진료라도 받으면 항상 감격해 하였다.

(195~199쪽)
에비슨, 제중원의 운영을 맡다

나는 1893년 10월에 열릴 선교 회의를 간절히 기대하고 있었다. 그 회의에서 내가 활동할 사업의 장소와 성격이 정해질 예정이었기 때문이었다. 그동안 선교사

---

107) 이 내용은 『에비슨 박사 소전』에 실려 있다. 魚丕信 博士 小傳(九). 서울서 첫 살림. 기독신보 제850호, 1932년 3월 16일.

들 사이에 이 문제에 관해 상당한 토의가 있었다고 들었다.

선교의 그 초창기에 서울에 살고 있던 몇몇 선교사들은 작은 모임을 만들어 수도 서울 이외의 지역에 다른 기지를 설립하기 위해 한국의 여러 지역을 답사하였다. 이 모임의 지도자였던 새뮤얼 A. 마펫은 자신이 전도 사업을 시작한 멀리 북쪽의 평양에서 의료 사업을 시작하기 위해 내가 그곳에 임명되기를 매우 갈망하고 있었다. 그곳은 낯설었지만 매우 중요한 선교 거점이었다. 하지만 선교사들 중에는 4명의 아이를 가진 신참 선교사 가족을 서울에서 그렇게 멀리 떨어진 곳으로 개척자로 보내는 것이 적절하지 않다고 느끼고 있는 사람들이 있었다.

나는 이러한 계획의 장, 단점에 대해 일절 얘기를 하지 않았지만 개인적으로는 그러한 관점에 동의했다. 내가 가장 잘 활동할 수 있을 지역은 선임자들이 판단해 결정해야 한다고 느꼈다. 나는 편견을 갖지 않으려고 노력하였다. 하지만 당시의 내 처지가 결혼을 할 계획을 하고 있던 존 웨슬리(John Wesley)와 상당히 비슷한 것 같아 두려웠다. 그는 자신의 부인을 선택하는 데 하나님의 섭리가 작용하기를 원하였다. 따라서 다음과 같이 열성적으로 기도하였다. "오, 신이시여! 제 아내를 선택하는 데에도 당신의 의지가 작용하기를 간절히 원합니다. 제발 저에게 이 선택을 허락해 주십시오. 그러나 오, 신이여! 제발 한나(Hannah)를 선택해 주소서!"

결정을 기다리며 한국어를 배우는 동안 당연히 내가 서울에서 처음으로 보고 싶었던 것은 1884년 왕비의 총애하는 조카의 생명을 구한 것이 계기가 되어 왕이 알렌에게 하사하였으며, 그 기관의 발전에 내 일생을 바칠 것으로 예상했던, 그동안 많이 들어 왔던 병원이었다.

알렌이 책임을 맡고 있던 시기에 병원의 사업은 너무 크게 번성하였다. 그렇기에 선교부는 그를 돕기 위해 헤론을 파송하였다. 사실대로 정확하게 말한다면 헤론은 알렌이 중국에서 한국으로 이동하기 전에 이 직책을 위해 처음으로 선발됐었다. 하지만 한국으로의 파송이 지연됐었다. 그 사이 알렌이 최초로 내한해 이미 설명한 것과 같은 명예를 받게 되었던 것이다.

어쨌건 병원을 하사받은 후 알렌은 지속적으로 정성을 쏟았고 알렌의 이상을 실현하는 데 생전의 헤론이 도와주었다. 그 때문에 제중원은 선교부 사업의 중요한 부분을 이루고 있었다. 하지만 알렌이 공사관을 도와달라는 요청을 자주 받아 병원 일에 관심을 쏟기 어렵게 되었다. 예기치 않게 헤론이 이질로 사망하였다. 그 후임자인 빈튼이 전력을 다하지 않자 내원하는 환자 수가 점차 감소하였다. 그러자 의료 선교사들은 제중원을 선교 사업에 있어 더 이상 도움을 주는 중요한 요인으로 여기지 않기 시작하였다. 그리고 제중원 사업을 중지하자는 방향으로 기울었기 때문에 잠시 동안 내가 병원의 책임자로 임명되는 것이 바람직하지 않은 것처럼 느껴졌다.

건물이 모두 한국식이며 실제적으로 단지 진료소 정도로의 운영 이상으로 기대하지 말라는 주의를 받았다. 그랬음에도 병원을 처음 방문했을 때 나는 크게 실망하였다. 건물은 일부는 컸으나 대부분은 작았다. 그곳에는 한때 조선의 왕자가 살았었다던데 당연히 현대식 병원으로 적당하다는 생각이 들지 않았다.

그런데 그것이 무슨 문제란 말인가? 나는 무엇을 위해 한국에 왔는가? 캐나다에서 알고 있던 것 같은 모든 설비를 갖춘 현대식 병원을 찾기 위해서 왔단 말인가? 분명히 아니다. 나는 현재의 그 상태로 기꺼이 일을 시작해야 하였다. 나는 병원을 훑어보았다. 그리고 각 건물을 어떻게 사용할 것인가 계획을 짜는 데 열중하였다. 계획을 짜면서 선교부가 나를 이 병원을 맡도록 임명해 줄 것을 기대하였다. 병원에 이어 둘러 본 서울은 흥미 있는 것들로 가득 차 있음을 알게 되었다.

(중략)

선교 회의에서 내 임무가 결정되기 바로 직전, 뉴욕의 선교 본부로부터 한국 선교부로 보내는 편지가 도착하였다. 그 내용은 미 북장로교회는 왕립 병원과의 관계를 계속 유지하며, 내가 그것을 운영하도록 임명한다는 내용이었다. 이로써 모든 논란이 가라앉게 되었다. 나는 이미 구상한 계획, 즉 당연히 서울에서 시작돼야 할 사업인 위생법을 소개하기 위한 조직적인 활동을 적절하게 수행할 수 있도록 한국인 의사의 훈련을 시작할 직책이 주어져 대단히 즐거웠다.

그래서 1893년 11월 1일부터 나는 왕립 병원의 의사로서 일을 시작하였다. 하찮은 기관에 왕립 병원이라는 어마어마한 이름이라니! 그러나 그곳은 내가 사업을 시작해야 할 곳이었다. 그것을 어떻게 만들기를 원하던 간에 해결의 열쇠를 쥐고 있는 곳이었다. 그곳에는 의료 사업이 수행돼 왔던 작은 외래 진찰소 건물이 있었다. 희망컨대 내가 더 많은 일을 할 수 있는 곳이었다.

Oliver R. Avison, Edited by Hyoung W. Park, *Memoires of Life in Korea* (Seoul: The Korean Doctors' Weekly, 2012), pp. 77, 79~83, 85~87, 91, 106~108

(p. 77)
Sailing from Vancouver

At last the time for our departure came and we went aboard early in the afternoon to get settled in our cabins while the boat was still moored. Our family of five needed plenty of bed space so we had a cabin to ourselves. How comfy it was! Who could get sea-sick on so big a ship? Before evening the ship left the dock and lo, it was as quiet as the hotel we had just left! But as evening came on and we passed through the narrow strait into the broader bay where the waves came in from the ocean it became a bit rough, a good introduction, I thought, to the wide ocean we should soon be crossing. But as we went farther on, the waves grew higher and shook the ship as though it were but a skiff. Ah, what was that strange, uneasy feeling that welled up within me! It could not be - but, yes, it was and only one hour out from port!

At length I was relieved and felt better and went to find the family. The children were all right, but my wife, had she been sick?

"No," she said, "but I wish I could be, I have such a headache and am so dizzy."

Fortunately a time came when we got used to the rocking motion and began to enjoy ourselves. But why dwell on these details? There were many rough days as well as many fine ones in our two weeks' voyage across the Pacific.

(Omitted)

(pp. 79~81)
Arrival in Japan

That day we sailed into the harbor of Yokohama and gazed for first time at the famed hills of Japan. The port was spacious, the hills brilliant in the June sunlight and as beautiful as we had been led to believe

(Omitted)

Soon we were on a sampan on the way to the landing pier where we speedily passed the customs examination and got into the strange jinrikshes pulled by men. This method of transportation intrigued us but when we came to a long hill on our way to the Bluff, where we had been told we would find the foreign houses in one of which we were to stay while in Yokohama, I couldn't bear the idea of letting a man tug and puff to pull me up the long slope, so out I jumped and started off on my own much to the surprise of the little man who seemed to fear he was going to lose a fee.

The Bluff was at the top of a steep hill, a section of the city considerably higher than the shore and was at that time the residential district for nearly all the foreigners who lived in Yokohama. We were taken to the house to which we had been directed and were made very comfortable. But, oh, the heat i It seemed to smother us. It was greater than anything we had experienced in a Canadian midsummer.

I was very much pleased to find a young doctor there whom I had known as a student in the university. He had gone with his wife as a missionary to South China, but the health of the family had broken down and they were now on their way back to Toronto with but little hope of ever returning to the Orient. This was not very stimulating to us though we hoped for better things.

We expected to find letters from Korea advising us as to the time they expected us to arrive in that country but day after day passed without any word coming. This delay gave us a good opportunity to visit and learn much concerning places of interest in and around Yokohama.

(Omitted)

We waited some six weeks in Yokohama for a letter from Korea in answer to several requests for directions we had made but no reply had come, and this worried us for we were anxious to get to Korea without much more delay as our fourth child was expected within a few weeks.

(pp. 81~83)

Arrival in Pusan (Fusan)

At last we determined to wait no longer for letters but to move on toward our destination. We took passage on a very nice steamer as far as Kobe and there transferred to a much smaller boat, the "Higo Maru," which was then lying in the harbor loading cargo for Korea. Instead of landing and going ashore, we went directly to the boat and there awaited its sailing.

The ship smelled so strongly of dried fish that we were sickened. As the sleeping accomodations on the lower deck were small and stuffy and the dining room was hot and poorly ventilated we took chairs up to the outside deck and remained there all night for we felt better there as far as air was concerned than we had been below. But with evening came the mosquitoes, and they came in droves, so we were glad when next day the boat weighed anchor and we set off on the last of our journey to our future home.

After calling at Nagasaki we crossed the Korean Straits and as we neared Fusan I watched eagerly from the prow of the boat for the first sight of the land which had called us. I had read descriptions of the approach to this port and so knew what to expect - great rugged rocks with no intimation of anything like a harbor till we got to its very entrance and passed through a channel guarded on each side by rocky pillars that stood up like tall sentinels. Having sailed through that passageway at slow speed, almost immediately an extensive harbor opened to view. Presenting a magnificent spectacle of mountains in the background with only a strip of low land along the shore. Here the town of Fusan spread out along the widest part. On it were one-story houses with tiled roofs and an occasional taller building. Many small Korean huts with thatched roofs were grouped in villages along the narrower strips of land while high hills and higher mountains, showing no signs of habitation, rose behind, unwooded and uncultivated. On the whole, it was not an inviting prospect.

We had been told that at least one of our missionaries was stationed there and at length, on one of the hills, a foreign style bungalow came into sight which turned out to be what we were looking for. Leaving the family on the ship, I went ashore in a Korean sampan and made my way up to the house by a rough and crooked pathway. It was the afternoon of Sunday, June 16, 1893.

On reaching the home of Rev. W. M. Baird I found a small group of foreigners gathered there for Sunday worship. They were Rev. Dr. and Mrs. Baird, Dr. and Mrs. Brown, members of our mission and a few members of the Australian Presbyterian Mission whose homes were some two or three miles away. I was warmly welcomed by what I thought must be a very lonesome little group. Next day I took Mrs. Avison and the children up to the Bairds' as the ship was to remain in the harbor a day or two.

On Tuesday I met there the Rev. and Mrs. Bunker, Methodist missionaries from Seoul, who were on their way to Japan. When they saw me and learned that we were on our way to Seoul, they expressed surprise and asked if we had not received a telegram at Yokohama advising us to remain in Japan until fall. Of course we could not have started, had we received such a telegram. They told us all the foreigners in Seoul had gone to the hills to escape the intense heat, except Rev. and Mrs. Underwood who were staying in the city because they were having their house repaired and were unable to go away.

What were we to do? Here we were in Fusan on our way to Seoul with no one to receive us as the Underwood's house was not in a condition for guests. We were advised not to go on to Seoul till some other arrangement made. But what arrangement could we make?

"You will be welcome in our home if you can put up with the few accomodations we have," the Bairds said.

But their house seemed to be already filled, Dr. and Mrs. Brown were living in two rooms of the house while their own house was being built. But the Bairds said they would vacate both their studies, one on either side of the hallway, and make us as comfortable as they could.

How glad we were to accept this generous offer I Mr. Baird went with me to the ship to help bring the family ashore and before evening Mrs. Avison, the children and all our baggage had been brought up and installed in the two rooms in which beds had replaced the desks.

Under such circumstances we began our missionary career in Korea.

(Omitted)

(p. 83)

Although the Baird house was on a high hill overlooking the harbor the heat was intense. We wore as little clothing as we dared, but still had on too much.

On the Sunday afternoon after our arrival, just a week from the day when we entered Fusan harbor, our fourth child was born. We had left Japan when we did hoping to arrive in Seoul before Douglas came, but our temporary stay in Fusan seemed providential.

A few days after we moved into the Baird home, Rev. Samuel A. Moffett came unexpectedly from Seoul to spend the summer with the Bairds.

"You are more than welcome," said the Bairds, "but we have no unoccupied bedroom; we can put a mattress on the wide ledge of the bay window of the dining room for you if you don't mind putting up with such an arrangement." He decided to stay and so every room in the house except the kitchen was used as a bedroom.

(Omitted)

(pp. 85~86)

Arrival in Chemulpo

We remained at the Baird home until the end of August when, as the summer was practically over, we felt we should continue our journey to Seoul. We had learned through letters from Mr. Underwood that the missionaries were returning from the hills and it would be possible to find a place in which to stay temporarily. We took passage on the 'Genkai Maru' and on going aboard found that Dr. Horace N. Allen, the first Protestant foreign missionary to take up work in Korea, was on board en route to Seoul. He was returning from America where he had gone as companion and guide of a group of Korean officials who had been sent by the king to Chicago to attend the World's Fair, "The Great White City." We were pleased to have this early opportunity to get acquainted with this pioneer physician.

The trip to Chemulpo required only about two days from Fusan. The captain of the 'Genkai Maru' was a Scotsman named Thompson. As a matter of fact, all of the captains of Japanese passenger boats in those days were foreigners though the other members of the crew were Japanese.

Mr. Underwood was at Chemulpo to meet us and help us on the trip up the river and then to the capital. We went ashore to Steward's Hotel where I made the acquaintance of the Chinese proprietor, E. D. Steward, the man to whom all foreigners looked for help on their arrival at the port. For many years he had served as a steward on Pacific Ocean ships and when he decided to leave that service and become a hotelkeeper he adopted the title 'steward,' which he had always been called on the ships, as his family name. He took the initials of his Chinese name (E-Dai) for his given name, and so he was known as E. D. Steward. The ground floor of his hotel was occupied by a general store in which all the clerks were Chinese who spoke Pidgeon English, and the upper story with its simple but clean furnishings was a haven for weary travellers.[108]

Mr. Underwood had learned that the river boat was to sail about midnight so arrangements were made for us to goon it to the nearest port to Seoul and we boarded the boat in the early evening. The cabin was a low room in which one could just sit on the floor without striking one's head on the ceiling, but could not stand erect without having to duck. As there were no sleeping cabins, all the ladies were assigned this room, while the men sat through the night in chairs on the open deck. It was tiresome, but we arrived at the port of Mapo in the early morning. As the trip was made during the night we missed the fine scenery and a sight of the big island of Kangwha where, in 1867, the Koreans had given battle to the American ship Shenandoah in an effort to prevent the Americans reaching the capital when the U. S. A. attempted to force Korea to make a treaty with her. The Koreans had fought bravely using cannon which they had made on the model of guns previously taken from French ships when the French made an unsuccessful attempt to reach Seoul in 1866. Mr. Moffett was at Mapo waiting for us. Having arranged with Korean boatmen to take us all on shore, he came out in a sampan to meet us. As we were about to step into one of these, the boatmen demanded double their usual price and pay it in advance. Mr. Moffett had arranged all these matters before coming aboard but when the men saw that the people to disembark were strange foreigners they repudiated the bargain.

---

108) Pidgeon English is understood by natives in the port towns of nearly all Asiatic countries. It is a combination of broken English, broken Chinese, and broken several other tongues, by means of which Western traders communicated with the Orientals. The word Pidgeon is itself an example of broken English being a corruption of the word "business" in the attempt of the natives to say that word, and so Pidgeon English is simply business English. (Foot note by Dr. Oliver R. Avison).

Mr. Moffett, having argued with them for a few minutes without making any impression, called to one of the coolies on the shore to come to the side of the boat, and hopping on the shoulders of this man was carried to the shore while the rest of us prepared to follow his example. Then seeing they would lose their job altogether, the boatmen begged us to let them land us at the usual price. We complied very quickly because we were unaccustomed to being carried on a man's shoulders and preferred to land in the ordinary way.

(p. 87)

Arrival in Seoul

Carrying chairs (sedan chairs of various types) had been provided for our travel to the city. In those days the most common mode of travel was by these chairs. There were many varieties of them, but they may first of all be divided into two kinds - those carried by two men and those carried by four - designated as two-men chairs and four-men chairs.

Soon we had our first sight of a walled city. Through its West Gate we passed into a narrow street that led to the home of Dr. C. C. Vinton who was to entertain us until we could furnish a house which had been already rented for us. The house was of Korean architecture exteriorly but inside was of foreign style as it had been built for the residence of Mr. Möllendorff, a German who had come from China to head up the Customs Department of the Korean Government when it entered into treaty relations with the Western Nations. It was located on the north side of the city, a mile away from the homes of any other foreigners.

As our large family could not be long accommodated in Dr. Vinton's home with their several children needing the rooms we occupied. A call was sent out to all the missionary homes for the loan of any furniture they could spare as none of our furniture had yet come. Every family contributed something - a cookstove, a table, a bed or a chair and before long we had enough to make housekeeping possible.[109]

---

109) Though our own furniture had been shipped from Canada months before, it had to go to New York by rail, across the Atlantic Ocean to London, through the Mediterranean Sea, the Red Sea and Indian Ocean, past Singapore, up the China coast and via the Yellow Sea to the Korean port of Chemulpo and then overland to Seoul and had not yet arrived. (Foot note by Dr. Oliver R. Avison).

Servants had been engaged for us - a Japanese amah(nursemaid) who could speak a little English, a Korean man who said he could cook foreign style, and a Korean outside man to supply fuel and run whatever errands there might be.

During the interval between landing in Chemulpo and settling in the new house, Mrs. Avison had become ill and had to go to bed as soon as we got into the house. The Japanese amah didn't know how to dress 'foreign' children. She put the left shoe on the right foot, she put the girl's clothes on backward; many things were done in a queer way, all of which didn't help Mrs. Avison to get well. The Korean cook did not know how to do any foreign cooking - he couldn't even cook an egg. The outside man stole our fuel for his own home and things went generally wrong.

(p. 91)
Roles of Missionary's Wife

(Omitted)

In December our boxes of furniture arrived at the port of Chemulpo and were loaded on two-wheeled ox carts (each wheel made of wood and not perfectly circular) and brought over the rough mountain roads to our home in Seoul, nearly thirty miles inland. There was great rejoicing when we heard of the arrival, accompanied by a considerable amount of trepidation for we feared for the condition of the contents. Mrs. Avison was particularly anxious about the piano which would be one of the first brought to Korea.[110] Many accidents might have happened to it en route - by train, by ship, and finally by ox cart. When the shipment arrived at the house the piano box was the first to be opened and Mrs. Avison at once sat down to try out the keys. To her delight and ours, every note was perfect. The first tune she played was "Praise God from Whom All Blessings Flow," and we all gathered around and sang it lustily. As for the rest of the contents of the boxes, crates, and barrels, we found only one broken piece - just one fruit jar!

---

110) The instrument had been carefully prepared for the long journey and great care had been taken to stretch all of the wires so that they would not easily get out of tune. After a period of forty-eight years, it is still one of the best in Korea. (Foot note by Dr. Oliver R. Avison).

(pp. 106~108)

Charging the Jejoongwon

I looked eagerly forward to the meeting of the Mission to be held in October for it would settle the place and nature of my work. During the interval I heard the subject much discussed. Certain of the small group of missionaries then on the field (all of them lived in Seoul at that early date) had explored various sections of the country with a view to establishing one or more stations outside the capital. The leader in this work, the Rev. Samuel A. Moffett, was very anxious to have me appointed to open medical work in the city of Pyong Yang in the far north, where he was opening evangelist's work. It was a very important and strange place but some felt it would not be appropriate or wise to send a newly arrived family with four young children as pioneers so far away from the capital. Personally I agreed with that point of view though I said nothing either pro or con. I felt I should submit to the judgment of those who ought to know where I could most probably render the best service. I tried to be impartial but I fear I was very much like John Wesley when he was planning to take a wife. He wanted to do God's will even in the choosing of a wife and so prayed much about it. He said, "Oh, God, I want even in this to do thy will. Please make me willing to let Thee choose, but, but, O God, Please let it be Hannah."

Naturally one of the first things I wanted to see in Seoul was the hospital about which I had heard so much, and in the development of which I expected to spend my life, the institution given to Dr. Allen by the King for saving the life of Queen's favorite cousin in 1884.

When Dr. Allen was giving the hospital his constant attention and while Dr. Heron lived and also backed up Dr. Allen's ideals, it had served a worthwhile piece of work but after Dr. Allen found himself unable, because of being often requisitioned to assist the Legation, to give his full attention to aid his co-worker, Dr. Heron, died and when their successor did not give it his full attention the number of patients gradually fell off so that medical missionaries came to regard it as an unimportant part of the mission work and were inclined to drop it altogether so for a time it looked as though my appointment to it would not be desirable.

After Dr. Heron died and Dr. Allen resigned from the conduct of the hospital, it was carried on by another doctor in the Mission who was still in charge of it when I arrived.

When I visited it the first time I was greatly disappointed though I had been warned not to expect much as the buildings were all of Korean style and the work being done was practically only that of a dispensary.

During Dr. Allen's period of service in it the work had grown so heavy that the board had sent Dr. J. Heron to assist him. As a matter of historical exactness Dr. Heron had been selected for this post before the removal of Dr. Allen from China to Korea but his sailing to Korea had been delayed and Dr. Allen was the first to arrive and receive the honors that came to him as already described.

After seeing the hospital I looked around the city and found it full of interesting things.

(Omitted)

Just before the decision was made, however, a letter from New York to the Mission instructed it to retain its connection with the Government Hospital and to appoint me to conduct it and that settled the question. I was pleased for it put me in a position to initiate a project that I had already envisioned - the training of native doctors with the object of fitting them to carry on a campaign for the introduction of sanitary methods, a work that should naturally be begun in the capital.

So it came to pass that on November 1, 1893, I began my work as physician to the Royal Korean Hospital. What a high sounding name for such an insignificant institution! But it was a place in which to begin - it presented an "open Sesame" to whatever I might want to make of it. There was a small dispensary building where the medical work had been done and where much more, I hoped, could be done.

제2장 1894년
제중원을 이관받다
Transfer of Jejoongwon to Korea Mission, PCUSA

1894년은 갑오농민전쟁이 시작되는 등 정세가 점차 악화되었다. 하지만 에비슨은 제중원의 정상화를 위해 개혁 조치를 요구하였고, 조선 정부는 주사의 수를 줄이는 등 화답하였다. 에비슨은 선교본부에 2명의 간호사 임명을 요청하였고, 4월 말 언더우드와 안성으로 왕진을 갔다. 그런데 돌아와 보니 수술실로 만들기 위해 준비해 둔 방을 주사의 농간으로 일본인 의사가 사용하고 있음을 발견하였다. 이에 5월 10일 에비슨의 미국 공사 실을 통하 자퇴의 건을 조선 정부에 제출하였다. 6월에는 청일전쟁이 발발하였고, 조선 정부는 에비슨의 제중원 잔류를 위해 다각다로 노력하였다. 결국 9월 26일 조선 정부는 제중원을 미국 선교부로 넘김으로써 에비슨의 요구안을 승인하였다. 이로써 일종의 합작으로 운영되던 제중원은 온전한 선교병원이 되었다.

에비슨은 10월 말 제중원 구내로 이사하였으며, 11월 5일부터 진료를 시작하였다. 12월 18일부터 열린 미국 북장로교회 연례회의에서는 에비슨의 신년 업무 중의 하나라 의학강습반의 조직을 승인하였다. 연례회의가 열리고 있던 21일 에비슨은 알렌의 주선으로 고종을 처음 진료하였다.

Although the political situation in Korea became to be worse since 1894 Peasant Rebellion, Dr. Avison asked for government's intervention to stabilise Jejoongwon. In response, the government reduced the government workers to help the management of the hospital. On top of it, Dr. Avison requested two nurses to the Board of Foreign Missions and traveled to take care of patients in Ansung with Mr. Underwood. When he returned from his trip, Dr. Avison found that one of the rooms which he intended to furnish as a surgical room was occupied by a Japanese doctor without permission. Thus, he submitted his resignation to Korean government through American consul on the 10th of May. However, when the Sino-Japanase War broke out on June, the government wanted Avison to stay in the hospital. At last Korean government transferred Jejoongwon to the American missionary board in order to grant Avison's proposal. As a result, Jejoongwon legally became to be a mission hospital rather than a cooperative body with government. Then, Dr. Avison moved in the hospital on October and started to treat patients on the 5th of November. Dr. Avison's plan to open a medical class in the hospital was granted at the annual meeting of the P. C. in the U. S. A. Dr. Avison could examine and treat the king, Gojong on the 21th of December for the first time.

회의록, 한국 선교부 서울지부 (미국 북장로교회) 1891~1921
(1894년 1월 2일)

1894년 1월 2일
한국 서울

(중략)

에비슨 박사의 의자를 조달하기 위한 위원회는 잡비 및 수입을 위해 설정된 기금에서 필요한 경비를 인출하도록 승인되었다.

(중략)

다음의 청구가 낭독되었고 승인되었다.

......

O. R. 에비슨 박사   100.00달러

(중략)

언더우드 및 에비슨 박사는 원산으로 전도 여행을 갈 허락을 받았다.

(중략)

Seoul, Korea.

Jan. 2nd, 1894.

(Omitted)

The committee to procure a chair for Dr. Avison was authorized to draw the necessary money from the fund appropriated for Miscellaneous and takes.

(Omitted)

The following orders were read and approved: -

......

Dr. O. R. Avison   100.00

(Omitted)

Dr. Underwood and Dr. Avison were granted permission to take an evangelistic trip to Gensan.

(Omitted)

프랭크 F. 엘린우드(미국 북장로교회 총무)가
호러스 G. 언더우드(서울)에게 보낸 편지 (1894년 1월 3일)

1894년 1월 3일

친애하는 언더우드 박사님,

(중략)

나는 이제 특정 사안, 어빈 박사의 입장 및 전망과 관해 언급하고자 합니다. 나는 무어 씨의 11월 29일자 편지에서 "우리는 새로운 의사를 매우 좋아합니다. 그는 일이 상당히 많은 병원에서 에비슨 박사를 도왔습니다."라는 구절을 발견하고 매우 기뻤습니다.[111]

(중략)

나는 에비슨 박사가 그렇게도 병원 업무를 훌륭하게 수행하고 있고, 여러분들 모두가 그를 좋아하는 것이 기쁩니다.

(중략)

Frank F. Ellinwood (Sec., BFM, PCUSA),
Letter to Horace G. Underwood (Seoul) (Jan. 3rd., 1894)

Jan. 3rd, 1894.

My dear Dr. Underwood: -

(Omitted)

I went to write you now with regard to one particular thing, partly the status and outlook of Dr. Irvin. I was very glad to find in Mr. Moore's letter of Nov. 29th. this expression: "We like our new Doctor very well. He has been helping

---

111) Samuel F. Moore (Seoul), Letter to Frank F. Ellinwood (Sec., BFM, PCUSA) (Nov. 29th, 1893).

Dr. Avison at the hospital where there is a great deal of work."

(Omitted)

I am glad that Dr. Avison is taking such good hold of the Hospital work, and that you all like him.

호러스 G. 언더우드

호러스 G. 언더우드(Horace G. Underwood, 1859. 7. 19~1916. 10. 12)는 영국 런던에서 태어나 1873년 3월 미국으로 이주하였다. 그는 1874년 잠시 뉴저지 주 저지시티의 해스브룩 학원에 다녔으며, 12월 노스버겐의 그로브 개혁교회에 출석하기 시작하였다. 그는 1877년 9월 뉴욕대학교 문과에 입학하여 1881년 뉴욕대학교를 졸업한 후 뉴브런즈윅 신학교에 입학하여 1884년 5월 졸업하였다.

그는 이수정이 미국 교회로 보내는 호소의 영향을 받아 1884년 2월 개혁교회의 선교본부에 한국 선교사로 보내줄 것을 지원했으나 거

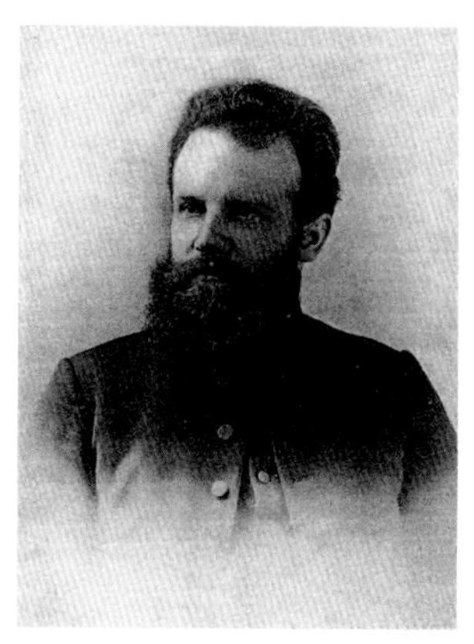

그림 4-25. 호러스 G. 언더우드.

절되었다. 마침 미국 북장로교회에서 한국으로 파송할 목회 선교사를 구한다는 소식을 들은 언더우드는 7월 한국 선교사로 지원하였다. 그는 7월 28일 미국 북장로교회 해외선교본부로부터 한국의 첫 목회 선교사로 임명되었다. 11월 11일 뉴브런즈윅 노회로부터 목사를 받은 직후 저지시티 장로교회 노회로 이적하였으며, 12월 시카고를 떠나 1885년 1월 25일 일본 요코하마에 도착하여 체류하다가 1885년 4월 5일 제물포에 도착하였다.

그는 제중원에서 알렌을 도우며 선교를 위한 준비를 하였으며, 헤론과 함께 고아원을 개원하였다. 그는 1889년 3월 제중원의 여의사 릴리어스 S. 호튼 양과 결혼한 후, 한국어 문법서 및 사전의 편찬을 위해 요코하마를 방문하였다. 1891년 3월 호튼의 관절염이 악화되어 미국으로 안식년을 떠났다. 그는 1892년 9월 토론토에서 개최된 장로교회연맹 총공의회에 참석했다가 만난 에비슨 박사에게 한국의 선교사로 활동할 생각이 없는지 물어보았다. 그는 1893년 2월 한국으로 돌아왔다.

호러스 G. 언더우드(서울)가 프랭크 F. 엘린우드
(미국 북장로교회 총무)에게 보낸 편지 (1894년 1월 4일)

서울
1894년 1월 4일 (2월 2일 접수)

친애하는 엘린우드 박사님,

(중략)

그 다음에 박사님께서는 저에게 빈튼 박사에 대해 문의하셨는데, 어떻게 답변 드려야 할지 모르겠습니다. 그는 일을 추진하는 사람이 아닙니다. 사교적으로, 그리고 친구로서 그는 아주 좋고 매우 친절하지만, 일에 관해서는 전혀 의욕을 보이지 않습니다. 주어진 일을 적당히 끝내자는 것이 그의 생각인 것 같으며, 환자들에게 약을 주는 것이 전부입니다. 그는 하는 일에 진정한 관심이 없는 것 같습니다. 저는 이것이 병원을 쇠락하게 만들었다고 생각합니다. 명백하게 병원 일에 관심이 없던 주사들은 병원의 일을 추진할 마음이 없는 의사를 보았고, 이 상황들이 더욱 악화되면서 병원은 썰물이 빠지듯 추락하여 진료소 정도에 지나지 않게 되었던 것입니다.

언어의 문제에서 빈튼 박사는 성과를 내지 못하였고, 저는 이를 판단할 기회를 충분히 갖지 못했지만 모두들 이 문제에 대해 저에게 말을 합니다.

비록 우리와는 불쾌한 일이 없었지만 그들 부부(아마도 그의 아내가 더욱)는 다른 사람들과 사이좋게 지내지 못하는 것 같습니다. 빈튼 부인은 성격이 급하고 거리낌 없는데, 때때로 의도했던 것 이상으로 말해 버림으로써 역효과를 냅니다. 저는 그가 선교부의 장애물이 되지 않을까 우려하지만, 세월이 말해주겠지요. 그를 어떻게 해야 하겠습니까? 만일 장로교회 병원이 세워진다면 지난 연례회의에 참석한 선교부의 회원들은 모두 에비슨 박사가 제중원과 더불어 이를 맡아야 한다는 마음이었습니다. 저는 빈튼 박사를 북한 지방으로 보내자고 제안했지만, 마펫 씨는 오히려 의사가 없는 편이 낫다고 했습니다. 이 문제는 그런 상태로 있습니다. 저는 단지 사실만을 말씀드릴 뿐 해결책을 제시할 수는 없습니다.

비록 우리에게 모든 것이 암울해 보이지만, 실은 모든 것이 암울한 것만은 아니며 하나님의 약속은 우리에게 위로를 줍니다.

우리에게 밝은 측면도 있는데, 무엇보다 저는 다음의 내용을 말씀드리겠습니다. 박사님께서 에비슨 박사를 임명하신 것보다 한국을 위해 더 좋은 일은 없었을 것입니다. 그는 일을 두려워하지 않으며, 기어이 성공할 것입니다. 그는 실패를 모르며, 자신의 힘을 모두 하나님께서 주신 것으로 인식하고 있습니다. 몇 주일 전 선교부의 매주 기도 모임에서 그는 왜 모두들 이구동성으로 실패하리라고 말하는 일을 자기가 맡게 되었는지 물어보았습니다. 그러면서 모든 사람들이 믿음으로 자신을 지원해 주지 않는 한 그런 (어려운) 상황을 헤치고 일을 할 수 없을 것이라고 말하였습니다. 그리고 갑자기 몸을 돌리더니 "나는 여러분의 부족한 믿음 때문에 이곳에서 제대로 일을 할 수 없습니다."라고 말하였습니다.

그는 올바른 방침을 따라 열심히 일하고 있고, 그 영향이 벌써 느껴집니다. 개원할 때부터 제중원을 찬성했던 사람들이 이제 그와 함께 일하려고 앞으로 나서고 있습니다. 박사님은 이 편지가 도착하기 전에 십중팔구 시행될 예정인 새로운 규칙들에 관하여 이미 들으셨을 것입니다. 우리는 이것에 대해 하나님을 찬양하며, 이를 통해 제중원이 새로운 협약에 의해 운영될 뿐 아니라 그 영향이 광범위할 것으로 생각하고 있습니다. 그리고 우리가 그렇게 열망했던 의료 사업이 이루어지면 직접 간접으로 복음의 전파가 이루어질 것입니다. 알렌 박사는 그가 할 수 있는 모든 것을 도와주고 있는데, 결코 그의 공이 적지 않습니다.

새로운 제안 중의 하나는 조선 정부가 병원 뒤의 언덕을 사택 부지로 기증하라는 것입니다. 만일 그들이 이렇게 한다면, 병원과 우리 선교부를 위해서 실로 멋진 일이 될 것입니다.

벌써 선교부의 여러 회원들은 만일 몇 년 안에 정부가 병원을 포기하거나 병원이 실패하게 되면, 선교부는 그 집을 어떻게 해야 할 것인가라는 문제를 제기하고 있습니다.

대도시 한복판에 위치한 건강에 좋은 높은 지대만큼 활발한 선교 사업을 위해 좋은 곳이 없기 때문에 저는 이것이 대답하기 어려운 문제라고 생각하지 않습니다. 저는 선교본부가 에비슨 박사의 사택 건축을 위한 예산을 즉시 승인할 수 있기를 진심으로 바라고 있습니다. 이렇게 함으로써 병원에서의 많은 일들이 그의 직접적인 감독 하에 있게 될 것입니다. 그가 일을 나태하게 할 위험은 없습니다.

(중략)

Horace G. Underwood (Seoul),
Letter to Frank F. Ellinwood (Sec., BFM, PCUSA) (Jan. 4th, 1894)

Seoul,

Jan 4th/ 94

Dear Dr. Ellinwood:

(Omitted)

Then you ask about Dr. V., I hardly know what to answer. He is not the man to push work. Socially & as a friend he is very nice & very kind, but when it comes down to work, he shows absolutely no ambition at all. It seems to be his idea to fulfill his duties in a way & that is all, to supply medicine, but there seems no real interest in his work. I believe it was this that caused the Hospital to run down. The officials saw that there was a man who did not care enough to push who had apparently no interest, & of course they had no interest & these things went on from bad to worse until the Hospital got down to the lowest possible ebb was nothing more than a dispensary treat much cared for as that.

In the matter of the language, Dr. V. has not made a success, so they all tell me though I have not had much of an opportunity to judge.

They, (as a family perhaps it is more his wife), though we have had no unpleasantness, do not seem to get on well with others. Mrs. V. is quick, outspoken, & says at times perhaps more than she means, but it has its effect. I fear that he will be a drag on the Mission but time will tell. What is to be done with him? If there is to be a Presbyterian Hospital, the whole mind of the Mission at its last meeting was that Dr. Avison should have that as well as the Royal Hospital. I proposed Dr. Vinton for the North, but Mr. Moffett would rather have no doctor. Thus matters stand in that quarter. I cannot suggest solutions only state facts.

But it is not all dark, and even though to us it did seem all dark, the promises of God are our comfort.

There is a bright side & now let me turn to that before I speak of other things. You never did a better things for Korea than when you commissioned Dr. Avison. He is not afraid of work & is determined to succeed. He will not know failure, and in his strength he recognizes that it is all of God. A few weeks ago in the weekly mission prayer meeting, he asked why he had been told to do a work that they were all saying would be a failure that he could not work against such odds unless they sustained him with their faith, and turning sharply he said I can do no good here because of your unbelief.

He is working hard & along the right lines, & its influence is felt already. Those who have favored the Hospital from the start now come forward to work with him. You will have heard of the proposed new rules that will in all probability be in force ere this reaches you. We praise God for this and see in it not only a new lease of life for the Hospital, but a wider sphere of influence for it, & that which we most long for, the promise that the medical work done, there will tend directly as well as indirectly for the spread of the Gospel. Dr. Allen is doing all he can to help and not a little praise is due to him.

One of the new propositions is that the Government shall donate the hill at the back of the Hospital for a house. If they will do this, it will indeed be a grand thing for the hospital & for our Mission.

Several members of our Mission are already raising the question as to what the Mission would do with the house, if in years to come they gave up the Hospital, and if the Hospital should turn out a failure.

It does not seem to me a hard question to answer for what could be better for active mission work than an elevated & healthy situation right in the heart of a large city. I most sincerely hope that the Board will be able to grant an appropriation for the building of Dr. Avison's house at once as it will aid the work much for the Hospital to be right under his direct supervision. There is no danger of his shirking.

(Omitted)

대니얼 L. 기포드(서울)가 프랭크 F. 엘린우드
(미국 북장로교회 총무)에게 보낸 편지 (1894년 1월 22일)

한국 서울
1894년 1월 22일 (2월 23일 접수)

친애하는 엘린우드 박사님,

(중략)

에비슨 박사는 병원이 성공하도록 열심히 일을 하고 있습니다. 그는 정부가 자신을 위해 해주기를 바라는 다소 커다란 계획을 갖고 있습니다. 저는 알렌 박사가 그를 돕기 위해 노력 중인 것으로 판단하고 있습니다. 그는 아버클 양과 테이트 양(남장로교회 선교부)이 격일로 내려와 여성 환자를 간호하고, 환자의 집에서 성경 사업을 하도록 설득하였습니다. 그는 열의, 공감 및 자신의 분야에서 능숙한 사람입니다. 만일 병원 이외의 것에서 이루어진다면 저는 그가 그것을 할 사람이라고 판단하고 있습니다.

(중략)

Daniel L. Gifford (Seoul),
Letter to Frank F. Ellinwood (Sec., BFM, PCUSA) (Jan. 22nd, 1894)

Seoul, Korea
Jan. 22, 1894

Dear Dr. Ellinwood, -

(Omitted)

Dr. Avison is working hard to make a success of the Hospital. He has some rather large plans which he hopes the Government will carry out for him. I judge that Dr. Allen is trying to help him. He has prevailed upon Miss Arbuckle, & Miss Tate (of the S. Pres. Mission) to come down alternate days to nurse women patients, & do Bible work in the homes of patients. He is a man of enthusism & sympathy, & skillful in his profession. If anything ca be made out of the hospital, I judge that he is the man to do it.

(Omitted)

대니얼 L. 기포드(의료 위원회)가 프랭크 F. 엘린우드
(미국 북장로교회 총무)에게 보낸 편지 (1894년 1월 23일)

한국 서울
1894년 1월 23일 (3월 5일 접수)

친애하는 엘린우드 박사님,

　저는 언더우드 박사, (프레더릭 S.) 밀러 씨, 그리고 저로 이루어진 의료 위원회를 대표하여 박사님께 편지를 쓰고 있습니다. (1893년) 10월 13일 및 18일자로 한국 선교부로 보내신 편지[112]를 읽어보니 박사님께서는 다른 교회 선교부의 회원들에게 의료비를 청구하는 것이 선교부와 선교본부의 방침이어야 한다고 믿고 계시다는 인상을 받았습니다. 하지만 박사님의 편지는 이 문제에 관해 분명하지 않습니다. 따라서 의료 위원회는 박사님께 다른 교회 선교부의 선교사들에게 언제부터 진료비를 청구해야 하는지 의견을 개진하고, 좀 더 분명하게 여쭈어 보도록 저에게 지시를 내렸습니다.

　(1) 지난 번 연례회의에서 선교부는 다른 선교부의 회원들에 대해 진료비를 청구하는 것에 반대하는 의견을 표시했습니다. 그 결정은 다음과 같습니다. "재무에게 진료로 받은 모든 금액을 한국의 선교사들에게 돌려줄 것을 지시하는 발의가 있었다." (1893년 10월 16일 제9일째 오전 회의의 회의록을 참조할 것.)

　(2) 감리교회와 영국 성공회의 의사와 간호사들은 다른 선교부의 회원들에 대한 진료비 청구를 관례적으로 거부하고 있습니다. 만일 지불하겠다고 주장하는 경우, 때로 실제 사용한 의약품 값만 받는 것에 동의합니다. 다른 경우 진료비 청구서를 내놓지 않으며, 만일 진료비를 지불한 경우 의료 사업에 대한 기부로 처리할 뿐입니다.

　(3) 다른 선교부 회원들에 대한 진료비 청구가 적당한지에 대한 서울에 있는 우리 장로교회 의료 선교사들의 견해는 다양합니다. 빈튼 박사는 약값과 진료비를 모두 청구해야 한다고 항상 주장합니다. 에비슨 박사는 만일 고국의 선교본부들이 선교지의 선교사들이 받은 진료에 대해 서로 정산하기로 합의한다면, 약값과 진료비 모두를 청구하는 것이 좋겠다는 것이 그의 생각이라고 합니다.

---

112) Frank F. Ellinwood (Sec., BFM, PCUSA), Letter to the Korea Mission (Oct. 13th, 1893); Frank F. Ellinwood (Sec., BFM, PCUSA), Letter to the Korea Mission (Oct. 18th, 1893).

그 밖에 어빈 박사와 언더우드 부인은 형제 선교사들에게 진료비를 청구하는 것은 잘못된 방침이라고 믿고 있지만, 사용한 의약품의 원가를 청구하는 것에 대해서는 반대하고 있지 않습니다.

(4) 의료 위원회의 위원들의 견해. 위원들의 대부분은 한국에서 활동하고 있는 모든 선교본부(영국 및 미국)들의 분명한 합의가 있는 경우를 제외하고는 진료비를 청구하지 않아야 하지만, 그 동안 진료비를 청구해야 한다면, 사용된 의약품의 원가만 청구하는 것을 선호하고 있습니다. 언더우드 박사는 더 나아가 한국에서 활동하고 있는 선교본부들이 약을 제외하고는 진료비를 청구하지 않는 데 동의해야 한다고 생각하고 있습니다. 그는 지난번 겨울에서 열린 선교본부 대표자 회의와 관련하여 박사님과 다소 다른 인상을 갖고 있는 것으로 보입니다. 즉 다양한 선교지에서 다른 선교부의 회원에게 진료비를 청구하는 것에 관해 이의가 없었다는 내용에 대해 불확실하게 표현하고 있습니다.

이것들이 의료 위원회가 제게 박사님께 제출하라고 요청한 사항들입니다. 위원회로서는 이 문제에 관해 회람을 돌려 선교부 회원들의 의견을 모을 수 있을 것입니다. 그러나 언급한 관점에서 위원회는 선교본부로부터 보다 분명한 지침을 듣기 전까지 선교부 방침을 변경하는 결정을 내릴 수 없을 것입니다.

안부를 전합니다.

삼가 제출합니다.
D. L. 기포드
의료위원회 간사

Daniel L. Gifford (Med. Com.),
Letter to Frank F. Ellinwood (Sec., BFM, PCUSA) (Jan. 23th, 1894)

Seoul, Korea,

Jan. 23, 1894 (Mar. 5)

Dear Dr. Ellinwood,

I write you on behalf of the Medical Com, which is composed of Dr. Underwood, Mr. Miller, & myself. Letters to the Mission dated Oct. 13th, & 18th have been received from you which would give the impression that you believe it to be the policy of the Mission & the Board that medical charges be made to the members of other Missions. And yet your letters are not quite clear upon the subject. Therefore the Med. Com has instructed me to lay before you what date we have on the field with regard to the making of medical charges to Missionaries under other Boards, & to ask for further light.

(1) The mission at the last Annual Meeting expressed itself as opposed to making medical charges to the members of other Missions. Its action was as follows: "A motion was carried instructing the Treas. to return to Missionaries in Korea all sums received from them for medical services." (See Minutes 9th day morning session, Oct. 26th, '93)

(2) It is the practice of the Doctors & Nurses of the Methodist & English Episcopal(S. P. G.) Missions to refuse to make charges to the members of other Missions. When payment has been insisted upon, they have in some cases consented to receive the actual lost of the medicines used. In other cases they have refused to present a bill, & if payment has been made it has only been by the making of a donation to the work.

(3) The opinions of our Pres. Doctors in Seoul upon the advisability of making medical charges to the members of other Missions differ widely. Dr. Vinton has always advocated charging them for both drugs & medical services. Dr. Avison would prefer to have the question settled for him by authority says if the home Boards settle between themselves to pay each other for medical services rendered their missionaries on the field, it is satisfactory to him; in that event, he

would say charge for both drugs & doctors fees. Again Dr. Irvin & Mrs. Dr. Underwood believe it to be a wrong principle to charge brother missionaries Doctor's fees, yet see no objection to charging for the actual cost of medicines used.

(4) Opinions of the members of the medical Com.. The majority of the Com. prefer that no charges be made except by a definite arrangement of all the Boards (Eng. & American) having work in Korea; but if charges must be made in the meanwhile, would say charge only for the actual cost of the medicines used. Dr. Underwood would go farther, & would prefer that the Boards having work in Korea should agree to make no charges, unless for drugs. He seems to have a somewhat different impression than you with regard to the meeting of convention of Mission Boards in New York last winter; & he expresses an uncertainly with regard to the unanimity of the sentiment of the meeting with regard to the making of medical charges to the members of other Missions on the various fields.

These are the data which the Med. Com. have asked me to lay before you. It would be within the province of the Com. to ask by Circular Letter for a vote of the Mission upon the subject. But in view of the facts mentioned, the Com. feel that they can take no action to bring about a change of Mission policy, until something more definite has been heard from the Board.

With kind regards, I am

Yours Respectfully
D. L. Gifford
Sec'y of Med. Com.

회의록, 한국 선교부 서울지부 (미국 북장로교회) 1891~1921
(1894년 1월 24일)

1894년 1월 24일
한국 서울

(중략)

번커 씨가 비우려는 주택을 에비슨 박사가 가능하다면 임대하도록 승인하자는 발의가 통과되었다.

(중략)

다음의 청구가 낭독되었고 승인되었으며, 금액은 금화 달러이다.

......

O. R. 에비슨 박사 　　　　　　442.71달러

(중략)

Minutes, Seoul Station, Korea, 1891~1921 (PCUSA) (Jan. 24th, 1894)

Seoul, Korea.
Jan. 2nd, 1894.

(Omitted)

A motion was carried to permit Dr. Avison, if possible, to rent the house about to be vacated by Mr. Bunker.

(Omitted)

The following orders were read and approved, amounting, with gold balance, to the sums named: -

......

Dr. O. R. Avison 　　　　　　$442.71

샐리 F. 스월른(서울)이 제니 윌리슨에게 보낸 편지
(1894년 1월 30일)

한국 서울
1894년 1월 30일

사랑하는 제니에게,

(중략)

　나는 방금 올리베트의 털모자를 끝냈는데, 이곳 여성 한 명이 어떻게 만들었는지 가르쳐 주었다. 나는 그 애에게 짧은 옷을 입혔을 때 입힐 속바지를 뜨고 있는데, 만들기에 단순하고 쉬우며 빠르다. 다음으로 에비슨 박사 부인은 나에게 작은 짧은 화장복을 코바늘 뜨개질해서 만드는 법을 가르쳐 주려 하고 있으며, 그 다음에 나는 긴 양말과 벙어리장갑을 짜는 것을 배우고 싶다.

(중략)

Sally F. Swallen (Seoul), Letter to Jennie Willison (Jan. 30th, 1894)

Seoul, Korea
Jan. 30, 1894

My dear Jennie,

(Omitted)

　I have just finished Olivette's wool hood which one of the ladies taught me how to make. I am knitting her a pair of drawers to wear when I put her in short dresses; they are simple and easy and quick to make. Next, Mrs. Dr. Avison is going to teach me to crochet little sacques; then I want to learn just how to knit stockings and mittens.

프랭크 F. 엘린우드(미국 북장로회 총무)가
그레이엄 리에게 보낸 편지 (1894년 2월 5일)

1894년 2월 5일

친애하는 리 씨,

(중략)

나는 토요일에 에비슨 박사로부터 간결한 편지를 받았습니다. 그는 (다른 선교사들로부터) 고립되어 상당히 불편을 겪고 있고, 하인을 구하는 데 어려우며 동시에 아내가 대단히 기력이 없지만, 그의 계획은 포괄적인 생각과 진정한 능력을 보여주고 있으며 나는 그의 삶이 유지된다면 좋은 소식을 들을 수 있을 것으로 생각합니다.

(중략)

Frank F. Ellinwood (Sec., BFM, PCUSA),
Letter to Graham Lee (Feb. 5th, 1894)

Feb. 5th, 1894

My dear Mr. Lee: -

(Omitted)

I received on Saturday a compact letter from Dr. Avison, who although he is suffering a great deal of inconvenience in his isolation and in the difficulty of getting servants, at the same time his wife was very feeble, yet he was getting hold of the work, and the plans which he for as show a comprehensive mind and a real ability which I think will be heard from if his life is spared.

(Omitted)

호러스 G. 언더우드(서울)가 프랭크 F. 엘린우드
(미국 북장로교회 총무)에게 보낸 편지 (1894년 2월 9일)

한국 서울
1894년 2월 9일

엘린우드 박사님께,

(중략)

둘째, 제중원 및 에비슨 박사와 관련된 것입니다.

박사님은 애석하게도 조선 정부 측의 규제에 대해 잘못 알고 계십니다. 정부는 그런 규제를 한 적이 없으며, 현재 우리는 자유롭고 사실상 우리가 하기를 원하는 모든 종교 사업을 항상 해 왔습니다. 우리가 만일 시도하기를 원하면 환자 대기실에서 매일 전도 모임을 시작하는 데 (조선 정부의) 아무런 반대가 없을 것임을 의심하지 않는다고 알렌 박사가 말한 것이 불과 며칠 전이었습니다. 정부는 어떠한 제한도 만들지 않았습니다. 그 규제들은 몇 사람의 마음속에만 존재해 있었습니다.

위에 덧붙여 말씀드리면 저는 제중원이 완전히 새로운 기초 위에서 운영될 것이라고 확신합니다. 에비슨 박사가 박사님께 그가 정부에 제출한 건의서의 조항들을 확실하게 보고했을 것이며, 알렌 박사는 어제 그 요구 조항들이 모두 승인될 것이라고 제게 말했습니다.

에비슨 박사는 그곳에서 열과 성을 다해 일을 합니다. 그는 일을 걱정하지 않고 실패라는 단어를 모르며, 무엇보다도 그의 자신감은 전능하신 하나님의 능력에 근거하고 있습니다.

그는 의료 사업 뿐 아니라 병든 아내도 돌보느라 바쁘며, 집도 정돈해야 하는데 한국에서 적은 일이 아닙니다. 우리는 언어 학습에 많은 염려를 했지만, 그는 의료 사업에서 한국어를 바르게 구사하고 있으며 어제 상당히 좋은 점수로 시험을 통과했습니다.

(중략)

Horace G. Underwood (Seoul),
Letter to Frank F. Ellinwood (Sec., BFM, PCUSA) (Feb. 9th, 1894)

Seoul, Korea,

Feb. 9th, 94.

Dear Ellinwood: -

(Omitted)

Secondly. As to the Hospital and Dr. Avison.

You are sadly mistaken as to the restrictions on the part of the Korean government. The govt. have never had them and we are today at liberty and in fact always have been to do all the religious work that we want to. In fact it was only a few days ago that Dr. Allen said if we want to try it, he had no doubt but that no objection would be made to the opening of a preaching service everyday to the waiting patients. The government have never made any restrictions. They existed in the minds of a few.

In addition to the above I feel confident that the hospital will be put upon an entirely new basis. Dr. Avison has doubtless kept you posted as to the provisions of his proposals to the government and Dr. Allen told me yesterday that they would All be granted.

Dr. Avison enters upon his work there heart and soul. He does not mind work and he will know no such word as failure and above all his confidence is based in the power of an almighty God.

He has had his hands full of medical work as well as a sick wife on his hands, and getting his house straight which is no small matter in Korea. We have feared much for his work on the language, but he has made his medical work tell right along this line and passed a remarkably good examination yesterday.

(Omitted)

회의록, 한국 선교부 서울지부 (미국 북장로교회) 1891~1921
(1894년 2월 16일)

1894년 2월 16일
한국 서울

(중략)

에비슨 박사와 서기를 제중원 근처에 의사 사택의 건축하되 적절한 문서에 의해 우리 선교부가 확보하는 것을 승인하는 결의를 작성하고 선교부 회원들에게 회람하며, 이후 선교본부에 제출하는 위원회에 임명하자고 발의되었다. 그 위원회에는 제중원에서 환자 간호를 위해 두 명의 훈련된 간호사 요청하는 임무가 부과되었다.

(중략)

동의에 의해 에비슨 박사의 기도로 폐회하였다.

Minutes, Seoul Station, Korea, 1891~1921 (PCUSA) (Feb. 16th, 1894)

Seoul, Korea.
Feb. 16th, 1894.

(Omitted)

By motion Dr. Avison and the secretary were appointed a committee to draw up and circulate among the members of the Mission and afterward to present to the Board a resolution sanctioning the building of a doctor's residence adjoining the government hospital, providing the site is secured to our Mission by proper deeds. Upon the same committee was laid a similar duty in respect to an application for two trained nurses to care for the patients at the government hospital.

(Omitted)

On motion the meeting adjourned with prayer by Dr. Avison.

새뮤얼 F. 무어(서울)가 프랭크 F. 엘린우드
(미국 북장로교회 총무)에게 보낸 편지 (1894년 2월 17일)

한국 서울
1894년 2월 17일

친애하는 엘린우드 박사님,

　어젯밤[113) 열린 (서울) 선교지부 회의에서 제중원에 2명의 간호사를 임명하도록 요청하는 회람을 준비해 선교사들에게 돌리고, 그것을 선교본부로 제출할 위원으로 에비슨 박사와 빈튼 박사가 임명되었습니다. 어떠한 의미로든 간호사 없이는 병원에서의 사업이 결코 성공할 수 없다는 것이 저의 신념입니다. 에비슨 박사는 언어 학습과 일을 모두 잘하고 있습니다. 우리 모두는 그를 자랑스럽게 생각하고 있으며, 그의 사업을 성공시키기 위해 필요한 지원을 승인 받아야 한다고 느끼고 있습니다.

　그는 영광스러운 복음을 우리가 할 수 있는 만큼 전도를 할 수 있을 것으로 기대되는 새로운 협약의 모든 것에 대해 박사님께 편지를 쓸 것입니다.

(중략)

---

113) 2월 16일 밀러 사택에서 열렸던 이 회의는 특별 회의였다.

Samuel F. Moore (Seoul),
Letter to Frank F. Ellinwood (Sec., BFM, PCUSA) (Feb. 17th, 1894)

Seoul, Korea

Feb. 17, 1894

Dear Dr. Ellinwood: -

At a station meeting last night Dr. Avison & Vinton were appointed a Com. to prepare a request to be circulated among the missionaries & for'd to the Board asking the appointment of two nurses for the hospital. It is my conviction that without nurses the work there can never succeed in any proper sense of the word. Dr. Avison is doing well both in language & work we are all proud of him & feel that he should be granted the support necessary to make his work a success.

He will have written you all about the new arrangements under which we expect to preach the glorious Gospel there as much as we can -

(Omitted)

프랭크 F. 엘린우드(미국 북장로회 총무)가
호러스 G. 언더우드(서울)에게 보낸 편지 (1894년 2월 17일)

1894년 2월 17일

친애하는 언더우드 박사님,

(중략)

귀하와 에비슨 박사의 훌륭한 편지는 대부분 고려할 것입니다.

(중략)

우리는 또한 찬송가, 여학교 이전 문제, 그리고 에비슨 박사 및 그의 사업과 관련된 다른 문제를 다룰 것입니다. 나는 그[에비슨 박사]가 모든 면에서 멋진 인물인 것이 기쁩니다. 그는 대단히 고통을 받고 있고 유능한 하인을 구하느라 어려움을 겪고 있으며, 아직도 미국인 혹은 캐나다인 하인의 파송을 바라고 있습니다 (이것은 비밀입니다). 나는 중국 어느 곳에서인가 중국의 상업 영어를 상당한 정도로 구사하여 에비슨 부인의 믿음직한 도우미가 될 수 있는 유능한 중국 여성을 찾을 수 있지 않을까 문의하고 싶습니다.

(중략)

Frank F. Ellinwood (Sec., BFM, PCUSA),
Letter to Letter to Horace G. Underwood (Seoul) (Feb. 17th, 1894)

Feb. 17th, (189)4.

My dear Dr. Underwood: -

(Omitted)

Yours and an excellent letter from Dr. Avison will for a large part of the matter under consideration.

(Omitted)

We shall also take up the question of the Hymn-book, the question of moving the Girls' School, and some other questions relating to Dr. Avison and his work. I am glad that he is from all accounts so grand a man. He is a great deal handicapped, suffering as he does the want of intelligent servants, and he is still anxious (this is confidential) to have send out to him and American or Canadian servant. I want to ask whether it is not possible to find an intelligent Chinese woman somewhere in China, with a fairly good degree of pigeon-English, who could be a trusty helper for Mrs. Avison.

(Omitted)

빅토리아 C. 아버클(서울), 프랭크 F. 엘린우드
(미국 북장로교회 총무)에게 보낸 편지 (1894년 2월 25일)

한국 서울
1894년 2월 25일 (4월 7일 접수)

친애하는 엘린우드 박사님,

　박사님, 우리 선교부와 연관된 제중원과 관련하여 한 말씀드리고자 하오니 관심을 가져주시겠습니까. 우리가 동양 사람들을 상대할 때 지니는 것과 같은 어려움을 갖고 있음에도 불구하고 에비슨 박사가 병원의 여러 일들을 매우 무난하게 처리하는 것에 대해 우리들 모두는 매우 만족하고 있습니다. 우리는 그에게 독신 간호사를 보내주실 것을 선교본부에 요청합니다. 지금 저는 선교본부가 최대한의 진지한 관심으로 이 요청을 들어주시리라 믿습니다. 병원과 관련된 사업은 범위가 매우 넓으며, 주 예수 그리스도의 인도하심으로 좋은 결과들이 나타나기를 간절히 소망하고 있습니다. 저는 병원에서 할 수 있는 일을 했었지만, 건강이 좋지 못하였기에 제 도움은 실로 매우 미미한 것이었습니다.

　저는 이 일에 더 적합한 사람이 파송된다면 제가 다른 일에 임명되기를 요청드린다는 전제 하에 병원에서 정규적인 일을 하기를 확신하며 기대하고 있습니다.

(중략)

Victoria C. Arbuckle (Seoul),
Letter to Frank F. Ellinwood (Sec., BFM, PCUSA) (Feb. 25th, 1894)

Seoul, Korea

Feb. 25, 1894

Dear Dr. Ellinwood:

Will you give me your attention with what I shall say in regard to the Royal Hospital connected with our Mission. We are all pleased with the way in which Dr. Avison is managing the affairs very ____ing as we do the difficulties in having so much business dealing with oriental people. We are, asking the Board for his new single woman nurses. Now I trust the Board will give this request their most earnest attention. The field of work connected with the Hospital is very large and can be occupied with great hopes of result for our Masters cause. I myself have been in attendance at the Hospital doing what I could but owing to ill-health my help has been very small indeed. I am confidently expecting to undertake regular work there understanding that I will ask to be appointed to other work if some one comes more fitted for the place.

(Omitted)

빅토리아 C. 아버클

빅토리아 C. 아버클(Victoria C. Arbuckle, 1867. 8. 1~1911. 6. 15)은 인디애나 주 스완빌에서 태어났으며, 1892년 3월 7일 미국 북장로교회의 선교사로 임명되고 임지가 한국으로 결정되었다. 그녀는 8월 16일 샌프란시스코를 떠나 호놀룰루를 경유하여 9월 4일 일본 요코하마에 도착하였다. 그녀의 선교사 사직 요청은 1896년 5월 18일 선교본부에 의해 승인되었다. 그녀는 1903년경 토머스 C. 헌터와 결혼하였고, 1911년 6월 15일 캘리포니아 주 샌프란시스코에서 사망하였다.

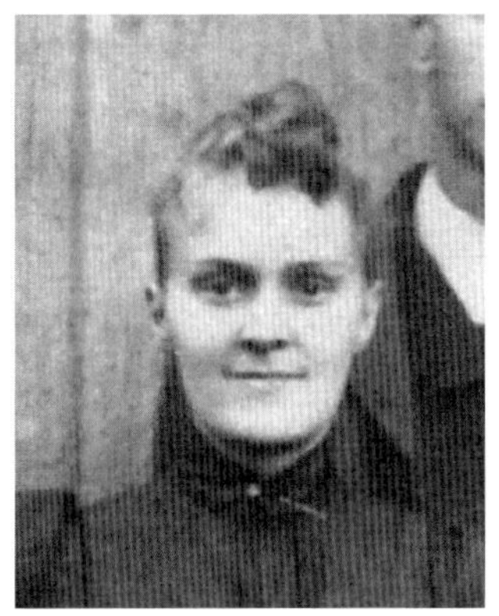

그림 4-26. 빅토리아 C. 아버클.

회의록, 한국 선교부 서울지부 (미국 북장로교회) 1891~1921
(1894년 2월 26일)

한국 서울
1894년 2월 26일

(중략)

에비슨 박사가 살고 있는 주택에 통로를 만드는 문제는 권한과 함께 감독 위원회로 회부되었다.

다음의 청구가 낭독되었고 승인되었다.

......

O. R. 에비슨 박사　　　　　　　　236.33달러

(중략)

Minutes, Seoul Station, Korea, 1891~1921 (PCUSA) (Feb. 26th, 1894)

Seoul, Korea.
Feb. 26th, 1894.

(Omitted)

The matter of constructing a passage in the house occupied by Dr. Avison was referred to the committee on Oversight with power.

The following orders were then read and approved: -

......

Dr. O. R. Avison　　　　　　　　236.33

(Omitted)

대니얼 L. 기포드(서울)가 프랭크 F. 엘린우드
(미국 북장로교회 총무)에게 보낸 편지 (1894년 3월 2일)

한국 서울
1894년 3월 2일

친애하는 엘린우드 박사님,

저는 제중원에 대해 한 두 마디 쓰고 싶습니다. 지난 달 한국의 음력 설날에 제중원에서 새로운 제도가 시작되었습니다.[114] 왕의 명령에 따라 쓸데없던 많은 군더더기가 제거되었습니다. 주사(공무원 관리 혹은 통역)들이 3명으로 감축되었는데, 그들은 통역관 등의 역할을 할 것입니다. 반면 35명의 하인은 13명으로 감축되었습니다. 하인들이 환자로부터 아무런 경비를 징수하지 않을 것이라는 사항을 알리는 방(榜)이 붙었습니다. 또한 매달 은화 250달러를 에비슨의 수중에 지불하되, 구체적으로 에비슨이 그중에서 3명의 주사 각각에게 20달러(합 60달러)를 지불하며, 나머지 190달러를 하인, 의약품 구입, 입원 환자의 연료 및 음식물을 위해 사용하기로 약속하였습니다. 정부는 필요한 수리를 위한 경비를 별도로 지불할 것을 약속하였고, 에비슨의 사택을 건축하기 위해 병원 바로 뒤 언덕 위의 대지를 주기로 했습니다. 에비슨 박사는 알렌 박사의 도움으로 그가 요청한 모든 것을 얻어냈으며, 현재의 상황을 고려할 때 그는 병원을 신용할 수 있는 기관으로 만들 수 있을 것입니다. 만일 그가 그렇게 하지 못한다면, 그것은 그가 진지한 노력을 하지 않아서가 아닙니다. 그는 자신의 지시에 사람들이 어느 정도 따르는 가를 확인하기 위해 하루 종일 병원에서 보내는데, 9시에 도착해 오전에는 안락한 작은 사무실에서 (한국어) 선생과 보내며, 병원에 가져온 점심을 먹은 후 오후에는 의료 사업을 합니다. 지난 수 년 동안에 비해 전망이 매우 밝아 보입니다.

박사님은 그가 제중원의 운영을 위해 요청한 예산이 승인될 수 있도록 노력해 주시리라 믿습니다. 돈 문제로 정부와 상대할 때에는 항상 불확실성이 큽니다. 왕은 신뢰할 수 있지만, 정부를 운영하며 자금을 지불하는 관리들은 미국 뉴욕의 태머니 관리들 같이 정직에 있어서는 문제가 심각합니다. 현재까지의 계획에서 유일한 걸림돌은 신임 주사들이 전임 주사들이 이번 달 예산을 모두 훔쳐 나갔다고 주

---

114) 1894년 2월 6일이다.

장하는 것입니다. 그러나 에비슨 박사는 지금까지 성공적으로 일을 해 오고 있기 때문에, 우리들은 그가 선교본부의 예산을 사용하건 반납하건 돈을 갖고 있으면 확실히 주사들의 문제에도 불구하고 일을 할 수 있을 것으로 기대하고 있습니다.

사택 대지와 관련한 한 마디. 사택이 병원과 가까우면 의사가 병원을 관리하기에 용이합니다. 언젠가 우리와 조선 정부와의 관계가 중단되더라도 땅에 대한 정부의 증서를 갖고 있으면, 선교사 숙소로 계속 이용할 수 있을 것입니다. 그곳은 서쪽에 입구가 있는데, 길을 따라 부유한 한국인 가족들의 집을 여럿 위치해 있습니다. 당연히 에비슨 박사의 사택을 위한 예산이 조기에 승인될수록, 조기에 건축을 위한 계획을 세울 수 있습니다.

에비슨 박사는 병원에서 자신을 도울 2명의 외국 여성 간호사가 절실하다고 강조합니다. 그는 병실에서 환자를 보살 필 정규 간호사가 없으면, 그의 사업에서 적절한 전문적인 성과를 얻을 수 없다고 믿고 있습니다. 또한 에비슨 박사는 간호사들이 병원에 있는 환자들에게는 물론 퇴원 후 집에 있는 환자들에게도 좋은 성경 사업을 할 수 있다고 믿습니다. 혹자에게는 어려운 일일지라도 명백한 목적이 있다면 여성들이라 해도 그녀들이 훌륭하다면 또한 병원에서 거주할 수 있을 것입니다.

저는 그가 병원을 성공적으로 만들 것이라는 희망을 주고 있다는 일반적인 근거에서 그의 요청에 찬성하고자 합니다. 그는 만일 그곳에서 어떤 종교적인 활동들을 하도록 허용된다면, 그것은 이 병원이 의료에서 이미 성공했기 때문임에 틀림없으며, 자신의 외과 사업의 한 부분을 보완해 줄 외국인 여성 간호사가 없이는 적절한 전문적인 결과를 얻을 수 없을 것이라고 느끼고 있습니다.

따라서 그에게 가능한 여러 설비를 잘 해 줄수록, 병원이 만족할 만한 선교기관으로 될 기회가 커질 것입니다.

테이트 양 및 아버클 양은 이틀마다 병원에 가서 그를 돕기 위해 노력하고 있는데, 병원에 가는 데에만 1시간이 걸린다고 합니다. 그러나 테이트 양은 오빠와 함께 전라도로 내려가려고 계획하고 있습니다. 그리고 아버클 양이 간호 일을 할 정도의 체력을 지니고 있는지는 아직 불확실합니다.

부산에서 슬픈 소식이 왔습니다. 우리 모두 염려했던 브라운 박사가 폐병에 걸렸으며, 고국으로 돌아가야 합니다. 그는 콜로라도 주 덴버로 갈 것입니다. 저는 방금 딸을 낳은 그의 부인이 몇 개월 이내에 그를 따라 갈 것이라고 들었습니다. 선교부는 부산에서 그를 대신할 사람으로 빈튼 박사를 보낼 필요가 있습니다. 어빈 박사는 평양 선교지부를 여는 것을 돕는 데 더 필요해 보입니다.

알렌 박사는 말라리아 열로 아직 침대에 누워 있습니다. 우리 선교부 사회는
잘 유지되고 있습니다.

안부를 전합니다.

D. L. 기포드

Daniel L. Gifford (Seoul),
Letter to Frank F. Ellinwood (Sec., BFM, PCUSA) (Mar. 2nd, 1894)

Seoul, Korea,
Mar. 2, 1894

Dear Dr. Ellinwood -

I wish to write a word or two with regard to the Government Hospital. At the
Korean New Year last month a new regime began at the Hospital. Under the
order of the King a lot of useless fringes were cut off. The Chusas (official
secretaries or interpreters) were reduced to three who were to be there for work as
interpreters, &c; while 35 servants were cut down to 13. A sign was to be put up
the gate stating that no fees might be collected from the patients by the servants.
Also the promise was made that each month $250.00 (Mexicans) should be paid
into the hands of Dr. Avison out of which it was specified that he pay $20.00 to
each of the three chusas (a total of $60.00) & with the balance, $190.00, he was
to pay the servants, & buy medicines, fuel, & food for in-patients. Necessary
repairs were to be paid extra by the Government; & a house-site was to be given
Dr. Avison on an elevation immediately behind the Hospital. Dr. Avison with Dr.
Allen to help him has thus far gotten all that he asked; and the present indications
are that he may be able to make a creditable institution out of the Hospital. If he
does not it will not be for lack of an earnest endeavor on his part. For the sake
of being on the ground where he can see that his orders are to some extent

obeyed, &c, he spends his whole days at the Hospital; going there at 9 o'clock he spends the forenoon in a cosy little office with his teacher, has his lunch brought to the Hospital, & spends the afternoon in medical work. The prospects seem brighter than they have in a number of years.

And yet you will do well to grant the appropriations which he asked for the nunning of the Govt. Hospital. There is always an element of great uncertainty in dealing with the government when it comes to money matters. The king is all right; but the Officials who administerd the government & disbursed the funds have the same reputation for honesty as your Tammany Officials in New York. The only hitch in the plan thus far has been that the new set of chusas claim that the outgoing Chusas stole all of this month's appropriation of money, but Dr. Avison has succeeded thus far so well that I have hopes of his ability to circumvent them of course if Dr. Avison does get the money, the Board's appropriation will be either unused or refunded.

A word about the house-site. It is close to the Hospital, making it convenient for the Doctor in charge. And about our connection with the Government Hospital ever cease, holding a government deed to the land, it would still be available for a missionary residence for with a western entrance, the road from the place would open upon a Korean thoroughfare along which are the homes of a number of well to do Korean families. Of course the sooner the grant for Dr. Avison's house can be made, the sooner plans can be entered into for building.

Dr. Avison is very desirous that he should have two foreign lady nurses to help him in the Hospital. He believes he can not get proper professional results out of his work there without trained nurses to look after patients in the wards. He also believes that they could do good Bible Work both in the Hospital & following up patient in their homes. Good ladies could also live in the Hospital where for obvious reasons it would be difficult for one.

I would endorse his request on the general ground that he gives promise of making a success of the Hospital: & he feels that if he is to be allowed to do any religious work there it must be because he has already made a success of this Hospital medically; & he feels that he cannot get adequate results professionally without foreign lady nurses to supplement his surgical work.

It would therefore seem that the better the equipment that can be given him, the more chances there is that the Hospital may yet become a satisfactory missionary institution.

Misses Tate & Arbuckle have been trying to help him along this line by going down for an hour upon alternate days take Hospital. But Miss Tate plans to go down into Chulla Do with her brother. and it is yet uncertain whether Miss Arbuckle has the physical strength needed for the work of nursing.

Sad news comes to us from Fusan, Dr. Brown, as we have all been dreading, has developed consumption, & has to go home. Will go to Denver, Col. I hear His wife who has just had a daughter born will follow him in a few months. It may become necessary for the Mission to send Dr. Vinton to Fusan to take his place. Dr. Irvin seems the more foot-loose to help in the opening of Pyeng Yang

Dr. Allen is still confined to his bed with malarial fever. Our Mission Community is well.

With kind regards, I am

Yours Sincerely
D. L. Gifford

매티 S. 테이트

매티 S. 테이트(Mattie Samuel Tate, 1864. 11. 24~1940. 4. 12)는 미국 미주리 주 캘러웨이 카운티에서 출생했으며, 1892년 11월 3일 남장로교회 선교사로서 의료 선교사인 오빠 루이스 B. 테이트(Lewis B. Tate, 1862. 9. 28~1929. 2. 19)와 함께 내한하였다. 내한 후 서울에서 한국어를 공부하며 부녀자를 대상으로 전도를 시작하는 가운데 제중원에서 에비슨을 도왔다. 그녀는 1894년 전주로 내려갔는데, 동학혁명이 일어났을 때에는 서울로 피신하였다. 1897년 전주 서문밖교회를 시작했으며, 1897년 교회에 주일학교와 여학교를 개설했는데 후에 기전여학교로 발전하였다. 1935년 은퇴한 후 귀국하였다.

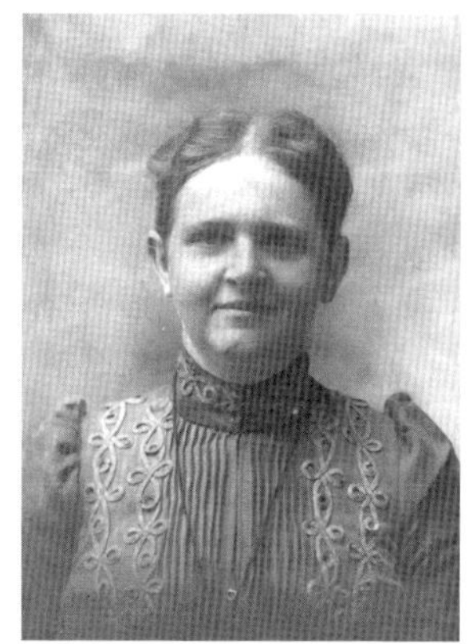

그림 4-27. 매티 S. 테이트.

대니얼 L. 기포드 부인(서울)이 프랭크 F. 엘린우드
(미국 북장로교회 총무)에게 보낸 편지 (1894년 3월 8일)[115]

(중략)

저는 에비슨 부인이 그때 앓지만 않았더라면 시험에 응하는 것이 가능했을 것으로 생각하고 있습니다.

(중략)

저는 연례회의가 끝난 직후 전원이 출석한 위원회에서 박사님께 다른 사람들에 관해 보고하라는 지시를 받았습니다. 다음과 같습니다.

에비슨 박사는 많은 어려움에도 불구하고. 요구 받은 모든 것을 끝냈으며, 게다가 언어 학습도 잘하고 있습니다.

(중략)

빈튼 박사는 3년차 과정의 시험을 보았습니다. 그의 필기시험 성적은 그런대로 괜찮은 편입니다. 빈튼 박사는 전년도보다는 이번 해에 회화 시험에서 더 좋은 성적을 얻었습니다. 사실 그는 체류 기간에 비해 성적이 그다지 좋지 못하지만 사업에는 흥미를 갖고 있습니다.

빈튼 부인은 처음으로 시험을 봤는데, 우리는 그녀가 상당한 관심을 보여준 것에 매우 고마워하고 있습니다. 그녀는 우리들 보다 젊어, 노력을 덜 해도 언어 습득이 용이할 것이기에 충분히 결심해서 시도했으면 합니다. 우리는 박사님께서 그녀에게 격려의 말씀을 해주실 것으로 기대합니다.

(중략)

---

115) 이 편지의 원문에 적힌 연도는 분명 '1893년'인 것으로 해독되지만 내용상으로 에비슨(1893년 7월 내한)과 어빈(1893년 11월 내한)이 언급되어 있어 1894년으로 판단하였다.

Mrs. Daniel L. Gifford (Seoul),
Letter to Frank F. Ellinwood (Sec., BFM, PCUSA) (Mar. 8th, 1894)

(Omitted)

I think it possible Mrs. Avison might have attempted the ex. had she not been ill at the time.

(Omitted)

The report on the others is as I was directed to give you by the committee all sitting together immediately after the Annual Meeting. It is as follows.

Dr. Avison, - in spite of many interruptions has accomplished all required in the years course, and a good deal in addition, is doing finely in the language.

(Omitted)

Dr. Vinton was examined in the 3rd years course. Written partially satisfactory. Oral not so nevertheless he has made better progress during this year that in any previous year, though he has not yet attained to what he should have done in the length of time he has fun on the field.

Mrs. Vinton made her first attempt at taking the examination, and we feel very grateful that she has shown that much interest. She is so young she would acquire the language with less effort that any of the rest of us, should she make the attempt with sufficient determination. We hope you will give her a word of encouragement.

(Omitted)

극동을 향해 서쪽으로. *The Rideau Record* (1894년 3월 8일), 7쪽

극동을 향해 서쪽으로
세계의 한쪽 부분에서 다른 쪽 지역으로 여행하며 생긴 사건과 경험

리도 레코드 편집인 귀중,

안녕하십니까,

　저의 지난 편지는 일요일 아침 7시에서 8시 사이에 도착한 밴쿠버까지의 여정을 다루었습니다.[116] 우리 기차는 특별 편이어서 도착이 예상되지 않았고, 내렸을 때 역은 사람의 왕래가 없었고 심지어 화물 주임도 찾을 수 없었습니다. 우리는 그곳에서 친구 몇 명을 만날 것을 기대했었지만 당연히 실망하였습니다. 어떤 호텔의 ＿＿가 내려올지 모른다는 기대로 잠시 기다린 후에 저는 일행을 역 승강대에 남겨둔 채 저는 호텔을 찾아 나섰습니다. 저는 결국 밴쿠버 호텔에서 방을 확보하였고, 이내 우리 모두는 그 널찍한 호텔의 큰 아침 식당에서 편안하게 앉았습니다. 아침 식사 후에 우리는 목욕을 하고 쉬었는데, 모두 기차를 3일 동안 탄 후 필요하다고 느꼈던 것입니다. 점심을 먹은 후 저는 우리가 역에서 만날 것으로 기대했던 친구의 집을 찾기 위해 힘차게 떠났는데, 우리 호텔 근처이었기 때문에 쉽게 찾았습니다. 리처드슨 박사 부부는 우리가 예배를 드렸던 토론토의 셔본 교회에서 이전에 활발하게 활동하였고, 벨을 눌러 문 앞에서 나를 만난 그녀는 누구나 원하는 것 같이 충심으로 우리를 환영해 주었고, 동시에 그들은 우리 기차를 맞이하려 원했지만 언제 도착할지 알 수 없었다고 설명하였습니다. 그녀는 박사가 주일 학교에 있어 우리는 그를 찾으러 나섰습니다. 교회가 어디 있는지 알게 된 후 저는 그녀가 제 아내를 만나러 간 사이 그곳으로 갔습니다. 저는 그가 주일 학교를 진행하고 있음을 발견하였습니다. 저는 역시 그곳에서 교사로 활동하고 있는 또 다른 오랜 친구이며, 이전에 알몬트와 칼튼 플레이스에 살았던 케일럽 만젤 박사를 만나 기뻤습니다. 그들은 저를 충심으로 환영해주었고, 어느새 저는 강단에 서서 학생들에게 치켜세워지는 말투로 소개되고 있음을 알게 되었습니다. 저는 너

---

116) 6월 4일이다.

무도 갑자기 어린 아이들의 얼굴을 대면하니 다소 당황스러웠지만 그들의 진지한 관심이 이내 저를 안도시켰고, 얼마 후 그들에게 이야기하는 것을 즐겼습니다. 월요일은 배가 4시 경에 출항하기 때문에 증기선에서 객실을 선택하는 일을 처리하고 모든 화물이 제대로 옮겨졌는지 등등을 확인하기 위한 바쁜 날이었습니다. 우리는 친구들과 점심을 먹었고, 리처드슨 씨 가족은 이후 우리를 따라 부두까지 왔습니다. 우리는 그곳에서 휘팅튼 목사, 그의 처제인 만젤 양, 그녀의 오빠인 C. 만젤 박사 등 몇몇 오랜 친구들을 만났습니다. 첫 두 명은 작별인사를 위해 뉴 웨스트민스터에서 왔습니다. 휘팅튼 교수는 한 때 알몬트 고등학교의 교장이었는데, 저는 한 동안 그의 학생이었습니다. 이후 그는 일본으로 가서 감리교회 신학대학에서 7년 동안 교수로 있었습니다. 현재 그는 브리티시컬럼비아 주 뉴 웨스트민스터에 있는 감리교회 신학대학의 학장입니다. 이 친구들과 마지막에 함께 있고 휘팅튼 씨로부터 자문과 격려의 말을 들을 것은 대단히 즐거웠습니다.

우리 배는 오후 3시에 닻을 올렸어야 했지만 6시까지 출항하지 않았고, 그래서 우리는 우리 친구들과 오랫동안 이야기할 시간을 가졌습니다. 우리는 이곳에서 초로의 숙녀인 깁슨 부인을 만났습니다. 그녀는 한국 원산의 J. S. 게일 부인의 어머니이며, 그녀의 딸과 살기 위해 그곳으로 오고 있었습니다. 그녀는 우리 일행이 되었고, 우리는 진정 그녀가 우리와 있는 것이 매우 기뻤습니다.

드디어 출발을 위한 마지만 준비가 이루어졌고, 대단히 내키지 않았지만 우리는 친절한 친구들과 작별의 인사를 하였습니다. "총원 제 자리에"라는 지시가 있었고, 사람들이 이리저리 뛰어 다니고, 기계의 소음, 닻줄의 덜컹거리는 소리가 있었으며, 우리 배는 거의 진동을 느끼지 못할 정도로 부두에서 미끄러졌고 뱃머리를 해협 쪽으로 돌렸습니다. 부두를 쳐다보니 리처드슨 가족이 아직 우리를 보며 그들의 손수건을 흔드는 것을 볼 수 있었으며, 거리가 멀어지면서 구별되는 마지막 물체는 아직도 미풍에 펄럭이는 하얀 우정의 징표이었습니다. 결국 그것마저도 보이지 않게 되었고, 우리는 육지 끝을 돌아 항해하면서 밴쿠버 자체가 시야에서 살아졌습니다.

그때는 아름다운 저녁이었으며, 해수면에는 파도가 없고 배가 꾸준히 움직이면서 우리가 배가 가고 잇다는 것을 알지 못해 해변의 변화무쌍한 모습을 보지 못했습니다.

배는 많은 나무로 잘 알려진 유명한 스탠리 공원을 근접해 지났지만 물가에 너무도 울창하게 자라있어 우리는 물가에서 먼 곳에 무엇이 있는지 볼 수 없었습니다.

오후 동안 우리는 배를 둘러보았는데, 그 균형을 보니 우리가 편안하도록 되어 있음을 알게 되었고, 이제 우리의 선실을 정돈하고 7시에 제공되는 첫 식사를 준비하는 일이 남았습니다.

배는 훌륭하고 널찍하며 설비가 훌륭하고 안전한 범선이며, 편안하고 품위 있게 가구를 갖추고 있습니다. 선원들은 상냥하고 의시할 여지없이 자신의 직책에 잘 어울립니다. 탁자에는 대단히 다양한 잘 요리된 음식들이 충분하게 준비되어 있으며, 친절한 종업원에 의해 제공됩니다.

사람이 무엇을 더 원할 수 있을까요? 우리는 즉시 우리가 좋을 시간을 갖고 있다고 느꼈습니다.

요리사, 웨이터 및 잡역부는 중국인이며, 훌륭한 하인입니다. 배에 고용되어 있는 중국인은 약 80명입니다. 집사는 저에게 자신이 약 30명의 영국인 중에서 같은 일거리를 얻을 수 있었으며, 만일 정당하게 다룬다면 자신들 모두는 훌륭한 하인의 역할을 할 수 있다고 말해 주었습니다.

선실 승객 모두는 그 첫 저녁에 모두 참석하여 우리는 어떤 사람들과 2주 동안 지낼지 알게 된 좋은 기회를 가졌습니다. 승객들은 30명 미만으로 많지 않았으며, 우리 아이들은 승선한 유일한 아이들이었습니다. 우리 각자는 모든 승객의 이름과 주소가 포함된 빈 등록 카드를 받았으며, 이것은 소개의 역할을 하였습니다. 어떤 실수에 의해 저는 O. R. 에비슨 목사로 나타나있어 저는 제가 목사였으면 제 이름이 어떻게 보였을까 하는 것을 볼 기회를 가졌습니다.

우리는 맛있는 저녁을 더할 나위 없이 즐겼으며, 저녁의 나머지 시간은 밤에 도착할 빅토리아 항에서 부칠 편지를 쓰느라 보냈습니다.

저는 토론토 대학교 의과대학에서 이전에 학생이었던 H. A. 브루스 박사가 선의(船醫)로 임명되어 있는 것을 발견하고 대단히 즐거웠습니다. 그는 금메달 수상자로 졸업했으며, 이후 1년 동안 토론토 종합병원의 당직의사로 근무하였습니다.

그는 비범한 능력과 훌륭한 지력을 가진 젊은이입니다. 첫 날 저녁 우리가 대화하는 중에 그는 이전에 자신을 인도했던 원칙을 지키기로 결심했고, 승선하는 동안 술을 먹고 담배를 피거나 카드놀이를 하지 않을 것이라고 저에게 말하였습니다. 이제 이런 세 가지는 고급 선원도 거의 예외 없이 빠져드는 것이어서 그의 앞에는 쉬운 것이 없다는 것을 알 수 있는데, 저는 그가 자신의 결정을 굳게 지키고 젊은이의 선원 생활에 위험을 주는 악폐에 빠지지 않고 훌륭한 고급 선원 및 온화한 동료가 될 수 있다는 것을 입증할 것으로 믿고 있습니다. 이런 곧은 생활의 예에 얼마나 많은 이득이 따를지 아무도 추정할 수 없습니다. 그가 모든 원기의 근원으로부터 원기를 받기를 기원합니다!

좋은 밤에 잠을 잔 후 다음 날 아침 일어나니 우리가 대양으로 나온 것을 발견하였습니다. 브리티시컬럼비아 주의 산들이 시야에서 희미해지기 시작했고, 더욱이 밤에 불기 시작한 바람이 배를 충분히 흔들어 수상 여행에서 가장 두렵게 동반되는 배 멀미를 일으켰습니다.

아내는 침대에서 일어나지 않아 배 멀미를 피하였습니다. 저는 아이들을 보살 피기 위해 일어나야 했으며, 제가 배의 움직임을 조절할 수 없고 (오히려) 그것이 저를 조절했기에 저는 압도되었습니다. 이것은 그날 오전에 두 번 일어난 후 저는 나아졌고, 이후 전체 항해에서 단 한 번만 식사를 걸렀습니다. 로렌스와 레라는 아 침에 다소 아팠지만 이후 좋아졌습니다. 이것이 거대한 태평양을 가로지른 2주 동 안의 항해 중 우리가 겪었던 멀미의 기록입니다. (하지만) 많은 사람들이 좋아지지 않았습니다. 몇 명은 전체 항해 중 거의 아팠습니다.

증기선에 승선한 후 생활은 다양한 것을 허용하지는 않지만 날씨가 좋을 때 우리는 갑판으로 나가 걷고 다양한 놀이에 참여하였습니다. 어떤 사람들은 테니스 혹은 셔플보드 놀이를 하였으며, 많은 다른 놀이들에 열중하였습니다. 제가 가장 즐겼던 것은 크리켓이었습니다. 얼마나 배가 흔들리건 거의 모든 오후에 선장, 고 급 선원 및 남성 승객이 이 남성적인 놀이에 합류하였으며, 어떤 이는 당연히 토 하기 했는데 이 놀이가 야기 시키는 활기에 넘친 관심은 이내 멀미의 모든 기분을 없애버렸습니다.

대체로 요코하마까지의 항해 중 상대적으로 질환은 거의 없었습니다. 최저 등 급 선실의 승객 중 두 명이 사망하였습니다. 첫 사망자는 중국인으로 미국에 있는 동안 폐병을 앓고 있었는데, 고국 땅에 묻히기 위해 이제 돌아가는 길이었습니다. 하지만 그는 너무 오래 기다렸고, 아직 가는 도중이었는데 무서운 손님이 그를 압 도해 버렸습니다. 중국인들은 만일 최소한 뼈라도 중국 흙에 묻히지 못하면 자신 들이 천국으로 가는 것을 바랄 수 없다고 믿고 있으며, 그래서 그들은 대양에서 죽은 사람의 시신을 방부 처리하여 목적지로 운반될 수 있도록 선박 회사와 계약 을 맺었습니다. 따라서 이 사람의 시신은 선의(船醫)가 방부처리를 했는데, 제가 보조하였습니다. 며칠 후 최저 등급 선실에 있던 실론 출신의 다른 승객이 고향으 로 가던 중에 이 병에 걸려 사망했습니다. 그의 시신은 대양에 수장되어 우리는 엄숙한 사건인 수장을 목격할 기회를 가졌습니다. 영국 국민이었으므로 그의 시신 은 유니언 잭으로 감쌌고 고급 선원들과 승객들이 참석한 가운데 장례식의 조사 (弔辭)를 낭독한 후 배의 측면에서 소리 없이 물속으로 미끄러지도록 하였습니다. 무거웠기에 그것은 즉시 가라앉았고 시야에서 사라졌습니다. 예식 중에 배의 엔진 은 정지되었지만 시신이 배 옆으로 떨어지지 마자 다시 작동하기 시작했고, 우리 모두는 오락으로 돌아가던지 우리가 방금 목격한 사건에 대해 생각하였습니다.

(다음 주에 계속)

Westward to the Far East. *The Rideau Record* (Mar. 8th, 1894), p. 7

Westward to the Far East

Incidents and Experiences of a Trip of One Part of the World to Another.

To the Editor of the Rideau Record:

Dear Sir,

My last letter took us as far as Vancouver where we arrived Sunday morning between seven and eight o'clock. Our train had been run as a special and its arrival was quite unexpected so that on alighting we found the station deserted and not even the baggage master to be found. We had been expecting some friends to meet us there but of course were disappointed. After waiting awhile in hope that some hotel bu____ would come down I left my party standing on the station platform while I set off in search of an hotel. I finally secured rooms at the Vancouver house and soon we were all comfortably seated in the large breakfast room of that commodious hotel. After breakfast we succeeded in getting a bath and a rest both of which we felt the need of after our three days ride on the train. After lunch I sallied forth in search of the home of the friends we had hoped to see at the station and easily found it quite near our hotel. Dr. and Mrs. Richardson had formerly been active members of Sherbourne street church, Toronto, where we had worshipped and when she met me at the door in response to the bell, she gave me as hearty a welcome as anyone could desire, at the same time explaining that they had endeavored to meet our train but could not learn when it would arrive. The Dr. she said was at Sunday school so we set off to find him. Having learned the whereabouts of the church I went there while she went to see Mrs. Avison. 1 found him engaged conducting the Sunday school. 1 also was glad to meet there in the capacity of teacher another old friend Dr. Caleb Mansell, formerly of Almonte and Carleton Place. They gave me a hearty welcome and almost before I know where I was I was standing on the platform being introduced in flattering terms to the scholars. I was slightly embarrassed to find myself so suddenly facing the sea of young faces but their genuine interest soon relieved me and I took pleasure in talking to them for a short time. Monday was a busy day for I had a good deal of business to transact in selecting berths on the steamer, seeing that all our baggage was properly transferred, &e., for our boat was to leave about three o'clock. We took lunch with our friends the Richardsons who afterwards accompanied us to the wharf. We found. there also some old friends in the persons of Rev. Prof. Whittington, his sister-in-law, Miss Mansell, and her brother Dr. C. Mansell. The two former had come from New Westminster to bid us good-bye. Prof. Whittington at one time was principal of the Almonte high school where l was for a time his pupil. Afterwards he went to Japan where he was a professor in the Methodist Theological College for seven years. At the present time he is principal of the Methodist Theological College in New Westminster, B. C. It was a pleasure to us to have these friends with us at the last and to receive from Mr. Whittington words of counsel and encouragement.

Our boat should have weighed anchor at 3 p. m., but we did not get started till six o'clock so we had a good long time for converse with our friends. We met here with Mrs. Gibson, an elderly lady, mother of Mrs. J. S. Gale, of Wonsan, Korea, who was coming out there to live with her daughter. She was quite an acquisition to our party and we were very glad indeed to have her with us.

At last preparations were made for starting and very reluctantly we said good-bye to our kind friends. The order was given "every man to his place" and there was a scurrying to and fro, the noise of machinery, the rattling of anchor chains and our boat with scarcely perceptible motion glided from the dock and turned her prow toward the channel. As we looked back to the wharf we could see the Richardsons still watching us, waiving their handkerchiefs, and the last object to be distinguished after the increasing distance had rendered their forms indistinguishable, was that white token of friendship still fluttering in the breeze. Finally even that became invisible and than we sailed around a point of land and Vancouver itself was lost to view.

lt was a beautiful evening, not a ripple disturbed the surface of the water and so steadily did the ship move that we could scarcely have known she was going had we not watched the ever-changing appearance of the shore.

She passed close by the famous Stanley Park celebrated for its immense trees, but the luxuriant growth near the water's edge prevented our seeing what was farther from the shore.

During the afternoon we had inspected the ship, viewed its proportions and noted its arrangements for our comfort, and now it remained for us to put our stateroom inn order and prepare for our first meal which was to be served at seven o'clock.

The ship is a fine one, commodious, well equipped, a steady sailer, and comfortably and elegantly furnished. The officers are genial and doubtless well fitted for their positions. The table is abundantly supplied with a huge variety of well-cooked viands, served in good order by attentive waiters.

What more could a man want? We at once felt we were in for a good time.

The cooks, the waiter,, and the men-of-all-work are Chinese and good servants they make. There are about eighty Chinamen employed on the boat. The steward told me he could get the same work out of about thirty Englishmen, but for all that they are good servants if properly managed.

Well, every one of the cabin passengers put in an appearance at the first dinner, so we had a good opportunity of seeing what sort of people we were to live amongst for two weeks. There were not many of us, less than thirty all told, and our children the only ones on board. We were each supplied with a blank log card containing the names and addresses of all the passengers and this had to serve by way of introductions. By some mistake I was made to appear as the Rev. O. R. Avison, so 1 had an opportunity of seeing what my name would have looked like had 1 been a minister.

We thoroughly enjoyed our fine dinner and spent the rest of the evening writing letter to be mailed at Victoria which port we should reach during the night.

I was much pleased to find that a former pupil in Toronto University Medical College had just been appointed ship's surgeon, viz. Dr. H. A. Bruce. He graduated as gold medalist and afterwards served for a year as Home Surgeon in the Toronto General Hospital.

He is a young man of exceptional ability and of good moral stamina. In a conversation we had during that first evening he told me he had determined to stick by the principles which had previously guided him and that while he was on the ship he would neither drink liquor, smoke tobacco nor play cards. Now these are the three things which sailors almost invariably indulge in, even the officers, so we may know he had no easy task before him, but 1 believe he will stand firm to his decision, and prove that it is possible to be a good officer and a genial companion without indulging in the vices which make a seafaring life so full of danger to young men. No one can estimate what amount of good will follow from this one example of an upright life. May he receive strength from the source of all strength!

After having had a good night a sleep we awake next morning to find ourselves out on the ocean. The mountains of British Colombia were just fading from sight and furthermore a wind had sprung up during the night which gave just enough roll to the boat to produce that most dreaded accompaniment to water travel, sea-sickness.

Mrs. Avison did not risk getting up from bed and so avoided being sick. 1 was compelled to rise to help the children and as I could not control the action of the boat it controlled me and I succumbed. This occurred twice that forenoon after which I got well and during the whole voyage afterwards missed only one meal. Lawrence and Lera were slightly sick during the morning but kept well afterwards. This is the history of our sea-sickness during a voyage of two weeks across the great Pacific ocean. Many did not get off so well. A few were sick during almost the entire time.

Life on board a steamship does not admit for any great variety, but whenever the weather was favorable we promenaded on deck and engaged in various games. Some played tennis or shuffle-board and many other games were indulged in. The most enjoyable to me was cricket. Nearly every afternoon the captain, officers, and male passengers joined to this manly game and no matter how the rolled, and one consequently fel_ squeamish, the lively interest which this game aroused soon drove away all feelings of sickness.

On the whole there was comparatively little illness during the voyage to Yokohama. Two deaths occurred among the steerage passengers. The first was that of a Chinaman who had contracted consumption while in America and was now on his way home that he might be buried in his native land. He however had waited too long and the dread visitor overtook him while still on the way. Chinamen believe that if their bones at least are not burled in Chinese soil, they cannot hope to go to heaven so they have contracted with the steamship companies to embalm the bodies of those who die on the ocean so that they may be carried to their destination. This man's body therefore was embalmed by the ship's doctor whom I assisted. A few days later another steerage passenger, a native of Ceylon, also on his way home to die, succumbed to this disease. His body was buried in the ocean so that we had the opportunity of seeing that solemn occurrence - a burial at sea. Being a British subject his body was wrapped in the Union Jack and after the reading of the burial service in the presence of the ship's officers and the passengers was allowed to glide noiselessly over the side of the vessel into the water. Being heavily weighed, it at once sank and was lost to view. The ship's engines were stopped during the service but as soon as the body had passed over the side of the ship they were set agoing again and we all returned to our pastimes or retired to meditate upon the occurrence we had just witnessed.

(Continued Next Week)

지역 소식. *The Almonte Gazette* (1894년 3월 16일), 1쪽

*[Rideau] Record*의 최근 호에는 O. R. 에비슨 박사가 브리티시컬럼비아에서 요코하마까지의 여행을 설명하는 흥미로운 편지가 실렸다.[117) 그는 밴쿠버에서 알몬트 출신의 휘팅턴 씨와 칼렙 만젤 씨를 만났다.

Local News. *The Almonte Gazette* (Mar. 16th, 1894), p. 3

The last issue of the *[Rideau] Record* contains an interesting letter from Dr. O. R. Avison, giving an account of his trip from British Columbia to Yokohama. While at Vancouver he was called upon by Mr. Whittington and Mr. Caleb Mansell, formerly residents of Almonte.

---

117) Westward to the Far East. *The Rideau Record* (Mar. 8th, 1894), p. 7.

극동을 향해 서쪽으로. *The Rideau Record* (1894년 3월 22일), 7쪽

극동을 향해 서쪽으로
세계의 한쪽 부분에서 다른 쪽 지역으로 여행하며 생긴 사건과 경험

리도 레코드 편집인 귀중,

안녕하십니까,

　요코하마는 밴쿠버보다 훨씬 남쪽에 위치해 있지만 우리의 항로는 상당히 북쪽을 향해 있었고 따라서 우리가 항해한 후 첫 일요일에 우리는 알류샨 열도가 보이는 곳에 도달하였습니다. 우리는 그것들에 너무 가까이 있어 산 쪽으로 흐르는 물줄기와 바위로 된 해안을 향해 그치지 않고 돌진하는 파도의 흰 거품을 구별할 수 있었습니다. 이 섬들은 하루 종일 시야에 있었으며, 항해의 단조로움을 깨어 주었습니다. 그것들은 커다란 바위 덩어리 같았으며, 거의 하늘 쪽으로 높게 뻗은 식물 같았습니다. 이곳에서 우리는 처음 고래를 보았고, 큰 물개가 배에 상당히 근접해 수면 위로 떠올라 우리가 물개 구역에 있다는 것을 상기시켜 주었으며, 그 섬들 너머에는 베링 해가 있는데 우리나라(캐나다)와 미국 사이의 중재 문제가 되는 곳입니다. 이런 생각이 우리 항해의 그 분분에 흥미를 더해 주었으며, 우리가 응시하는 이 섬들이 결국 이 커다란 대양 중에 점들에 불과해진다는 것을 생각하니 헤아릴 수 없는 물을 자기 것이라고 주장하며 그곳에서 다른 나라의 배를 쫓아내려 시도하는 그런 나라의 뻔뻔스러움에 놀라지 않을 수 없었습니다. 우리는 사람들이 지구를 원한다고 알고 있지만 그것은 일반적으로 육지에 국한 되는 것으로 생각됩니다. 하지만 그들은 이곳에서 바다도 원하고 있고, 그 주장은 제가 믿기로 후에 (육지에서) 보다 확실하게 판단되지는 않을 것으로 생각됩니다.

　다음 날 아침 일어났을 때 우리는 다시 한 번 육지가 시야에서 살아졌음을 알게 되었고 아무 것도 보이지 않았으나, 위에는 하늘이 사방에는 물이 있었습니다. 그 날은 6월 11일이었고, 그날 밤 우리는 날짜변경선을 넘었으며 다음 날 아침 일어나니 우리는 월요일 전체를 잃어버려 화요일인 6월 13일이었습니다. 이것은 처음에 기묘했지만, 우리가 하루를 잃어버렸다고 생각하는 것이 다소 이상했지만 어쨌든 우리들 중 많은 사람들이 날짜변경선을 넘지 않더라도 그 이전에 많은 날들

은 잃고 있습니다.

우리가 멀리 북쪽을 향하고 큰 곡선을 그리는 것 같이 항해하는 이유는 거리가 짧기 때문이라는 것을 말씀드리는 것을 잊었습니다. 이것은 처음에는 그 이유에 반하는 것 같지만 공 모양의 지구에서 극을 향하도록 약간 트는 것이 거리가 더 짧으며, 어떤 범위 내의 곡선은 가로질러야 할 거리를 상당히 짧게 합니다.

6월 중순이었지만 우리의 항로는 너무 북쪽을 향해있어 겨울의 토론토같이 추웠으며, 우리는 무거운 겨울옷을 입어야 했습니다. 이것은 우리가 일본을 향해 남쪽으로 방향을 튼 후에도 계속되었으며, 그 이유는 우리가 북극해에서 베링 해협을 통해 항상 흘러 내려오는 차가운 해류 속에 있었기 때문이었습니다.

하지만 두 번째 일요일에는 일어났더니 우리가 갑자기 열대 기후로 들어갔습니다. 안개가 걷혔고 하늘에는 구름이 없었으며, 태양은 한여름의 강도로 모든 것을 내리 쬐었고 우리는 우산과 여름옷을 꺼내야 했습니다. 일본 방향을 쳐다보니 다시 한 번 육지가 보여 우리의 눈은 즐거웠으며, 그것이 정말 일본이며 24시간 이내에 요코하마 항에 닻을 내릴 것으로 예상한다는 것을 알게 되었습니다. 그날이 어땠는지! 겨울 날씨에서 갑자기 한여름 날씨로 변화하는 것이 매우 어리둥절했지만 우리가 북쪽에서의 해류를 빠져나와 일본 해류로 불리는 남쪽에서의 따뜻한 해류로 들어갔다는 사실로 설명되며, 또한 샌프란시스코에 해당하는 위도이기에 따뜻하지 않아야 할 이유가 없었습니다.

이제 일본 해변을 따라 남쪽 방향으로 항해하면서 우리는 처음으로 다른 배를 보았는데 주로 일본의 해안 선박이었으며, 오후에는 많은 일본 어업 폐품을 보았습니다. 저녁에 해가 지고 나서 바위로 된 해안의 여러 곳에 있는 등대의 밝은 섬광은 우리에게 너무 가까이 오지 말라고 경고하였습니다.

다음 날, 6월 19일 월요일 아침 일찍 일어났고, 창밖을 쳐다보니 우리는 항구에 있다는 것을 알게 되었는데 그곳에 정박해 있는 수많은 배 사이로 천천히 항해하였습니다. 우리 배는 근처로 와서 승객에게 해변으로 가자고 졸라대는 수많은 일본 거룻배에 의해 둘러싸여 있었습니다.

우리는 이내 옷을 입고 갑판으로 나갔습니다. 모두들 드디어 오랜 대양 항해가 끝났고 아름다운 항구에 안전하게 있었기에 흥분하였지만, 우리에게 가득 찬 이상함이 흥미로웠습니다. 우리는 처음 영국, 미국, 프랑스 및 일본의 국기가 펄럭이는 대단히 많은 군함이 있는 것에 주목했고, 이어 우리의 관심은 앞에서 언급한 거룻배로 향하였습니다. 거룻배는 대단히 조잡하게 건조된 바닥이 편평한 배로서 큰 노(櫓)를 이용해 한 두 사람이 선미에서 조작합니다. 그것들은 대단히 안전하지 않게 보였지만 한 거룻배에 많은 화물을 싣고도 승객을 위한 공간이 충분하다고 말하는 것이 놀랄만합니다. 도시를 보았고, 그 너머에서 우리는 하늘 쪽으로 솟아 있는 하나의 산 정상을 보았는데, 정상은 아침의 태양에 반짝이며 매력적인 사진의 배경을 이루는 눈부신 흰색의 눈으로 덮여 있었습니다. 이것이 후지 산이었는데, 이전에는 화산이었으나 오랫동안 대담하고 울퉁불퉁한 경사면을 등산하기에 강한 사람들이 종종 약간의 증기가 분화구에서 분출되는 것을 볼 수 있는 것을 제외하고 현재는 휴지 상태에 있습니다. 그것은 인상적인 광경이었으며, 저는 우리가 그날 아침 그것을 본 것이 행운이었다는 것에 항상 기뻐할 것입니다. 제가 행운이라고 말씀드린 것은 그것이 종종 구름에 덮여 있어 잘 보지 않아 항상 볼 수 없기 때문입니다. 정말로 우리가 요코하마와 근처에 3주 동안 체류하였지만, 그 아름다운 형태를 다시 볼 기회를 갖지 못했습니다.

따뜻한 아침이었고 태양이 뜨자 우리는 일본인 선원이 겉옷을 벗었다는 것을 눈치 챘고, 결국에는 두 번째 옷을 벗어 허리둘레의 좁은 띠와 다리 사이를 지나는 또 다른 띠를 제외하고는 완전히 옷을 벗은 상태가 되었습니다. 우리는 일본에 존재하다고 생각했던 문명과 상당히 다르다고 생각하였습니다. 하지만 저는 거룻배를 탔고 상륙하여 즉시 일본이 정말로 문명화되었다는 것을 처음 알게 되었는데 세관에서이었습니다. 아무런 짐을 갖지 않고 저는 쉽게 문을 통과했고 여러분들은 즉시 저의 발이 다시 단단한 땅을 밟았다는 느낌을 좋아 했을 것으로 믿으실 것입니다. 이때 저를 가장 재미있게 한 것은 같이 온 승객들이 인력거를 따로 여러 호텔로 빠르게 가는 광경이었습니다. 인력거는 작고 가벼우며, 바퀴가 두 개인 운송 수단인데, 한 명 혹은 어떤 경우 두 명을 태울 수 있으며 말 대신 사람이 끕니다.

저는 즉시 일본과 한국 사이를 항해하는 선박 회사의 사무실로 갔고, 한국으로 떠나는 다음 배가 거의 1주일 동안 없을 것이라는 것을 알게 되었으며 그래서 우리는 쉬고 일본에 대해 무엇인가 볼 충분한 시간을 갖게 되었습니다. 배로 급히 돌아와 우리는 가방을 싸고 선원들과 아직 떠나지 못한 다른 승객들에게 작별 인사를 하고 브리튼 양이 섭외한 젊은이의 손에 우리를 맡겼다. 이때 당연히 세관의 신사가 제게 통고를 하고 우리의 짐들을 검사하였습니다. 그는 우리를 대단히 정중하게 대했고, 우리 가방에서 몇몇 옷을 단순히 들어 올려 보는 등 우리를 거의 번거롭게 하지 않았다는 것을 말씀드려야겠습니다. 우리는 기만의 의심조차 없다는 것을 쉽게 볼 수 있는 우리의 열린 용모 때문이었다는 것을 당연히 주장하는 바입니다. 우리는 인력거를 탔고 저녁에 맞추어 브리튼 양의 집에 도착하였습니다. 그 저녁은 얼마나 맛있었는지! 신선한 야채는 신선함이 배가된 것 같았고 후식으로 나온 감미로운 딸기는 오랫동안 우리가 먹었던 어떤 것보다도 좋았다고 생각합니다.

저녁 식사 직후 우리는 첫 방문객인 도쿄의 에버 크러미 목사를 만났는데, 그
는 오전 내내 우리를 찾았으나 놓쳤습니다. 스미스 폴스의 많은 분들은 그를 여러
번 감리교회의 설교단에서 열정적이고 창의적으로 설교로 많은 사람들을 즐겁게
하고 몇몇을 놀라게 했던 젊은이로 기억하실 것입니다. 당시 그의 집은 톨리도 근
처이었습니다. 그는 제 아내의 오랜 친구이었으며, 캐나다를 떠나기 전에 그에게
우리가 그 배로 일본에 도착할 예정이라는 것을 알렸고, 그는 매우 친절하게도 우
리를 만나기 위해 도쿄에서 내려왔던 것입니다. 그는 즉시 도쿄에 있는 자신의 집
으로 가자고 졸랐지만 우리는 휴식을 취할 수 있는 곳에 다시 한 번 있는 것이
좋다고 느껴 다음 날까지 요코하마에 남아 있기로 결정하였습니다. 그는 저를 이
전에 선교사였으며, 현재 요코하마의 유니언 교회의 목사로 있는 미첨 목사 댁으
로 저를 데리고 갔습니다. 미첨 박사는 토론토에 많은 친구를 갖고 있는데, 그들은
저의 좋은 친구들이기도 하였으며 그래서 그의 부부와 친해지는 데 그래 오래 걸
리지 않았습니다. 우리는 일본에서 보낸 것 중 가장 유쾌한 시간 중에 마음이 맞
는 그들과 함께 있었던 것을 꼽고 있습니다.

토론도 셔본 가 감리교회의 젊은이들에게 잘 알려져 있는 미첨 부인의 자매인
물튼 양도 함께 살고 있었습니다. 그녀는 요코하마의 대학에서 일본인 소녀 반에
음악을 가르치고 있으며, 음악시간에 학교를 방문해 달라는 초청을 기쁘게 승낙하
였습니다. 반은 등급에 따라 나뉘어져 있었으며, 그녀는 친절하게도 그들 모두가
우리를 위해 노래를 부르도록 하였습니다. 그곳에는 방에 오르간도 있었고, 우리는
성악뿐만 아니라 기악도 들었습니다. 그들은 우리를 위해 단순한 가락부터 음악적
능력을 나타는 상당한 수준의 오라트리오까지 여러 작품을 노래 불러 우리를 놀라
게 하였습니다. 고유 일본 음악은 대단히 미숙해 모두 단음계였고, 그들의 목소리
는 서양인들이 익숙해 있는 원만한 음조가 훨씬 적었지만 물톤 양이 가르치는 반
은 그것의 상당부분을 극복하였습니다.

다음날 저녁 무렵 우리는 일본의 수도이며 요코하마에서 약 20마일 정도 떨어
져 있고 철도로 연결되어 있는 도쿄로 가는 기차를 탔습니다. 기차는 종일 거의
한 시간마다 운행합니다.

일본의 기차는 구획이 유럽식인데, 문은 옆에 있으며 출발하기 전에 차장이 문
을 닫아 잠급니다. 1등, 2등 및 3등 칸이 있습니다. 대단히 적은 사람이 1등 칸을
이용하고 많은 사람들이 3등 칸을 사용하며, 부자의 대부분은 2등 칸을 차지하고
있습니다. 우리는 2등 칸을 선택하였고, 짧은 여행에는 충분히 안락함을 알게 되었
습니다. 한 번은 혼자여서 시험적으로 3등 칸을 탔는데, 너무 혼잡했고 더러워서
즐겁지 않았습니다. 이 다양한 등급의 칸에서 표 값에는 큰 차이가 있습니다.

도쿄에 도착해서 우리는 하차하였고, 시 반대편에 있는 자신의 집으로 우리를 데려오도록 크러미 씨가 준비한 인력거를 타고 가서 그의 따뜻한 환영을 받았습니다. 우리는 도쿄에서 며칠을 체류했는데, 그동안 크러미 씨는 우리에게 흥미로운 모든 것을 보여주는 데 최선을 다했습니다. 그것은 영국의 런던만큼의 면적을 가진 대단히 큰 도시였는데, 거주민이 단지 ⅓밖에 없었습니다. 우리는 크기나 아름다움에서 토론토의 어느 유원지도 능가하는 공원을 방문하였습니다. 특히 시바(芝公園)라는 공원에 더욱 적용됩니다. 이곳에서 우리는 처음으로 큰 시장을 방문했는데, 그곳에는 한 지붕에 제가 판단하기에 일본의 각종 물건들이 모여 있었으며, 한 명 혹은 여러 명의 상인들이 소유한 매점들이 있었습니다. 상품들은 보기에 아름다웠고 비싸지 않아 누구나 사려는 욕구가 강합니다. 그러나 이것을 사고 싶은 서구인들은 한 계절만 견디는 물건들의 실망스러운 상태를 보았을 때 이후 대단히 화를 내게 됩니다. 이곳에서 우리는 일본인들의 특성을 간파하게 되었는데, 손으로 만든 물건들은 빠르게 행동하고, 공정하게 보며 처음에는 대단히 믿음직하지만 대단히 약한 그들 생각의 복제일 뿐이라는 점입니다. 괜찮아 보이는 (그들의) 외면 속에는 여러분들이 잠시 비벼본 후에나 나타나는 허울만이 있을 뿐입니다.

(다음 주에 연속)

Westward to the Far East. *The Rideau Record* (Mar. 22nd, 1894), p. 7

Westward to the Far East

Incidents and Experiences of a Trip of One Part of the World to Another.

To the Editor of the Rideau Record:

(Continued from last week)

Dear Sir,

Although Yokohama is farther south than Vancouver, our course was directed considerably to the north so that on the first Sunday after we set sail we came within sight of the Aleutian islands. We were so close to them that we could distinguish the streams of water as they poured down the mountain sides and also the white foam of the waves as they dashed unceasingly against the rocky coast. These islands were in sight all day and they served to break the monotony of the voyage. They appeared to be great masses of rock, almost barren of vegetation stretching high upwards towards the sky. Here our first whales were sighted and the large seal rose to the surface quite close to the ship, serving as a reminder that we were in the seal district and that just beyond those islands lay the Behring Sea, which was just then the subject of arbitration between our own country and the United States. This thought added interest to that part of our voyage and as we gazed upon these islands and reflected that they were after all but dots in the midst of this great ocean we could not but wonder at the audacity of the nation that could lay claim to such an immense body of water and attempt to exclude from it the ships of other countries. We have heard of people wanting the earth but it has generally been considered that they restricted their claim to solid ground. Here however they wanted the sea too, a claim which was afterwards l believe judged to be no more solid than that upon which, it was based.

Next morning when we awoke we found that we had lost sight of land again and nothing was visible but the sky above and the water around. This was the 11th of June and that night we crossed the meridian and awoke next morning to find we lost Monday altogether and it was Tuesday June 13th. This seemed a little odd at first and we felt somewhat queer to think we had lost a day but after all many of us have lost days before even without crossing the meridian.

l forgot to say that the reason for our sailing so far north and making what appeared to be a greater curve was to shorten the distance. This at first seemed contrary to reason but a little reflection on the globular shape of the earth showed as that as the the degrees towards the poles are shorter, a curve within certain limits would considerably shorten the distance to be traversed.

Although it was the middle of June our course lay so far north that it was cold as in Toronto during winter and we were compelled to wear our heavy winter clothing. This continued even after we turned southwards towards Japan, the reason being that we were in the cold water current which always flows down from the Arctic seas through the Behring Straits.

On the second Sunday, however, we awoke to find we had suddenly dropped into a tropical climate. The mists had cleared away, the sky was cloudless, the sun was beaming down in all the strength of midsummer and we were compelled to get out our umbrellas and our summer clothing. On looking to the direction of Japan our eyes were gladdened by a sight of land once more and we were informed that it was indeed Japan and that within twenty-four hours we might expect to drop anchor in the harbor of Yokohama. What a day that was! The sudden transition from wintry weather to that of midsummer was very puzzling but it was explained by the fact that we had got out of the current from the north and into a warm one from the south, known as the .Japanese current, and, being also in a latitude corresponding with San Francisco, there was no reason why it should not be warm.

Now, as we sailed southward, skirting the coast of japan, we saw for the first time other ships than our own, mainly Japanese coasting vessels, and, in the afternoon, many Japanese fishing junks. In the evening after sundown the rocky coast was lit up at various points by light-houses, whose brilliant flash lights warned us not to venture too near.

Next morning, Monday June 19th, we awoke early and on looking out of our window discovered that we were in the harbor, slowly threading our way between the numerous vessels anchored there. Our ship was surrounded by a great number of Japanese sampans waiting a chance to come alongside and solicit passengers for the shore.

We were soon dressed and on deck. Everybody was excited, for at last the long ocean voyage was over and we were safe in the beautiful harbor, while the strangeness of the scene filled us with interest. We first noted the presence of a great many men-of-war flying the colors of England, United States, France, and Japan, and then our attention was directed to the afore-mentioned sampans. A sampan is a flat-bottomed boat of most rude construction, handled by one or two men by means of a large scull par, worked over the stern. They look very unsafe but it is astonishing what a lot of baggage they can stow away on one of them and then say there is plenty of room for the passenger. As we looked at the city and then beyond it we saw rising up towards the sky a solitary mountain peak, whose top was covered with snow of dazzling whiteness which glistened in the morning sun and formed a most beautiful background to a charming picture. This was Mt. Fuji, a former volcano, now however quiescent, as it has been for a very long time except that occasionally a little steam can be seen rising from its crater by those who are bold enough and strong enough to climb its rugged slopes.

It is an imposing sight and I shall always be glad that we were so fortunate as to see it that morning. I say fortunate because it cannot always be seen, as very often it is so enveloped in clouds as to be quite invisible. Indeed, although we spent three weeks in and about Yokohama, we did not have another opportunity of looking upon its beautiful form.

It was a warning morning and as the sun rose we noticed the Japanese boatmen removing first one article of clothing and then another till at last they were completely naked with the exception of a narrow band around the waist and another which passed between the limbs. This, we thought, did not look much like civilization, such as we had been led to think existed in Japan. However, I got to a sampan and was taken ashore where 1 at once received proof that Japan had indeed become civilized for the first thing I struck was a custom house. Not having any baggage with me I easily passed through the gate and you may readily believe I liked the feeling of setting my feet again on solid ground. That which amused me most at this time was the sight of my fellow passengers getting into juirikshas and being drawn rapidly off to the various hotels. A juiriksha is a small, light, two wheeled vehicle capable of holding one, or in some cases two persons, and drawn by a man instead of a horse.

I proceeded at once to the office of the company whose ships traverse between Japan and Korea and learned that the next boat for Korea would not leave for nearly a week so we should have ample time to rest and see something of Japan. Hurrying back to the ship, we packed our trunks, bade good-bye to the officers and fellow passengers who still lingered on board and placed ourselves in the hands of a young man who belonged to the boarding establishment of Miss Brittan. This time of course the custom house gentleman took more notice of me and inspected our baggage. I must say he treated us very courteously, simply lifting up a few articles of clothing in our trunks and causing us very little trouble. We of course maintain that this was because of our open countenances which he could easily see were free from even the suspicion of guile. We got into juirikshas and were taken to Miss Brittan's where we arrived just in time for dinner. How good that dinner tasted! The flesh vegetables seemed doubly fresh and the luscious strawberries which were served for dessert seemed better than any we had eaten for a long time.

Soon after dinner we had our first caller in the person of the Rev. Eber Crummy, of Tokio, who had been on the lookout for us all morning, but had missed us. Many in Smith' Falls will remember him as a young man who on several occasions filled the Methodist church pulpit, preaching with a degree of vigor and originality which pleased many and surprised some. His home at that time was near Toledo. He was an old friend of my wife, family and before we left Canada we wrote him informing him of our expectation to arrive in Japan by that boat and he very kindly came down from Tokio to meet us. He pressed us to go at once to his home in Tokio, but we felt so glad to be once again in a place where we could rest that we decided to remain in Yokohama till next day. He took me to the home of Rev. Dr. Meacham formerly a missionary and now the pastor of the Union church of Yokohama. Dr. Meacham has many friends in Toronto who are also our good friends so it did not take long to get well acquainted with him and Mrs. Meacham, and we count amongst the most pleasant hours we spent in Japan those that we passed to their congenial company.

Mrs. Meacham's sister, Miss Moulton, well-known to the young people of Sherbourne street Methodist church, Toronto, lives with them. She teaches music to a class of Japanese girls in a college in Yokohama and we gladly accepted her invitation to visit the school during the music hour. The classes were graded and she kindly had them all sing for us, while one accompanied on the place. There was also an organ in the room and we were treated to instrumental music as well as vocal. They sang several pieces for us from simple airs to oratorios evincing a degree of musical ability that quite surprised us. The native Japanese music is very crude and all minor and their voices have much less of that roundness of tone to which westerners are accustomed but much of that has been overcome in the classes taught by Miss Moulton.

Next day towards evening we took the train for Tokio, the capital of Japan, situated some twenty miles or so from Yokohama with which it is connected by rail, the trains running almost every hour during the day.

The Japan trains are built after the European style, in compartments; the doors are at the sides and before they start the conductor closes the door and locks it. They use first, second and third-class cars. Very low people travel first-class, the bulk using third class and the majority of the richer ones occupying second-class cars. We chose second-class and found them sufficiently comfortable for a short journey. On one occasion, being alone, I experimented on third-class but the cars were so crowded and dirty that I did not enjoy my ride. There is a great difference in the cost of tickets in these various classes.

Arriving at Tokio we alighted and were met by Mr. Crummy who had provided juirikshas to take us to his home on the other side of the city where we received a hearty welcome from Mr. Crummy. We spent several days in Tokio during which time Mr. Crummy did his best to show us everything of interest. It is a very large city covering about as much ground as London, Eng., though having only about one third as many inhabitants. We visited several parks which for extent and beauty surpass any of Toronto's pleasure grounds. More particularly does this apply to the one known as Shiba. Here we first visited the great Bazaar where are gathered under one roof every variety, I should judge, of the product, of Japan, arranged in booths each of which is in charge of one or more salesmen. The goods are beautiful to look upon and not expensive so that one is tempted strongly to buy, but the soul of the westerner who indulges this desire very much will afterward grow very wroth when he sees the <u>dismay</u> nature of the articles, which endure but for a season. Here we get our first insight into the character of the Japanese, for the products of their hands are but the reproduction of their thoughts. Quick to act, fair to see, very promising at first sight, but very frail. Underlying their fair exterior is a hollowness which only appears after you have rubbed against them a short time.

(Continued Next Week)

회의록, 한국 선교부 서울지부 (미국 북장로교회) 1891~1921
(1894년 3월 26일)

1894년 3월 26일

한국 서울

(중략)

에비슨 박사의 어학선생이 에비슨 부인도 가르치기 위해 추가로 매달 4달러를 허용하자는 발의는 부결되었다.

다음의 청구가 낭독되었고 승인되었다.

......

O. R. 에비슨 박사　　　　　　　208.00달러

(중략)

Minutes, Seoul Station, Korea, 1891~1921 (PCUSA) (Mar. 26th, 1894)

Seoul, Korea.

Mar. 26th, 1894.

(Omitted)

A motion to grant Dr. Avison four dollars per month additional for his teacher in consideration of his also teaching Mrs. Avison was lost.

The following orders were then read and approved: -

......

Dr. O. R. Avison　　　　　　　208.00

(Omitted)

18940328

대니얼 L. 기포드 부인(서울)이 프랭크 F. 엘린우드
(미국 북장로교회 총무)에게 보낸 편지 (1894년 3월 28일)

서울
1894년 3월 28일

친애하는 엘린우드 박사님,

활기 있게 선교 사업에 참여하고 있는 서울지부의 모든 회원들이 저를 제외하고는 자신들이 바라고 있는 것에 관해 (박사님께) 편지를 썼을 것으로 생각합니다. 바로 제중원에 2명의 여성이 있어야 한다는 바람입니다. 여성 사업의 관점에서 말씀드리면 저는 병원에 2명의 간호사를 배정하는 것 다음으로 여성을 위한 사업에서 더 유망한 길이 열려 있다고 생각합니다. 여학교가 서울의 다른 곳으로 이전할 때 여학교와 관련된 여의사에 대해서도 언급 드립니다. 의심할 여지없이 에비슨 박사는 어떤 자격을 가진 간호사가 바람직한지 박사님께 편지를 드렸을 것입니다.

저는 새 장소에서 여학교와 관련된 여성들을 대상으로 한 의료 사업을 개시하고 수행하는 데 있어 우리는 헌신적이고 의식이 훌륭하며 전문적인 능력이 있는 여성과 곧 함께 할 것으로 진정 믿으며, 또한 간호사로서의 자격을 가진 2명의 여성은 병원에서 어떠한 다른 방법으로 쉽사리 도달할 수 없는 안식처를 만들 방법을 즉시 찾을 것입니다.

(중략)

Mrs. Daniel L. Gifford (Seoul),
Letter to Frank F. Ellinwood (Sec., BFM, PCUSA) (Mar. 28th, 1894)

Seoul,

March 28, 94

Dear Dr. Ellinwood:

I think perhaps every member of the Seoul Station who is engaged in active mission work, except myself, has written concerning the desirability, the desirability of having two lady at the Government Hospital. Speaking from the point of Womens Work, I would like to say that I think there is but-one more promising avenue open for work among the women than that which would be afforded two nurses at the Hospital. I refer to that of a lady physician in connection with the Girls School when it is moved to another part of the city. Dr. Avison has no doubt written you as to what qualifications would be desirable in the nurses.

I must earnestly trust that we may very soon have, for the opening up and carrying on of medical work among the woman in connection with the Girls School in a new location, a woman of consecration, good sense, and professional ability. Also two of like qualification as nurses for the Hospital, where they will readily find a way into homes that would not be readily reached in any other way.

(Omitted)

극동을 향해 서쪽으로. *The Rideau Record* (1894년 3월 29일), 7쪽

극동을 향해 서쪽으로
세계의 한쪽 부분에서 다른 쪽 지역으로 여행하며 생긴 사건과 경험

리도 레코드 편집인 귀중,

안녕하십니까,

공원의 다른 곳으로 가서 우리는 그곳에 있는 큰 절 몇 군데를 방문하였습니다. 저는 이것들을 묘사하려고 시도할 필요가 없는데, 하나를 보면 그것들에 대한 정확한 개념을 파악할 수 있기 때문입니다. 그것들은 나무로 지어지고 새와 짐승의 많은 훌륭한 조각상으로 장식되어 있으며, 많은 경우 금으로 입힌 대단히 값비싼 구조로서 넓은 돌계단에 의해 모든 쪽에서 접근할 수 있습니다. 내부의 중앙에는 부처상, 촛대 및 많은 장식과 함께 큰 제단이 있는데 스님과 참배객은 신성한 책을 넘기며, 부처를 신봉하는 사람들은 동전을 바친 후 앞에서 무릎을 꿇고 바닥을 향해 머리를 숙여 자신이 숭배하도록 배운 신을 참배합니다. 우리는 많은 절을 방문했는데, 크기나 장식의 아름다움에 차이가 있을 뿐 유사하였습니다.

방금 언급한 공원의 큰 절 근처에는 일본의 옛 통치자의 무덤들이 있습니다. 각 무덤의 앞쪽에는 작지만 잘 장식된 사당, 아마도 더 적절하게 신사(神社)가 있는데 그곳에서 떠난 영혼에게 제물이 바쳐집니다. 우리가 방문했던 날이 마지막으로 죽은 사람의 생일이어서 신사의 제단에는 대단히 다양한 음식의 제물이 있었으며, 그것의 "영적" 부분은 예상한 것처럼 죽은 사람의 영혼이 자신의 영적 기호를 만족시키기 위해 참여할 것이라는 것입니다. 이 특별한 사당은 방바닥마저도 가장 아름다운 금칠로 입히는데, 그것은 너무도 밝게 빛나 우리의 모습이 완전하게 반사됩니다.

어느 날의 상당부분은 아사쿠사[浅草]라고 부르는 또 다른 큰 공원을 방문하느라 보냈습니다. 한쪽에서 들어가자 대단히 즐거운 음악이 우리의 관심을 끌었습니다. 그것은 여흥이 진행되는 곳에서 나온 것인데, 내부에서 진행되고 있는 연극의 반주라고 들었습니다. 길의 상당 거리가 칸을 막은 방으로 이루어져 있었는데, 이 사람들의 명랑한 성격의 증거를 주었습니다. 사람들을 끄는 여흥이 무엇인지 알기

위해 우리는 이 방 중 두 곳으로 들어갔습니다. 각 사람의 요금은 2.5 센이었습니다(센은 일본의 센트입니다).

첫 번 것은 배우들이 소녀인 복합 공연이었습니다. 한 막(幕)은 몇 가지 요술로 이루어졌습니다. 다른 막(幕)은 물의 요정을 묘사하였습니다. 무대 바로 앞쪽에는 깊이가 약 3 피트인 흙탕물로 가득 찬 구멍이 있었습니다. 요정처럼 옷을 입은 소녀가 그곳으로 뛰어내려 주위를 수영했는데 관객들이 던진 동전을 위해 뛰어내린 것이었습니다. 전체적으로 고유 악기 연주단과 동반된 노령 여가수의 슬픈 단조 풍은 기분 좋게 만들어졌습니다(저는 최소한 일본인들에게 그렇다고 추정합니다). 여흥은 우리에게 극도로 유치한 것 같았지만 구경꾼들을 대단히 만족시키는 것 같았습니다. 그 다음에 우리는 다른 종류의 여흥을 제공하는 다른 것을 보기로 생각하였습니다. 그것은 남성과 소년들이 하는 일련의 체조로 구성되었는데, 일본인들이 토론토 산업 박람회에서 했던 것과 유사하였습니다.[118]

이것들을 관람한 후 우리는 먹을 것이 필요함을 느꼈고, 그래서 수많은 찻집의 하나에서 멈추었는데, 젊은 여성이 대단히 매혹적인 미소로 작은 컵의 차와 케이크 작은 조각을 주었습니다. 이것은 음식집에서 변하지 않는 관습입니다. 이 호의에 대해 돈을 받지 않지만, 당연히 다른 것을 주문하고 항상 손님들이 종업원에게 추가로 찻값이라고 부르는 약간의 돈을 줄 것을 기대하고 있습니다. 이 공원에는 크고 작은 많은 절이 있는데, 그곳에는 많은 초상들이 있습니다. 절 바깥에는 다른 초상들이 있는데, 일부는 인간의, 일부는 새와 짐승의 초상이며, 이 셋을 조합한 모든 초상들이 있습니다.

그곳에는 절 뿐만이 아니라 많은 신사들도 있습니다. 신도(神道)는 옛적에 일본에서 널리 행해지던 종교의 형태입니다. 그것은 자연 숭배의 일종이며, 아직 많은 사람들의 마음속에 남아 있습니다. 두 종류의 절은 종종 상당히 근접해 있는데, 숭배자들은 한 절에서 절을 하고 다음 절로 향합니다. 그래서 이 절에서 존경을 표하는 사람들의 마음속에서는 그들이 숭배하는 물체의 독특한 개념이 없으며 자신들보다 높은 무엇을 위해 자연적으로 열망하는 자신들의 마음을 만족시키기 위해 그들 부모와 성직자의 가르침에 맹목적으로 순종하는 것을 볼 수 있습니다. 신도의 절은 아무런 초상이 없다는 점에서 불교의 절과 다릅니다. 그것들은 역시 작으며 훨씬 간소합니다.

도쿄의 또 다른 볼거리는 메노(와노라고 발음함)라고 부르는 다른 공원에 있는 동물원입니다.[119] 수집된 동물은 대단히 많거나 훌륭하지는 않지만 여러 진귀한

---

118) 캐나다 산업 박람회(Canadian Industrial Exhibition)은 1879년 시작되었다.
119) 우에노(上野) 동물원은 1882년 3월 개원한 일본 최초의 근대적 동물원이다.

동물과 새가 있으며 그 중에서 저는 미국의 앞마당 가금류, 미국의 개와 고양이, 그리고 호랑이, 표범, 곰, 원숭이 등의 더 흔한 표본들을 열거 할 수 있습니다. 우리가 상당히 흥미로웠던 한 새는 일본의 신성한 새인 큰 황새였습니다. 그 그림은 모든 국가 문양에서 볼 수 있습니다. 그것은 한국의 국장 중의 하나이기도 합니다.

한 번은 왕궁을 둘러싸는 구내를 인력거를 타고 지난 적이 있습니다. 왕궁은 매우 큽니다. 왕궁은 높고 두꺼운 돌 벽으로 둘러싸인 큰 정원 혹은 공원에 둘러싸여 있습니다. 이 벽의 외부에는 물로 가득 찬 넓은 외호(外濠)가 있고 또 다른 넓은 왕궁 구내가 있습니다. 이것은 다시 유사한 벽과 외호로 둘러싸여 있습니다. 그런 것이 여러 개 있었는데, 의도는 적이 왕궁을 점령하기 대단히 어렵게 만들기 위해서입니다. 만일 적이 첫 외호를 넘어 첫 성벽을 통과하면, 통과해야 할 것이 여러 개가 더 있어 그 사이 그들은 방어를 강화하기 위해 병력을 모을 기회를 갖게 되는 것입니다. 우리는 비공개의 중앙 벽 안을 제외한 어느 곳이든지 가도록 허용되었습니다.

도쿄에 있는 동안 저는 우리 장로교회 선교사 한 명의 부인을 따라 현지인 신자가 다양한 과목의 지식을 가르치는 다양한 나이의 아이들이 100명 이상 모인 선교 학교를 방문하였습니다. 아이들에게 음악뿐만이 아니라 성경도 대단히 철저하게 가르쳤습니다. 그들은 우리를 위해 자신들의 언어로 여러 찬송가를 불렀지만 곡조가 우리에게 친숙하였습니다. 우리는 이 방문을 대단히 즐겼으며, 기독교 영향의 진전의 증거를 보는 것이 즐거웠습니다.

그곳에서 우리는 자선 병원으로 갔습니다. 저는 그 땅에서 의학의 진보 상태가 어떤지 보고 싶었기 때문에 이곳은 당연히 흥미로운 곳이었습니다. 이 병원은 모든 환자에게 무료이었고, 개인적으로 자주 방문한다는 왕비의 기부로 주로 운영됩니다. 그것은 유럽 및 미국식으로 운영되었으며, 제가 캐나다에서 보았던 어떤 병원보다 깨끗하고 정돈되어 있었음을 알게 되었습니다. 그곳에서는 전적으로 상당히 숙달된 일본인 의사와 간호사가 진료를 합니다. 병동은 기독교 선교사에게 문호가 개방되어 있어, 전도지를 기부하고 환자와 대화함으로써 씨를 뿌리는 좋은 기회를 주고 있습니다. 도쿄를 방문한 주요 기쁨 중의 하나는 감리교회와 장로교회의 많은 선교사들과 만난 것이었습니다. 저는 그때 전국에서 오게 된 캐나다 감리교회의 거의 모든 선교사들을 만났다고 생각하는데, 일부는 안식년으로 캐나다로 가는 길이었고 어떤 사람들은 연회에 참석하러 온 것이었습니다. 우리는 이전에 이들 선교사들을 개인적으로 알았거나 고국에서 그들의 일부 친구들과 아는 사이입니다.

하지만 요코하마로 돌아갈 시간이 되었고, 하루 이틀 내에 한국으로 갈 것으로 예상하고 우리는 친구들과 작별인사를 나누었습니다. 하지만 우리는 좀 더 오래 체류하는 것이 현명하며, 그 사이에 우리가 어디 있고 즉시 가야하는지 혹은 여름을 일본의 산악 휴양지에서 보내야 하는지 등에 관해 한국으로 전언을 보내기로 결정하였습니다. 배가 대단히 자주 운항하지 않았기에 우리는 2주일을 더 체류하였습니다. 이 휴식 기간 동안 우리는 제가 한 번 크럼니 씨 가족과 함께 하루 더 도쿄를 방문한 것을 제외하고 내내 요코하마에 체류하면서 선교 학교와 교회를 방문하였고, 일본에 대해 관찰하였습니다. 저는 감리교회 연회 회의를 마감하며 일본식 소풍을 가는 데 동반해 달라는 초청받았습니다. 저는 즉시 승낙하였습니다. 일행은 남성 선교사들, 현지인 목사 및 신학대학 학생들로 구성되었습니다. 일본에서 여성들은 남성들과 전혀 외출하지 않는다는 것을 알고 계실 것입니다. 우리는 음식을 주문해 놓은 해변 가의 (음식)집으로 가서 신발을 벗고 만(灣)으로 직접 열려 있는 위층의 방으로 안내되었습니다. 이곳에서 우리는 체스, 오목 및 다른 놀이들을 즐기면서 전체적으로 기분이 유쾌했고, 동시에 차를 마시고 일본식 케이크를 조금씩 먹었습니다. 이 동양의 체스 놀이(장기)를 하는 것은 미국과 유럽에서 하는 것과 상당히 달랐고, 그래서 저는 그것을 보기만 했습니다. 하지만 오목은 고국에서 제가 어렸을 때 놀아봤기에 놀이할 기회를 가졌습니다. 이 놀이는 일본 고유의 것인데,[120] 그 이름은 일본어로 두 단어 즉 다섯을 의미하는 '고[五]'와 수를 의미하는 '반[番]'으로 이루어져 있습니다. 이름은 한 색깔의 돌을 한 줄로 5개를 처음으로 놓는 놀이자가 이기는 놀이라는 사실을 알려주고 있습니다. 저는 그 놀이의 의미를 몰랐기 때문에 그 이국풍의 이름이 어디에서 유래했는지 상당히 궁금했는데, 일본의 숫자를 이해하자 한 줄에 다섯 점을 얻는 데 성공할 때마다 '고 반'이라고 외치는지 즉시 이해할 수 있었습니다. 그 이름이 놀이와 함께 우리나라로 전파되었습니다. 저는 어렸을 때 했던 경험이 지금 도움이 되고 그들이 놀랍게도 그들의 놀이에서 자신들을 이길 수 있었다고 말씀드릴 수 있습니다. 이것으로 그들은 갖가지 치켜세우는 표현을 했는데, 가장 우스운 것은 "왜 당신은 정규 교수입니까"이었습니다. 저녁이 다가오자 제대로 된 음식이 제공되었습니다. 우리는 방바닥에 줄지어 앉았는데, 각자의 앞에는 네모난 쟁반이 놓였고 모두 같은 종류와 양의 음식이 있었습니다. 저는 지금 모든 음식을 기억할 수 있을지 모르지만, 일부는 다음과 같았습니다. 기름에 볶은 쌀, 삶은 생선, 회 접시, 삶은 죽순, 연근, 일본식 매운 양념, 오이지 및 생선탕. 음식이 7가지이었기 때문에 저는 확실히 기억하고

---

120) 서구 사회에 일본에 대해 잘못 알려진 것이 많은데, 에비슨이 알고 있는 오목의 기원도 이중의 하나이다. 오목에 관한 가장 오래된 기록은 기원 전 2세기 중국의 역사책인 한서(漢書)인 것으로 알려져 있다. 오목도 다른 여러 문물과 함께 한국을 통해 일본으로 전해 졌을 것으로 추정된다.

있다고 믿고 있습니다. 오이지는 식초에 담그지 않은 소금물에서 직접 제공되었습니다. 우리는 이 여러 음식들을 젓가락으로 먹었는데, 아마도 저는 그렇게 먹으려고 노력했다고 말씀드려야겠습니다. 한동안 제가 노력하는 것을 본 어린 여성 종업원 한 명이 근심스럽게 와서 그녀가 제게 준 젓가락에 분명 어떤 문제가 있을 것으로 생각하여 새 젓가락을 제게 주었습니다. 일행들이 웃는 가운데 저는 그녀에게 이야기 할 수 없었기 때문에 도구는 괜찮지만 제 손가락이 젓가락을 잡을 수 없다는 것을 몸짓으로 설명하였습니다. 음식과 관련하여 제가 해보고 싶었던 것을 멋진 친교 속에서 하게 되었기에 전체적으로 매우 즐거운 소풍이었습니다.

O. R. 에비슨

(다음 주에 계속)

Westward to the Far East

Incidents and Experiences of a Trip of One Part of the World to Another.

To the Editor of the Rideau Record:

(Continued from last week)

Dear Sir,

Proceedings to another part of the park we visited some of the large Buddhist temples which are located there. I need not attempt to describe these for only by seeing can one form even an approach to a correct idea of them. They are very expensive structures built of wood, decorated with many finely carved effigies of bird and beast, overlaid in many cases with gold and approached from all sides by broad stone steps. Inside, in the centre, is the great altar with its image of Buddha, its candles and its numerous decorations, the priests and attendants moving their sacred books, while the devotees of Buddha, after depositing their offering of coin kneel in front and bowing their heads to the floor worship the god they have been taught to revere. We visited many temples, each a repetition of the other except as they differed in size, and in the beauty of their ornamentation.

Near the great temple in the park just mentioned are the tombs of the former rulers of Japan. Each tomb in front of it a small but richly decorated temple, perhaps more properly known as a shrine, where sacrificial offerings are presented to the spirits of the departed. The day of our visit happened to be the birthday of the last of these who died, and on the altar of the shrine were offerings of a great variety of viands, the "spiritual" part of which, it was expected, the soul of the dead man would partake of to the satisfaction of his spiritual appetite. This particular shrine was entirely overlaid, even the floor of the room, with the most beautiful gold lacquer which shone to brightly that our images were perfectly reflected from it.

A great part of one day was spent in visiting another great park called Asakusa. As we entered it from one side our attention was attracted by a sort of music of the most distracting kind. We were told it proceeded from a place of entertainment and it was the accompaniment to the play that was going on inside. The street for a great distance was lined with these booth-like structures, which gave evidence of the mirthful character of the people. To learn something of the kind of amusement which attracted the people we entered two of these booths. The fare for each person was 2½ sens, a sen being a Japanese cent.

The first of these was a sort of combination performance, the actors being girls. One act consisted of a few sleight of hand tricks. Another was a representation of water-nymphs. Immediately in front of the stage was a hole in the ground filled with muddy water to a depth of say three feet. The girls dressed like nymphs dived into it and swam round, dived for coins thrown in by spectators, etc. The whole was made cheerful (at least I presume it was so to the Japanese) by the twing twing of an orchestra of native instruments, accompanied by the doleful minor strains of an aged female vocalist. The entertainment appeared to please the onlookers very well, although to us it seemed childish in the extreme. We then thought we would try another which offered a different sort of entertainment. It consisted of a series of gymnastic performances by men and boys, similar to those given by the Japs at the Toronto Industrial Exhibition.

After these slights we felt the need of some refreshments so stepped to one of the numerous tea-houses where young ladies with most bewitching smiles served us with minute cups of tee and small pieces of cake. This is the invariable custom at refreshment booth. No charge is made for this courtesy, but of course it is expected that other things will be ordered and in paying the waiters a small additional sum, known as tea-money, is always given by the guest. This park contains many Buddhist temples, large and small, in which are many images. Outside the temples are other images, some of them of men, others of birds and beasts, and all sorts of combinations of the three.

Not only are there Buddhist temples but also many Shinto shrines. Shintoism is the form of religion which formerly prevailed in Japan. It is a sort of nature worship and it still holds away over a good many minds. The two kinds of temples are often quite close to each other, the worshippers first bowing at one shrine and then proceeding to the others. It is thus seen that in the minds of the people who pay homage at these shrines there is no proper conception of the object of their worship but a blind obedience to the teaching of their parents and the priests in their endeavor to satisfy the natural craving of their hearts for something higher than themselves. Shinto temples differ from Buddhist ones in containing no images. They are smaller too and much plainer.

Another of the sights of Tokio was the zoological garden situated in another park known as Meno (pronounced Wano). The zoological collection is not very large nor very fine, though it contains some curious animals and birds, amongst which I may enumerate American barnyard fowl and American dogs and cats, with some more common specimens such as tigers, leopards, bears, monkeys, etc. One bird of much interest to us was the great stork, the sacred bird of Japan. Its picture is seen on everything of a national character. It is also one of the national emblems of Korea.

On one occasion we rode in our juirikshas through the grounds surrounding the Emperor's palace. These are very large. The palace is enclosed in a large garden or park surrounded by a high and thick stone wall. Outside this wall os a broad moat filled with water and then another extensive palace of ground. This is again enclosed by a similar wall and moat. There are several such, the intention being to make it very difficult for an enemy to get possession of the palace. If they got across the first moat and through the first wall there would still be several more to pass and in the meantime there would be opportunity to gather their forces to strengthen their defence. We were allowed to go everywhere but within the central enclosure which is private.

While in Tokio I accompanied the wife of one of our Presbyterian missionaries to a genuine mission school in which were gathered more than one hundred children of all ages who were being taught various branches of knowledge by native Christians. The bible was very thoroughly taught to the children as well as music. They sang several hymns for us in their own tongue but to tunes familiar to us. We enjoyed this visit very much and was pleased to see this evidence of the advance of Christian influence.

From there we went to the charity hospital. This of course was an interesting place for me for I wanted to see what was the state of medical progress in that land. This hospital is free to all sick people and is largely supported by the gifts of the Empress, who, I was told, frequently visited it in person. I found that it was conducted on European and American methods and was as clean and orderly as any I ever saw in Canada. It is entirely attended by native physicians and nurses who gave evidence of considerable proficiency. Its ward are quite open to the visits of Christian missionaries who find there a good opportunity to sow the seed by the gift of tracts and by conversation with the patients. One of the chief pleasures of our visit to Tokio was derived from our meeting there with a large number of missionaries, both Methodist and Presbyterian. I think we met nearly all the missionaries of the Canadian Methodist Church who happened to be coming in from all parts of the country at that time, some of them on their way home to Canada on their vacation, others coming to attend the annual conference. It happened that we either know these people personally before or were acquainted with some of their friends in the home land.

The time to return to Yolohama, however, came, and so we bade our friends good bye expecting in a day or two to proceed to Korea. We decided, however, that it would be wiser to remain a little longer, in the meantime sending word to Korea as to our whereabouts and enquiring whether to go on immediately or to spend the summer in one of the mountainous resort, of Japan. This gave us a further two week's stay as the boats do not run very often. We spent this time in resting, in visiting mission schools and churches and in observation of things Japanese, remaining all the time in Yokohama, except that I ran up to Tokio for one day's further visit with the Crummys. I was invited to accompany them to a Japanese picnic with which the proceedings of the Methodist conference were being closed. I readily consented. The company consisted of the male missionaries, the native pastors and the students of the Theological College. You know that in Japan the ladies do not go out with the gentlemen at all. We went to a house by the sea shore where refreshments had been ordered and taking off our shoes were conducted upstairs to an apartment which opened out directly onto the bay. Here we played chess, go bang and other games and indulged in hilarity generally, at the same time supping tea and nibbling native cake. Chess as played in these eastern countries is quite different from the game as played in America and Europe and I therefore could only watch it. Go bang, however, afforded me a chance to cope with them as I had played it at home when young. This game is a native of Japan, its name being purely Japanese consisting of two words "go" meaning five and "Ban" meaning number. The name refers to the fact that the first player to get five pieces of one color in a straight row on the board wins the game. I need to wonder very much where it got its outlandish name for I could see no meaning to it, but when I learned the Japanese numbers I could at once understand why they cried out go ban whenever they succeeded in getting five pieces in a row. The name was transferred to our country along with the game. I may say that the practice in my youth stood me now in good stead and to their great astonishment I was able to beat them at their own game. This led to all sorts of flattering expressions on their part, one of the most comical being "Why, you're a regular professor." Towards evening the heavier refreshments were served. We sat in a row around the room on the floor and before each of us was placed a square wooden tray, all alike and all containing the same kind and quantity of food. I do not know that I could remember now all the dishes but some of them were as follows: - a large bowl of oiled rice, a boiled fish, a dish of raw fish, boiled bamboo sprouts, lotus bulbs, Japanese spiced sauce, pickles and fish soup. Really I believe I have remembered all of them for there were just seven. The pickles are served right from the brine without the intervention of vinegar. We ate, or perhaps I should say I tried to eat, these various articles with chopsticks. After watching my efforts for some time one of the young lady waiters gravely came and offered me a new pair thinking surely there must be something the matter with the ones she had given me. Amidst the laughter of the company I explained by gestures, for I couldn't speak to her, that the implements were all right but my fingers were not up to chopsticks. Altogether it was a very enjoyable picnic, for what I missed in the line of refreshments was made up in general good fellowship.

    O. R. Avison.

(Continued next week)

극동을 향해 서쪽으로. *The Rideau Record* (1894년 4월 5일), 7쪽

극동을 향해 서쪽으로
세계의 한쪽 부분에서 다른 쪽 지역으로 여행하며 생긴 사건과 경험

리도 레코드 편집인 귀중,

안녕하십니까,

우리는 7월 1일에 요코하마에 있었으나 캐나다 인의 수가 너무 적어 아무런 행사도 시도하지 않았습니다.[121] 하지만 많은 미국인들이 그곳에서 살고 있었고, 7월 4일 그들은 정확히 미국인 복장으로 불꽃놀이와 많은 중국 제등으로 행사를 벌였습니다. 저는 더 이상 우리들이 요코하마에서 무엇을 했는지 상세하게 다루지 않고 몇 가지 의견을 말씀드리고자 합니다.

일본에서 무엇이 저에게 가장 인상이 깊었는가? 일본의 현 상태를 저는 어떻게 생각하는가? 기독교 문명에서 일본의 장래 발전의 전망은 무엇인가?

첫 질문에 대해 요코하마에는 외국 요소가 상당이 많아 어떤 사람이 받을 수 있는 첫 인상은 확실히 일본이 서양 문명에 압도되었다는 것이라고 말씀드릴 수 있습니다. 그러나 더 관찰해보고, 특히 항구 외부에서 사람들과 접촉해보면 이내 그런 인상이 뒤집어지며, 저는 제가 그곳에서 3주일 동안 체류한 후 미국과 캐나다 사람들이 일본의 현실을 엄청나게 무시하고 있다는 느낌에 압도되었다는 점을 말씀드릴 수 있습니다. 여하튼 일본이 거의 기독교화 되었고, 이내 그곳에서 선교 노력을 수행하는 것이 필요치 않게 될 것이라는 견해가 우세해져 있습니다만, 그 것은 그릇된 생각이며 선교사들은 저에게 고국의 이러한 견해가 선교 사역의 업무와 관련하여 항상 잘못된 결정을 초래하기에 그들을 더욱 걱정하게 만들었다고 알려주었습니다.

여러 해 전에 서구 문명에 대한 열기가 일본을 강타했을 때 일본인들은 선교사들에게 몰려들었고, 열심히 그들의 가르침을 수용하고 개종을 고백했으며 많은 사람들이 세례를 받았습니다. 그러나 그들은 기독교인이 아니었고 기독교의 교리

---

121) 7월 1일은 캐나다 데이(Canada Day)인데, 1867년 제정된 영국령 북아메리카 법에 의해 1867년 7월 1일 영연방에서 캐나다라는 하나의 연방이 설립되어 자치를 시작하였다.

를 납득하지 않았으며, 얼마 되지 않아 기독교를 받아들이지 않아도 문명의 물질적인 부분을 확보할 수 있다는 것을 알게 되자 문의하는 사람들의 수가 빠르게 감소하기 시작하였습니다.

처음에 기독교는 그들이 채택하기를 열망했던 새로운 문명의 부분 및 꾸러미로 받아들였습니다. 그 다음에 청중을 확보하기 어렵게 되고 개종자들을 확보하는 것이 더 어렵게 되었을 때 좌절의 기간이 이어졌습니다. 현재 저는 반발이 끝나고 관심이 다시 부활되고 있는데, 그 차이는 현재 기독교에 문의하러 오는 사람들은 그 자체 때문에 오는 것이지 흔히 말해지듯이 서양 문명과 관련된 때문이 아니라는 점이라고 들었습니다.

도쿄의 거리를 걸어가면서 보았던 많은 사람들이 분명히 아직 하나님이 손길이 미치지 못한 것을 보았는데, 저에게 ____했던 생각은 일본에서 아직도 막대한 사역을 해야 한다는 것이었습니다.

제가 다음으로 인상을 받은 것은 상당한 사업이 이미 진행되었다는 점입니다. 30년 전 일본은 외국에 처음 문호를 개방하였고, 누구든 기독교를 전도하거나 고백하는 것을 금하며 위반하면 사형 시킨다는 정부의 칙령이 있었습니다. 현재 모두 및 수천 명의 기독교인에게 절대적인 자유가 있으며, 특히 항구에서 문명의 증거가 많이 있습니다.

그들 사역의 실망스러운 성격과, 그리고 살아야 할 진정할 삶이 있는 남성과 여성이라기보다 인형 같은 피조물이라고 그들을 보게 만드는 많은 다른 일들에서 이미 말씀드린 바와 같은 인상을 받았습니다. 저는 미래에 이것이 실제보다 더 분명하게 나타날 것이며, 기독교 교리가 그들의 본성에 스며들어 진정으로 강건하게 될 것으로 믿고 있습니다.

주요한 것은 아니더라도 선교사의 사역에 한 가지 장애물은 미국에서 사회악으로 알려진 것이 널리 행해지고 있는 점입니다. 저는 그것에 관해 많이 들었고 보았으며, 다른 나라에서처럼 악습이 숨겨져 있지 않습니다. 일본의 여성은 미국의 여성이 갖고 있는 동등한 가치를 갖고 있지 못하는데, 그들은 대단히 정숙해 보이지만 우리가 가치라고 부르는 것이 없는 것에 대해 상당한 창피를 느끼지 못하기 때문입니다. 예를 들면 부모의 생계를 위해 어린 소녀가 수치스러운 생활을 하는 것은 고상한 것으로 여겨지는데,122) 이후 만일 그녀가 이런 생활을 계속할 필요가 없도록 상황이 변한다면 그녀는 항상 고결했었던 것처럼 사회에서 훌륭한 지위를 가질 수 있다고 들었습니다.

요코하마의 한 지역은 전체 집이 이런 성격을 가지고 있습니다. 거리마다 이런

---

122) 수치스러운 생활이란 매춘을 의미한다.

집들이 있고, 고국에서처럼 경찰의 습격이 두려워 숨어 있지 않고 밤에 찬란하게 조명을 하고 있습니다. 각 집 앞에는 일종의 베란다가 있는데, 길가까지 뻗어있으며 격자로 길과 분리되어 있습니다. 이 격자 뒤에는 고용되어 아름다운 옷을 입고 가장 우아하게 얼굴에 분을 바르고 앉아 작은 담뱃대로 담배를 피거나 서로 혹은 통행인들과 쾌활하게 수다를 떠는 어린 여성들이 있습니다. 1,000명에서 2,000명의 어린 여성들이 이곳에 고용되어 있는 것으로 추산되는데, 제가 어느 날 저녁 길을 걸어보니 500명 이상, 어쩌면 거의 1,000명이 보여 이 추산이 그리 높은 것이 아니라고 생각합니다. 저명한 인사가 이곳에 있는 소녀 중에서 아내로 맞이하는 것이 드물지 않으며, 그들은 이러한 직종과 전혀 관계가 없었던 것처럼 사회로 들어간다고 들었습니다.

이 놀라운 땅에 3주 동안 머문 후에 우리는 한국으로 가기로 결정하였고, 그래서 7월 11일 우리는 일본 배를 타고 고배로 항해하였습니다. 배는 아름답게 설비되었고, 선장은 유럽 인이고 기타 선원들은 일본인, 그리고 요리사는 중국인이었습니다. 고베까지의 항해는 즐거웠으며, 우리는 정상에서 연기와 증기가 계속 분출되는 높은 산이 있는 섬에 근접해 지나면서 매우 흥미로웠습니다. 이것은 예전에 화산이었으나 오랫동안 증기와 연기 외에는 아무것도 분출하지 않았습니다.

또 다른 흥미로운 광경은 우리가 통과해 항해하는 정어리 떼이었습니다. 저는 바다의 상당 부분이 붉은 찌기로 덮여 있지만 표면 밑에서는 번쩍이는 흰색 및 녹색의 덩어리를 볼 수 있었습니다. 저는 그것이 무엇인지 생각할 수 없었지만, 붉은 찌기는 정어리 새끼들로 이루어져 있고 표면 아래에서 번쩍이는 덩어리는 정어리들로 이루어져 있다고 들었습니다.

우리는 요코하마를 떠난 지 약 28시간 후에 고베에 도착했으며, 그곳에서 한국으로 직접 운항할 다른 배로 갈아탔습니다. 우리 배가 닻을 내리자마자 환승이 이루어져 우리는 그 날 바로 출발할 것으로 기대하였지만, 화물 선적이 끝나지 않아 다음 날 정오까지 항구에서 체류하였습니다. 고베는 몇몇 높은 산기슭에 위치한 훌륭한 항구이며, 한국 및 중국과의 교역과 관련하여 일본의 주요 선적 항구입니다. 그곳은 요코하마보다 더 순수하게 일본식입니다. 우리는 고베에서 보낸 그 밤을 항상 기억할 것입니다. 우리는 제가 승선표를 위해 해운 회사 사무실로 간 것을 제외하고 해변으로 가지 않았습니다. 우리는 그 날 밤 배 위에서 밤을 보냈는데, 이전 배 보다 훨씬 나빴습니다. 그 날은 바람 한 점 없었으며 7월 중순이었기에 대단히 더웠습니다. 우리는 작은 선실에서 견딜 수 없어 작은 담요를 갖고 나가 갑판에 누워 오전 4시까지 있었는데, 해가 뜨자 선실로 내려가 대단히 불편한 밤을 보냈습니다. 다음날 밤에는 배가 계속 움직여 우리는 전 날과 같은 압박

감을 느끼지 못했습니다. 고베를 떠나 우리는 일본을 이루는 여러 섬 사이에 놓인 내해(內海)로 알려진 곳을 항해하였습니다. 풍경은 대단히 아름다웠으며, 그것보다 더 유쾌한 항해는 없을 것입니다. 그곳에는 섬이 흩어져 있었고, 항상 일본 어선이 산재해 있었지만, 해변은 산과 숲, 그리고 경작하는 경사면으로 이루어진 항상 변하는 전경을 보여주고 있습니다. 우리는 여러 항구를 들렸는데, 주요 항구는 시모노세키와 나가사키이었습니다. 나가사키에서 저는 해안에 상륙하여 아마포 옷을 만들어 한국으로 보내 주도록 주문했는데, 가격은 천과 제작을 합해 은화 3.50달러, 즉 금화 2.25달러이었습니다. 저는 높은 언덕 위에 위치한 유명한 절도 방문하였습니다. 저는 그곳에 가는 데 400걸음을 올라갔습니다.

대단히 매력적으로 위치한 마을인 나가사키를 저녁에 떠나 우리는 밤새 해변을 보았으며, 다음날 아침 일찍 일본 본토와 한국의 남해안 사이의 중간쯤에서 대한해협에 위치해 있는 쓰시마의 작은 마을에 도착하였습니다. 그것은 일본의 마지막 장소이며, 우리는 그곳을 멀리 떠나면서 흥미로운 나라에 작별을 고했고, 이제 불과 몇 시간 정도 밖에 떨어져 있지 않은, 우리가 받아들인 땅으로 우리의 생각을 돌렸습니다. 쓰시마와 한국 사이의 대한해협은 항상 물결이 사나우며, 부서지기 쉬운 선박이 파도 위로 던져져 이리저리 요동을 쳤습니다. 우리는 이내 배의 움직임에 변화를 느꼈으며, 멀미를 피하기 위해 누워 잠을 잤습니다. 아내가 진정 배멀미를 앓았던 유일한 곳이 이곳이었지만 잠시 동안만 지속되었습니다. 오후 3시경 (선실에서) 나갔더니 우리 앞쪽에서 똑바로 회색빛의 바위로 된 한국의 언덕이 어렴풋이 보였습니다. 그 메마른 언덕을 지켜보았을 때의 생각, 수 세기 동안 그 땅을 둘러쌌던 모든 신비와 그곳에서 우리의 운명이 어떻게 될까 하는 불안함에 대한 저의 생각은 분석하려 시도하지 않을 것입니다. 그러나 저와 가족에 대한 위험과 고생의 가능성을 생각하면서 저는 저 자신과 그들을 부름을 받은 사역에 다시 바쳤으며, 하나님께 그 사람들을 하나님께 들어 올리는 데 우리를 사용해 주실 것을 기도드렸습니다. 얼마 후 배의 흔들림이 잦아들었고, 전방에서 해변이 우리에게 펼쳐졌으며 좁은 수로를 통과하니 물결이 잔잔하고 널찍한 부산 수로로 들어갔습니다. 한국 남해안에서 가장 중요한 곳입니다.

이제 여정 자체보다 훨씬 덜 흥미로웠을 우리 여정의 기록을 추적하느라 독자들이 지쳤을 것으로 생각하여 잠시 쉬도록 하겠습니다. 다음 편지에서 저는 알려지지 않은 곳인 한국에 대한 몇몇 이해를 드릴 것입니다.

안녕히 계십시오.
O. R. 에비슨

Westward to the Far East. *The Rideau Record* (Apr. 5th, 1894), p. 7

Westward to the Far East

Incidents and Experiences of a Trip of One Part of the World to Another.

To the Editor of the Rideau Record:

(Continued from last week)

Dear Sir,

We were in Yokohama on the 1st of July but the number of Canadian was so small that no demonstration was attempted. There are many Americans however living there and on the 4th of July they demonstrated in truly American fashion with fireworks and Chinese lanterns galore. I used not detail further our doings in Yokohama out before 1 close I will just make a few remarks, as the ministers say.

What in Japan impressed me most? What do I think of Japan's present condition? What is the outlook for its future development in Christian civilization?

As to the first question, I may say that there is no much of the foreign element in Yokohama that the first impression one gets is that surely Japan has given itself over to western civilization. But further observation and especially contact with the people outside of the ports soon overthrows such impressions and I may say that after I had spent three weeks there I was overwhelmed by the feeling that the people of America and Canada are most grossly ignorant of the real state of Japan. Somehow or other the idea has gained prevalence that Japan is almost christianized, and that it will soon be unnecessary to prosecute missionary endeavor there, but it is a mistaken idea and the missionaries informed me that this misapprehension of things at home caused them more anxiety than any other thing because it constantly led to erroneous action with reference to the management of missionary affairs.

Years ago when the boom towards western civilization struck Japan the people flocked to the missionaries and eagerly accepted their teaching professing conversion and being baptized in great numbers. But they were not Christians the principles of Christianity were not grasped and in a short time as they learned that they could secure much of the material part of civilization without taking up Christianity there was a rapid falling off in the number of enquiries.

At first Christianity was accepted as a part and parcel of the new civilization which they were anxious to adopt. Then followed a period of discouragement when it became difficult to secure hearers and more difficult to secure converts. Now I am told the reaction has come to an end and there is a re-awakening of interest with this difference that those who come to enquire into Christianity now, do so for its own sake and not because of its connection with western civilization, as it is called.

As I walked through the streets of Tokio and saw the great numbers of people apparently still untouched by the heaven of Christianity, the thought that _lled me was the immensity of the work yet to be done in Japan.

The next thing that impressed me was the greatness of the work that had already been done. Thirty years ago Japan had just opened its doors to foreigners, and there was a Government edict forbidding anyone to preach or profess Christianity on pain of death. Now there is absolute freedom for all and many thousands of Christians, while evidences of the advance of civilization abound, especially in the ports.

I was impressed as I have already said by the flimay character of their work and with many other things which lead one to look upon them as doll-like creatures rather than as men and women with a real life to live. I trust that the future will demonstrate that this is more apparent than real and that as the principles of Christianity become ingrained in their natures, they will develop a genuine sturdiness of character.

One of the chief, if not the chief, hindrances to the work of missionaries is the prevalence of what is known in America as the social evil. I heard a good deal concerning it and saw a good deal, because the vice is not concealed there as it is in other countries. The women of Japan have not the same ideas of virtue as have the women of America, for, while they appear to be very modest, they do not consider that much disgrace attaches to the absence of what we call virtue. For instance I was told that it would considered noble in a young girl to give herself up to a life of shame in order to earn a living for her parents, and afterward, if circumstances changed so that it became unnecessary for her to continue that. mode of life, she would be able to occupy just as good a position in society as if she had always been virtuous.

There is in Yokohama one section of the city devoted entirely to houses of this character. Street after street is lined with them, not hidden away as at home in dread of being raided by the police, but at night brilliantly illuminated. In front of each is a sort of verandah reaching to the edge of the street and separated from it by a sort of lattice work. Behind this lattice work the young ladies of the establishment, dressed to beautiful costumes, with faces powdered most delicately, sit smoking their little pipes or chatting gaily with one another or with the passers-by. It is estimated that between one and two thousand young women are kept in these establishments, an estimate which I should think is not too high for as I walked through the streets one evening I am certain I saw more than 500, possibly nearly 1000 girls thus exposed to view. 1 was hold that it was not uncommon for prominent men to take their wives from amongst these girls and that they entered society with just as much prestige as if they had never been connected with these institutions.

Well, after a stay of three weeks in this land of wonders we decided to proceed to Korea, so on July 11th we set sail for Kobe in a Japanese vessel. It was beautifully equipped, the chief officers being Europeans, the minor officers and sailors Japanese and the cooks Chinese. The sail to Kobe was delightful and we were interested to see on an island close by which we passed a high mountain from the top of which smoke and steam were being constantly emitted. It was formerly a volcano but for a long time has not sent forth anything but steam and smoke.

Another interesting sight was a shoal of sardines which we sailed right through. I noticed the sea for a great distance covered with a red scum, while below the surface could be seen a mass of glittering white and green. I could not think what it could be but was told the reddish scum consisted of sardine spawn, while the glittering mass beneath the surface consisted of sardines.

We arrived at Kobe about twenty-eight hours after leaving Yokohama and were there transferred to another boat which would run directly to Korea. The transfer was made as soon as our boat cast anchor for we expected to go right on that day, but she had not finished taking on her cargo and we remained in the harbor till next day at noon. Kobe is a good harbor, situated at the foot of some high mountains, and is the chief shipping ports of Japan in connection with the Korean and Chinese trade. It is much more purely Japanese that is Yokohama. We shall always remember the night we spent in Kobe. We did not go shore except that I went merely to the shipping office to arrange our tickets. We spent the night on the boat which was much inferior to the former one. There was not a breath of wind and being the middle of July it was exceedingly hot. We could not endure to remain in our little cabins, so took blankets and lay out on deck till four o'clock in the morning, when daylight drove us downstairs to finish a night of the greatest discomfort. During the nights that followed the boat was always in motion so we did not feel the same oppression. Leaving Kobe we sailed through what is known as the Inland Sea of Japan, a body of water lying between the several islands which constitute that country. The scenery was most picturesque and no more pleasant sail can be had than it is. It is dotted with islands and studded at all times with Japanese fishing boats, while the shores present an ever-varying panorama of mountain and forest and cultivated slopes. We touched at several ports, the principal ones being Shinioniseki and Nagasaki. At the latter place 1 went ashore and ordered a suit of linen clothes to be made and sent after me to Korea, the price being $3.50 silver, equal to $2.25 gold, for cloth and making. I also visited a famous temple situated on the top of a high hill. I climbed 400 steps to get to it.

Leaving Nagasaki which is a very prettily situated town, in the evening, we kept in sight of the shore all night and early next morning touched at the little village of Tsushima, situated on an island of the same name, which lies well out in the Straits of Korea, nearly halfway between the mainland of Japan and the Southern Coast of Korea. It is the last point of Japan and as we left it in the distance we bade good-bye to that interesting land and turned out thoughts to the land of our adoption which now lay only a few hours' distance from us. But between Tsushima and Korea are the Straits of Korea always boisterous and ready to toss on their billows the frail craft, which fly to and fro. We soon felt the change in the motion of the boat and to avoid getting sick lay down and went to sleep. It was here that Mrs. Avison had her only real attack of sea-sickness which however lasted only a short time. About three o'clock in the afternoon I ventured out and there straight before us loomed up the gray rocky hills of Korea. I will not attempt to analyze my thoughts as I gazed upon those barren height, and thought of all the mystery that had surrounded that land for centuries and wondered what would be our lot in it. But as I thought of the possibility of danger and suffering to myself and family I reconsecrated myself and them to the work to which we had been called and prayed God to use us for the uplifting of its people towards Himself. In a short time the vessel's rolling motion subsided, the coast ahead opened before us and we passed through a narrow channel into the smooth and commodious channel of Fusan, the most important point on the southern coast of Korea.

Here let us rest awhile for I feel sure you have become wearied following us in our journeyings, the story of which is necessarily much less interesting than was the journey itself. In my next letter I will attempt to give you some idea of Korea, the unknown land.

Yours sincerely,
O. R. Avison

호러스 N. 알렌(서울)이 프랭크 F. 엘린우드
(미국 북장로교회 총무)에게 보낸 편지 (1894년 4월 18일)

한국 서울
1894년 4월 18일

F. F. 엘린우드 박사
뉴욕 시 5가 53

친애하는 박사님,

　박사님의 12월 20일자 편지를 받았을 때 저는 열병으로 매우 아팠으며, 얼마 전 회복되었습니다.[123] 저는 박사님께 좋은 소식을 쓰기를 매우 열망하고 있습니다. 제가 병원의 개편을 위한 몇몇 제안을 왕에게 제출하자, 그는 이를 수용하고 "알렌이 말하는 대로 수행할" 고위 관리를 임명했습니다. 그 사이 저는 위독했으며, 일들이 약간 개선되었지만 제가 바라던 정도는 아니었습니다. 문제는 관리들의 부패로부터 초래되는 국가 재정의 낭비인데, 정작 그 재원은 가난한 백성을 심하게 괴롭혀 얻어집니다. 정부와 국민들의 상태는 1884년보다 더욱 나쁩니다. 우리가 바라던 대로 개선이 되지 않고 경과가 더욱 나빠졌습니다. 저는 멀지 않아 대대적인 개혁이 있어야 할 것으로 생각합니다.

　에비슨 박사는 모든 면에서 훌륭한 사람입니다. 그는 인내심이 있고 현명하며 쉽게 낙담하지 않습니다. 그는 성공할 것입니다. 저는 그가 언더우드 부인과 함께 왕비를 치료하러 궁궐로 들어가도록 조치했습니다. 한국 관리들은 제가 거절할 때까지 계속 저에게 왔었습니다. 언더우드 부인이 중간 쯤 갔을 때 관리를 만났는데 (그들을 조용히 하게 하기 위해 제가 전날 보낸 약간의 위약<僞藥>에 의해) 왕비가 회복되었다고 말했답니다. 저는 궁궐의 일이 위험하다는 것을 알지만, 만일 에비슨이 왕을 접견하고 만족시킨다면 그는 자신이 원하는 것을 할 수 있을 것입니다.

　저는 그의 집을 보호하기 위해 큰 싸움을 벌이고 있습니다. 그는 정부 관사에 살고 있는데, 그를 쫓아내려는 책략이 - 말씀드리기 유감스럽지만 미국인에 의해 - 진행되었습니다. 이곳에는 등 뒤에서 선교사들에 대해 극히 비판적이지만, 면전에

---

123) Frank F. Ellinwood (Sec., BFM, PCUSA), Letter to Horace N. Allen (Seoul) (Dec. 20th, 1893).

서는 _____ 칭찬을 하는 약간의 외국인 및 미국인들이 있습니다. 번커 씨가 그 집을 떠났을 때 저는 그 곳에 선교사를 넣으려고 모든 조치를 취했습니다. 그러나 이 자들(한 사람은 고문입니다)은 가톨릭도 같은 요구를 할 것이라고 한성 판윤을 설득했고, 제가 추천한 선교사를 탈락시켰습니다. 이 미국인은 일본인 첩을 가진 다른 미국인을 끌어 들였는데, 그는 이곳에서 추방되는 그러한 사람들이 흔히 지니는 많은 문제를 갖고 있는 사람입니다. 번커는 그의 급료가 너무 불규칙적이어서 자신의 직책을 떠났으며, 감리교회에서 같은 종류의 일을 하고 있습니다. 저는 그의 자리를 보충해 달라는 요청을 받았는데, 우선 북 장로교회에 요청했고, 이어 남 장로교회, 그리고 감리교회에 요청했습니다. 이중 한 선교부가 응했습니다. 에비슨은 번커가 비운 집에 살고 있는데, 그(관리)들은 새로운 사람을 위해 그 집을 원하고 있습니다. 그러나 저는 이 나라에서 최고 실력자 중의 한 사람인 민(閔)을 알고 있기 때문에 에비슨 박사를 그 집에 계속 머물 수 있게 할 수 있을 것으로 기대하고 있습니다.

그 사이 병원은 후원이 잘 되고 있고, 선교부는 대부분 사람들이 이전에 결코 보지 못했던 (병원의) 조화, 유용성 등에 놀라고 있습니다.

언더우드는 제게 마펫과 베어드가 빈튼과 함께 일하는 것을 단호히 거절하고 있다고 말했습니다. 그리고 그렇게 임명된다면 자신들은 선교본부에 항의를 할 것이라고 말한 답니다. 그들은 아직도 그에 대해 박사님께 편지 쓰는 것을 거부하고 있습니다. 저의 충고는 일단 그를 임명하고 추이를 지켜보자는 것이지만, 그는 이곳에서 아무런 쓸모가 없습니다.

박사님은 이곳으로부터 나가는 약간의 기묘한 자료를 받으십니다. 저는 매일 미시건 주 출신의 신임 공사 실 씨를 기다리고 있습니다. 그는 성공회의 집사이며, 저는 그가 대학 교수이고 분명 매우 훌륭한 사람이라고 듣고 있습니다.

언더우드 등은 여름 별장을 위한 시골 땅의 소유를 두고 약간의 분쟁을 겪고 있지만, 제가 관여할 가치는 없습니다.

신임 선교사인 밀러, 무어 및 스월른 가족들은 일을 잘하고 있습니다.

모두들 공사관의 서기관 사택인 저의 새 집에 대해 기뻐하고 있습니다. 그런데 이것의 가격이 은화 약 1,600달러라고 알게 되었을 때 특히 놀라는 것 같습니다. 이곳은 매우 아름다우며 아담합니다.

박사님께서 편안한 겨울을 보내셨으리라 믿으며, 부인과 박사님께 정성 어린 안부를 드립니다.

H. N. 알렌

Horace N. Allen (Seoul),
Letter to Frank F. Ellinwood (Sec., BFM, PCUSA) (Apr. 18th, 1894)

Seoul, Korea

Apr. 18, 1894

Dr. F. F. Ellinwood,

53, 5th Av., N. Y.

My dear Doctor,

Your letter of Dec. 20th found me very ill with fever from which I have just recovered. I have been very anxious to have some good news to write you. As I got some propositions for the reorganization of the hospital to the King, he accepted them, and appointed a high official to "do as Allen says" meantime I got dangerously ill, and things have slipped along a little better but not as well as I had hoped. The trouble is that coming to official corruption the country finances are squandered, and the source dried up by the terrible grinding of the poor. The condition of his Gov'nt and people is much worse than in 1884. Instead of the improvement we had hoped for, the course has been downward. A great change must come ere long I think.

Dr. Avison is a good all round man, patient, wise and not easily discouraged. He will be a success. I had it all arranged for him to go to the Palace with Mrs. Underwood to treat the Queen. They had been coming to me all the while till I refused, Mrs. Underwood got half way there and was met by an officer who state that the Queen had gotten better (on a little placebo I had sent the night before to quiet them). This Palace work is risky I know, but if Avison sees and pleases the King he can do what he likes.

I am now having a big fight to preserve his house to him. He lives in a Govnt house and a scheme was worked up - by Americans I am sorry to say - to put him out. We have some & Americans here who are bitter against missionaries, behind their backs, but _____ them and _____ them to their faces. When Bunker left I had it all arranged to put a missionary in his place, but these people (one is an adviser) persuaded the Chief of the Seoul that the Catholics would demand the same, and they dropped the man. This American then got another American, with his Japanese harem and all the other paraphernalia that goes with such people out here. Bunkers left because his pay was too irregular and he was append about the same to the M. E. Mission and do the same kind of work. I was asked to supply his place, and I append it first to our people then to the Southern and then to the M. E. Mission. One of the latter accepted. As Avison is living in the house vacated by Bunker they wanted it for the new man, but though I have one of the biggest men in the country, a min, to right I hope to keep Dr. A. in the house.

Meantime the hospital is well patronized and the mission are surprised at its proportions, usefulness, etc. - most of them had never seen it.

Underwood tells me that Moffett and baird flatly refuse to have Vinton with them, and say they will appeal to the Board if he is so appointed. Yet they refuse to write you about him. My advise is to appoint him and await developments, his is no use here.

You get some queer material out here.

I am daily expecting the new minister Mr. Sill of Mich. He is a deacon in Episcopal Church. I hear also a College professor & apparently a very good man.

Underwood et al. are having a little trouble over possession of some country land for a summer house, but it is not worth while going into.

The new people Millers, Moores & Swallens are doing nicely.

Every one is delighted with my new house, Secretary's House at the Legation. It seems fails to _____ explanations of surprise and admiration, especially when they learn that it cost but about $1,600 Mex. It is a very pretty and neat place.

Trusting that you have passed a comfortable winter and with kind regards to Mrs. Ellinwood and yourself, I am,

Your very truly
H. N. Allen

18940425

프랭크 F. 엘린우드(미국 북장로교회 총무)가
올리버 R. 에비슨(서울)에게 보낸 편지 (1894년 4월 25일)

1894년 4월 25일

친애하는 에비슨 박사님,

　각 선교부에서 보낸 산만하고 단편적인 자료들을 이용해 총회에 제출할 연례 보고서를 준비하는 막중한 업무와 1년 예산을 살펴보고 조정하는 일이 산적해 있기 때문에 우리들은 선교지로부터 우리에게 온 매우 중요한 편지들에 대한 답신을 제때 보낼 수 없었습니다.

　귀하가 보낸 1893년 12월 27일자 편지124)는 여러 관심사들과 질문들을 포함하고 있기에, 2~3번에 걸쳐 평의회의 회의를 열었지만 한국과 다른 선교지를 위한 전체 예산과 관련하여 우리가 분명한 입장이 설 때까지는 결론에 도달할 수 없을 것 같습니다. 미국의 실직자들이 워싱턴을 향해 행진하는 미증유의 심한 불경기가 아직 지속되고 있다는 점과 작년의 기부금을 사용하고도 10만 달러가 부족하여 적자가 누적되었다는 사실을 고려하면, 예산을 세우는 데 왜 평의회와 선교본부가 그리 주저하는지 귀하는 이해할 수 있을 것입니다. 나는 ＿＿＿ ＿＿＿ ＿＿＿ 않고 수입이 ＿＿＿ ＿＿＿한 사람을 알고 있습니다. 모든 종류의 채권과 증권이 가치가 하락하거나 극도로 인내해야 할 정도인 최악의 상황은 아닐지 모르지만, 그래도 사람들이 자선 목적의 기부를 줄이는 것이 합리적이라고 인식하는 상황이 된 것입니다. 우리에 대한 기부에서 가장 중요한 부분을 차지하는 중산층과 서민층은 현재 경기가 좋지 않아 모두 힘들어 하고 있습니다. 이런 것들이 우리가 고려해야 할 것이며, 한국 및 다른 선교부가 우리의 예산이 상당히 심하게 감소되었다고 생각할 까 걱정됩니다. 하지만 우리 선교부와 관계되지 않은 사람들은 우리가 10만 달러의 부채가 있으면서도 대담하게 그렇게 많은 예산을 세우는 것에 상당히 놀랄 것입니다. 그러나 내가 1주일 안에 보낼 한국의 예산과 관련하여 너무 많은 설명을 하고 싶지 않습니다. 나는 귀하에 관한 문제와 재정과 관한 현안을 이야기하고자 합니다.

　첫째: 봉급과 관련하여 한국으로부터 받은 편지를 고려해서 선교본부는 남자

---

124) Oliver R. Avison (Seoul), Letter to Frank F. Ellinwood (Sec., BFM, PCUSA) (Dec. 27th, 1893).

선교사와 부인의 봉급을 1,350달러로 낮추었고, 미혼 남성과 여성 선교사도 이에 맞게 낮추었습니다. (첨부 문서를 볼 것)

둘째: 토론토에서 거느리던 하인의 파송과 관련하여 그런 조치를 주장하는 것을 다소 염려하며 여러 번 평의회에 상정했으나, 여러 가지 이유로 위험한 시도인 것으로 여겨졌습니다. 선교사들의 수입에 비례해서 하인의 고용에 들어가는 봉급이 상대적으로 많기 때문에 비싼 경비가 들어갑니다. 또한 다른 선교사들 중에 불만을 일으키거나 한 방향 혹은 다른 방향에서 모든 이로부터 이에 상응하는 요청을 초래하는 경향을 보일 것이며, 이것은 다른 사람들도 (각자의 관점에서) 비슷하게 요구하게 하고, 병에 걸렸을 경우 귀환 여행의 필요성이 생기는 그런 전례를 세우는 것이 됩니다. 그 대신 가능하다면 귀하가 중국인 하인을 구하는 것이 바람직하지 않을까 하는 생각이 들었습니다. 나는 귀하가 중국인들 중에서도 정말 충실한 하인을 찾을 수 있을 것으로 믿습니다. 또한 중국인 하인을 고용하고 있는 사이에 한국인들을 잘 양육하고 훈련시킨다면 당신은 더 좋은 사람을 구할 수도 있을 것입니다. 우리의 예산을 삭감할 필요가 있을 때, 과연 이러한 조치를 고려하는 것이 매우 의심스러운 것처럼 보였습니다. 만일 우리가 모든 필요한 것, 바람직한 개선 및 도움을 줄 수 있는 그런 높은 수준에서 우리의 선교 사업을 할 수 있다면 진정 바람직하겠지만, 모든 사업은 바로 극기의 본질을 포함하며, 어떤 다른 이유도 그것을 전진시킬 수 없습니다. 박사님은 내가 보내드리는 이 편지를 통하여 본국에서 선교 사업 전개에 대해 어떤 비판적인 견해들이 있는지 아실 수 있을 것입니다. 또한 현재 우리의 재정 상태는 안타깝지만 올바른 선교를 위해 헌신하는 모든 이들의 요구를 충족시키기에는 부족한 것이 사실입니다.

우리들은 귀하가 병원 사업을 개편하기 위해, 또 관리들, 나아가 궁궐의 신뢰를 얻기 위해 노력하고 있다는 점을 잘 알고 있습니다. 또한 귀하가 선교사 동료들과 잘 동역하고 있으며 이들로부터 칭찬을 크게 받고 있다는 사실을 듣고 매우 즐거워하고 있습니다. 예산에는 귀하가 사용할 새 집을 짓기 위한 경비가 반영되어 있습니다. 부지는 정부가 주는 것으로 알고 있습니다. 우리가 예산 작업을 끝내면 건물의 건축을 즉시 시작할 수 있는 방도가 있겠지요.

셋째: 귀하 사업의 조력에 대하여, 나는 강한 호소를 했으나 간호사를 얻는 데 완전하게 성공하지 못했습니다. 이것은 아직 결정되지 않았습니다. 서울에 다른 의사를 배당하는 데 있어서의 어려움은 매우 분명한 일을 하는 것 같지 않는 빈튼 박사가 그곳에 있으며, 선교부가 그가 관할하는 병원의 설립을 고려하는 등의 이유로 우리가 고무되어 있지 않다는 점입니다. 비밀스럽게 이야기 하자면 그나 어빈 박사는 부산이나 평양으로 가야한다는 매우 강한 욕구가 없으며, 만일 선교부

가 승인하더라도 우리는 그들이 기꺼이 갈 것이라고 전혀 생각하지 않고 있습니다. 현실적으로 의사가 전혀 없는 선교지가 많지만 선교본부는 한국에서 서서히 의사 수를 늘리고 있습니다. 어빈 박사가 평양으로, 빈튼 박사가 부산으로 가야 하지만, 아직 학교 건물을 갖고 있지 않은 젊은 여성들이 의심할 여지없이 한 명의 의사를 원할 것이기에, 서울에 1명의 의사가 있는 것이 편리할 것입니다. 하지만 해가 갈수록 우리는 새로운 것을 배우는데, 한 가지 바람직하지는 않지만 가능하며 상당히 예상되는 일은 선교본부의 손에 있는 수입이 항상 제한되어 있다는 것입니다. 선교 방침과 관련하여 우리가 사용할 수 있는 재원의 제한을 제외하고, 그것에 영향을 미치는 다른 중요한 점들이 있습니다. 하나는 이교도를 타락시키지 않는 방향으로 사업을 구상할 필요성입니다. 만일 우리가 병원, 봉급, 주거와 관련된 것에서 생활 방식, 조수와 하인의 수 등에서 미국식을 채택한다면, 우리는 가장 해로운 것을 초래할 것입니다. 우리는 끊임없이 돈을 소유하고 지급하며, 그래서 우리는 돈을 보고 일하는 풍조를 조장할 수 있습니다. 선교본부의 직원 2명이 이번 겨울 멕시코 선교부를 방문했는데, 이러한 인상이 형성되어 선교 사업이 거의 망쳐졌다는 보고를 보내왔습니다. 그리고 모금을 위해 시리아, 페르시아, 터키에서 본국으로 쇄도했던 젊은이들이 있습니다. 현지인들은 다른 어떤 영향들보다 선교사들의 생활 방식 및 방법에서 본 것에서 큰 영향을 받았습니다. 이런 경우 선교사들은 돈을 모금하는 데 속박된 군대이며, 일부는 선교사의 신분으로 돌아와 본국의 동료들이 받을 수 있는 것 보다 4~5배나 되는 선교사의 봉급에 속박되어 있습니다.

또 다른 점 - 병원 장비, 학교 설비, 교회의 양식 혹은 다른 사업은 그런 일을 자신들이 수행할 수 있는 사람들의 능력을 염두에 두어야 합니다. 따라서 본받을 수 있는 용이한 것을 줄 수 있는 계획 하에 진행되어야 합니다.

이곳 뉴욕의 우리 총무들은 우리들의 충실한 선교사들이 바라는 모든 것에 공감하며, 우리는 그들의 안녕과 유용함을 진심으로 원하며 기도합니다. 그러나 우리는 현지 선교부와 때로 비판적인 교회 사이에 놓여 있으며, 항상 비판적인 신문은 하나님이나 사람 누구도 두려워하지 않는 그런 압박을 줍니다. 우리는 뱀처럼 결코 추악하지 않고 슬기로워야 합니다.

이 편지가 귀하를 다소 실망시킬 지도 모른다는 것을 알고 있으며, 병원 안팎에서, 즉 외래와 병실에서 함께 일을 하는 데 더 많은 도움을 받아야 한다고 느끼고 있습니다. 귀하의 사업은 분명 유능한 간호사가 최소한 1명을 필요로 하며, 귀하가 그런 도움의 필요성을 더욱 더 느끼게 된다면, 그럼에도 불구하고 요구하라고 권하고 싶습니다. 나는 귀하가 한국 사회에서 얻고 있는 외국인 거주자 및 현지인의 관심을 유지한다면 선교지에서 필요로 하는 도움들을 얻을 수 있을 것이라고 생각합니다. 그 다음에는 왕과 관리들의 도움을 얻는 그런 방식이겠지요. 나는 귀하가 병자와 죽어가는 사람들에 대한 종교적 가르침에 대한 완전한 자유를 얻기 위해 점진적으로 시도하도록 권하고 싶습니다. 왜 에비슨 박사가 약간 훈련시켜 아버클 양이 병원에서 환자들을 돌보는 정규 간호사의 역할을 하면 안 되나 하는 질문이 있었습니다. 이곳에서는 학교에 3명의 여성이 필요하지 않다는 의견을 갖고 있으며, 현재와 같이 재정적인 어려움이 있는 상황에서 학교가 도시의 다른 곳으로 이전할 수 있을까 상당한 의문의 여지도 있습니다.

나는 매우 긴 편지를 썼기에 귀하의 고귀한 사업에 대한 나의 진실된 호의와 감사를 표시하는 것을 막고 있군요. 나는 귀하가 그리스도의 사업을 하면서 내적 환희와 만족감을 주며, 궁핍함과 고통에 은총을 내리시는 하나님의 비밀을 알고 있을 것으로 믿습니다.

부인께 안부를 전합니다.

F. F. 엘린우드

Frank F. Ellinwood (Sec., BFM, PCUSA),
Letter to Oliver R. Avison (Seoul) (Apr. 25th, 1894)

April 25th, (189)4

My dear Dr. Avison: -

We have been so present by the heavy task of preparing our Annual Reports for the General Assembly for the scattered and fragmentary material sent by the mission and also in the study and adjustment of the annual appropriations, that we have been delayed in sending some even of the most important letters that have come to us from the field.

Your letter of December 27th, '93 had so many points of interest and so many questions that, although we have held council meetings over it at two or three different times it seemed impossible to reach conclusions until we could do so with all the light we had concerning the total estimates for Korea and for other fields. When you remember that there is now still prevalent the greatest financial depression that this country has ever known, a depression now culminating in so called armies of unemployed men marching toward Washington, and when the churches are somewhere about $100,000 ___ing the gift of last year, you will understand why the Council and the Board have been very hesitation on slow in making appropriations until the whole outlook could be comprehensively viewed. I know of ____ of people who have not out___ and ____ of income. __________ heavily in the decline of all kinds of stocks and securities and although they have not approached the point of self-denial they have reached the point at which they feel justified in curtailing their gifts for beneficent objects. The middle and lower classes who are perhaps the most important class of our contributors, are all feeling real sacrifices as the result of the times. These things we have been obliged to consider and I fear the Korean Mission and others, will <u>think</u> that our reductions are pretty severe, while others not connected with our missions will feel a degree of surprise that we have ventured so such large appropriations while we are $100,000 in debt. But I do not wish to anticipate too much the explanation which I shall make in connection with the Korean appropriations which I also will send within a week. I speak secularly of the matters pertaining to yourself and that somewhat financially.

First: In considering the letters received from Korea with respect to salaries the Board has reduced that of a man and his wife to $1,350 and corresponding reductions have been made in the case of unmarried men and women. (See Accompanying note)

Second: - With regard to the sending out of: the servant. whom you had in Toronto; I have brought that up at different times before the Council though with some misgivings to advocate the measure. It has, however, seemed to the Council at each conference a risky experiment on various grounds. It would entail heavy expense upon somebody since the salary must be comparatively large in proportion to that of a missionary's income. It would have a tendency either to create discontent among other missionaries or call for corresponding advances from all in one direction or another, and establish that precedent upon which others would try to raise claims; and in case of sickness there would be the necessity of a return voyage. The thought has occurred to me that a desirable experiment would be to secure if possible a Chinese servant. I believe some of most faithful servants in the world are found in the better Class of Chinese. Meanwhile you may find that Koreans yield to good influence and instruction and so improve. At a time when it is necessary to cut down our appropriations it would seem very questionable to consider this step. It would indeed be very desirable if we could put our mission work on a higher basis where all wants and desirable improvements and helps could be given, but the whole work is one which involves in its very nature self-denial and on no other basis can it be carried forward. The little slip or leaflet which I send you will show under what pressure of criticism the missionary work labors at home and not important it in to keep it in such economic measures as shall challenge the support of all right-minded people.

With regard to the noble way in which you are revolutionizing the work of the hospital and gaining the confidence of the officials, even including the court and winning the accord and admiration of your missionary associates - all this is a matter of great rejoicing to be here. You will find in the appropriation an allowance for a new house for your use. The land is understood to be given by the government. As soon as we can get off the appropriations, the way will be opened to begin at once the erection of the house.

Third: - In regard to assistance in your work, I have raised a strong appeal but I have not thus for fully succeeded nurse. This is not yet determined. The difficulty in assigning another doctor to Seoul is, that we have already Dr. Vinton there who does not seem to have any very definite work, nor are we encouraged by the Mission to think of establishing a hospital, under his care. I say to you confidentially that there is no very strong desire ______ to that either he or Dr. Irvin should go either to Fusan or to Pyeng Yang nor are we at all sure that he would be willing to go even if he were authorized by the Mission. There are so many places in which we have no physician at all, that the Board is slow in multiplying doctors in Korea. Should Dr. Irvin to go to Pyeng Yang and Dr. Vinton to Fusan, they might be a strong ______ convenient to have a physician located in Seoul, as the young ladies will no doubt want one when they have not their school building. One thing, however, we learn anew from year to year and that is, not that is desirable but what is possible with the means always limited which the Board has in hand or can reasonably expect. Aside from the limitations in our funds, there are other considerations which bear upon missionary policy. One is the necessity of projecting work upon a place which shall not demoralize the heathen. Were we to adopt our American style of things in hospitals, in salaries, residences, in style of living and in forces of assistants and of servants, we should create a most damaging recommendation, that we are the possessors and disbursers of no end of money and so we should foster a mercenary spirit. Two members of the Board visited the Mexico Mission this winter and they bring back the report that the work is well-nigh spoiled by the creation of this impression and we are having a perfect stampede of young men from Syria, Persia, Turkey to this country to make money. What they have seen in the style and modes of living using the missionaries has out-weighed all other influences and here they are an army bound to make money; some of them bound to go back as missionaries on a missionary's salary amounting to four or five time as much as their fellow countryman can possible earn.

Another thing; - Hospital equipment or school equipment or the style of Chapels or any other department of work should have in mind the ability of the people to carry on just such work themselves. It should therefore be projected upon a plan which presents the feasible and practicable things which can be imitated.

We secretaries here in New York sympathize with our faithful missionaries in all their wants and we earnestly desire and pray for their welfare as well as their usefulness, but we stand between the Mission and the sometimes critical church, and the always critical newspaper press that fears neither God nor man. We have to be wise as serpents though by no means as ugly.

Now I know that this letter may be more or less disappointing to you and I still feel that you ought to have more help in the hospital and out of the hospital, that is, working with you among out patients and in-patients, and your work certainly requires a good nurse, at least one, and if you become more and more impressed with the necessity of such help then I would recommend that you still present your claim. I think that with the hold which you are gaining upon the community in Korea, which the interest of foreign residents and that of the natives, you will get the assistance you require on the field. Then too, I like the way in which you are enlisting the help of the King and the officials, I would suggest that gradually you try to get fuller liberty for religious teaching to the sick and dying. The question has been asked why might not Miss Arbuckle with some training under Dr. Avison not the part of a trained nurse in caring for the sick in the hospital? There is a feeling here that three ladies are not needed in the school, and it appear very doubtful whether under the present financial troubles the school can now be removed to any other part of the city.

But I have written a very long letter and so desist expressing to you my earnest regard and my appreciation of your noble work. I believe that you have learned the secret of the Almighty which gives you an inner joy and satisfaction in doing the work of Christ, of blessing the needy and the suffering.

With very kind regards to Mrs. Avison.

I remain,

Very sincerely yours,

F. F. Ellinwood

1893-4년도에 파송된 선교사들.
1894년 5월 총회에 제출된 미국 북장로회 해외선교본부 제57차 연례 보고서, 16쪽

1893-4년도에 파송된 선교사들.

한국 선교부.

O. R. 에비슨, 의학 박사 및 부인

C. H. 어빈, 의학 박사 및 부인

Missionaries Sent Out In 1893-4.
Fifty-seventh Ann. Rep. of the BFM of the PCUSA. Presented to the General Assembly, May, 1894, p. 16, 1894

Missionaries Sent Out In 1893-4.

Missions in Korea.

O. R. Avison, M. D., and Mrs. Avison.

C. H. Irvin, M. D., and Mrs. Irvin.

한국 선교부. 1894년 5월 총회에 제출된 미국 북장로회 해외선교본부 제57차 연례 보고서, 154, 156~157, 160~161쪽

한국 선교부.

154쪽

서울: 수도, 서해안 근처에서 한강 옆에 위치해 있으며, 상업 항구인 제물포에서 내륙으로 25마일 떨어져 있다.; 1884년 선교부가 시작됨; 사역자 - 신학박사 H. G. 언더우드 목사 부부; D. L. 기포드 목사 부부; S. F. 무어 목사 부부; F. S. 밀러 목사 부부; C. C. 빈튼 박사 부부; O. R. 에비슨 박사 부부; Dr. 찰스 H. 어빈 박사 부부; S. A. 도티, V. C. 아버클 및 엘렌 스트롱 양. 강도사 6명, 조사 3명; 교사 3명; 전도부인 1명.

(중략)

전 토론토 의과대학 교수이었던 의료 선교사 O. A. 에비슨 박사는 아내 및 아이들과 함께 7월 선교지에 도착하였으며, 부산에서 한동안 체류한 후 그에게 배정된 선교지인 서울에 도착하여 제중원의 책임을 맡았다.

156~157쪽

의료 사업. - 장로교회가 관리하고 있는 제중원은 지난 연도에 1,398명의 환자를 치료하였다. 재진 환자는 440명이었다. 작은 외과 수술은 70예 시행하였다. 입원 환자는 15명이었으며, 9명의 수술을 받았다. 지난 연도에 병원은 에비슨 박사가 관리하였다. 진료소에서는 대기 환자들에게 종교 교육이 시행되었다.

에비슨 박사가 도착한 이후 짧은 시간 내에 병원 사업에 새로운 활기가 불어넣어졌다. 정부 관리는 그(에비슨 박사)의 관리에 신뢰를 보였고 도움보다는 장애이었던 많은 불필요한 주사와 하인을 줄이는 중요한 변화를 시도하였다. 또한 재정적 지원을 늘릴 것을 약속하였으며, 적절한 사람과 설비를 확보하는 데 필요한 어떠한 도움도 제공하겠다는 의도를 보여 주었다. 여러 일들 중에서 병원의 책임을 맡고 있는 의사의 숙소를 건립하기 위해 병원 바로 근처의 부지의 사용을 허락받았다. 왕실도 아팠을 때 에비슨 박사의 진료를 받음으로써 그들의 신뢰를 보여

주었다. 선교부 회원들 역시 정부가 병원 사업과 관련하여 종교 교육을 허용하여 기회가 증가될 것이라는 믿음을 표현하고 있다.

더 많은 설비가 필요한 것과 관련하여 에비슨 박사는 다음과 같이 쓰고 있다:125) "그런데 15~20명의 환자를 진찰하고 불결한 농양과 종기를 치료하고 나면 이 작은 진찰실이 얼마나 더러운지 박사님은 상상하실 수 있겠습니까? 그리고 아직까지 같은 방의 같은 탁자 위에서 수술을 시도해야 합니다. 당연히 이런 경우 무균 수술이 불가능합니다. 어빈 박사가 도착한 후 여태껏 제가 시도하지 못했던 큰 수술을 도와주었습니다. 그 수술을 즉시하면 사람을 살릴 기회가 있어 우리는 위험을 무릅쓰는 것이 최선이라고 생각했습니다. 수술은 잘 되어 모든 면에서 예후가 좋은 것으로 생각되었지만 환자는 더러운 방에 둘 수밖에 없었고 조수의 감독이 불량해 그는 모든 붕대를 풀어버렸고 상처 부위가 부분적으로 개방된 상태로 난방이나 영양 공급 없이 방치되었습니다. 우리는 그런 상황에서 그를 위해 우리가 할 수 있는 최선을 다했으나 수술 후 6일 만에 사망하였습니다."

p. 160

교육 사업. - ...... 선교부의 미혼 여성들은 여학교에서 성실하게 교육 사업과 여성들을 위한 사업을 수행하였다. 그들 모두는 언어에 훌륭한 진전을 보인 것으로 보고되었다. 아버클 양은 병원에서 환자를 간호하는 데 에비슨 박사를 효율적으로 도왔다. ......

(중략)

p. 161

베어드 부인은 지난 연도에 앓던 에비슨 박사 부부가 도착하여 수 주일 동안 손님으로 있으면서 그들을 두드러지게 보살폈다.

---

125) 다음 편지의 일부분이다. Oliver R. Avison (Seoul), Letter to Frank F. Ellinwood (Sec., BFM, PCUSA) (Dec. 27th, 1893)

p. 154

Korea Mission.

Seoul: the capital, near the western coast, on the Han River, and twenty-five miles overland from the commercial port, Chemulpo; mission begun in 1884; laborers - Rev. H. G. Underwood, D. D. and Mrs. Underwood; Rev. D. L. Gifford and Mrs. Gifford; Rev. S. F. Moore and Mrs. Moore; Rev. F. S. Miller and Mrs. Miller; C. C. Vinton, M. D. and Mrs. Vinton; Dr. O. R. Avison and Mrs. Avison; Dr. Chas. H. Irvin and Mrs. Irvin; Misses S. A. Doty, V. C. Arbuckle and Ellen Strong. Licentiates, 6; helpers, 3; teachers, 3; Bible-woman, 1.

(Omitted)

Dr. O. A. Avison, medical missionary, and formerly professor in a Medical College in Toronto, with his wife and children, arrived on the field in July, and after spending some time at Fusan, reached the field assigned him in Seoul, where he was placed in charge of the Royal Korean Hospital.

pp. 156~157

Medical Work. - In the Royal Korean Hospital, which is under the supervision of the Presbyterian Mission, 1,398 patients have been treated during the year. The number of those returning the second time was 440. The number of minor surgical operations was 70. Fifteen in-patients are reported and 9 surgical operations. During the year the hospital has been placed under the care of Dr. Avison. In the dispensary religious instruction has been given to those in waiting.

A new life has been infused into this hospital work, even within the short time since Dr. Avison's arrival. The government officials have shown such confidence in his administration that they have made important changes, getting rid of a superfluous body of clerks and servants who were rather a hindrance than a help. It has also made promises of increased financial support, and has shown a disposition to render whatever assistance shall be necessary in securing proper appointments and equipments. Among other things a grant has been made of a piece of land in the immediate vicinity of the hospital for the erection of a residence for the doctor in charge. The royal household also have shown their confidence even so soon by employing Dr. Avison professionally in cases of illness. The belief is expressed also by members of the Mission that increased opportunities will be granted by the Government for religious instruction in connection with the hospital work.

Referring to the need of increased accommodations, Dr. Avison writes: "Can you imagine how dirty this small consulting room becomes after the entrance of fifteen to twenty patients, and the examination and cleansing of nearly as many foul abscesses and ulcers? And yet on the same table and in the same room must be performed whatever operations are attempted. Of course in such a case antiseptic surgery is an impossibility. Since Dr. Irvin's arrival he assisted me in the performance of the only major operation we have yet attempted. It was necessary that it be done at once to give the man a chance to live, so we thought it best to run the risk. The operation itself gave every prospect of a good result, but he had to be put in a dirty room and was so poorly looked after by the attendants that he was allowed to tear off all the dressings and pull the wound partly open, and was left with scarcely any fire or nourishment. We did the best we could for him under the circumstances, but to no purpose as he died on the sixth day after the operation."

p. 160

Educational. - ...... The unmarried ladies of the Mission have been earnest in prosecuting their work of teaching in the Girls' School, and also in work among' the women. They are all reported as having made good progress in the language. Miss Arbuckle has given efficient aid to Dr. Avison in nursing the sick in the hospital. ......

(Omitted)

p. 161

Mrs. Baird has had peculiar cares during the year, owing to the arrival of Dr. and Mrs. Avison, who, by illness, were her guests for some weeks.

제중원 의사 에비슨 자퇴의 건. 구한국 외교문서 미안
(1894년 5월 10일, 고종 31년 4월 6일)

1894년 5월 10일
(고종) 31년 4월 6일

[발신]　미국　공사　실
[수신] 서리독판교섭통상사무　김학진

　　제중원 책임자 에비슨에게서 앞으로는 그 기관에 나가지 않겠다는 서신 연락을 받았으므로 이에 알려드립니다. 그는 자신의 돈으로 구입한 125달러 상당의 약품도 갖고 떠난다고 합니다.

　　그가 사직한 이유는, 첫째 병원 운영비나 약품, 장작 등의 구입비를 전혀 받지 못했다는 것, 둘째 근자에 마련된 새로운 조치도 시행되지 않고 있다는 것, 셋째 정부로부터 사용 허락을 받았던 집에서 쫓겨나게 되는 큰 모욕을 당했는데 그 집은 본시 '번커' 부인이 병원에 나올 때 마련되었던 집이라는 것입니다. 그리고 에비슨은 일한 것에 대해 아무런 보수도 받지 못했습니다. 단지 보수라면 집을 사용토록 한 것뿐이었습니다.

　　병원은 민영익의 도움으로 우리 공사관에서 설립하고 국왕의 따뜻한 양해와 원조로 운영되었던 것임을 본인은 설명코자 합니다. 조선 정부의 요청으로 '알렌' 박사(그는 병원 운영의 책임을 지고 있으면서도 전혀 보수를 받지 않고 일을 했습니다)는 자기 대신에 다른 의사를 구하였습니다. 그가 죽자 또 다른 의사를 구하였습니다. 만족스럽다고 생각되지 않아 또 다시 특출한 재능을 갖고 있고 친절하면서도 부지런한 에비슨 박사를 새로 구하였습니다. 그러나 그는 제대로 평가를 받지 못하였습니다.

　　이 병원은 미국 내에서도 잘 알려져 있습니다. 이 병원의 설치로 말미암아 조선이나 조선 정부에 대해 매우 좋은 인상을 갖게 되었습니다. 그리고 자선을 베풀고 있다고 우리들은 자랑으로 여기고 있습니다. 이처럼 훌륭하게 출발한 기관이 처참한 결말이 난 것을 유감스럽게 생각합니다. 그러나 그다지 감사나 지지를 받지 못하는 곳에서 더 이상 무료로 자기의 시간과 정력을 소비하지 않겠다는 에비슨의 행동을 승인하지 않을 수 없습니다.

　　안녕히 계십시오.
　　존 M. B. 실

[漢 譯] (謄14册)

大美欽命駐箚朝鮮 便宜行事大臣 兼 總領事 施, 爲照會事, 照得, 茲據 濟衆院 宜士 芮斐信 禀稱, 自今 以後 定不幹務, 并擬覓還自辦 一百二十五元 買來之藥料等語, 據查 該員 自退之故 有三, 一則 購買藥料火柴等物之經費銀迄未收領, 二則 新定規則 不能施用, 三則 該宜 不食薪水, 只得 借居 房巨之妻 看檢 濟院 事務時, 由政府 修理之屋子, 而忽被逐出, 見辱莫甚, 再以 該院之 刱起言之, 由本署 泊閔台泳翊 共同協力, 至 蒙允旨者也, 其時該院 宜士 安連, 不費薪水, 邀請他 宜惠論, 其後 又請 林敦, 林敦以 一等 高明人 芮斐信 充代 其任, 貴國之設此病院, 廣施惠政, 本國 所慕仰, 而豈意春結末之若是, 本大臣爲之憐惜, 亦無奈何, 惟認該 宜之自退, 寔出 允當, 爲此備支, 請煩 貴署督辯 查照可也, 須至照會者,

右照會
大朝鮮 署理督辯交涉通浦事務 金
一千八百九十四年 五月 十日 第七號

John M. B. Sill (Minister, U. S. Legation), Despatch to Hak Chin Kim (Acting President of the Foreign Office)
Diplomatic Documents of Korea with United States (May 10th, 1894)

Legation of the United States
Seoul, Korea

No. 7. F. O.

May 10, 1894

Sir:

I have the honor to inform you that I am in receipt of a communication from Dr. Avison in charge of the Government Hospital, announcing that he declines to attend to that institution hereafter. He will remove some $125 worth of drugs which he has purchased with his own means.

His reasons for this course are as follows, 1st, He has received no money for conducting the hospital, buying drugs, fuel, etc. 2nd, The new arrangements recently made have not been carried out. 3rd, He has just received a gross insult in being turned out of the house into which he was allowed to go by the Government, and which had been fitted up for Mrs. Bunker when she attended the hospital. Receiving no pay for his services, the use of this house was his only compensation.

I would like to say in explanation that this hospital was organized thro this Legation with the assistance of Min Yong Ik and the warm consent and support of His Majesty. At the request of the Government Dr. Allen, (who was in charge and working for no pay) secured the services of another Dr. When this one died, he (Allen) was asked to secure a new one. He did so, but the new one not proving satisfactory he secured Dr. Avison, who is a man of rare ability, kind and industrious, and does not merit the treatment he has received.

This Hospital is well known in America, where its establishment did more than any other one thing to create a sentiment favorable to Korea and to a

Government that could so easily adopt one of the charities we are most proud of.
I regret very much to see such a fine beginning come to such a miserable end
Yet I cannot but endorse the action of the Dr. in declining longer to devote his
time and energy gratis to a work in which he seems to be so little appreciated
and where all support is denied him

I have the honor to be,
Sir,

Your obedient servant,
John M. B. Sill

To His Excellency
Kim Hak Chin
Acting President of the Foreign Office

존 M. B. 실

존 M. B. 실(John Mahelm Berry Sill,
1831. 11. 23~1901. 4. 6)은 미국의 교육
자 겸 외교관이며, 뉴욕 주의 블랙 락에
서 태어나 미시건 주의 존스빌에서 성장
하였다. 그는 미시건 주 사범학교를 졸업
하였으며, 1859년부터 1863년까지 사범학
교의 교장으로 근무했다. 1863년 그는 디
트로이트 공립학교의 책임자로 선출되었으
며, 1865년부터 디트로이트 여자 신학교의
교장으로 활동하다가 1886년 다시 미시건
주 사범학교의 교장으로 재임명되었다. 그
는 1894년 1월 12일 주한 미국 공사로 임
명되어 4월 30일 신임장을 제정했으며, 1897
년 9월 13일 소환되었다.

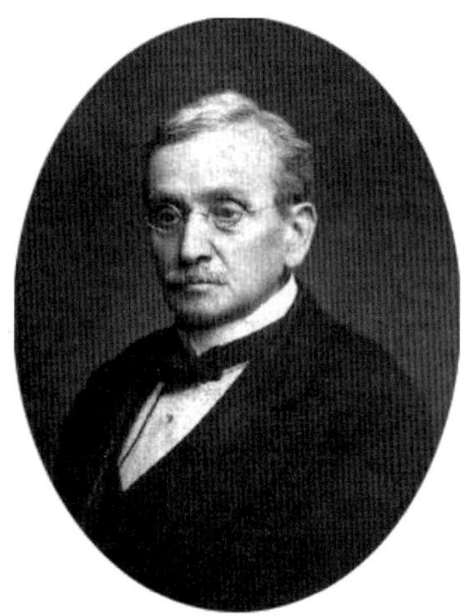

그림 4-28. 존 M. B. 실.

김학진

김학진(金鶴鎭, 1838. 4. 3~1917. 12. 13)
은 본관이 안동이며, 1871년 문과에 급제한
후 예문관 검열, 1874년 홍문관 교리를 지
냈으며 1882년 정3품으로 승진하여 승정원
동부승지, 호조 참의, 1884년 외아문 참의를
지냈다. 1885년에는 동래 부사 겸 부산항 감
리, 1887년 이조 참의, 한성부 소윤, 성균관
대사성을 재냈고, 1892년 외아문 독판, 1893
년 이조참판, 1894년 승정원 도승지, 형조판
서와 공조판서를 역임하였다. 동학농민군이
봉기하자 전라감사에 임명되었으나 부임하
지 못하고 파직 허락을 받은 후 병조 판서
로 임명되었다. 1897년 중추원 의관, 1899

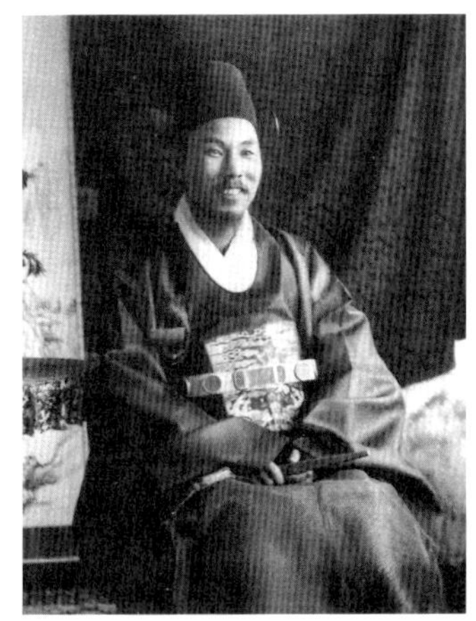

그림 4-29. 김학진.

년 홍문관 학사, 궁내부 특진관이 되었으며, 1900년 시종원경, 1901년 태의원경을
거쳐 1906년 홍문관 태학사가 되었다. 1910년 경술국치 후 일제로부터 남작의 작
위를 받았고, 1911년 1월 2만 5천원의 은사공채를 받았다.

호러스 N. 알렌(서울)이 프랭크 F. 엘린우드
(미국 북장로교회 총무)에게 보낸 편지 (1894년 5월 16일)

서울
1894년 5월 16일

친애하는 엘린우드 박사님께,

　박사님께서 흥미로워 하실 만한 일이 몇 가지 있습니다. 우선, 제중원에 관한 것입니다. 왕이 제게 한 약속에도 불구하고 그 기관에서 어떤 일을 하는 것은 불가능합니다. 이유는 간단한데, 정부의 상황이 극히 어려워 자금을 댈 수 없기 때문입니다. 그리고 자금이 마련된다 해도 비난할 수 없을 정도로 지위가 높은 관리들이 그것을 차지해 버립니다. 정부는 마지막 자락에 와 있는 것 같으며, 백성들은 너무나도 무지막지하게 수탈을 당해 남은 것이 하나도 없을 정도입니다. 마지막 남은 황소나 암소를 셀 수 없을 정도로 세금으로 탈취되었고, 그래서 사람들은 더 이상 새로 농사를 지을 아무런 도구도 갖고 있지 않으며, 더욱이 다음 농사에 뿌리기 위해 저장해 둔 씨앗마저 굶주림으로 먹어 버렸다고 전해집니다. 현재 남부 지방 세 곳이 반란에 휩싸여 있으며, 이곳에서 군대가 파견되었지만 패배하여 관리들과 군사들을 잃어버렸고 도망간 경우도 많습니다.126) 백성들은 하나가 되어 자기들을 억압하는 사람들에 맞서 봉기했습니다. 만일 정부가 진압을 멈추지 않는다면, 그리고 타락한 관리들을 벌함으로서 백성들을 중시하고 있다는 것을 보여주지 않는다면, 폭동은 점점 퍼져 전국으로 확산될 것입니다.

　그런 정부와, 혹은 무정부 상태에서, 무엇이든 하는 것이 매우 어렵습니다. 에비슨 박사가 낙담하는 것은 지극히 당연합니다. 하지만 지금 정부는 에비슨 박사가 살고 있는 번커 씨의 집에서 그를 쫓아냈습니다. 그가 아무런 대가도 없이 훌륭하게 일을 하고 있는 것을 생각하면, 왕이 에비슨 박사에게 아무런 폐를 끼치지 않았다고 말하는 것은 모욕입니다. 저는 그[에비슨 박사]에게 모든 것을 집어 치우라고 충고했습니다. 그들이 무능한 사람과 일을 해 보아야, 정말 훌륭한 사람과 함께 일을 할 때 모든 것이 잘 될 것이라고 저는 생각합니다. 에비슨 박사는 훌륭한 의사이며, 그들은 그를 이렇게 대접하지 않고 있습니다. 이 문제가 왕에게 제시되

---

126) 동학농민운동을 말한다.

면, 그는 재조정하려 할 가능성이 있지만, 근본적인 변혁이 이루어지지 않는다면
저는 에비슨 박사가 더욱 평범한 명성을 얻을 수 있는 일에 그의 시간과 선교본부
의 자금을 쏟는 것이 더 좋을 것이라고 생각합니다.

(중략)

Horace N. Allen (Seoul),
Letter to Frank F. Ellinwood (Sec., BFM, PCUSA) (May. 16th, 1894)

Seoul,

May 16, 1894

Dear Dr. Ellinwood,

I have some matters of interest for you. First, regarding the hospital. In spite of promises made me by the King himself, it is impossible to do anything with the institution, for the simple reason that the Govn't is so absolutely hard up that they cannot furnish the funds. Then if funds were forthcoming, officers so high as to be beyond rebuke, would keep it. The Govn't seems to be on its last legs, the people have been so unmercilessly squeezed that they have nothing left; in innumerable cases the last bull or cow has been taken for taxes, and the people have no means of plowing for the new crop, the seed for which have moreover been eaten to save the owners from starving. At present the three lower provinces are in a state of rebellion, troops have gone from here, but they were defeated with the loss of officers and some men - the others deserted. The people have risen against their oppressors as one man. If the Govn't does not stop resisting them, and show by punishing the corrupt officials, that they have regard for the people, the uprising will spread and become general.

With such a Govn't - or absence of Govn't - it is very difficult to do any thing. And Dr. Avison has been very naturally discouraged. Now however, they have put him out of the Bunker house in which he was living, and considering that he is doing excellent work for nothing, that the King practically said he would not be disturbed, this is rather too much of an insult, and I advised him to throw up the whole thing. When they had a "no-account" man I thought that everything would be well once they got a good one. Avison is a good surgeon, and they must not treat him this way. It is possible that when this comes to the King, he will try to readjust matters, but unless a very radical change is made, I think the Dr. would do better to devote his time and your money to a work for which he could derive more usual credit.

(omitted)

제임스 S. 게일(원산)이 프랭크 F. 엘린우드
(미국 북장로교회 총무)에게 보낸 편지 (1894년 5월 19일)

한국, 원산
1894년 5월 19일

(중략)

서울의 사역은 순조롭게 잘 진행되고 있습니다. 에비슨 박사가 병원을 맡은 이후 탁월한 사역들을 펼치고 있습니다. 불성실한 관계 당국이 의사들이 하는 역할의 절반이라도 수행해 준다면 병원은 한국인들에게 크나 큰 축복이 될 것입니다. 하지만 저는 한국의 고위당국이 가난한 백성들을 치료하려고 하는지, 아니면 이익을 챙기려고 하는지 의구심을 지닌 채 지켜보고 있습니다.

(중략)

여성들도 사역을 잘 감당하고 있습니다. 아버클 양은 병원에서 일하는데, 굉장히 행복해 보입니다. 스트롱 양과 도티 양 두 사람은 학교보다 여성들을 위한 사역을 더 선호하는 것 같습니다.

James S. Gale (Gensan),
Letter to Frank F. Ellinwood (Sec., BFM, PCUSA) (May 19th, 1894)

May 19, 1894

My dear Dr. Ellinwood,

(Omitted)

I find the work in Seoul prosperous. The hospital under Dr. Avison is doing excellent work. If the faithless authorities would fulfill their part <u>half</u> as well as the doctors there would be a great blessing in the hospital for the people. But 1 doubt very much if high society in Korea cares to see its poorer citizens [healed) or benefited.

(Omitted)

The ladies are all occupied, Miss Arbuckle with hospital work, and she certainly seems very happy in it Miss Strong and Miss Doty seem both inclined 10 do women's work in preference to that of the School

제임스 S. 게일

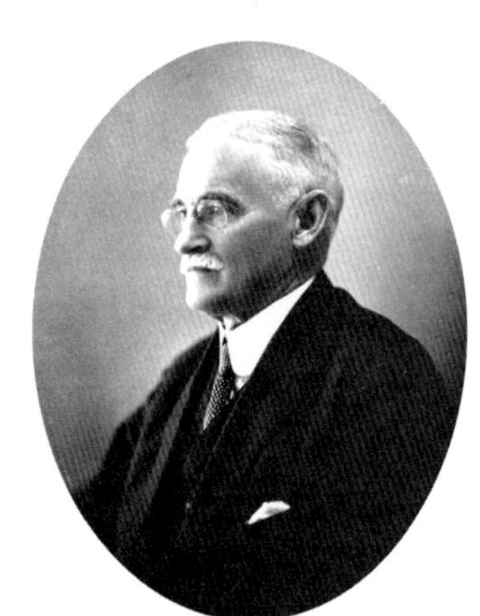

그림 4-30 제임스 S. 게일.

제임스 S. 게일(James S. Gale, 1863. 2. 19~1937. 1. 31)은 캐나다 온타리오 주 앨마에서 출생하여 세인트 캐서린 대학예비학교를 졸업하고 1884년 토론토 대학교에 입학하였다. 그가 부회장으로 활동했던 토론토 대학교 기독교 청년회는 1888년 4월 한국을 선교지로 결정하고 6월 졸업 예정인 게일을 선교사로 임명하였다. 게일은 12월 15일 제물포에 도착한 이후 소래, 부산 지역에서 활동하였다. 1890년 6월 서울로 올라온 그는 대한성교성회의 창립위원이 되었으며, 1891년 8월 미국 북장로교회의 선교사로 활동을 시작하였다. 1892년 4월 헤론 미망인 해티와 결혼하고 6월 원산에 정착하였다가 1899년 9월 서울로 올라왔다. 그는 1900년 4월 연못골 교회의 기포드 목사가 사망하자 그의 후임으로 임명되었으며, 1901년 10월 3명의 학생으로 중학교(경식학교)를 시작하였다. 헤리엇은 건강 악화로 1900년 5월 딸들과 함께 스위스로 요양을 떠났다가 1907년 8월 귀국했는데, 1908년 3월 사망하여 양화진에 묻혔다. 이후 1910년 4월 아다 L. 세일(Ada Louisa Sale)과 재혼하였다.

회의록, 한국 선교부 서울지부 (미국 북장로교회) 1891~1921
(1894년 5월 21일)

1894년 5월 21일
한국 서울

서울지부의 특별 회의가 에비슨 박사가 임시 의장에, 기포드 씨가 임시 서기로 4시에 스트롱 양의 방에서 개최되었다.

(중략)

리 씨, 에비슨 박사 및 도티 양을 여학교 건물을 책임지는 위원회에 임명하자고 발의되었고 통과되었다.

(중략)

Minutes, Seoul Station, Korea, 1891~1921 (PCUSA) (May 21st, 1894)

Seoul, Korea.
May 21st, 1894.

(Omitted)

A special meeting of the Seoul Station was held at four o'clock at the room of Miss Strong, with Dr. Avison as chairman pro tem and Mr. Gifford secretary pro tem.

(Omitted)

Moved and carried that a committee composed of Mr. Lee, Dr. Avison, and Miss Doty be appointed to have in charge the building of the Girls' School. Mr Lee accepted under protest.

제중원 에비슨 차거옥자(借居屋子) 색환(索還)의 건. 구한국 외교문서
미안 (1894년 5월 22일, 고종 31년 4월 18일)[127]
Hak Chin Kim (Acting President of the Foreign Office),
Despatch to John M. B. Sill (Minister, U. S. Legation)
Diplomatic Documents of Korea with United States (May 22nd, 1894)

[발신] 서리독판교섭통상사무   김학진

[수신]   미국   공사   실

　　대조선 서리독판 교섭통상사무 김학진이 답신합니다. 조사해 보건대, 본월 ＿
일, 공문을 접수한 바 있습니다. 내용은 제중원 의사 에비슨의 보고에 의하면, 약
간의 문제로 인하여 장차 스스로 물러나고자 하며, 약료의 원가 약 125원을 되찾
고자 합니다. 이에 조사하여 보니 에비슨 의사가 스스로 구입한 약료는 마땅히 제
중원에서 구입해주어야 한다고 봅니다. 연료비 역시 제중원의 재정 담당자가 이를
일률적으로 정산해주어야 한다는 사실은 의심의 여지가 없습니다. 다만 임대가옥
에서 나가는 일에 관해서인데, 조사해보니 그 가옥은 원래 육영공원의 교사가 머
무르던 관저인데, 일전에 이미 에비슨의 거주를 허락한 바 있습니다. 따라서 (그
는) 일시적으로 임대받을 권한이 있는데, 이번에 방을 비우도록 한 것은 육영공원
에서 급히 반환을 요구하였기 때문입니다. 결코 본 아문에서 한쪽(육영공원)을 우
대하고 다른 한쪽(에비슨)을 경시하는 뜻이 있었던 것은 아닙니다. 앞서 내용을 정
리하여 귀 대신에게 다시 공문을 보내겠으니, 번거롭더라도 에비슨 의사가 신속히
가옥을 비울 수 있도록 전유(轉諭)해 주시기 바랍니다. 이에 통보하는 바입니다.
답신을 바랍니다.

　　대미 흠명주차조선편의행사 대신 겸 총영사 시일
　　갑오 4월 18일(1894. 5. 22)

---

127) 같은 내용이 '統署日記, 1894년 5월 22일(高宗 31년 4월 18일)'에 실려 있다.

[發] 署理督辦交涉通商事務　金鶴鎭
[受]　美　公　使　施逸

　　大朝鮮 署理督辦交涉通商事務 金, 爲照覆事, 照得, 本月 日, 接准來文內爲據濟
衆院 宜士 芮斐信 稟稱, 因有所碍, 勢將自退, 追覓藥料 原價 洋 一百 二十五元 云
云 各 等因, 准此, 均已閱悉, 査該 宜士 自買 葯料, 應由該院 照估交完, 至火柴等
費, 該院自有掌財之員, 亦應一律淸楚, 毋須爲慮, 惟借居屋 子讓出一事, 査該屋子原
係 育英公院 敎師 住留 官邸, 曩准該 宜士 入處, 固 屬暫時權借, 此次囑令讓空, 寔
緣該公院 索還 甚急, 并非本衙門有薄此厚彼之意也, 合將已上各節, 相應備文 照覆
貴大臣, 請煩査照,. 轉諭 該宜士 迅卽讓屋可也, 須至照覆者

　　右照覆.
　　大美 欽命駐箚 朝鮮 便宜行事大臣 兼 總領事 施
　　甲午 四月 十八日

동상회답(同上回答). 구한국 외교문서 미안
(1894년 5월 23일, 고종 31년 4월 19일)

[발신]　미국　공사　　실
[수신] 서리독판교섭통상사무　김학진

미합중국 공사관
서울, 한국

외부 제9호　　　　　　　　　　　　　　　　　　　1894년 5월 23일

　삼가 받드옵니다. 어제 공문을 받았는데, 그 내용은 의사 에비슨이 머무는 정부 가옥에서 나가도록 하는 일이었습니다. 장차 그 뜻을 받들어 당연히 그 일을 전해주고자 합니다. 이에 삼가 공문을 올리는 바입니다.

　1894년 5월 23일 실 씀. 제9호

[發]　美　公　使　　施逸
[受] 署理督辦交涉通商事務　金鶴鎭

[漢譯] (騰14冊)
　敬覆者, 昨准來文, 內爲 宜士 芮斐信 所住 政府屋子讓出 一事, 准將來意, 當經轉諭 該宜, 特此佈覆, 并頌日祉.
　一千 八百 九十 四年 五月 二十三日 施逸 頓 第九號

John M. B. Sill (Minister, U. S. Legation), Despatch to Hak Chin Lom (Acting President of the Foreign Office) (May 23rd, 1894)

Legation of the United States
Seoul, Korea

No. 9. F. O.   May 23, 1894

Sir:

I have the honor to acknowledge the receipt of Your Excellency's despatch of yesterday's date, asking me to request Dr. Avison to vacate the Government house now occupied by him by permission of your Government, and to say that I have notified the Doctor in the way you request.

I have the honor to be

Your Excellency's obedient servant,
John M B Sill

To His Excellency
Acting President of the Foreign Office

프랭크 F. 엘린우드(미국 북장로교회 총무)가
한국 선교부로 보낸 편지 (1894년 6월 5일)

1894년 6월 5일
한국 선교부 귀중

친애하는 형제들,

(중략)

때때로 내가 할 수 없을 지도 모를 골칫거리로 걱정했지만 오랫동안의 설득 끝에 훌륭한 정규 간호사인 안나 제이콥슨 양을 서울의 제중원에 임명할 수 있게 되었다는 편지를 보낼 수 있어 기쁩니다. 그녀는 노르웨이 출신이며, 간호와 관련한 의학 분야의 상당한 학습을 받았으며 한 해를 더 공부하려 했으나, 드디어 올해 서울로 가기로 하였습니다. 편의가 제공될 수 있다면 그곳에서 의학 과정을 계속하는 것도 현명할 것이며, 그녀는 그렇게 하는 것을 받아들일 것입니다. 내 생각에 그녀는 훌륭한 젊은 여성이며, 에비슨 박사에게 큰 도움이 될 것이고 교제해 보면 ____ ____ ____입니다. 그녀는 최근 큰 ___에 의해 고통을 받았습니다. 그녀가 우리를 만나기 위해 메인 주 포틀랜드에서 이곳에 와 있는 동안 이곳을 방문하고 있던 자매가 사망하였습니다. 그리고 비통의 상징 ____ ____ ____ 원하였습니다. 그녀는 헌신적인 기독교 신자입니다. 내 판단으로 그녀는 영적 도움의 근원이 될 것입니다.

(중략)

Frank F. Ellinwood (Sec., BFM, PCUSA), Letter to the Korea Mission (June 5th, 1894)

June 5th, (189)4

To the Korea Mission.

Dear Brethren:

(Omitted)

It is a pleasure to me to be able to write, as I feared for sometime pest I would not be able to, that after long persuasion I have been able to secure the appointment of admirable trained nurse for the Hospital in Seoul, Miss Anna Jacobson. She is a Norwegian, and had given considerable study to medicine in connection with nursing, and was anxious to remain another year and study, but she has finally consented to go out to Seoul this year. Should it seem wise for her to complete a course of medicine out there, so far as advantages might admit, I presume she will be quite willing to do so. She is I think a admirable young woman, and will be a great help to Dr. Avison and a comfort to all with who she comes in contact. She has been chastened by great sorrow of late. While she came on here to see us from Portland, Maine, a sister whom she was visiting in the city was removed by death, and she had gone back draped with the symbols of sorrow. She is a consecrated Christian. If I may judge, and will be a source of spiritual help.

(Omitted)

회의록, 한국 선교부 서울지부 (미국 북장로교회) 1891~1921
(1894년 6월 8일)

1894년 6월 8일
한국 서울

(중략)

제중원에서의 업무와 관계없이 에비슨 박사가 예산을 사용하는 문제는 의사들과 협의하여 결정하기 위해 의료 위원회에 회부되었다. 또한 정부 소유 대지 이외의 곳에 에비슨 박사를 위한 주택 경비를 사용하는 문제도 자문을 위해 회부되었다.

(중략)

다음의 청구가 낭독되었고 승인되었다.

......

O. R. 에비슨 박사   363.79달러

(중략)

Seoul, Korea.
June 8th, 1894.

(Omitted)

The question of the use of Dr. Avison's drug appropriation independently of work at the Government Hospital was referred to the Medical Committee for decision in consultation with the doctors. So also, for advice, the question of the use of house money for Dr. Avison elsewhere than on Government land.

(Omitted)

The following orders were read and approved: -

......

Dr. O. R. Avison   363.79

(Omitted)

호러스 N. 알렌(미국 공사관, 서울)이 프랭크 F. 엘린우드
(미국 북장로교회 총무)에게 보낸 편지 (1894년 6월 9일)

미합중국 공사관

한국 서울

1894년 6월 9일 (7월 18일 접수)

친애하는 엘린우드 박사님,

최근 편지에서 저는 에비슨 박사가 병원을 포기했다고 적었습니다.128) 그는 제가 전에 살았었으며, 지금은 여학교로 사용하고 있는 작은 집에서 살아야 합니다. 그 여학교는 후에 새 지역으로 이전될 예정입니다.

(중략)

Horace N. Allen (U. S. Legation, Seoul),
Letter to Frank F. Ellinwood (Sec., BFM, PCUSA) (June 9th, 1894)

United States Legation

Seoul, Korea

June 9, 1894 (July 18)

Dear Dr. Ellinwood,

In my last letter I wrote you of Dr. Avison giving up the hospital. He is to live in the old house I used to occupy, now used as a girl school which latter is to go to new quarters ye & bye.

(Omitted)

---

128) Horace N. Allen (Seoul), Letter to Frank F. Ellinwood (Sec., BFM, PCUSA) (May. 16th, 1894).

18940611

프랭크 F. 엘린우드(미국 북장로교회 총무)가
올리버 R. 에비슨(서울)에게 보낸 편지 (1894년 6월 11일)

1894년 6월 11일

친애하는 에비슨 박사님,

우리가 귀하의 병원 사업을 위한 정규 간호사로 제이콥슨 양을 임명할 수 있게 되었다는 사실에 귀하와 나를 축하하기 위해 매우 짧게 편지를 씁니다. 귀하가 요청하였고 귀하의 입장에서 절대 필요한 것의 반 정도만 승인된 것에 대해 내가 기뻐하는 것이 새삼 이상하겠지요. 그러나 아마도 얼마 후가 되면 우리가 진정으로 하고 싶어 하는 모든 것을 성취할 수 없는 이곳의 사정을 이해할 수 있게 될 것입니다. 제이콥슨 양은 노르웨이 출신이며, 매우 헌신적이고 동시에 매우 유능한 사람입니다. 나는 귀하가 호감을 주고 상냥하며, 가능한 모든 면에서 즉시 도움을 준다는 것을 알게 될 것으로 생각합니다. 그녀는 파송되기 전에 의학을 공부하기를 원하였습니다. 그녀의 간호에 의학의 실제적인 지식을 더할 수 있다면 단순한 간호 보다 그녀를 훨씬 더 유용하게 할 것입니다. 어째 건 어떤 정도까지 책임감을 요구하는 것은 그녀의 (파송) 준비를 크게 증가시킬 것입니다. 구체적인 지시만을 단순하게 수행할 수 있는 사람 보다 그녀가 훨씬 더 귀중할 것입니다.

우리는 항상 귀하로부터 소식을 듣는 것이 기쁘며, 모든 선교사 동료들, 또한 한국에 있는 우리 외교관들의 따뜻한 인정을 받으며 일에 바쁘게 종사하면서 귀하의 사업의 진정한 이점을 찾기를 바랍니다. 그리고 동시에 귀하의 부인과 가족의 건강이 보존되고 귀하의 고상한 봉사의 행복을 함께 하기를 바랍니다.

F. F. 엘린우드

추신: _____ _____ 한 후에 알렌 박사로부터 받은 편지도 동일한 이야기를 하고 있습니다. 나는 정부의 태도가 _____ _____하였습니다.

아직도 그는 왕이 우호적이라고 생각하고 있습니다. 또한 _____는 폭동에 의해 _____ _____ _____입니다.

Frank F. Ellinwood (Sec., BFM, PCUSA),
Letter to Oliver R. Avison (Seoul) (June 11th, 1894)

June 11th, (189)4.

My dear Dr. Avison: -

I write very briefly to congratulate you and myself also on the fact that we have been able to secure the appointment of Miss Jacobson as a trained nurse for your hospital work. You must think it strange that I should rejoice so much over our granting less that half of what you ask, and what from your standpoint seems indispensable, but perhaps after a while you will be able to understand better the difficulties under which we labor here in not being able to accomplish all that we so earnestly desire to do. Miss Jacobson is a Norwegian, and I think a very consecrated and at the same time a very competent person. I think you will find her compatible and amiable, and ready to help in every possible way. She wanted to study medicine before going out. Possible she may in connection withy her nursing get a practical knowledge of medicine which will enable her to be useful in more ways that in the simple nursing. At any rate it will greatly increase her preparation to asking responsibility to up a certain point. She will thus be far more valuable than one who could simply carry out specific orders.

We shall always be glad to hear from you, and hope that while you are thus busily engaged in work with the hearty approval of all your missionary associates as well as those who represent our Government in Korea, you will find real advantage in your work, and that at the same time your wife and family may be preserved in health and share the happiness of your noble service.

Yours very sincerely,
F. F. Ellinwood

P. S.   Since writing the above a letter from Dr. Allen speaks of same _____ things as the attitude by the Government.

Still he thinks that the King is friendly. Also that _____ _____ is __ _____ly been _____ by rebellion. The _____ _____?

안나 P. 제이콥슨

안나 P. 제이콥슨(Anna Peterea Jacobson. 1866. 4. 18~1897. 1. 20)은 노르웨이에서 태어났으며, 원래 루터 교회에 다녔지만 1886년 1월 장로교회로 적을 바꾸었다. 이후 간호 선교사가 되기로 결심하고 1889년 미국으로 이주하였다. 그녀는 1892년 9월 메인주 포틀랜드의 메인 종합병원 간호원 양성소에 입학하여 2년 동안 수학하였다. 그녀는 1894년 6월 4일에 개최된 미국 북장로교회 해외선교본부 실행위원회에서 선교사로 임명되고 한국이 임지로 정해졌으며, 1895년 4월 6일 파이팅 여의사와 함께 내한하였다.

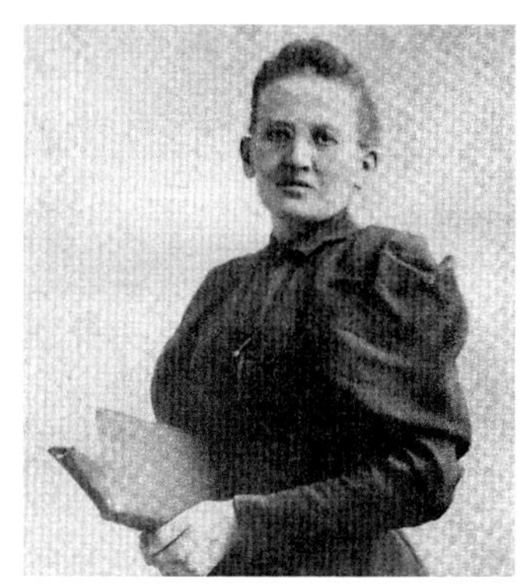

그림 4-31. 안나 P. 제이콥슨 간호사.

미국 북 장로교회에서 파송한 최초의 정규 간호사였던 그녀는 제중원에서 근무를 시작했으며, 몇 달 후 콜레라가 유행하자 적극적으로 환자 치료에 임했다. 그녀는 1896년 8월 심한 이질에 걸렸다가 완전히 회복된 것처럼 보여 9월 말 병원 일을 재개했다. 그런데 10월 말 건강이 갑자기 악화됐고 이듬해인 1897년 1월 간농양으로 진단받았다. 의사들은 토의 끝에 수술이 최선의 치료법이라고 결론지었다. 1월 11일 장로교회와 감리교회의 모든 의사들이 모여 수술했으나 별 차도가 없었다. 1897년 1월 20일 새벽에 사망했다. 1월 22일 장례식을 마치고 양화진 외국인 묘지에 묻혔다.

프랭크 F. 엘린우드(미국 북장로회 총무)가
엘렌 스트롱(서울)에게 보낸 편지 (1894년 6월 11일)

1894년 6월 11일

친애하는 스트롱 양,

(중략)

나는 에비슨 박사를 돕기 위해 모드 알렌 박사와 더불어 정규 간호사의 파송을 선교본부로부터 허락 받은 것에 성공하여 얼마나 기쁜지 말로 다 표현할 수 없습니다. 그녀는 노르웨이 인이지만, 나는 예외적으로 매력적인 젊은 여성으로 생각하고 있으며, 그녀가 한국에 내린 은총이며 귀 선교부에 진정한 도움이 될 것으로 확신합니다.

(중략)

Frank F. Ellinwood (Sec., BFM, PCUSA),
Letter to Ellen Strong (Seoul) (June 11th, 1894)

June 11th, (189)4.

My dear Miss Strong: -

(Omitted)

I can't tell you how glad I am to have succeeded in getting the consent of the Board to send a trained nurse as additional to Dr. Maude Allen, to help Dr. Avison. She is a Norwegian, but I think an unusually attractive young woman, and I am sure that she will be a blessing to Korea, and a real accession to your force.

(Omitted)

프랭크 F. 엘린우드(미국 북장로교회 총무)가
호러스 N. 알렌(서울)에게 보낸 편지 (1894년 6월 14일)

1894년 6월 14일

친애하는 알렌 박사님,

(중략)

이제 제중원에 관해서인데, 나는 에비슨 박사가 병원을 포기하도록 조언을 한 것에 대해 귀하에 동의할 수 없습니다.[129] 내가 아는 한 최소한 왕은 그가 할 수 있는 일을 하고 있습니다. 의약품 (구입)을 위해 우리의 자금을 사용해야 할 것 같군요. 만일 우리가 그 자금을 사용한다면 힘을 갖고 있는 불한당들이 그것들을 차지할 수 없을 것입니다. 우리는 에비슨 박사를 돕기 위해 정규 간호사의 파송을 준비하고 있습니다. 우리는 집을 짓기 위한 땅을 사거나 임대하는 데 또 다른 예산을 확보해야 할지 모릅니다. 긴박하게 건물을 짓는 계획은 땅을 사지 못해 방해를 받을 수 있습니다. 우리가 할 수 있는 것은 하나님의 섭리에 위탁하여 길이 열리는 대로 전진하는 것입니다.

나는 귀하가 친절하게 현안들에 대해 분명하게 이해할 수 있게 해 준 것에 대해 감사드립니다.

부인에게도 안부를 전합니다.

F. F. 엘린우드

---

129) 알렌은 자신이 에비슨의 사직을 조언했다는 내용을 5월 16일자 편지에 처음 언급했다. 그런데 이 편지는 6월 12일에 도착했으므로, 엘린우드는 6월 14일자 이 편지에서 에비슨의 사직에 대해 처음으로 언급하였다.

Frank F. Ellinwood (Sec., BFM, PCUSA),
Letter to Horace N. Allen (Seoul) (June 14th, 1894)

June 14th, (189)4

My dear Dr. Allen: -

(Omitted)

Now about the Hospital, I don't believe I would agree with you in advising Dr. Avison to give up. As nearly as I can learn the King at least is doing what he can. It may be that we shall have to use our own funds in securing medicine, and if we use them ourselves the scoundrels who are in power cannot get hold of them. We are sending out a trained nurse to help Dr. Avison. It may be that we shall have to make an additional appropriation to buy or rent land for the house which we propose to build. It may be that the rush for putting up buildings will be checked by our inability to buy land at all. All we can do is go forward as the way opens, trusting in Providence.

I thank you for your kindness in giving me so clear an understanding of matters.

With kind regards to Mrs. Allen, I am,

Yours very sincerely

F. F. Ellinwood

프랭크 F. 엘린우드(미국 북장로회 총무)가
대니얼 L. 기포드(서울)에게 보낸 편지 (1894년 6월 15일)

1894년 6월 15일

친애하는 기포드 씨,

(중략)

우리는 지금 심각한 상태에 있는 것임에 틀림없는 일에 대한 추가 정보를 위해 오는 편지들을 주시할 것입니다. 병원, 그리고 정부 관리와 에비슨 박사의 관계에 대해 얻은 일부 정보는 나를 상당히 걱정스럽게 하고 있습니다. 나는 가능성이 높지 않겠지만 우리는 쫓겨나지 않는 한 병원에서 사업을 유지하고 있어야 한다고 생각하고 있습니다. 정부는 분명 돈이 없고, 하급 관리들은 부패해 있습니다.

(중략)

Frank F. Ellinwood (Sec., BFM, PCUSA),
Letter to Daniel L. Gifford (Seoul) (June 15th, 1894)

June 15th, (189)4.

My dear Mr. Gifford: -

We shall look now at the coming of each mail for further information in regard to what must be considered a critical state of things. Some accounts which I get concerning the Hospital and Dr. Avison's relation to the Government Officials give me a great deal of anxiety. I think we should hold on our work in the Hospital unless 2 driven out, and of this I do not see much probability. The Government evidently is poor and the under-officials are corrupt.

(Omitted)

윌리엄 M. 베어드의 일기 (1894년 6월 19일)

(중략)

어빈 의사는 5월 말에 한국의 열병으로. 아팠다. 그는 너무 아파서 에비슨 박사의 진료가 필요했으며, 그는 우리와 일주일 동안 함께 있다가 서울로 돌아갔다.[130] 어빈 박사의 병세는 다소 호전되었다.

(중략)

Diary of William M. Baird (June 19th, 1894)

(Omitted)

Dr. Irvin was taken sick with Korean fever late in May. Was so sick as to need the services of Dr. Avison who spent a week with us and returned to Seoul. Dr. Irvin some better.

(Omitted)

---

130) 어빈은 재귀열에 걸렸으며, 에비슨은 9일 동안 부산에 머물렀다. Oliver R. Avison (Seoul), Letter to Frank F. Ellinwood (Sec., BFM, PCUSA) (July 12th, 1894).

올리버 R. 에비슨의 신상 기록 (1894년 6월 20일)

신상 기록

1. 이 름   에비슨

2. 임명 당시 자택 주소   캐나다 온타리오 주 토론토

3. 부모 이름   아버지   시메온 에비슨

　　　　　　　　어머니   엘리자베스 브레이 에비슨

4. 결혼을 한 경우, 아내 혹은 남편의 이름과 결혼일

　　　　마가렛 제인 반스, 1885년 7월 28일

5. 현재 거주지   한국 서울

6. 임명일 혹은 미국을 떠난 첫 출항일

　　　　임명 - ; 1893년 6월 5일 밴쿠버를 떠남

7. 임명 당시 관련된 장로교회   토론토의 올드 세인트 앤드루스교회

8. 당신은 당신 혹은 가정에게 할당된 주거에서 살고 있습니까?

　　　　여학교 관사에서 거주하고 있음

　　그렇다면, 주택의 소유주는?   선교부

9. 만일 하숙을 하고 있거나 주택이 없으면 사실대로 적으시오.

　　　　우리에게는 아직 배정된 주택이 없기 때문에, 우리 가족을 위한 공간

　　　　을 마련하기 위해 여학교의 여 선교사들이 모여 살았다.

임명 후 안식년에 관한 기록

선교지로의 출발	미국 도착	미국 출발	선교지 도착

가족 사항

이름	출생일	현재 거주지
아서 J. G. 에비슨	1886년 5월 13일	사망
로렌스 B. 에비슨	1887년 12월 22일	한국 서울
레라 C. 에비슨	1889년 10월 8일	한국 서울
고든 W. 에비슨	1891년 9월 29일[131]	한국 서울
더글러스 B. 에비슨	1893년 7월 23일	한국 서울

만일 원하면 이 양식의 뒷면에 중요한 날짜와 사건을 간략하게 적으시오.

작성일, 1894년 6월 20일

작성이 끝나면 뉴욕 5번가 53의 회계 윌리엄 덜레스 주니어에게 보내주십시오.

다음 종이를 볼 것

비상시 통지할 캐나다에 있는 친지 및 친척.

이름	주소
시메온 에비슨 (부친)	램브턴 밀스, 온타리오 주, 캐나다
S. M. 반스 (장인)	스미스 폴스, 온타리오 주, 캐나다
J. E. 헤이스포드 (사무 변호사)	토론토, 온타리오 주, 캐나다
T. E. 에비슨 (남동생)	위니펙, 매니토바 주, 캐나다
J. J. 스토리 (매부)	와와네사, 매니토바 주, 캐나다
T. T. 쇼 (동서)	디어 파크, 토론토, 온타리오 주, 캐나다

---

131) 출생 증명서에는 9월 28일 출생한 것으로 되어 있다.

Biographical Record (Oliver R. Avison, June 20th, 1894)

Avison

Biographical Record.

1. Name _Oliver R. Avison_
2. Home address when appointed _Toronto, Ontario, Canada._
3. Parents' Names. Father _Simeon Avison_
   Mother _Elizabeth Bray Avison_
4. If married, name of wife or husband, and date of wedding _Margaret Jane Barnes, July 28th 18[.]_
5. Present location _Seoul, Korea_
6. Date of appointment or first sailing from U. S. _Appointed_ _Sailed from Vancouver, June 5/9[.]_
7. Presbytery with which connected when appointed _Old St Andrews, Toronto_
8. Are you residing in dwelling assigned for your own use or for your family? _Occupying part of house of girls' school_
   If so, who owns the house? _Mission_
9. If boarding, or not in special house, state facts _There being no house for us yet the ladies of the school have crowded themselves to make room for us_

RECORD OF FURLOUGHS SINCE APPOINTMENT.

Dates of leaving field.	Reaching U. S.	Leaving U. S.	Reaching field.

RECORD OF CHILDREN.

Name.	Date of Birth.	Present Location.
Arthur B. G. Avison	May 13 - 1886	Dead
Lawrence B Avison	Dec. 22 - 1887	Seoul Korea
Lena C "	Oct 8 - 1889	" "
Gordon. W. "	Sep 29 - 1891	" "
Douglas B "	July 23. 1893	" "

Please add, on back of this sheet if willing, brief statement of important dates and events in life.

Dated, _June 20th_ 1894

When filled, please send to WILLIAM DULLES, JR., Treasurer, 53 Fifth Avenue, New York.

see next sheet

그림 4-32. Biographical Record(Oliver R. Avison, June 20th, 1894).

Friends and relatives in ~~U.S.~~ Canada to be addressed in case of emergency.

NAME.	ADDRESS.
Simeon Avison (father)	Lambton Mills, Ontario, Can.
S. M. Barnes (wife's father)	Smith's Falls, Ontario. Can.
J. E. Hansford, (Solicitor)	Toronto. Ont. Can.
J. E. Avison. (Brother)	Winnipeg, Man. Can.
J. J. Story . (Brother in law)	Wawanesa, Man. Can.
J. J. Shaw . (Brother in law)	~~12 Oxford Ave.~~ Deer Park. Toronto. Ont. Can.

빅토리아 C. 아버클(고베)이 프랭크 F. 엘린우드
(미국 북장로교회 총무)에게 보낸 편지 (1894년 6월 20일)

일본 고베
1894년 6월 20일 (7월 27일 접수)

(중략)

에비슨 가족은 그곳으로 이사하던지 길가에 나 앉아야 했습니다. 그래서 우리는 빠르게 가재도구를 챙겼고 우리의 가정생활을 끝나 그들과 함께 식사를 하였습니다. 스트롱 양과 저는 함께 작은 공간에서 붙어살았는데, 항상 너무 좁고 건강에 좋지 않았으며, 실제적으로 목욕을 할 충분한 공간마저 없었습니다. 에비슨 가족은 우리가 그렇게 불편한 것에 대해 당연히 대단히 미안해하였지만 그들이 갈 수 있는 선교부 자산이 없었으며, 그래서 말씀드린 대로 저는 스트롱 양이 일을 하는 데 편하지 않은 생활로 돌아가고 싶지 않습니다.

(중략)

Victoria C. Arbuckle (Kobe),
Letter to Frank F. Ellinwood (Sec., BFM, PCUSA) (June 20th, 1894)

Kobe, Japan

June 20, 1894 (Rec'd July 27)

(Omitted)

The Avison family had to move in there or be on the street. So we have packed away our household quick in clamp out buildings and broken up our home life and take our meals with them. Miss Strong and I are crowded together in the small space that was always too small and too unhealthy for her alone and we do not actually have room enough to take on bath. The Avisons are of course very sorry to put us to such inconvenience but there was no place they could go with all our mission property, so as I said I would not return to such a comfortless living if it were not to relieve Miss Strong in her work.

(Omitted)

프랭크 F. 엘린우드(미국 북장로교회 총무)가
한국 선교부로 보낸 편지 (1894년 7월 9일)

1894년 7월 9일

한국 선교부 귀중

친애하는 형제들,

(중략)

우리는 한국 문제와 관련하여 현재와 같이 이렇게 혼란스러운 적이 없었습니다. 언론을 통해 에비슨 박사가 제중원의 책임자 자리에서 사임했다는 소문을 들었습니다. 우리는 현재 2명의 젊은 여성을 파송하려 준비 중인데 만일 병원을 포기했다면 그럴 필요가 없기 때문에 선교부에서는 이것에 대해 우리에게 즉시 알렸어야 했습니다. 우리는 불확실한 상태로 있는 것이 크게 불편하다고 느끼며, 더욱이 인적 자원과 관계되어서는 더욱 그렇습니다. 우리는 이 사안에 관해 한국으로부터 어떤 구체적인 소식을 받기를 매일 고대하고 있습니다.

우리는 한국에서 일어나는 보든 일들에 대해 크게 염려하고 있으며, 구름이 걷히고 하나님의 은총이 귀 선교부에 내리시기를 기원합니다.

(중략)

Frank F. Ellinwood (Sec., BFM, PCUSA), Letter to the Korea Mission (Jul. 9th, 1894)

July 9th, (189)4

To the Korea Mission.

Dear Brethren: -

(Omitted)

We have never felt so unsettled in regard to Korean matters as we do at present. Rumors have come to us through the press that Dr. Avison has resigned charge of the Hospital. We should have been promptly informed of this, as we are making arrangement to send out two [young women] which would not be done if the Hospital is given up. We feel greatly the inconvenience of being left in uncertainty, and it is still more inconvenient for the persons concerned. We are hoping daily to receive some word from Korea in regard to this matter.

We have great solicitude about all matters in Korea, and hope that the cloud may be lifted and that the blessing of God may still rest upon the Mission.

(Omitted)

올리버 R. 에비슨(서울)가 프랭크 F. 엘린우드
(미국 북장로교회 총무)에게 보낸 편지 (1894년 7월 12일)

한국 서울

1894년 7월 12일 (9월 12일 접수)[132]

신학박사 F. F. 엘린우드 목사

친애하는 박사님, 그리고 형제들,

저는 며칠 전 박사님의 4월 25일자 편지를 받았으며, 어제 6월 11일자 편지를 받았습니다.[133] 두 편지가 모두 매우 친절한 어조인 것에 무척 감사를 드립니다.

우리 모두가 바라는 박사님의 승인을 막는 불행한 상황에 대해 깊은 유감을 표시합니다. 하지만 이미 자리 잡은 사업을 유지할 뿐 아니라 우리의 영향력을 다소 증진시키게 해주신 것에 대해 박사님께 감사를 드립니다.

(토론토에서) 이전에 고용했던 하인의 파송과 관련한 질문에 대한 박사님의 결정에 대해 저는 상당히 만족하고 있으며, 시간이 흐르면서 믿음직한 한국인 하인을 찾을 수 있을 것으로 기대한다는 것 이외에 더 이상 드릴 말씀이 없습니다. 우리는 언어에 더욱 익숙해지면서 이러한 어려움을 덜 민감하게 느끼고 있으며, 아마도 별 것이 아닌 정도까지 줄어들 것입니다. 박사님은 어떤 사람들이 선교 사업에 대해 보이는 비판을 보여주기 위해 언급하셨던 종이쪽지를 동봉하지 않으셨습니다.

저는 제중원이 최소한 일시적이라도 문을 닫았다는 것을 아셨을 때(지금은 이미 아셨을 것으로 믿습니다) 박사님이 첫 편지에서 저에 대해 과도한 칭찬을 했다고 생각하실까봐 염려됩니다.

저는 제 주택과 의약품의 구매, 또한 조수의 급료를 위한 예산을 마련해 주신 것에 대해 감사를 드립니다. 그리고 저는 우리 선교부에 가장 유용한 보조자의 한 사람으로 증명될 것으로 확신하는 간호사를 파송하시는 것에 대해 특별히 감사를 드립니다.

---

132) 이 편지는 내용이 추가되면서 발송이 늦어졌고 9월 12일이 되어서야 엘린우드에게 배달되었다. 추신 형식으로 추가된 뒷부분은 표시된 날짜인 7월 18일, 8월 8일 및 8월 13일로 나누어 실었다.

133) Frank F. Ellinwood (Sec., BFM, PCUSA), Letter to Oliver R. Avison (Seoul) (Apr. 25th, 1894); Frank F. Ellinwood (Sec., BFM, PCUSA), Letter to Oliver R. Avison (Seoul) (June 11th, 1894).

또한 새로 건립될 여학교와 관련해 서울의 동쪽 끝에서 일을 할 것으로 기대하고 있는 여의사를 임명하신 것을 알고 역시 기쁩니다. 다른 사람들이 박사님께 충분이 알려드렸을 것을 지나가면서 언급하자면, 새로운 대지를 구입했고 전쟁의 징후가 이것의 수행을 방해하지만 않는다면 예산이 허락하는 한에서 이번 여름에 건물이 건축될 것입니다. 그곳은 지대가 높고 건조하며 많은 나무들이 있어 경관이 아름다우며, 사방이 사람들이 밀집된 지역으로 둘러싸여 있습니다.

집과 교회 등을 건축할 때 우리가 채택할 건축 양식에 관해서 한국인들의 평균 이상이 되는 것은 잘못된 것이라는 박사님의 주의에 대한 한 말씀, 그것은 극빈자를 돌보는 것인데 만일 사람의 가치를 떨어트린다면 그것은 분명 피해야 할 일입니다.

병원 건물과 관련하여 제가 주장하는 유일한 것은 그것이 깨끗해야 하고 환기가 잘되며 건강한 장소에 위치해야 한다는 것입니다. 저는 멋진 건물을 원하지 않습니다. 조수들의 수에 관해서는 8명 혹은 10명으로 만족해야하는 우리는 약 30명을 고용하고 있는 제중원에 뒤쳐집니다.

우리 집에서는 미국에 비해 훨씬 많은 하인을 고용하는데, 두 가지 이유가 있습니다. 그들은 일을 할 줄을 모르며, 우리들은 집 바깥에서 우리가 할 수 있는 일에 전념하고 싶습니다. 하지만 저는 때로 우리가 더 좋은 인상을 만들어주지 못할까 염려스럽습니다. 우리가 전도를 조금 덜 하더라도 좀 더 실제적인 소책자를 만드는 사업을 한다면 보다 효과적으로 가르칠 수 있을 것입니다.

이 나라에서는 일하는 것이 격이 낮은 것으로 취급되고 있으며, 모든 선교사들은 "선비"라고 부르는 계층에 속하는 것으로 알려져 있기에 그들은 우리의 예를 따를 것이며, 책을 읽고 "교리"를 배우는 데 시간을 보낼 것입니다. 그 결과 우리 교회에는 그리스도를 고백하도록 인도된 우리의 하인 이외에 "일하는 사람"이 거의 없습니다. 이 주제는 이때에 우리의 마음에 상당한 염려를 일으키고 있으며, 우리는 그것의 교정할 방법을 찾을 수 있기를 기대하고 있습니다.

박사님께서 서울의 장로교회 선교사들의 주택은 다른 외국인들에 비해 더 비싸고 멋있다고 하신 말씀은 옳지 않습니다. 대부분의 집은 크고 바람이 잘 통하며 편안하지만, 제 판단으로는 감리교회 선교부의 집보다 좋지 않으며, 일부는 그보다 못하고 분명히 선교부에 속하지 않은 외국인들의 집보다 훨씬 못합니다.

서울에서는 서로를 상대하는 데 너무 많은 시간을 허비하면서 우리가 사역을 하러 온 사람들에 대해 너무 적게 헌신하지 않을까하는 위험이 있다고 생각합니다. 이것은 어느 특정인에게 적용시키려는 의도가 아니라 일반적인 소견입니다. 어찌 되었건 이곳에는 상당한 수의 외국인 거주자들이 있고, 더욱이 공사관이 있기 때문에 의심할 여지없이 사교에 너무 많은 시간을 소비하는 경향이 있습니다.

얼마 전 우리는 로지 베어드의 사망 소식을 듣고 슬펐습니다.[134] 그리고 2주일 후에 어빈 박사가 척수 뇌막염에 걸렸는지 걱정이 되니 즉시 왕진을 와달라는 베어드 씨의 전보를 받았습니다. 서울지부는 깜짝 놀랐습니다. 우리는 일요일 오후에 전보를 받았고, 저는 월요일 말을 타고 그날 저녁 배를 타기위해 제물포로 갔습니다.

우리는 항구를 빠져 나오기 전까지 배가 빙빙 돌아 지연되었고, 해안을 따라 항해해 내려가면서 안개로 지연이 되었으며, 그래서 금요일 아침이 되어서야 부산에 도착하였습니다. 저는 어빈 박사가 다소 회복된 것을 보고 기뻤으며, 이 계절에 한국인들에게는 상당히 흔하지만 외국인들 중에는 상당히 드문 재귀열로 판명이 났습니다. 이것은 매우 고통스러운 질병이며, 때로 그러는 것처럼(그 명칭이 유래됨) 여러 번 재발되면 환자는 상당히 쇠약해집니다. 나는 그와 함께 9일 동안 있었습니다. 그는 열이 재발되었고 그의 회복이 매우 더뎌 걱정스러웠습니다. 제가 판단할 수 있는 한, 우리가 걱정할 이유는 없으며 그는 완전히 건강을 되찾을 것입니다.

우리 공동체의 다른 회원들은 약간의 가벼운 병을 제외하고는 계속 건강합니다.

저와 가족들의 건강은 좋습니다. 아내는 이전의 체력을 완전히 되찾았습니다. 이제 제중원의 역사에 관해 가능한 한 짧게 요약해 보겠습니다.

저는 1893년 11월 1일 그곳에서 일을 시작하였습니다. 당시 그곳에는 사용할 수 있는 약품이 약간 있었고, 제가 전에 언급한 바와 같이 진료소를 제외한 병원 전체가 몰락한 상태였습니다. 첫 달에는 주사로부터 120달러를 받았고, 그 후 동시에 사용하도록 주어야 하는 180달러를 그들이 차지하고 있음을 알게 되었습니다. 제가 처음 진료를 시작했을 때 환자는 매일 10명을 넘지 않았으나 4월에는 35~40명으로 증가할 때까지 꾸준히 증가한 것이 기뻤습니다. 때로는 오후에 50명이 넘게 치료하였습니다.

저는 11월과 12월에 상태를 증진시키기 위한 계획을 수립하는 데 노력을 들였습니다. 알렌 박사는 진심으로 저를 도와주었고, 말이라도 주사들은 제 노력을 승인하였습니다. 12월 말 알렌 박사는 병원이 올바르게 운영되도록 열망하는 것으로 보이는 왕에게 현안을 개진할 기회를 가졌고, 왕은 다음과 같은 제안에 동의하였습니다. 그리고 새로운 그 제안들이 수행되어야 한다는 지침과 함께 새로운 책임자가 임명되었습니다.[135]

---

134) 로즈는 1894년 5월 13일 뇌척수막염으로 사망하여, 호주 선교사 데이비스가 묻힌 부산 중구의 복병산(伏兵山)에 안장되었다.

1. 주사의 수는 3명으로 감원하되 2명은 영어를 할 수 있어야 하고, 그중에서 최소한 1명은 근무 시간에 병원에 있어야 한다.

2. 각 주사는 매월 20달러를 받는다.

3. 정부는 담당 의사의 지시에 따라 병원 건물을 보수해야 한다.

4. 정부는 의사의 요청에 따라 매달 200달러를 지급하되, 조항 2에 따라 이중에서 60달러는 주사에게 지급하며, 잔액은 담당 의사가 하인들, 연료, 음식물 및 의약품 구입에 지불한다.

5. 정부는 의사가 사택을 짓는 데 동의한 병원 뒤쪽 언덕에 있는 빈 대지를 건축을 위해 제공해야 한다.

6. 의사는 매일 일정한 시간에 병원에 출근해서 환자를 진료해야 한다. 만일 의사가 어느 때건 자리를 비어야 할 필요가 있으면, 부재 시 대신 진료할 사람으로 대체해야한다.

7. 주사와 의사는 각자 사용한 돈에 대한 회계장부를 작성하며, 그것은 일치해야 한다. 그리고 같은 보고서를 매달 정부에 제출한다.

8. 의사는 병원에서 환자를 간호할 2명의 외국인 간호사를 확보하는 노력을 해야 한다.

새로운 책임자는 (제중원의 실태에 대한) 조사를 시작했는데, 주사들이 돈을 사용했고 의약품을 위해 매달 50달러를 의사에게 지불했으며, 다른 금액은 장부를 조작하여 입원환자를 위해 사용했다고 남성과 여성 환자의 수까지 언급했다는 사실을 밝혔습니다. 사실 빈튼 박사는 14개월 동안 단지 100달러만 받았습니다. 한 동안 남성 혹은 여성 환자는 아무도 없었습니다. 조사 결과 모든 고참 주사들은 해고되었고, 협약에 따라 3명의 신임 주사가 임명되었습니다. 반면 하인의 수는 반으로 줄었습니다. 이것은 한국의 설날, 우리 계산으로 2월 4일에 일어났습니다.[136]

이런 일이 있기 직전, 저는 정부로부터 번커가 비운 집을 사용하도록 허가를 받았으며, 2월 3일 그곳으로 이사하였습니다. 이 집은 이전보다 병원에 더 가까웠으며, 다른 선교사들과도 가까워 우리 가족이 모든 면에서 잘 적응되었습니다. 그리고 그것을 무료로 임대했기에 이사를 잘 한 것으로 여겨졌습니다.

이때까지 저는 아버클 양과 테이트 양이 격일로 병원에 와서 여성 환자들을

---

135) 여기서 책임자(superintendent)는 외아문 독판을 의미한다. 외아문이 관할하던 제중원에는 별도의 책임자 없이 독판이 겸임했기 때문이다. 새로운 책임자는 1894년 1월 2일 독판으로 임명된 조병직(趙秉稷)으로 보인다. 박형우, 조선 최초의 근대식 병원 제중원, 21세기 북스, 경기도 파주시, 2010, 151~153쪽.

136) 1894년 한국의 설날은 2월 6일이었으며, 2월 4일은 에비슨의 착오로 판단된다. 그리고 2월 7일 김철희(金徹熙), 이호근(李好根), 이찬호(李纘鎬)가 다른 부서로 옮겼고, 에비슨이 언급한 신임 주사 3명 가운데 오응선(吳應善)과 이인두(李寅斗)가 확인된다.

돕고 이들을 추적해 [그들] 가정으로 들어가는 문을 확보하도록 했고, 그들은 멋지게 성공했다고 말씀드릴 수 있습니다. 이 당시 모든 것이 성공을 기약하는 것 같았습니다. 매일 평균 내원 환자가 20~30명 사이로 증가했으며, 우리가 이루어낸 협약은 우리가 결국 훌륭한 병원을 갖게 될 것이라는 희망을 고무시켰습니다.

우리 마음의 평온함을 불안하게 만드는 오직 한 가지는 신임 주사의 품성에 관한 것이었습니다. 저는 그들, 특히 일에서 우두머리격인 한 사람에게서는 좋은 것을 찾지 못하였습니다. 그는 이전에 어떤 사람으로부터 많은 돈을 강탈하는 데 언더우드의 이름을 사용하였으며, 그가 은밀히 상당한 돈을 도둑질한 것이 발각되어 프랑스 공사관에서 통역의 자리를 잃었습니다.

한국식 표현에 따르면 그는 '돈을 잘 먹었습니다.' 이러한 그의 품성은 새로운 직책에서 곧 드러났고, 시간이 지나면서 특히 가난한 환자를 매우 거칠게 다루는 것을 발견하였습니다. 그리고 그가 환자들에게 말하는 방식에 너무나 자주 충격을 받아서 저는 그를 그만두게 해야 했습니다.

이제 새로운 협약이 어떻게 실행되었나를 살펴보겠습니다. 제가 첫 달의 돈에 관해 문의하자 전임 주사에게 주었는 데 그가 사용해버렸으니 다음 달이 될 때까지 우리가 최선을 다해 (버텨)야 한다는 말을 들었습니다. 두 번째 달에는 그 달의 돈을 모두 하인 등에 2개월 치를 지불하는 데 필요하기에 세 번째 달까지 기다려야 한다고 말하였습니다.

박사님께서는 돈이 우선 저에게 지불이 되고, 제가 주사와 하인에게 지불하는 것으로 합의되었다는 것을 유의하실 것입니다. 그러나 저는 이전의 문장에 담긴 보고에서 보이듯 이것이 무시되었다는 것을 깨달았습니다. 그 후 그들은 곧 책임자(그는 절대 나타나지 않았습니다)의 전언을 보내 그가 주사와 하인에게 돈을 지불할 것이며, 그 후에 나머지를 제게 주겠다고 하였습니다.

알렌 박사는 저에게 이러한 수정, 즉 하인과 급료의 항목을 제외하고 남은 110달러를 매달 병원 운영을 위해 주겠다는 것을 수용하도록 권하였습니다. 얼마 후 그들은 책임자가 이 차액에서 그가 필요하고 생각하는 수리를 할 것이며, 내가 의약품을 사고 싶을 때 주사를 통해 자신에게 돈을 요청하라는 전갈을 보냈습니다.

이것을 협약과 비교해보겠습니다. 이것은 (제중원의 상태를) 개혁 이전 바로 그곳으로 되돌려 놓은 것이었습니다. 이 문제를 두고 저는 알렌 박사를 면담했습니다. 그는 저에게 그들에게 협약을 이행하지 않으면 즉시 병원을 떠나겠다고 말하라고 요청하였습니다.

하지만 저는 최소한 선교부의 연례회의가 열리기 전까지는 병원을 포기하고 싶지 않으며, 내가 그것을 견딜 준비가 되어 있지 않으면 으름장을 놓을 수 없다고 말했습니다.137) 그는 만일 제가 이런 조치를 취하는 것이 옳다고 느낀다면 일이 어떻게 돌아가는지 당연히 모르고 있을 왕에게 이를 제시하기 위해 다른 노력을 기울이겠다고 말하였습니다. 동시에 그는 왕이 그 사안을 즉시 바로잡으라고 명령해도 그 명령의 실행은 같은 사람 혹은 그와 비슷한 다른 사람의 손아귀에 있을 것이기에 그렇게 해도 별 소용이 없을 것이라고 느낀다고 말하였습니다. 그것은 사실이기에 저는 그들 방식을 점진적으로 개선하기 위해 제가 할 수 있는 최선을 더 이상 하지 않기로 결심하였습니다.

저는 빈튼 박사로부터 이미 구입한 상당량의 약품으로 의료 사업을 수행하고 있으며, 그 약품 값을 빚지고 있습니다. 또한 몇 개의 방을 수리해 환자를 받을 수 있게 만드는 데 제 돈을 당겨 사용하였습니다.

병원에 상주하는 것의 이점을 살리기 위해 저는 그곳에서 공부를 하기로 했고 오전 9시 30분에 병원에 출근하였습니다. 저는 오전에는 한국어 선생 및 의약품 준비를 감독하느라 보냈고, 집에서 준비해 준 점심을 먹은 후 오후 1시 혹은 1시 30분에 진료를 시작했습니다. 그들은 전임 조제사와 논의한 후 소년들이 줄 수 있는 그런 하찮은 도움을 받으며 하라며 시약소의 또 다른 일을 제게 넘겼습니다. 그러나 환자들이 이전에는 거의 받지 못했던 그런 의약품을 받을 수 있는 이점이 있었습니다. 예들 들어 어느 날 저는 약간의 퀴닌을 사용할 기회가 있었는데, 그것을 검사해보니 그것은 소다였습니다. 조제사(그 만이 이에 접근할 수 있습니다)는 퀴닌을 팔아 버렸고, 값싼 소다로 채웠던 것입니다. 바로 이것으로 우리가 학질 환자를 낫게 하려 시도하고 있었던 것이었습니다.

저는 어느 날 오후에 진료소에서 53명을 치료할 때까지 환자 수가 점차 증가했으며, 입원 환자 이외에도 이들에게 약을 조제해 주었고 몇 명의 환자는 집을 왕진하였습니다. 그래서 저는 진료소에서 6시나 7시까지 일했습니다. 많은 환자는 수술이 필요했으며, 저는 매일 몇 건의 수술을 하였습니다. 박사님은 하루에 30-45명, 연간 12,000명의 환자가 의약품을 빠르게 소진시킬 것이라는 것을 이해하실 수 있을 것입니다. 이런 결과로 저는 곧 많은 필수 의약품을 다 써버렸고, 전망은 좋아지고 있지 않았습니다. 저는 제 돈을 들여 일본인 상회에서 일부를 구입할 수 있었지만 가격이 거의 두 배이기 때문에 적당량을 미국 혹은 유럽에서 주문해야 할 것입니다.

저는 선교본부로부터 쾌히 약을 공급해 주겠다는 약속을 받지 못했으며, 새로

---

137) 미국 북장로교회 한국 선교부의 연례회의는 1893년의 경우 10월 17일부터 개최되었고, 1894년에도 10월 중순에 개최될 예정이었을 것이다. 하지만 제중원 문제와 맞물려 실제로는 1894년 12월 17일부터 개최되었다.

운 체제 하에서 4개월째에 들어가면서 (정부로부터도) 아무런 돈도 받지 못했습니다. 저는 제가 어려운 입장에 처해 있음을 알게 되었습니다. 저는 얼마나 될지 모르는 상황에서 빚을 지던지 혹은 일을 포기해야 했습니다. 어느 날 주사가 제게 와서 붕대, 솜 등을 사기 위해 25달러를 빌려달라고 요청하였습니다. 그때 저는 그들이 그 목적을 위한 돈을 불법적으로 사용하고 있다는 것을 알고 있었습니다.

그들 중 한 명이 친구에게 표현하듯 그들이 갖고 있는 생각은 그들이 돈을 주지 않더라고 저는 선교부로부터 원하는 모든 것을 얻을 수 있는데, 약을 사기 위해 저에게 돈을 줄 필요가 없다는 것이었습니다.

박사님이 편지에서 정확하게 지적하셨듯이 이것은 선교사가 조장하는 매우 나쁜 풍조입니다.

이런 방식으로 일이 진행되고 있는 중에 하루는 매우 아픈 환자를 위해 안성으로 왕진을 와달라는 요청을 받았습니다. 이곳은 서울에서 170리(거의 60마일)가 떨어진 큰 읍입니다. 1달 동안 체류하기 위해 그곳을 방문했던 전킨 씨는 진찰을 위해 외국인 의사를 데려다 달라는 친구의 긴박한 요청에 응하고 싶었던 것입니다.138) 그는 선교사로서 그 읍에 처음으로 방문한 것이었으며, 이것이 그곳 사람들의 마음을 열게 하는 수단이 되기를 희망하였습니다. 빈튼 박사는 만일 제가 가는 것이 낫다고 생각한다면 제중원을 대신 봐주기로 동의하였으며, 그래서 언더우드 박사와 제가 함께 여행을 하였습니다. 유감스럽게도 환자는 우리가 그의 집에 도착하기 전에 죽었습니다. 그러나 그곳에 도착하려는 우리의 시도가 그들의 호의를 얻었고, 그들은 매우 고마워했습니다. 저는 그곳에서 약 70명의 다른 환자를 치료하고 돌아 왔습니다.139) 우리는 1주일 동안 서울을 비웠습니다. 제가 병원에 돌아 갔을 때 주사가 제가 병실과 수술실로 만들려고 했던 방을 일본인 가족에게 빌려 주었고, 다른 빈 방은 그곳에 있을 권리가 없는 한국인들이 차지하고 있는 것을 발견하였습니다. 신임 주사들은 의료 사업에 어떠한 불편이 초래되더라도 자신들의 금전적 이득만을 취하기 위해 모든 분야에서 착취하고 있다는 것이 분명하였습니다. 종종 저는 제가 입원시킨 환자가 불가사의하게 없어져 버렸고 그 이유를 찾을 수 없었습니다. 그러나 그 이유는 명백하였습니다. 만일 그들이 입원해 있으면

---

138) 윌리엄 M. 전킨(William McCleary Junkin, 1865. 12. 13~1908. 1. 2)은 미국 남장로교회가 한국 선교를 위해 처음 파송했던 7명 중의 한 사람이며, 1892년부터 1908년까지 서울, 군산 및 전주에서 활동하며 전라도 선교의 초석을 놓았다. 그는 버지니아 주에서 출생하여 1889년 워싱턴 대학 영문과를 졸업하고, 유니온 신학교에서 수학한 후 1892년 11월 4일 서울에 도착하였다. 그는 서울에 체류하며 선교 준비를 하던 중 1893년 9월 전라도 선교 답사여행을 하면서 호남지역 선교의 터전을 마련했으며, 1896년 4월 군산으로 내려가 선교 활동에 나섰으며, 1904년 9월 전주로 옮겨 활동하였다.

139) 에비슨은 5월 2일경 서울을 떠나 5월 8일 서울로 돌아왔으며, 9일 제중원에 출근하여 진료를 한 후 사임하였다. 주한 미국공사 실은 5월 10일자로 에비슨의 자퇴를 조선 정부에 알렸다.

그들을 먹여야 하고 그렇게 되면 주사들이 손에 넣을 수 있는 돈이 그 만큼 감소되기 때문이었습니다.

그들은 (비밀리에) 빼앗기 위해 계속 애썼고, 저는 그것을 저지하기 위해 계속 애썼습니다.

또 다른 사례: 저는 점심을 먹기 전에는 진료를 시작하지 않았습니다. 그럼에도 환자들은 대개 오전 9시에 모여들기 시작했고, 그래서 진찰실로 먼저 들어가기 위해 거칠고 뒹굴다시피 다투고 있었습니다. 이런 혼란을 막기 위해 처음 온 사람이 처음 진료를 받을 수 있도록 저는 도착 순서대로 번호표를 주도록 지시하였습니다. 저는 그 순서대로 진료하기로 하였습니다. 그러나 종종 오후 1시에 도착한 것을 아는 환자가 진찰실에 1, 2, 3번 등의 번호표를 들고 들어 왔으며, 반면 내가 오전에 병원에 출근했을 때 보았던 사람들이 늦은 번호표를 받아 기다라고 있는 것을 보았습니다. 비밀은 나중에 온 사람이 양반이고, 다른 사람들은 상놈이어서 상전들이 진료를 받고난 다음까지 기다리도록 했던 것이었습니다. 저는 병원에서 (신분고하를 막론하고) 오직 한 계급으로 환자를 관리할 것이고 그들이 모두 위의 규칙을 따르도록 하겠다고 결심하였습니다만, 시행하기가 매우 어려운 규칙입니다. 이것만이 진료를 가장 필요로 하는 사람들에게 병원에서 영구적으로 시행할 유일한 방법이라고 생각하지 않았더라면 저는 그렇게 되도록 놔두었을 것입니다. 한국에서 상놈은 양반의 편의에 시비를 걸 수 있는 그런 권리를 갖고 있지 못하는데, 기독교의 정신은 그런 원칙과 대립되는 것입니다. 저는 그렇게 관리되는 것에 동의할 수 없었으며, 오히려 기독교도와 이교도 사이의 차이를 보여주는 것이 내게 주어진 책무로 생각하였습니다. 저의 의지와 주사의 계속적인 충돌은 박사님께서 이해하실 수 있듯이 마음의 즐거운 기분 이외의 것을 불러 일으켰으며, 제가 일을 수행하는 것이 매우 어렵다는 것을 발견하였습니다. 이것은 일보다 더 많이 저를 피곤하게 했고, 매일 완전히 지쳐 퇴근하였습니다.

선교 사업에 관해 저는 환자에게 (기독교에 관해) 이야기하는 것이 결코 금지된 적이 없었으며, 때로 저는 서툰 한국말로 그렇게 했고 입원 환자가 있을 때 때로 다른 선교사가 방문하게 하여 그들과 함께 전도지를 읽어주거나 이야기를 하였습니다. 그러나 그곳의 전제적인 분위기는 이것과 반대였으며, 저는 이 문제가 결코 금지되었다고 듣지 못했고 게다가 한 번 이상 주사들이 기회를 주기는 했지만 저는 단지 약간만 할 수 있었습니다. 만일 우리가 이런 기회를 자유로이 사용할 수 있다면, 오후에 이곳에 항상 모여 있는 한국의 각 분야를 대표하는 50명 이상의 사람들을 대상으로 전도인이 일을 할 수 있을 것입니다. 아버클 양과 테이트 양은 여성 환자들과 이야기를 나누고 그들의 집에까지 따라가는 기회를 가졌습니다. 이 대목에서 저는 이 여성들이 의료 사업에서 저를 크게 도왔을 뿐 아니라 동시에 그들의 존재는 여성들의 내원을 크게 증가시키는 수단이었다는 것을 말씀드리고 싶습니다.

전도 사업의 기회에 관해 좋은 것들을 모두 말씀드렸지만, 아직도 극히 제한된 방식으로만 수행될 수 있으며, 방해를 극복하며 일을 하기위해 제가 쏟아야 하는 에너지의 양과 비교해 보면 언급할 가치가 거의 없을 정도로 미미합니다. 이렇게 해서 이루어진 좋은 결과의 양 보다 아마도 제가 부도덕한 사람에 의해 지배되는 기관과 연결되어 있다는 사실에서 파생되는 나쁜 인상이 더욱 클 것입니다. 저는 때로 정신적으로 (사람들이 저를) 그들 중의 한 명으로 분류한다고 믿을 만한 이유를 갖고 있습니다.

제가 안성에서 돌아 왔을 때로 돌아가 보면 저는 여러 개의 방을 일본인에게 세를 주었고 다른 방들은 아프지 않은 한국인들이 차지하고 있는 것을 발견했다고 말씀드렸습니다. 또한 하인의 수가 늘었고 저와 상의 없이 하인들의 임무 등에 관해 변경이 이루어졌다는 것을 알게 되었습니다. 아무것도 모르는 소년이 저를 돕기 위해 진료실에 배치되었는데, 그에 대해서 저는 아무런 감독권도 갖고 있지 않았습니다. 우리는 새로운 협약을 체결한 이후 4개월째이지만 그들로부터 돈을 받지 못했고, 동시에 다른 외국인이 살게 되었으니 제가 살고 있는 집을 떠나야 하다는 통고를 받았습니다. 이 통고와 함께 (제가 원하면) 제중원 건물의 일부를 사용해 살 수 있다고 했지만, 그것은 주사들이 차지하고 있는, 살기에 가장 적합한 방들이 아니라 일본인들이 차지하고 있었던 뒤쪽의 방이었습니다. 저는 이 방들이 작을 뿐 아니라 외국인 가족이 거주하기에는 전혀 적합하지 않기에 전혀 그런 목적에 부합하지 않다고 말씀드립니다.

저는 즉시 알렌 박사 및 언더우드 박사와 대화를 나누었고, 그들은 제게 사안이 올바르게 될 때까지 일을 중단할 것을 권하였습니다. 저는 그날 일을 계속했으며, 저녁에 선교지부의 모든 회원들과 만났는데 모두들 위의 충고에 동의하였습니다. 그래서 다음 날 알렌 박사는 외아문에 편지[140]를 보내 저와의 협약이 이행되지 않았으므로 제가 병원에 계속 출근할 수 없지만 의약품 구입에 대한 우리의 예산을 갚는다면 즉시 철회할 것이며, 제가 일을 성공적으로 계속할 수 있는 그런 상황을 만들 그들의 결정을 기다리고 있겠다고 알렸습니다.

책임 주사는 여러 번 제가 돌아오겠다는 약속을 얻으려 시도했지만, 저는 그들에게 오직 한 가지 답변만을 하였습니다. "만일 귀하가 나와 대화하고 싶다면, 미국 공사관을 통해 서면으로 하십시오." 만일 그들이 이런 방식 (서면)에 동의한다

---

140) 濟衆院 醫士 芮斐信 自退의 件, 1894년 5월 10일(高宗 31년 4월 6일), 美案 1244.

면 그것은 그들을 구속할 수 있을 것이며 우리는 이점을 갖고 일을 할 수 있을 것입니다. 그러나 관리들은 너무 부패해서 그들의 말에는 조금도 신뢰할 수 없으며, 너무나도 인간애가 전혀 없어 만일 조금이라도 이득이 커진다면 죽어가는 사람을 길에 버릴 것입니다. 저는 한국에서 관리들이 어느 정도로 부패했나 하는 것에 대한 (정확한) 견해를 박사님이 가지실 수 없을 것이라고 생각합니다.

알렌 박사는 그가 처음 병원을 개원했을 때 병원은 자신이 생명을 구했던 한국에서 가장 영향력 있는 사람인 왕비의 친척 중의 한 사람의 후원 하에 있었으며, 그 사람은 제중원에 개인적으로 깊은 관심을 보여 알렌 박사가 제안한 모든 것이 실행되었다고 말했습니다. 그 이후 민영익은 중국으로 건너가서 지금 그곳에 체류하고 있으며, 짜내어 이득을 얻는 기회 이외의 것에는 관심이 없는 사람이 병원을 감독하고 있습니다. 왕 자신은 제중원에 관심을 갖고 있으며 그것이 적절하게 운영되도록 바라고 있지만, 불쌍한 그는 궁궐 담 안에 갇혀 있어 명령을 내려도 그것이 실행되는 것을 모르고 있습니다.

이것이 한국의 관습입니다. 왕은 바깥에서 잘못되고 있는 일에 대해 그가 모르게 하는 데 깊은 관심이 있고, 그 일이 노출되지 않는 한 이득을 취할 수 있는 관리들을 통해 듣는 것을 제외하고는 무엇이 진행되는지 아무 것도 알 수가 없습니다. 관리들은 그들의 이득을 취할 수 있습니다. 모든 정부 관리는 같은 방식으로 일을 합니다. 그래서 백성들은 거의 살 수 없을 때까지 억압당하며, 전라도의 남부 지방에서 일어난 반란은 백성들이 벗어나기 위해 싸우다 죽는 것이 지금과 같이 사는 것과 같다고 느끼는 상황에 도달했다는 사실 때문입니다. 왕 자신은 내심 국가에 관심이 있는 것 같지만, 무슨 일이 진행되고 있는지 모르기 때문에 힘이 없습니다. 자신들의 군대로는 이를 진압할 수 없어 조선 정부는 청나라에 군대를 보내 도와달라고 했고, 그렇게 하자 일본과의 불화가 초래되었지만, 그는 반란이 일어난 수주일 후에도 그것을 알지 못한 것으로 알려져 있습니다.

제가 이러한 상황을 언급하는 것은 관리들에게 어떠한 신뢰를 주는 것이 소용없으며, 공사관을 통해 서면의 합의를 가질 필요가 있다는 것을 예시하기 위한 것뿐입니다.

장소가 매우 좋고, 실망적인 상황에서 단지 6개월 동안의 노력 끝에 매일 내원 환자가 10명에서 50명으로 증가한 사실에서 분명하듯이 병원이 성공적으로 발전할 수 있기 때문에 저는 그런 협약이 맺어 질 수 있는 곳이라면 어느 곳이건 되돌아 갈 준비가 되어 있습니다.

주사들이 (정부가 지원하는) 돈을 착복하게 놔두고 선교본부의 돈으로 병원을 운영하며, 제한된 에너지만을 쏟고 불쌍한 환자들이 (주사들의) 모욕에 노출되는 것에 대항하지 않으니 매일 30~40명 정도의 환자를 치료하게 되어 진료소를 다소 성공적으로 운영할 수 있었습니다. 그러나 중증의 환자는 진료하지 않고 이 나라를 복음을 알게 하는 데 아무 일도 하지 않으니, 저는 전도 사업의 이점을 갖는다는 희망 없이 제 정신적인 에너지와 체력을 쏟아 부음으로써 제 건강에 부작용을 갖게 되었다는 것을 말씀드려야겠습니다.

게다가 저는 힘을 갖고 있는 사람들의 신임을 상당히 받고 있기에 하나님께서 우리가 병원을 계속 유지하는 것이 하나님의 의지라면 저의 요구가 승인될 것이라는 희망에서 제가 굳건한 태도를 취하는 것이 정당화 될 수 있을 것으로 느끼고 있습니다.

Oliver R. Avison (Seoul),
Letter to Frank F. Ellinwood (Sec., BFM, PCUSA) (July 12th, 1894)

Seoul, Korea,
July 12/ 94 (Sept. 12)

Rev. F. F. Ellinwood, D. D.

Dear Sir and Brother -

I received your letter of April 25th a few days ago, and yesterday that of June 11th arrived. They are both written in a very kindly tone which I duly appreciate.

While we deeply regret the unfortunate circumstances which prevent your granting all we would like, we are thankful you are able not only to keep up the work already established but also to increase our force somewhat.

Re our question as to the sending out of our former servant I have nothing further to say except that we are quite satisfied with your decision and hope that as time passed we shall find Koreans who shall develop into reliable servants. We feel this difficulty less keenly as we become more acquainted with the language - and perhaps trained down to being a little less particular. You neglected to enclose a slip or leaflet mentioned by you as showing the criticisms of missionary work made by certain persons.

I am afraid you will think you bestowed to much praise on me in your first letter when you learn (as you have I believed already learned) that the hospital is at least temporarily closed.

I have to thank you for appropriating funds for the building of my house and for the purchase of drugs as also for the payment of an assistant. And I especially thank you for sending out a nurse who will I am convinced prove to be one of the most useful adjuncts to our missionary force.

We are also pleased to know of the appointment of a lady physician who I expect will be claimed be the ladies for their work in the East end of the city in connection with the establishment of the new Girl's School. I need only mention in passing what others will inform you of fully that the new property has been purchased and buildings will be erected this summer, in so far as the appropriations will permit, at least unless the threatened war prevent the carrying on of the work. A beautiful sight has been secured high, dry with numerous trees on it, and surrounding on all sides by a thickly populated district.

A word as to your caution concerning our adopting a style of houses, churches, etc. above the means of the Koreans to mistake. It is certainly a thing to be avoided, for if there is any one thing which debases men it is the fostering of a pauper spirit.

The only thing I insist upon with regard to hospital buildings is that they shall be clean, well-ventilated and located in a health place. I do not desire fine buildings. As to forces of assistants we are far behind the Koreans in this respect for in the government hospital they employed about 30 servants where we should be content with 8 or 10.

In our houses we use more servants than we would do in America for two reasons - because they cannot do the work and because we desire to spend all the time we can outside of such work. I sometimes wonder however if we could not create a better impression and while preaching as it is called, a little less, teach with more effect if we did a little more actual manual work.

In this country work is regarded as degrading and as all the missionaries belong to the class known to them as "Scholars", there is a general impression that they must follow our example and spend their whole time in reading the books and studying the "doctrine". As a result we have scarcely any "working men" in our church except such of our servants as have been led to profess Christ. This subject is causing a good deal of concern in our mind at this time and we are hoping to be led to find a remedy for it.

The statement that you say has been made to you that the houses of the Presbyterian Missionaries in Seoul are more expensive and finer than those of other foreigners, is not correct. Most of them are large, airy, & comfortable, but in my judgment they are not superior to those of the Methodist Mission while inferior to some of them and certainly much inferior to those foreigners outside of the Mission.

I think though, that in Seoul there is a danger lest we spend too much of our time with one another and devote too little to the people whom we came to work amongst. This is a general remark, not intended to apply to any one, but there is no doubt a tendency to spend too much time in Social intercourse because of the considerable number of foreigner resident here, and more expecially because of the presence of the Legations.

We were all saddened some time ago by the news of little Rosie Baird's death and when two weeks afterward I received a telegram from Mr. Baird announcing the illness of Dr. Irvin with what may feared to the Spinal Meningitis with the request that I go at once. Seoul Station was thrown into a state of consternation. We received the telegram on a Sunday afternoon & I went to Chemulpo on horseback on Monday in order to catch a boat that might.

We were delayed by the boat running aground before she got out of the harbor, and then by fogs as we sailed down the coast, so that I did not reach Fusan till Friday morning. I was pleased to find Dr. Irvin somewhat better and to find that it had turned out to be a case "relapsing fever" which is quite common amongst the Koreans at this season of the year but is very rare amongst the foreigners. It is a very painful disease and if it relapses several time as it sometimes does (hence its name) it reduces the patient very much. I remained with him 9 days. He had a relapse and I am sorry to learn his recovery has been very tardy. So far as I can judge I think there is no reason to fear but that he will completely regain his health.

The other members of our community has continued healthy with the exception of slight ailments.

My own health and that of my family is good. Mrs. Avison has fully regained her former strength. And now as briefly as possible an outline of the history of the government hospital.

I began work there Nov. 1/ 93. There was only a small stock of useable drugs and as I before stated the whole place was in a tumble down state, except the dispensary. During that month I received $120.00 from the officials and subsequently learned that they kept $180.00 which should have been given to use at the same time. The attendance when I began was less than ten patients daily, but I was gratified to see it steadily increase till in April it rose to an average of between 35 to 40. Sometimes more than 50 patients being treated in one afternoon.

I worked along through November and December making plans for the improving of the conditions. Dr. Allen heartily seconding my effort and the officials by word at least approving my work. Late in December Dr. Allen found an opportunity to lay the hospital matters before the King who appeared anxious to have things right and the following propositions were agreed to by His Majesty and a new superintendent appointed with instructions to have them carried out.

1. The number of choosas should be reduced to three, two of whom should speak English, at lest one of them to be at the hospital during working hours.

2. Each Choosa should receive $20.00 per month.

3. The government should place the hospital buildings in repair according to the directions of the attending physician.

4. The government should place $200.00 per month subject to the doctor's order, out of which he should pay $60.00 to the Choosas as per clause 2, the balance to be used by the doctor in paying servants, purchasing fuel, food, & medicine according to his discretion.

5. The government should give the doctor the vacant building lot on the hill at the real of the hospital on which the doctor agreed to builds his residence.

6. The doctor should attend at the hospital every day at certain hours to receive and treat patients. If he should be necessarily absent at any time he should provide a substitute to act during his absence.

7. The Choosas and the doctor should separately keep a record of all money spent - which must agree - a report of same to be sent to the government monthly.

8. The doctor should endeavor two foreign nurses who should nurse the patients in the hospital.

The new superintendent started an investigation and found that the Choosas had been using the money and falsifying the books which were made today that $50.00 per month been paid to the doctor for medicines, while certain other sums had been used in the support of inpatients - the number of such male & female being stated. The facts were that Dr. Vinton had received only $100.00 in 15 months, while there had been neither male nor female inpatients for a long time. As a result of the investigation all the old officials were dismissed and three new ones appointed in accordance with the agreement while the staff of servants was reduced by one half.

This took place at the Korean New Year, Feb. 4th of our reckoning.

Just before this time I had obtained permission from the government to occupy the house vacated by the Bunker's and we moved into it Feb. 3rd. This house was nearer to the hospital than was our former one, and also nearer to the other missionaries and was in every way well adapted for our family and as we got it rent free it was considered a good move.

Previous to this time I had made arrangement to have Misses Arbuckle & Tate come to the hospital on alternate days to help with the female patients and make an effort to follow them up and secure an entrance to their houses and I am glad to say they were succeeding nicely. At this time everything appeared favorable to success. The average attendance had increase to between 20 to 30 and the concessions we had secured encouraged us to hope that we should have a good hospital eventually.

Only one thing disturbed the serenity of our mind - on enquiring into the character of the new officials. I found nothing good, more especially of the one who would really be at the head of affairs. He had formerly used Dr. Underwood's name to rob a man of a large sum of money, and had lost his position as interpreter at the French Legation because it was discovered that he was quietly robbing them of considerable sums.

According to Korean phraseology he 'ate money well'. This feature of his character soon developed in his new position and I found too that as time passed he became very rough with the patients, especially with the poorer ones, and I was frequently so shocked with his way of addressing them that I had to act him to refrain.

Now let us see have the new arrangement was carried out - When I enquired concerning the first month's money I was told that it had been paid over to the old officials who had used it up, and that we should have to do the best we could till the next month. The second month they said that all that month's money would be needed to pay the servants etc. for the two months and that I must wait till the third month

You will note that by the agreement the money was first to be paid to me and I was to pay the Choosas and servants, but I discovered that this was to be ignored as can be seen from the statement in the preceding sentence. They soon afterward brought a message from the Superintendent (who never himself meet in an appearance) that he would pay the money to the Choosas and servants and afterwards give me the balance.

Dr. Allen advised me to accept this modification and a schedule of servants & wages was made out which would leave a balances of $110.00 per month for me to run the hospital on. A little later on they brought word that the Superintendent would make such repairs as he thought necessary out of this balance and that when I wished to buy medicines. I should apply to him through Choosa for money.

Compare this with the agreement entered into. This brought us back exactly where we were before the revolution. I interviewed Dr. Allen on the subject. He asked me to say to them that I would at once leave the hospital unless they carried out the agreement.

I said I was unwilling to give the hospital up at least before the Annual Meeting of our Mission and I could not make the threat unless I were prepared to stand by it. He said if I felt like taking this step, he would make another effort to get it before the King who was of course ignorant of what was going on. At the same time he said he felt that it would be of little use, because while the King would command the immediate righting of the matter, the carrying out of the command would still be in the hand of the same men, or others just like them. This being the case, I decided to go on longer doing the best I could to gradually change their method.

I had already bought a considerable amount of drugs from Dr. Vinton with which to carry on the work and was in debt to him for them, while I had also advanced money of my own to repair some rooms and make them fit to receive patient.

In order to secure the advantages of residence at the hospital, I had fitted up a study there and going down at 9:30 A. M. I spent the forenoon with my teacher and in overseeing the preparation of medicines, then ate my lunch which was suit to me from house, and at 1 or 1:30 P. M. began medical work. As they had discussed the former dispenser, the additional work of dispensary devolved on me, with such help as the boys could give, but it gave me the advantage of knowing that the patients really received their medicines which they very often did not before. For instance, one day I had occasion to use some quinine and being stretch by it's appearance and behavior I examined it and found that it was rearly all Soda. The dispenser (who alone had access to it) had sold the quinine and made up the bulk with inexpensive Soda, and this was what we were trying to cure ague patients with.

The number of patients increased until I treated a many as 53 in the dispensary in one afternoon & dispensed their medicines beside having some inpatients and making some visits at patient's homes. This necessitated my working in the dispensary till 6 & 7 P. M. Many case required operation of which I performed several every day. You can understand that an average of 30 to 40 patients a day. Equal to 12,000 per year would use up medicine fast. As a result I soon ran out of many necessary medicines and the outlook was not bought for getting more. I was able to buy some thing with my own money at the Japanese stores but at nearly double the cost I should have paid by ordering in proper quantities from America or Europe,

I received no word from the Board of their willingness to supply drugs, and having got into the fourth month under the new regime without receiving any money. I found myself in a difficult place. I had either to go on getting into debt without knowing how it should be paid, or give up the work. One day the

Choosa came to me and asked me to lend then $25.00 to buy bandages, Cotton &c, while I knew that at the same time they were using illegally the money intended for that purpose.

The idea they had was, as one of them expressed it to a friend, - "what was the use of them giving me money to buy drugs when I could get all I wanted from the Mission, if they did not give it to me."

As you correctly remark in your letters, this was a very bad spirit for missionaries to foster.

Things were going on in this way when one day I receive a request for one of us to go to An Sung to see a man who was very sick. This is a large town 170 li (nearly 60 miles) from Seoul where Rev. Mr. Junkin had gone to spend a month, and he felt anxious to accede to the urgent request of the man's friend to bring a foreign physician to see him, hoping that it would be a means of opening his way to the heart of the people, it being the first time that a missionary had visited that town. Dr. Vinton consented to attend the hospital if I thought it wise to go, so Dr. Underwood and I made this trip. Unfortunately the man died before we reached his home but our attempt to get there appealed to their sympathy just the same, and they were very grateful, and I treated about 70 other patients there and enroute. We were absent from Seoul one week. When I got back to the hospital I found the officials had rented the rooms that I wanted for ward and for an operating room to some Japanese families and that other vacant rooms had been taken up by Koreans who had no right on the place. It was evident the new men were going to encroach at every point where it could be made to pan out to their financial advantage, no matter at what disadvantage to the medical work. Frequently I found that sick men, whom I had received as inpatients, mysteriously disappeared and it was impossible to find out why - but the reason was plain to those of us behind the scenes; if they remained they must be fed, and that would withdraw so much from the fund availably to the officials.

It was a constant struggle on their part (not openly) to encroach, and a constant struggle on my part to <u>check   </u>te them.

Another instance: - Although I did not begin to see patients till after lunch, they generally began to gather about 9 A. M. and then there was a rough and tumble scramble to be the first to get into the consulting roon. To prevent this unseemly disorder and to enable first comes to be first served I directed numbers to be issued in the order of their arrival, with the understanding that I would see them in that order only. But I often found some whom I had seen coming at 1 P. M. appearing first in the consulting room with tickets numbered 1, 2, 3, etc, while those whom I had seen waiting when I arrived in the morning were given tickets with high numbers. The secret was, the new comers were Yanbans, while the others were common people and there were made to wait until their superiors (?) had been attended to. I determined that is my conduct with patients at the hospital I would know only one class and that they wish all submit to the above regulation, but it was a very difficult rule to enforce, and I might have let it go had I not felt that it was the only course which would permanently recommend the hospital to the people who needed it most. A common man in Korea has no right which can be allowed to come into conflict with the convenience of a Yangban, but as the whole spirit of Christianity is opposed to such a doctrine. I could not consent to be governed by it, but rather felt it incumbent upon me to let at last one point of difference between Christians and heathens be seen. This constant matching of my will and ingenuity against that of the official gave rise as you can understand to anything but a pleasant frame of mind and I found it very difficult to carry on my work in the Spirit which would recommend it and as to the confidence and affection of the patients. This was much more wearing on me that the amount of work I did, and I returned home every night feeling thoroughly exhausted.

As to the evangelistic work - I was never forbidden to talk with the patients and indeed I often did so in my broken speech and when I had inpatients I sometimes got one of the other missionaries to come down and read to or talk with them, but the whole atmosphere of the place was opposed to it and only a little could be done, although as I have said the subject was never forbidden and indeed the official themselves were concerned with on more than one occasion. If we could have used the opportunities freely much might have been accomplished by an evangelist spending the afternoon with the 50 or more people who were always there, and who represented every part of the Kingdom. Misses Arbuckle and Tate took opportunities to converse with the female patients and follow them when possible to their homes and I desire here to say that these ladies proved of great service to me in helping with the medical work while at the same time their presence was a means of greatly increasing the attendance of women.

But, having said all I can that is favorable about the opportunities for evangelistic work, it is still true that it could be carried on in but a very restricted manner and as compared with the amount of energy I had to put into the work to overcome the obstacles it is scarcely worth mentioning at all, while the amount of good done by it was probably far outweighed by the bad impressions which flowed from my connection with an institution governed by unscrupulous men. I have reason to believe that I was often mentally classed as one of them.

But to go back to the time when I returned from An Sung; - I have said I found several ward rented to japanese and others occupied by Koreans who were not sick. I found also additions being made to the staff of servants and changes made in the servants without consultation with me, so that I was having given boys put in the dispensary to help me about whom I knew nothing, and over whom I, not having engaged them, would have no control. Although we were now in the 4th month under the new arrangement there was no money forthcoming but rather a lightening of the lines and at the same time I received notice that the house in which I was living had been granted to another foreigner and that I must leave it. This notice was coupled with an institution that I could have a portion of the hospital buildings for a residence - not the best part for that was occupied by Choosas, but the part occupied by the Japs at the rear. I may say that these rooms were totally unfit for such a purpose, being small and not at all adapted for a foreign family's occupancy.

I at once communicated with Dr. Allen and Dr. Underwood who advised me to stop work until the matters could be set right. I continued work that day and in the evening interviewed all the members of our Station who concurred in the above advice, so next day Dr. Allen wrote the Foreign Office and informed him that, as their agreement with me had not been carried out, I could not continue to attend at the hospital, but would at once withdraw sufficient of the medicines to repay us for our expenditure, awaiting their decision to place it under such conditions as would make it possible for me to work successfully.

The head Choosa has tried several times to get my promise to go back, but I have given him only one answer - "If you have any communication to make to me, make it in writing through the American Legation". If they make an agreement in this way it will be binding on them and we shall be able to work with advantage, but so corrupt are the official that not the slightest trust can be placed upon their word, and so utterly devoid are they of humanity that they will turn dying men out on the street if by doing so they can even by a little increase their own gains. I do not think you can form any idea of the depth of corruption into which the official class in Korea has sunk.

Dr. Allen says that when he first opened the hospital it was under the auspices of one of the Queen's relatives whose life he had saved and who was the most influential man in the Kingdom and that he took such a deep personal interest in it that anything he (Dr. Allen) suggested was carried out. Since then that official Min Yong Ik, has gone to China where he now is and the oversight of the hospital has been given to man who have no interest in it other than as it afford the chance to "squeeze" and make 'gain'. The king himself is interested in it and wished it to be properly carried on, but he, poor man, is shut in within the palace walls, and having given his orders, knows not but that they are executed.

This is Korean Custom - he can know nothing of what is going on except as he heard it through the officials, who are deeply interested in keeping from him any knowledge of wrong doing outside, unless it should happen that by revealing it they can advance their own interests. Every government office is carried on in the same way, so that the people are oppressed until they can scarcely live, and the rebellion in the Southern Province of Chulla Do is due to the fact that the people have reached a point where they feel they might as well die fighting for relief as continue to live as they use now doing. The King himself is believed to have the interests of the country at heart burt he is powerless - as he does not know what is going on. It is understood that he did not learn of the rebellion for many week after its commencement, although, being unable to suppress if by their own troops, the government had invited the Chinese to send troops to help them, which they did thus giving rise to the present troubles with the Japanese.

I mention these circumstances only to illustrate what I have said about the uselessness of putting any trust in the officials, and of the necessity of having a written agreement made through the Legation.

I am ready to go back wherever such an agreement can be made, because the place is well located and can be developed into a successful hospital as is evident from the fact that the daily attendance, after only six months of effort under discouraging condition had risen from ten to fifty.

By allowing the officials to "eat" all the money, and then running the hospital entirely on Board money, by putting into the work a limited amount of energy and by not opposing the indignities to which the poorer patients were exposed. I could have had a moderately successful dispensary there, treating perhaps 30 or 40 patients daily, but not taking up any serious cases, and not accomplishing anything toward the bringing of this nation to a knowledge of the Gospel; but I am compelled to say that I was putting into it an amount of nervous energy as well as physical force that was having an untoward effect upon my health without hope of a corresponding advantage to the work of evangelization.

I felt too that I had secured a fair hold on the confidence of those in power so that I could be justified in taking a firm position in the hope that if it were God's will that we should continue to hold the hospital. my demand would be granted.

회의록, 한국 선교부 서울지부 (미국 북장로교회) 1891~1921
(1894년 7월 16일)

1894년 7월 16일
한국 서울

(중략)

에비슨 박사는 여학교의 새 건축 위원회의 경과를 보고하였다. 위원회는 경비는 65달러가 넘지 않으며 주택 수리 기금에서 인출하여 여성들이 즉시 입주할 수 있도록 부지의 한옥을 수리하도록 승인받았다.

(중략)

회의의 서기로서 밀러 씨는 교회 회의 및 선교 통계에 대해, 언더우드 박사는 서울, 기포드 씨는 남부 경기도, 무어 씨는 강변 마을에 대한 선교 사역에 대해, 에비슨 박사, 빈튼 박사 및 언더우드 박사 부인은 의료 사역에 대해, 기포드 부인과 도티 양은 여성 사역에 대해, 스트롱 양은 여학교에 대해, 밀러 씨는 남학교에 대해, 기포드 씨는 조사 강습반에 대해, 밀러 부인과 아버클 양은 주일학교에 대해 연례 회의에 보고하도 임명되었다.

다음의 청구가 낭독되었고 승인되었다.

......

    O. R. 에비슨 박사   257.80달러

......

기포드 씨의 청구에서 주택 수리 항목의 세목은 경비가 2달러가 초과되는데 이것은 규정의 위반이었다는 단서와 함께, 그리고 밀러 씨와 빈튼 박사의 유사한 세목도 그것이 응급 지출이었다는 단서와 함께 승인되었다.

2달러가 초과된 수리비가 적절한 것인지 조사하여 선교지부에 보고할 2명의 상설 위원회를 선출하자는 안이 동의되었다. 에비슨 박사와 리 씨가 선임되었다.

Minutes, Seoul Station, Korea, 1891~1921 (PCUSA) (July 16th, 1894)

Seoul, Korea.
July 16th, 1894.

(Omitted)

Dr. Avison reported the progress of the committee on building the new Girls' School building. The committee was authorized to repair certain Korean buildings upon the property for the immediate occupation of the ladies, the expense not to exceed $65 and to be drawn from the house repair fund.

(Omitted)

Mr. Miller, as clerk of the session was appointed to report at the Annual Meeting upon the Church Session and Mission Statistics; Dr. Underwood upon Evangelistic work in Seoul, and Mr. Gifford in southern Kyeng Ki To, Mr. Moore at the river villages; on Medical Work Dr. Avison, Dr. Vinton, and Mrs. Dr. Underwood; on Woman's Work Mrs. Gifford and Miss Doty; Miss Strong on the Girl's School; Mr. Miller on the Boys' School; Mr. Gifford on the Training Class for Helpers; and on Sabbath Schools Mrs. Miller and Miss Arbuckle.

The following orders were read and approved: -

......

    Dr. O. R. Avison   257.80

......

Items under the head of House repairs in the order of Mr. Gifford were approved with the note that, being in excess of $2 in cost, they were an infringement of the rule; and similar items in the orders of Mr. Miller and Dr. Vinton with the note that they were emergency expenditures.

A motion was agreed to elect a permanent committee of two to examine into and report to the station the advisability of repairs in excess of $2. Dr. Avison and Mr. Lee were elected.

올리버 R. 에비슨(서울)가 프랭크 F. 엘린우드
(미국 북장로교회 총무)에게 보낸 편지 (1894년 7월 18일)[141]

7월 18일

편지가 너무 길어져 한 번에 끝낼 수가 없습니다. 이런 긴 편지를 보내게 되어 사과의 말씀을 드려야 하지 않을까 걱정됩니다.

어제 언더우드 부인이 얼굴에 작은 종기가 있는 왕비를 진찰하기 위해 궁궐을 방문했습니다. 왕비는 매우 호의적이었고, 병원에 관해 물었는데 아무도 내원하지 않는다는 이야기를 듣고 놀랐다고 합니다. 통역의 한 사람은 분명 이런 문제가 논의되는 것을 원하지 않아 재빨리 대화를 다른 화제로 돌렸습니다. 이러한 상황은 제가 이 편지의 17쪽에서 말씀드렸던 것의 실례입니다. 그들의 왕은 병원이 운영되고 있지 않은 것을 알지 못하고 있습니다.

오늘 언더우드 부인은 이 문제에 관해 대화를 나누길 원했습니다만 기회가 없었습니다. 그녀는 내일 궁궐을 다시 방문합니다. 알렌 박사는 여러 번 이 문제를 왕에게 제시하려 시도했지만, 한 번도 성공하지 못했고 그래서 현재 아무 일도 이루어지지 않았으나 왕에게 직접 알릴 기회가 오기를 기다리고 있습니다.

우리의 현재 장소와 사업에 관해서입니다. 새로운 여학교를 위해 대지를 이미 구입하였습니다. 저는 이번 가을에 그곳으로 이전할 수 있도록 충분히 앞당겨서 건물이 지어질 수 있었으면 하고 기대하고 있으며, 우리들이 그들 집의 일부를 사용할 수 있도록 도티 양은 이미 이전 집을 떠났고 다른 여성이 스월른 씨 집으로 끼어 들어가 살아야만 했습니다. 6월 중 제가 부산에 멀리 가 있는 동안 이사가 끝났습니다. 우리는 응접실과 침실을 갖고 있고, 또한 부엌과 식당이 있습니다. 그리고 여성들이 우리와 기숙하고 있습니다. 우리는 매우 편안하지만, 공간의 부족을 절감하고 있습니다.

현재 일본과의 불화가 있는 상황에서 계약을 하는 것이 온당하다고 느끼지 않아 우리의 건축 일이 지연되었습니다. 그러나 대지에는 상당히 좋은 한국식 집이 몇 개 있으며, 이곳에 여성 및 학생들을 수용하기 위해 은화 75달러가 조금 더 되는 경비로 수리하고 있습니다. 그래서 이번 불화가 진정되면 그들은 이번 가을에

---

141) 원래 7월 12일자 편지의 추신 형식으로 추가된 부분이다.

그곳으로 이전할 것이며, 그러면 우리는 이 집 전체를 이용할 수 있을 것입니다. 우리 가족이 그 몇 주 동안 하루 전의 통고로 정동으로 이사하려 대기하고 있어야 하는 것이 참말로 매우 불편한 것이었기에 우리는 하나님께서 현재와 같은 조정을 채택하도록 인도해 주신 것에 매우 감사드립니다.

의료 사업에 관한한 저는 집에서 약간의 환자를 진료하고, 약간의 왕진을 하고 있으며, 아마도 언더우드 박사로부터 들으셨을 "피병소"를 거의 매일 방문합니다. 최근 약 2개월 동안 그곳에는 45명의 환자가 있었는데, 거의 대부분 재귀열 혹은 발진티푸스입니다.

향후 우리의 계획은 분명 다소 모호합니다. 현재 전쟁 발발의 징후가 있어 정부의 관심은 이 중대한 일에 쏠려 있기에 책임 있는 사람에게 병원 일을 제시하는 것이 방해를 받고 있습니다.

Oliver R. Avison (Seoul),
Letter to Frank F. Ellinwood (Sec., BFM, PCUSA) (July 18th, 1894)

July 18th

This letter has grown to such a length that I was unable to complete it at one time, and indeed I fear I shall have to apologize for sending you such a lengthy communication.

Yesterday Mrs. Dr. Underwood was called to the palace to see the Queen who has a small boil on the face. The Queen was very gracious and enquired about the hospital and expressed surprise when she was told that no one was in attendance. The interpreter, one of the Min's, speedily directed the conversation into another channel, apparently not desiring to have the subject discussed. This circumstance illustrates what I said, on page 17 of this letter. Their majesties are even yet unaware that the hospital is not being carried on.

Today Mrs. Underwood wished to get into conversation on the matter, but no opportunity occurred. She will again visit the palace tomorrow. Dr. Allen has tried several times to get the matter taken to the King, but no one thus far will do it and so for the present there is nothing to be done but wait till an opportunity occurs to take it to the King directly.

And now as to our present location and work. Property had already been purchased for the new Girl's School and it was hoped that the buildings could be sufficiently advanced to allow them to move into them this Fall, so it was arranged that as Miss Doty had already left the old house the other ladies should squeeze into Swallen space so as to let us occupy part of their house and while I was away in Fusan in June the removal was accomplished. We have a guest room & a bedroom and we also occupy the Kitchen and Dining Room, the ladies boarding with us, and we are very comfortable indeed considering the lack of space.

The present trouble with Japan has delayed the building operations as we have not felt justified in giving out the contract yet but there are some fairly good Korean houses on the property which are now being put in shape, at a cost of perhaps a little over $75.00 Silver for the reception of the ladies and their pupils, so that they will go over this Fall of these troubles are settled and we can then occupy the whole of this house. By this plan our house rent will be saved. We are very thankful now that God guided us to the adoption of the present arrangement as it could indeed have been very inconvenient for our family to have been holding ourselves in readiness all these weeks to move into Chong Dong on a day's notice.

So far as medical work is concerned I have had some patients at the house, have visited others at their houses and have made almost daily visit to "The Shelter" - a place of which you have probably been informed by Dr. Underwood. There we have had 45 inpatients almost all having either relapsing fever or typhus fever, within the last two months or a little longer.

Our plans for the future are necessarily a little hazy yet. The present threatening of war hinders us bringing the hospital affairs to a head as the government's attention is taken up with these graver affairs.

호러스 N. 알렌(서울)이 프랭크 F. 엘린우드
(미국 북장로교회 총무)에게 보낸 편지 (1894년 7월 26일)

한국 서울
1894년 7월 26일

친애하는 엘린우드 박사님께,

(중략)

병원은 (더 이상) 존재하지 않습니다. 이 나라 정부도 마찬가지입니다. 일본이 23일 아침에 궁궐을 점령했고, 그들은 지금 모든 것들을 통제하고 있습니다. 그들의 계획이 매우 좋기 때문에 그곳에는 미래가 없지만; 중국인들은 일본이 초조하게 먼저 들어가 막대한 돈을 낭비하게 한 뒤 나중에 개입할 것입니다. 그래서 어느 누구도 아직은 조선의 미래가 어떻게 될 지 말할 수 없습니다. 우리는 좋은 수비대를 갖고 있으며, 모든 미국인들과 함께 우리들 모두는 안전하고 잘 있습니다.

(중략)

Horace N. Allen(Seoul),
Letter to Frank F. Ellinwood (Sec., BFM, PCUSA) (July 26th, 1894)

Seoul, Korea,
July 26, 1894

Dear Dr. Ellinwood,

(Omitted)

The Hospital is defunct. So is the Govn't, the Japs took the Palace on the morning of the 23rd and they now control everything. It would be all very well were there no tomorrow as their plans are excellent, but the Chinese will move after they have allowed the Japs to fret a good deal and waste a lot of money. So no one can tell as yet what the future of Korea is to be. We have a good guard and all your people with all Americans are safe and well.

(Omitted)

18940800

한국의 선교.
The Church at Home and Abroad 16(2) (1894년 8월), 117쪽

한국의 선교.

(중략)

　의료 사업은 서울에서 장로교회 선교부가 관리하는 제중원과 연관되어 진행되었다. 병원에서 1,398예의 환자가, 진료소에서 546예가 치료를 받았으며 70건의 수술이 시행되었다. 정부는 병원 진료에 필요한 것을 늦게 지급하였으며, 이런 지연에 우리 의사들은 다소 당황하였다. 에비슨 박사가 병원의 책임을 맡도록 임명된 후 기관이 필요로 하는 물품은 당국자들의 손에 의해 더 배려를 받았으며, 기관의 설비에 분명한 개선이 있다. 해외선교본부는 최근 모드 알렌 박사와 간호사 훈련을 받은 안나 P. 제이콥슨 양을 병원에서 에비슨 박사와 함께 일하도록 임명하였다.

Missions in Korea.

(Omitted)

Medical work has been conducted at Seoul in connection with the Royal Korean Hospital, which has been placed under the supervision of the Presbyterian Mission. 1,398 patients have been treated at the hospital and 546 at the dispensary, and 70 surgical operations performed. The Government has been slow to meet the requirements of the hospital service, and our physicians have been somewhat embarrassed by the delay. Since the appointment of Dr. Avison to the charge of the hospital, the needs of the institution have received more attention at the hands of the authorities, and there is a decided improvement in the facilities of the institution. The Board of Foreign Missions has recently appointed Maude Allen, M. D., and Miss Anna P. Jacobson, a trained nurse, to be associated with Dr. Avison in the hospital.

18940800

호러스 G. 언더우드, 한국의 우리 선교.
The Church at Home and Abroad 16(2) (1894년 8월), 122~124쪽

한국의 우리 선교.
H. G. 언더우드 목사, 신학박사, 서울.

(중략)

의료 사업. ...... 언더우드 부인은 계속 아파 지난 해 어떠한 의료 사업도 하는 것이 거의 불가능했으며, 사업은 주로 빈튼 박사와 예비슨 박사가 나누어 진행하였다. ...... 에비슨 박사는 가을부터 현재까지 제중원을 담당해 왔다. 병원을 담당하는 한국인 관리들 사이에 협동이 되지 않아 병원을 훌륭하게 운영하는 데 필요한 권한을 그로부터 빼앗아 갔으며, 환자가 크게 증가하고 치료에 훨씬 더 성공적이었음에도 그는 현재 사직할 수밖에 없었다.

내버려진 한국인 병자를 위한 피병소가 도시 성벽 바로 바깥의 언덕에 있는 아름다운 작은 숲에 문을 열었다. ...... 이 사업 역시 에비슨 박사가 담당하고 있다.

Horace G. Underwood, Our Mission in Korea.
The Church at Home and Abroad 16(2) (Aug., 1894), pp. 122~124

Our Mission in Korea.

Rev. H. G. Underwood, D. D., Seoul.

(Omitted)

Medical Work. ...... Mrs. Underwood's continued illness bas made it almost impossible for her to do any medical work during the past year, and the work has been mainly divided between Drs. Vinton and Avison. ...... Dr. Avison has had charge of the Government Hospital since the fall up to the present time. Owing to the lack of co-operation on the part of Korean officials in charge of the hospital, who withheld from him the authority necessary for the establishment of a good hospital, he has now been forced to resign, in spite of greatly increased numbers of patients and much success in treatment.

A Shelter for out-cast Korean sick bas been opened in a beautiful grove on the hillside just outside the wall of the city. ...... This work too is under the care of Dr. Avison.

올리버 R. 에비슨이 부모님께 보낸 편지 (1894년 8월 4일)[142]

한국. 서울
1894년 8월 4일

사랑하는 아버님과 어머님께,

　부모님은 저희가 아직 서울에 있으며, 전쟁과 여름의 열기에도 불구하고 살아 있음을 알고 계십니다. 저는 전쟁이 시작되었고 한 시간도 채 되지 않아 일본인들에 의해 서울이 점령되고 왕이 생포되었다는 소식을 알리는 엽서를 보냈다고 생각합니다. 그 이후 중국과 일본 사이에 두 번의 해전(海戰)이 있었는데, 일본이 승자였습니다. 중국의 군함 한 척은 침몰하였고, 한 척은 불에 탔으며, 한 척은 나포되었습니다. 수송선은 거의 1,500명의 군인과 함께 침몰하였습니다. 한국의 해안 근처에는 약 2,000명의 중국군이 있었는데, 상륙에 성공한 약 3,500명이 합류하였고, 토루(土壘) 뒤에 몸을 숨겼습니다. 서울을 점령한 후 일본군은 이곳에 단지 약간의 경호병만 놔둔 채 중국군 참호로 행군하였고, 증원부대와 보급품을 차단하기 위해 그들을 완전히 둘러쌌으며 며칠 전 그들과 전투를 벌여 그들을 완전히 섬멸하였습니다. 전쟁 보고에 의하면 일본군은 200명이 사망하였고, 중국군은 800명이 사망하였으며, 많은 수의 중국군이 생포되었습니다. 일본은 포로들과 함께 서울로 승리의 행진을 준비하고 있습니다. 당연히 한국의 왕은 일본의 명령 하에 행동했으며, 다음과 같은 포고령을 선포하였습니다.

우리는 중국과 주종 관계를 끊는다.
1. 모든 한국인들에게 한국은 독립국임을 알게 한다.
2. 이후 우리는 중국 황제가 아니라 우리 왕의 연호로 기록한다.
3. 양반제도는 이제 철폐한다. 부모가 누구이던 훌륭한 사람은 모든 공직에 등용된다. (양반은 제가 이전에 설명한 것처럼 양반 부모에서 태어나 공직에 등용될 수 있지만, 관습에 의해 살아가기 위해 아무 일도 하지 않습니다. 이것은 한국의 불행이었습니다.)
4. 양반이라고 주장하며, 타인을 구속하고 체벌하는 자는 체포되어 처벌을 받는다.

---

142) 이 편지는 다음의 신문에 실렸다. Letter from Korea. *The Almontte Gazette* (Sept. 21st, 1894), p. 6.

5. 돈을 위해 무고한 자를 체포하고 구금하는 관리는 처벌을 받는다. (이것은 대단히 흔했습니다.)

6. 부친의 상을 당한 사람은 자신의 업무나 공적 업무를 떠나지 않으며, 시민의 복장을 입고 통상적인 일을 할 것이다. (이전에 말씀드렸듯이 상을 당하는 것은 한국에서 상당한 일이었으며, 어떤 사람의 부친의 사망은 부모를 잃은 것을 넘는 재난이었습니다.)

7. 노예제도는 이제 폐지하며, 관이건 일반 시민이건 이를 행하는 것은 법에 의해 처벌할 수 있는 불법으로 간주될 것이다.

8. 스님은 이제 다른 시민들처럼 서울의 대문을 들어갈 권리를 승인한다. (오랫동안 스님은 법적으로 추방된 상태이었으며, 수도로 들어가는 것이 허용되지 않았습니다. 이 포고는 그들을 법령에서 해방시켰으며, 그들을 다른 사람들과 같은 지위에 있게 합니다.)

9. 모든 시민은 대중의 안녕을 저해하는 어떠한 문제에 대해서도 왕에게 청원할 권리를 가질 것이다.

10. 어떠한 사람도 친척의 부채로 체포되거나 구금되지 않을 것이지만, 각 사람은 자신이 책임질 것이다. (여태껏 원하는 사람이 손해에 대해 받을 수 없으면, 대신에 그의 친구들이 투옥되고 벙을 받았습니다.)

11. 예로부터의 풍습에 따른 조혼은 이제 금지한다.

12. 어떤 사람이 ＿＿의 하나에서 탁월하거나 한문 시험을 통과하여 과거에 통과했더라도 관질에는 차이를 두지 않을 것이다. 어느 방식이건 통과한 사람들은 동등하게 관질에 뽑힐 자격이 있다.

13. 그 밖에 정부 부서에서 양반 계층이 아닌 사람들에게 여러 고위 관직을 이미 주었다는 성명이 있었다.

부모님께서 아실 것처럼 이것들의 대부분은 새로운 헌법을 형성하면서 계획된 일반적인 원칙들을 단지 언급한 것에 불과합니다. 이것들의 대부분은 훌륭합니다. 이제 일본인들이 중국에 대해 우위를 지켜 새로운 것들을 수행할 수 있게 될지를 지켜보는 것이 남아 있습니다.

모든 종류의 소문이 중국의 의도에 따라 우리에게 전해지고 있지만, 일본 군함이 해안을 순시하고 있고, 서울로 이르는 길들은 그들이 모든 유리한 고지를 차지하여 방어하고 있기 때문에 전면적인 행군 명령을 받았지만 그들은 서울에 도착하는 것이 대단히 어려울 것입니다.

도시에서 우리 지역은 영국, 미국, 독일 및 러시아 해병대에 의해 보호되고 있는데, 일본군이 두려워서가 아니라 흥분이 한국인들의 폭동을 일으키는 것을 막기 위해서입니다. 만일 중국이 승리하여 서울로 들어 왔다면 그들의 군인들이 가져갈 것이 있는 모든 집들을 약탈할 것을 두려워했기 때문입니다. 하지만 그들이 영국 같은 외부의 열강으로부터 도움을 받지 않는 한 상당히 있을 법한 일이 아닌 것 같습니다. 이곳의 영국 영사는 중국을 지지하며, 그들이 패배했기 때문에 상당히 화를 내고 있습니다. 저는 영국이 그것에 빠져 나오리라 믿고 있는데, 그것은 아마 도 러시아와 프랑스가 일본에 합류하도록 하기 때문입니다. 저는 지금 일본의 성 공이 한국에 좋은 일을 가져다 줄 것 같습니다. 여태껏 일본군은 분명히 가장 완 전한 규율 하에서 모든 이들의 칭찬을 받게 행동하였습니다. 그들은 우리 외국인 들이 안전하게 여행을 하고 우리가 필요한 것을 모두 구하는 데 그들이 할 수 있 는 모든 도움을 주었습니다.

당연히 우리는 전쟁이 우리에게 불편함 혹은 위험과 같은 무엇을 가져다줄지 모르고 있습니다만, 제가 여태껏 캐나다 혹은 미국 신문에서 보고 들었던 모든 언 급은 사실이 아닙니다. 제가 이전에 말씀드린 것처럼 선교들은 위협을 받거나 공 격을 받지 않았고, 우리에 대한 어떠한 위험도 간접적으로 닥칠 것이며, 따라서 저 는 부모님께 다신한 번 신문 기사에 놀라시지 말고 대신 우리들 혹은 다른 믿을만 한 소식통으로부터의 소식을 기다리실 것을 요청 드립니다. 만일 선교의 회원에 어떤 문제가 생기면 뉴욕의 선교본부로 전보가 갈 것입니다. 저는 그들에게 부모 님의 주소를 보내기에 그들은 필요하다면 부모님께 즉시 연락할 수 있습니다. 따 라서 무소식이 희소식일 것입니다.

이곳은 기후는 열기가 과도했던 지난 2주일 전까지 대단히 상쾌했습니다. 우기 이지만 비는 거의 내리지 않았습니다. 우리는 모든 것을 잘 유지하고 있습니다. ……

우리는 성문에서 불과 15분 거리에 위치해 있어 대단히 운이 좋다고 느끼고 있습니다. 전쟁의 긴박성으로 우리가 성벽 안에 머물러야 하지 않는 한 마마도 우 리는 2주일 이상 이곳을 떠나 있을 것입니다.

우리는 올 여름 강변에 우리의 건물을 지을 수 없었지만 우리는 아직 그것을 소유하고 있고, 부모님께서는 그것으로부터 우리가 해를 당할 것이라고 염려하실 필요는 없습니다. 우리에게 문제를 일으켰던 사람은 이제 그의 유배를 명령하는 칙령에 의한 도망자 신세입니다. 우리는 내년 여름을 위해 그위에 건물을 지을 수 있을 지도 모릅니다. 저는 더울 때 시외로 나갈 곳을 갖고 있는 것이 항상 좋을 것이라고 생각합니다.

Oliver R. Avison (Seoul), Letter to Parents (Aug. 4th, 1894)

Seoul, Korea

Aug. 4, 1894

Dear Father and Mother, -

You see we are still in Seoul and yet alive in spite of the war and the heat of summer. I think I sent you a postal card informing you of the beginning of the war and of the capture of Seoul and the King by the Japanese in less than an hour. Since then there have been two naval battles between the Chinese and Japs., in which the Japs. were victors. One Chinese man-of-war was sunk, one was burned, and one was captured; and a transport ship was sunk with nearly 1,500 Chinese soldiers. There were about 2,000 Chinese soldiers in Korea near the coast, and they succeeded in landing about 3,500 more, who joined the first ones, and then entrenched themselves behind earthworks. After the capture of Seoul the Japs., having only a small guard here, marched on the Chinese entrenchments, surrounded them completely so as to shut them off from reinforcements and supplies, and a few days ago fought a battle with them in which they completely routed them. The report of the battle gives 200 Japs. killed, 800 Chinese killed, and a large number of Chinese captured. The Japs. are preparing for a triumphal march into Seoul with their prisoners. The King of Korea, acting, of course, under the orders of the Japs., has issued a proclamation said to be worded as follows;

We renounce vassalage to China.

1. Let it be known to all the Korean people that Korea is independent.
2. We henceforth date records from the reign of our own King and not that of the Chinese Emperor.
3. Yangbanism is hereby done away with. Any good man of whatever parentage is eligible to any official position (A Yangban, as I explained before, is a gentleman, born of gentle parents, and thereby made eligible for official position, but deburred by custom from doing anything to earn his living. It has been the curse of Korea.)

4. Any man claiming to be a Yangban and arresting and beating others shall be arrested and punished.

5. Any official arresting and imprisoning innocent men for money shall be punished. (This has been very common)

6. Any mourner shall not leave off his business, nor official work, on the death of his father, and shall wear citizens' garb and engage in his ordinary duties. (As I formerly said, mourning has been quite a business in Korea, and the death of one's father was quite a calamity outside of and beyond the loss of the parent.)

7. The practice of slavery is hereby abolished, and whether practiced by official or ordinary citizens shall be deemed as offence punishable by law.

8. Buddhist priests are hereby granted the right to enter the gates of Seoul as any other citizen. (For a long time Buddhist priests have been under the ban of the laws and not allowed to enter the capital. This frees these from the decree and places them on the same level as other people.)

9. Any citizen shall have the right of petition to the King on any matter affecting the public welfare.

10. No man shall be arrested or imprisoned for the debts of his relatives, but each man shall answer for himself. (Heretofore if the person wanted could not be got at for any offence, his friends were imprisoned and punished in his stead.)

11. Early marriages according to the ancient custom are hereby forbidden.

12. Whether one has passed the quagga by excelling in the one of the ____ or by passing the examinations in Chinese shall make no difference as to the official position. Anyone passing in either way shall be alike eligible for office.

13. Then follows a list of government departments and the statement that already several of the high offices have been given to men outside of the Yangban class.

As you will see, most of these are mere statements of general principles to be worked out in the formation of a new constitution. Most of them are good. It now remains to be seen whether the Japs. will continue to hold their own against the Chinese, and thus enable the new state of things to be carried out.

All sorts of rumors reach us of the intentions of the Chinese, but so far they have been completely routed, and they will find it very difficult to reach Seoul, as the Japanese gunboats are patrolling the coast and the roads leading here are all well fortified by the Japs., who hold every advantageous position.

Our part of the city is protected by English, American, German and Russian marines, not for fear of the Japs. but lest the excitement should lead to riots by the Koreans. It is also feared that if the Chinese should be victorious and get into Seoul, their soldiers would pillage all houses where there was anything to be got. This, however, seems now quite improbable unless they get help from an outside power such as England. The English Consul here favors the Chinese and is very angry because they are being defeated. I trust England will keep out of it, however, as it would probably lead to the Russians and French joining the Japs. To me just now it seems as if the success of the Japs. would lead to better things for Korea when she has ever yet known. The Japanese soldiers have so far behaved in a way to win the praise of everyone, being apparently under the most complete discipline. They give us foreigners all the help they can in enabling us to travel safely and supply ourselves with all necessaries.

Of course we don't know what the war will bring us in the way of discomfort or danger, but all the statements I have yet seen or heard of in Canadian or American newspapers are untrue. As I have said before, the missionaries have not been either threatened or attacked, and any danger to us will come indirectly, so let me once more ask you not to be alarmed by newspaper reports, but to a wait news from us or from some reliable source. If any trouble comes to any member of the mission a cable message will be sent to the Board in New York. I am sending them your address, so that they can communicate at once with you should it become necessary. No news will therefore be the _____ you as good news.

The weather has been very pleasant here until within the last two weeks, during which the heat has been excessive. We have had very little rain, although this is the rainy season. We have all kept well. ......

We are only fifteen minutes' walk from the city gate, so we feel very fortunate. We shall probably stay out here for a couple of weeks longer unless the exigencies of war should compel us to retire within the walls.

We were unable to build on our property by the river this summer, but we still hold it, and you need not fear that we shall suffer any harm from it. The man who caused us the trouble is now a fugitive from a decree ordering his banishment. We may build on it in time for next summer. I think it will be always well to have a place outside the city to go to in the hot weather.

올리버 R. 에비슨이 부모님께 보낸 편지 (1894년 8월 5일)[143]

1894년 8월 5일 일요일

날씨가 덥습니다. 제가 지금 앉아 있는 방안에서 온도계는 (화씨) 92도를 가리키고 있습니다.[144] 우리는 오늘 집 그늘에서 잘 머물고 있습니다. 조금 후 저는 한국인 모임을 위해 외출할 것이며, 아마도 미국인 병사들을 위한 전도 예배에 참석하러 도시로 갈 것입니다. 우리는 2주일 정도 지나면 날씨가 시원해 질 것으로 기대하고 있습니다. 현재 날씨는 우리가 한국에 온 이후 견디기 힘든 유일한 것이 었는데, 우리가 불쾌할 정도로 나쁘지는 않습니다. 우리가 계속해서 날씨를 잘 견딘다면 불평할 필요가 없습니다. 저는 캐나다처럼 덥다고 알고 있지만 그리 오래 계속되지는 않습니다.

Oliver R. Avison (Seoul), Letter to Parents (Aug. 5th, 1894)

Sunday, Aug. 5, 1894

The weather is hot. The thermometer is standing at 92' inside the room where I now sit. There is no war news today. We are staying well in the house today in the shade. A little later I will go out to a Korean meeting, and probably will go into the city to attend a preaching service for the American soldiers. We expect the weather to become cooler in about two weeks more. This is the only hard weather we have had to endure since we came to Korea, and it is not so bad as to make us unhappy. If we continue to keep well through it we need not complain. I have known it to be as hot in Canada, but not so continuously so.

---

143) 섭씨 33.3도이다.
144) 이 편지는 8월 4일자 편지의 추신 형식으로 추가된 것이며, 다음의 신문에 실렸다. Letter from Korea. *The Almonte Gazette* (Sept. 21st, 1894), p. 6.

올리버 R. 에비슨이 부모님께 보낸 편지 (1894년 8월 8일)[145]

1894년 8월 8일 수요일

우리 모두는 다시 괜찮으며 서울로 돌아왔지만 다시 나갈지도 모르겠습니다. 아직 더 이상의 전쟁 소식은 없습니다. 신문을 받았습니다. 대단히 감사합니다. 모 왓 씨가 다시 잡았다고 알게 되어 기쁩니다. 테이트, 콜드웰 및 K. M. 클라크가 사임한 것을 알고 유감스럽습니다. ......

Oliver R. Avison (Seoul), Letter to Parents (Aug. 8th, 1894)

Wednesday, Aug. 8, 1894

We are all well again and back in Seoul, but may go out again. No further war news yet. Papers rec'd. Many thanks. Glad to know Mowat is again in power. Sorry to see Talt, Caldwell and K. M. Clark out. ......

---

145) 이 편지는 8월 4일자 편지의 추신 형식으로 추가된 것이며, 다음의 신문에 실렸다. Letter from Korea. *The Almonte Gazette* (Sept. 21st, 1894), p. 6.

18940808

올리버 R. 에비슨(서울)가 프랭크 F. 엘린우드
(미국 북장로교회 총무)에게 보낸 편지 (1894년 8월 8일)[146]

1894년 8월 8일

제가 위의 내용을 쓴 이래 너무 나도 많은 사건들이 터져 편지를 끝내는 것을
방해하고 있습니다. 그러나 저는 이제 서둘러 끝내야 합니다. 박사님은 다른 사람
들로부터 일본이 7월 23일 궁궐을 공격함으로써 전쟁이 시작되었고, 그들이 어떻
게 30분 만에 궁궐과 왕을 장악했고 동시에 서울의 모든 대문을 탈취했으며, 이후
2척의 군함이 교전해 700명의 일본군과 800명의 청군이 전사한 끝에 일본이 완전
히 승리하는 등 일어난 여러 사건들에 대해 들으셔서 아실 것입니다. 그래서 저는
자세한 것은 언급하지 않겠습니다.

날씨는 매우 더우며 우리 모두는 전쟁 때문에 당연히 서울에 갇혀 있습니다.
선교사들의 건강은 전체적으로 좋았지만, 설사와 이질이 많아지는 경향이 있어 지
금은 전지 요양을 할 필요가 분명합니다. 우리는 지난주에 위와 같은 것 때문에
아이를 잃을 것이라고 염려했지만, 서울을 떠나 언덕 중턱의 한옥에서 1주일 지내
무사히 회복되었습니다. 우리는 향후 2주일 동안만 날씨가 진정 더울 것으로 예상
하며, 우리 사람들은 안전하게 이를 견딜 수 있을 것이라 생각합니다. 저는 그들에
게 제가 했던 것, 즉 한 번에 2~3일이라도 교외로 나가라고 강조하고 있습니다.

편지를 끝내가 전에 예산에 관한 질문을 드리고 싶습니다. 정부가 대지를 승인
한다는 조건 하에 제 집을 짓기 위한 돈이 승인되었습니다. 제가 병원에서 나오기
전에 주사는 병원의 대지에 제 건물을 짓는 것에 반대가 있을 것이라고 넌지시 말
했으며, 저는 다른 모든 것에서와 같이 우리의 합의 조건이 어쨌든 어겨졌다고 생
각합니다. 그러니 그 예산을 이제 다른 곳에 집을 짓는 데 사용해도 되겠습니까?

의약품 구입을 위한 경비가 제중원에서 사용하도록 승인되었습니다. 이제 그
예산을 제중원 바깥에서 사업을 하는 데 사용해도 되겠습니까?

저는 예산에서 한두 가지 이상한 것을 알게 되었습니다. 빈튼 박사의 집에는
진료소가 있지만 의약품을 위한 예산이 없으며, 사무실 경비 및 교통비가 승인되
어 있습니다.

---

146) 원래 7월 12일자 편지의 추신 형식으로 추가된 부분이다.

반면에 저에게는 의약품을 위한 경비가 승인되었지만 일을 하는 곳에서 집이 멀리 떨어져 있어 병원과 기타 다른 곳에서 일을 하는 에너지를 절약하기 위해 가마꾼을 고용하지 않을 수 없는 저에게는 필수적인 교통비가 허용되어 있지 않습니다.

저는 박사님이 그에게 의약품비를 보류하고 자신이 마련한 교통비를 승인하며, 예산에 잡혀 있는 교통비를 사용하지 말도록 한 것은 충분한 이유가 있을 것으로 추정합니다. 그러나 이것은 약간 이상하며 절약의 구실에 맞지 않습니다. 하지만 저는 현재 병원에 출근하고 있지 않으므로 도보로 제가 할 수 있는 최선을 다할 것입니다. 저는 그리 과로하지 않고 남은 일을 할 수 있습니다.

알렌 박사는 병원에 관해 어떠한 것도 할 수 없다고 보고합니다. 현재 모든 것이 일본인들의 통제 하에 있으며, 현재까지 그들이 했던 것처럼 계속 성공한다면 이런 상태가 최소한 상당 기간 동안 계속될 것입니다. 분쟁 중에 상당한 외과 환자가 있었는데 대부분 감리교회의 병원으로 가버려 이곳에 우리가 병원을 갖고 있지 않은 것을 저는 매우 유감스럽게 생각하고 있습니다.

Oliver R. Avison (Seoul),
Letter to Frank F. Ellinwood (Sec., BFM, PCUSA) (Aug. 8th, 1894)

Aug. 8/ 94

There have been so many disturbing elements since I wrote the above that I have delayed finishing, but I must now hurry it off in a quick interval. You will learn from others how the war was opened July 23d by the Japs making an attack on the palace, how they captured it and the King in half an hour's time, taking possession of all the gates of Seoul at the same time, and of the various events that have since followed, such as the two naval engagements in which the Japs scored victories and the land engagement in which 700 Japs & 800 Chinese were killed and the Japanese were completely routed, so I will not here give the details.

The weather is very hot and we have all been kept in Seoul of course on account of the war. Altogether the health of the missionaries has begun fairly good but just now there is an evidence of need of change of air in the tendency to diarrhoea and dysentery which is manifested. We feared last week we should lose our baby from the above but we left the city and spent a week in a Korean house on a hillside and he has recovered nicely. We expect only two weeks more of real hot weather and I trust our people will be able to pass safely through it. I am urging them to do as I did - go outside for even 2 or 3 days at a time.

Before closing I wish to ask a question regarding the appropriations. The money for my house was granted on condition that the government grant the site. Before I withdrew from the hospital the officials hinted that there would be objections to my building on that site and I have reason to believe that that condition of our agreement like all the others, would have been violated in any case. Can that appropriation be now used to build a house on any other site?

The money for medicines also was granted for use at the government hospital. Can that appropriation be now used to carry on work outside the government hospital?

I observe one or two peculiarities in the appropriation. No appropriation for medicines is given to Dr. Vinton and yet he is granted money for office expenses and travel, although his dispensary is in his own house.

On the other hand although I am given a grant for medicines and my house is at some distance from my work, no allowance is made me for necessary travelling expenses, although I found it was compelled to employ Chairmen in order to save my energies for the work at the hospital and elsewhere.

I presume you had a good reason in your mind for withholding medicines from him and granting him travelling expenses through his own compound and for not making use a grant for travelling expenses, but it struck us here as a little odd, and not to be accounted for on the plea of economy. I shall do the best I can however on foot and of course as I am not going to the hospital at present. I do not need any being quite able to keep up with the rest of the work without over much fatigue.

Dr. Allen report it as impossible to get anything done with the hospital Everything is at present under the control of the Japanese, and if they continue to succeed as they have done so fat it will continue so for a considerable time at least. I have regretted very much that we have not had a hospital here during the trouble as they has been quite a bit of medical surgery, most of which has gone to the hospital of the Methodist Mission.

프랭크 F. 엘린우드(미국 북장로회 총무)가
윌리엄 M. 베어드(부산)에게 보낸 편지 (1894년 8월 8일)

1894년 8월 8일

친애하는 베어드 씨,

(중략)

우리는 오늘 즈푸[芝罘]로부터 여러분들 모두가 한국에서 안전하다고 확인하는 전보를 받아 기쁩니다. 우리는 이것이 신문과 우리가 받은 편지에서 일은 것과 같기를 희망하였습니다. 최근 우리는 한국에서 대단히 적은 편지를 받았으며, 에비슨 박사로부터는 병원에서의 어려움에 대해 아무 연락도 받지 못하였습니다.

(중략)

Frank F. Ellinwood (Sec., BFM, PCUSA),
Letter to William M. Baird (Fusan) (Aug. 8th, 1894)

Aug. 8th, (189)4

My dear Mr. Baird: -

(Omitted)

We are glad to day to have received a cable message from Chefoo assuring us that you are all safe in Korea. We had hoped that this was the case from all that we had read in the papers and such letters as we have received. We have had a very meagre mail from Korea of late, nothing from Dr. Avison in regard to his difficulties in the Hospital.

(Omitted)

윌리엄 L. 스월른(원산)이 프랭크 F. 엘린우드
(미국 북장로교회 총무)에게 보낸 편지 (1894년 8월 11일)

한국 원산

1894년 8월 11일 (9월 12일 접수)

친애하는 엘린우드 박사님,

(중략)

에비슨 박사의 사직과 관련하여 저는 박사님께서 듣지 못하셨다니 놀랍습니다. 그것에 대해 선교부의 결정이 없었으며, 우리가 알고 있는 모든 것은 아무 것도 이루어진 것이 없다는 것입니다.

(중략)

William L. Swallen (Gensan),
Letter to Frank F. Ellinwood (Sec., BFM, PCUSA) (Aug. 11th, 1894)

Gensan, Korea

Aug. 11, 1894 (Sept. 12)

Dear Dr. Ellinwood:

(Omitted)

As to Dr. Avison's resignation I am surprised that you should not have been informed of it. There has been no Mission act about it and all we have learned about it is that there was nothing else to be done.

(Omitted)

올리버 R. 에비슨(서울)가 프랭크 F. 엘린우드
(미국 북장로교회 총무)에게 보낸 편지 (1894년 8월 13일)[147]

1894년 8월 13일

저는 오늘 제중원에 있었습니다. 주사는 그들이 병원을 유지하려고 했었으며, 최근 며칠간 이 문제를 논의했다고 저에게 말했습니다. 외아문 독판은 우리가 일을 계속하기를 원하지만(그가 그렇게 이야기 합니다) 일본인들은 일본인 중 한 명에게 책임을 맡기고 싶어 한답니다. 저는 곧 그들에게 제출할 제안에 대해 분명한 정보를 갖기를 기대하고 있는데, 이 제안이 모든 당사자들을 만족시킬 것으로 생각합니다. 오늘 밤 일본으로 우편선이 떠나는 것을 방금 알았기에 아직도 말씀드리고 싶은 것들이 있지만 저는 이 편지를 서둘러 마쳐야 합니다. 기회가 되는대로 다른 편지를 보내드리겠습니다. 박사님이 보내신 편지를 오늘 빈튼 박사가 받았는데, 박사님의 제가 병원을 포기했다는 사실을 모르시는 것 같았습니다. 저는 알렌 박사가 그것에 대해 박사님께 말씀드린 것으로 이해했고, 그리고 사안이 불명확했기에 제가 편지 드리는 것을 미루었기 때문입니다. 이것에 대해 사과드립니다. 최소한 박사님께서 저로부터 다시 편지를 받으실 때까지 부디 여의사와 간호사의 임명을 취소하지 말아 주십시오.

안녕히 계십시오.
O. R. 에비슨

Aug. 13th/ 94

Today I was at the government hospital. The Choosa told me it was intended to keep it up and the matter had been discussed during the last few days. The president of the Foreign Office wishes (so he says) to have we resume work but the Japanese wish one of their men to be put in charge. I expect to have definite information soon having submitted an offer to them, which would I think be satisfaction to all parties. Have just learned that a mail will go out tonight that will catch a boat going to Japan so hurriedly close this although there are some things I still wish to say, and will send another by the first opportunity. A letter from you received today by Dr. Vinton gives us to understand that you have not been informed of the fact that I had given up the hospital. I am sorry for this because I understood that Dr. Allen had told you of it and so I delayed somewhat as things were indefinite. Please do not cancel the appointment of lady physician & nurse at least till you hear form me again.

Your very sincerely
O. R. Avison

대니얼 L. 기포드(서울), 프랭크 F. 엘린우드
(미국 북장로교회 총무)에게 보낸 편지 (1894년 8월 13일)

한국 서울
1894년 8월 13일 (9월 12일 접수)

친애하는 엘린우드 박사님,

　며칠 전 저는 6월 15일자 박사님의 훌륭한 편지를 다시 받아 상당히 기뻤습니다.148) 제중원에 관해 말씀드리면 알렌 박사가 편지를 썼고, 에비슨 박사가 자신이 쓰고 있다고 말했으며, 그들이 저보다 내막을 더 잘 알고 있기 때문에 이전에 저는 박사님께 쓰지 않았습니다. 에비슨 박사는 사실상 주사들에 의해 쫓겨났습니다. 박사가 병원의 책임을 맡았을 때, 그는 알렌 박사, 그리고 우리 공사관의 대리공사의 도움으로 정부와 협약을 했는데, 어느 항목도 정부 관리에 의해 지켜지지 않았습니다. 에비슨 박사는 병원의 성공을 위해 그의 모든 힘을 다해 일을 하고 있었는데, 그를 이렇게 다루었습니다. 정부는 이전에 번커 씨가 살던 집을 그가 사용하도록 했었는데, 한국이 고용한 다른 외국인을 위해 그를 강제로 쫓아냈습니다. 박사는 환자의 왕진을 위해 지방에 내려갔었는데, 돌아와 보니 환자를 입원시키려 준비했던 몇 개의 방을 완전히 건강한 일본인 두 가족이 병원의 책임자의 지시로 살기 위해 이곳으로 보내져 가재도구를 갖고 살고 있는 것을 발견했습니다. 이것이 문제의 정점이었습니다. 에비슨 박사는 즉시 사직서를 제출했고, 당시 서울에 있었던 마펫 씨와 함께 서울지부 전체 회원의 승인을 요청하였습니다. 저는 알렌 박사가 1개월 전에 그에게 병원에서 사직하라고 충고한 적이 있었다고 들었지만, 그는 일이 잘 될 것이라는 기대를 갖고 있었습니다. 지금 나라와 정부는 일본인의 통제 하에 있습니다. 저는 병원을 눈여겨보고 있는데, 외국인이 차지하고 있던 다른 직책들이 일본인들 손으로 넘어갔습니다.

(중략)

---

148) Frank F. Ellinwood (Sec., BFM, PCUSA), Letter to Daniel L. Gifford (Seoul) (June 15th, 1894).

Daniel L. Gifford (Seoul),
Letter to Frank F. Ellinwood (Sec., BFM, PCUSA) (Aug. 13th, 1894)

Seoul, Korea,

Aug. 13, 1894

My dear Dr. Ellinwood

I was much please the other day to receive once again a good letter from you bearing the date of June 15th. Speaking the Government Hospital, I had not written you before because I know that Dr. Allen had written & Dr. Avison assured me that he was going to write, & they know the inside facts better than I did. Dr. Avison was practically forced out of the hospital by the treatment of the officers. When the Dr. took the hospital in charge, he with the aid of Dr. Allen, then charge d'affaires at our Legation, had a new contract drawn up with government, not one condition of which was kept by the government officials. Dr. Avison was working with all his might to make a successful the hospital, & this, among other things, is the way they treated him: the government had granted him the house formerly occupied by Mr. Bunker, & then forced him out to make room for another foreigner in Korean employ. The Dr. went down to the country to see a sick patient, & on his return he found two Japanese families, all of whom were in perfect health, quartered with all their pots & kettles, in a couple of wards, intended for the cared of the sick & these had been sent there to live by order of the pres. of the hospital. This brought the matter to a climax. Dr. Avison at once sent in his resignation, & then asked & secured the sanction of the entire Seoul station together with Mr. Moffett, then in Seoul, Dr. Allen, I am told had advised him a month before to resign from the hospital, but he had held on hoping for better things. Now that the country & government are under the control of the Japanese. I myself look to see the hospital & the other positions filled by foreigners pass into the hands of citizens of Japan.

(Omitted)

프랭크 F. 엘린우드(미국 북장로교회 총무)가
수전 A. 도티(서울)에게 보낸 편지 (1894년 8월 14일)

1894년 8월 14일

에스 에이 도티 양,
한국 서울

친애하는 도티 양,

(중략)

　나는 에비슨 박사에게 사임 건과 관련하여 최대한 우리에게 알려주고, 그는 지금 무엇을 하려는가에 관한 질문을 보냈습니다.

(중략)

Frank F. Ellinwood (Sec., BFM, PCUSA),
Letter to Susan A. Doty (Seoul) (Aug. 14th, 1894)

August 14th, (189)4

Miss S. A. Doty,
Seoul, Korea.

My Dear Miss Doty:

(Omitted)

　I have written to Dr. Avison asking for a full presentation of his case with respect to the resignation, and the question what he is now to do.

(Omitted)

프랭크 F. 엘린우드(미국 북장로교회 총무)가
올리버 R. 에비슨(서울)에게 보낸 편지 (1894년 8월 14일)

1894년 8월 14일

O. R. 에비슨 박사,
한국 서울

친애하는 에비슨 박사님,

나는 박사로부터 병원 문제, 사임, 향후 계획, 그리고 주택에 관해 어떤 계획을 하고 있는지, 또한 현재 임명되어 있는 여성들을 어떻게 생각하는지 의견을 듣고 싶었습니다.[149] 우리는 얼마 전 더 이상의 희망이 없는 가운데 귀하가 병원을 사직해 정규 간호사를 배치할 자리가 없어졌기 때문에 정규 간호사로서 귀하가 원했던 제이콥슨 양은 파송하지 않기로 결정하였습니다. 같은 이유로 (모드) 알렌 박사의 계획을 미결인 채로 두고 있습니다.[150] 다음 번 편지에서 우리는 귀하, 그리고 선교부와 그녀의 건을 어떻게 해야 할지에 관해 연락 받기를 희망합니다.

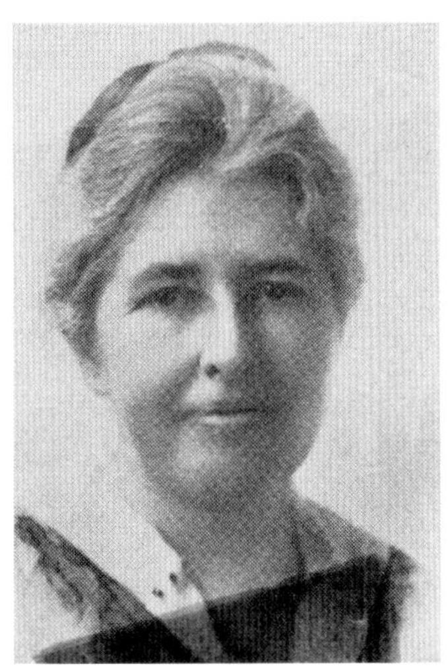

그림 4-33. 모드 M. 알렌 박사.

또한 귀하를 위해 짓기로 계획했던 주택에 관해서는 어떻습니까? 우리는 병원과 함께 만족스럽게 진행되는 것으로 보였던 계획이 귀하가 병원과의 관계가 단절

---

149) 에비슨은 7월 12일부터 편지를 쓰기 시작해 8월 13일이 되어서야 서둘러서 끝냈고, 9월 12일 엘린우드에게 배달되었다.

150) 모드 M. 알렌(Maude M. Allen, 1869. 3. 16~1946. 12. 17) 박사는 오리건 주에서 태어나 1888년 포틀랜드 고등학교에 이어, 1894년 미시건 대학교 의학부를 졸업하였다. 그녀는 1894년 2월 1일 미국 북장로교회 해외선교본부에 선교사로 지원하였고 5월 15일 선교사로 임명됨과 동시에 한국이 임지로 결정되어 간호사 제이콥슨과 함께 파송될 예정이었다. 하지만 한국의 정세가 불안하고 청일전쟁이 일어나면서 그녀의 임지는 인도 편잡으로 변경되었고, 그녀 대신 조지아나 E. 화이팅 박사가 파송되었다. 알렌 박사는 1934년 3월 16일 선교사로서 명예롭게 은퇴하였다.

됨으로써 묻혀버려 크게 실망스럽습니다. 우리는 귀하가 왜 사직할 필요를 느꼈는지 매우 피상적인 것이 외에는 모릅니다. 만일 단순히 자금의 문제라면 어떻게 해서든 자금을 조정할 수 있을 것입니다. 이런 경우 우리는 그 기관의 운영 권리 및 기독교 진리를 가르칠 권리를 요청해야 합니다. 귀하 혹은 선교부로부터 설명이 없는 상황에서 우리가 할 수 있는 것은 무엇을 해야 하는 가를 믿을 수밖에 없으며, 선교부 쪽에서 신중하게 논의하여 가능한 한 빨리 우리에게 알려주기를 바랍니다.

우리는 귀하 가족이 여학교의 책임을 맡고 있는 젊은 여성들과 임시로 체류하고 있다고 알고 있습니다. 당연이 이것은 임시적일 것이며, 우리는 어떤 조처를 취해야 하는 지에 관해 아무런 조언이나 제안을 받지 못했습니다. 귀하의 의료 사업 혹은 의학 교육에 대한 자격과 관련하여 분명히 조기에 귀하에게 길이 열릴 것이라는 것을 새삼 말할 필요가 없을 것입니다. 선교본부가 지시하고 완전히 운영하는 형태의 병원이 될 지, 정부가 관리하지 않고 운영하게 될지, 제중원에서의 사업에서 길이 열릴 것인데 우리는 모르겠습니다. 부채가 많고 재원이 감축되었음에도 불구하고 우리가 정규 간호사 및 보조 의사를 임명해 지금 한국으로 출발할 준비가 되어 있는 사실에서 보듯이 우리는 귀하의 능력과 열성에 감사를 드리고 있습니다. 우리는 현재의 전쟁과 대개혁이 단단한 바탕 위에서 모든 것을 쏟아 넣게 함으로써 우리의 사업에 도움이 되고, 이전에 가졌던 것 보다 큰 자유가 주어지기를 기대합니다.

귀하의 장도에 던져져 방해를 하는 장애에 대해 귀하에게 가장 깊은 위로를 보내며, 부인께 안부를 전해드립니다.

F. F. 엘린우드

Frank F. Ellinwood (Sec., BFM, PCUSA),
Letter to Oliver R. Avison (Seoul) (Aug. 14th, 1894)

August 14th, 1894

Dr. O. R. Avison,
Seoul, Korea.

My Dear Dr. Avison:

I have been hoping to hear from you with relation to the hospital matter, your resignation, etc., your plans, and what arrangements you are making about a house, and what, also, about the ladies who were under appointment. We decided some little time ago, in the absence of further light, not to sent Miss Jacobson whom you wished as a trained nurse for the reason that your resignation from the care of the hospital would leave no place for a trained nurse. We are holding the plans of Dr. Allen in suspense for the same reason, though we have not decided that she shall not go. We hope that by next mail we shall receive some communication from you, and also from the Mission, in regard to what shall be done in her case.

What also about the house which we were proposing to build for you? It is a great disappointment to us to learn that plans which had seemed so satisfactory for going on with the hospital, are out short by the severance of your relations to that institution. We do not know except in a very general way, why you feel it necessary to resign. If it were a mere matter of funds, possibly we might make some arrangement by which supply funds ourselves, though in that case we should ask a good deal of liberty in the running plans of the institution, and liberty also to teach Christian truth. We can only, in the absence of explanation either from you or from the Mission, trust that what should be done, will be a matter of careful council on the part of the Mission and that we shall be informed at an early a day as possible.

We learn that you and your family are temporarily staying with the young ladies in charge of the school. This, of course, can only be temporary, yet ew have no hint or suggestion as to what ought to be done. With your qualifications for medical work, or medical instruction, I hardly need to say that an open door is sure to be made for you at a very early day. Whether it will be in the form of a hospital under the direction and full management of the Board; or whether, with a non governmental regime, the way will be open still for work at the government hospital, we cannot say. We appreciate your qualification, and your spirit as was shown by the fact that, notwithstanding our heavy indebtedness and general curtailment of resources, we appointed a trained nurse and assistant doctor, who, but for the way or rather for your resignation, would now be about ready to start for Korea. We have hoped that the war and the revolutionary measures may turn out beneficial to the work by putting all things on a firmer basis, and giving us greater freedom that we have ever had before.

Sympathizing with you most deeply in the check which obstacles have thrown in your way, and with very kind regards to Mrs. Avison, I remain,

Sincerely yours,
F. F. Ellinwood

프랭크 F. 엘린우드(미국 북장로교회 총무)가
한국 선교부로 보낸 편지 (1894년 8월 14일)

1894년 8월 14일

한국 선교부 귀중

친애하는 형제들,

(중략)

우리는 병원 문제, 그리고 에비슨 박사의 사업에 대한 전망과 관련된 어떤 정보를 원하고 있습니다. 우리는 선교부로부터 최신의 정보를 받기를 원하며, 의사와 정규 선교사로 임명된 젊은 여성들을 파송해야 할지 모르고 있습니다. 그리고 여의사의 파송을 위해 선교지로부터 그 이상의 정보를 받기를 기다리고 있습니다.

(중략)

Frank F. Ellinwood (Sec., BFM, PCUSA), Letter to the Korea Mission (Aug. 14th, 1894)

August 14th, (189)4

To the Korea Mission

Dear Brethren:

(Omitted)

We are anxious for some information in regard to hospital matters, and the outlook of Dr. Avison's work. There has been rather a dearth of information received from the field of late, and we have been at a loss to know what to be about sending out the young ladies who were under appointment as physician and trained nurse. It has been decided not to send a trained nurse, and the question of sending the lady physician awaits the receipt of further information from the field.

(Omitted)

릴리어스 H. 언더우드(서울)가 프랭크 F. 엘린우드
(미국 북장로교회 총무)에게 보낸 편지 (1894년 8월 16일)

한국 서울.
1894년 8월 16일 (9월 13일 접수)

엘린우드 박사님께,

(중략)

이제 편지를 너무 길게 썼습니다. 저는 우리가 피병소에서 수행했던 위대한 사업을 말씀드리고 (언더우드 씨는 그 집을 산 이후 거의 매일 그곳에 나가고 있습니다) 병원에 대해서도 간단히 말씀드리고 싶습니다. 우리들 중 누구도 어떻게 에비슨 박사가 다른 행동을 할 수 있었을까 생각하지 않습니다. 저는 왕비[민비]의 요청으로 (일본군이 서울을 점령하기 4일 전에) 3일 동안 연속으로 궁궐에 있었고, 병원 문제를 폐하께 거론하려고 노력하였습니다. 그들은 이 문제에 대해 전혀 모르는 것 같았지만, 통역관들이 중간에 가로막고 화제를 다른 것으로 돌린 것으로 보아 저는 그들이 보는 것보다 많이 알고 있다고 의심하게 되었습니다. 그들은 에비슨 박사가 현재 병원에 있는지 물었습니다. 저는 "아니오, 그곳에는 아무 의사도 없습니다"라고 말했고, 통역관은 "빈튼 박사가 있습니다"라고 말하며 끼어들었습니다. 저는 "아니오, 지금 아무도 없습니다"라고 말했고, 말을 계속하기 전에 통역관은 왕비의 약에 대해 질문하였고, 그것은 물론 가장 중요한 문제이기에 다른 문제를 거론할 수 없었습니다.

(중략)

Lillias H. Underwood (Seoul),
Letter to Frank F. Ellinwood (Sec., BFM, PCUSA) (Aug. 16th, 1894)

Seoul, Korea,

Aug. 16th, 1894 (Sept. 13)

Dear Dr. Ellinwood:

(Omitted)

But now I have written too long a letter. I would like to tell you about the grand work our Shelter has been doing (Mr. Underwood has been out there nearly every day since it was bought), and speak a word too about the hospital. We do not any of us see how Dr. Avison could possibly have done differently. I was at the palace at the request of the queen three days in succession (just four days before the Japanese seized the city) and tried to bring the hospital matter before the Majesties. They appeared to be perfectly ignorant of the state of affairs, but the interpreters interrupting and changing the subject shut off to something else, led me to suspect they were better informed than appeared. They asked if Dr. Avison was at the hospital now. I said, "No, no doctor was there," and the interpreter broke in with "Dr. Vinton is there." I said "no, no one at all is there now," and before I could continue, the interpreter asked a question about the queen's medicine, which must of course be of first import, and no other opening was permitted.

(Omitted)

회의록, 한국 선교부 서울지부 (미국 북장로교회) 1891~1921
(1894년 8월 17일)

1894년 8월 17일

한국 서울

서울지부의 정기 월례회의가 에비슨 박사 사택에서 개최되었으며, 성경 봉독과 밀러 씨의 기도로 개회하였다.

(중략)

스트롱 양과 에비슨 박사는 최근에 임명한 두 숙녀를 파송하는 것에 대해 확실하지 않은 것과 관련하여 선교본부에 답신을 보내는 위원회에 임명되었다.

재정 위원회에 대해 빈튼 박사는 서울지부 총예산의 제1급 주택 임대, 에비슨 박사, 그리고 제4급 봉급 최명오에서 62.48달러를 삭감하여 은화 80달러를 삭감하는 것을 추천한다고 보고하였다. 보고는 채택되었다.

(중략)

언더우드 박사와 에비슨 박사는 제중원을 다시 관할하고 전관하기 위해 무엇을 할 수 있는지 살펴보기 위한 위원회에 임명되었다.

(중략)

리 씨는 수리 위원회가 에비슨 박사의 수리를 승인했다고 보고하였다.

다음의 청구가 낭독되었고 승인되었다.

......

O. R. 에비슨 박사   322.75달러

(중략)

Minutes, Seoul Station, Korea, 1891~1921 (PCUSA) (Aug. 17th, 1894)

Seoul, Korea.

Aug. 17th, 1894.

The regular monthly meeting of the Seoul Station was held at the house of Dr. Avison, and opened with reading of Scripture and with prayer by Mr. Miller.

(Omitted)

Miss Strong and Dr. Avison were appointed a committee to reply to that item in the Board letter referring to their uncertainty about sending out the two ladies recently appointed.

For the Finance Committee Dr. Vinton reported the recommendation that $80 silver of the reduction upon the total appropriations for Seoul Station be deducted from the item, Class I, House Rent, Dr. Avison and $62.48 from the item, Class IV, salary Choi Myeng O. The report was adopted.

(Omitted)

Dr. Underwood and Dr. Avison were appointed a committee to see what can be done in getting the Government Hospital again, with full control of the same.

(Omitted)

Mr. Lee reported for the Repair Committee approval of the repairs undertaken by Dr. Avison.

The following orders were read and approved: -

......

Dr. O. R. Avison $322.75

(Omitted)

새뮤얼 F. 무어(서울)가 프랭크 F. 엘린우드
(미국 북장로교회 총무)에게 보낸 편지 (1894년 8월 17일)

한국 서울
1894년 8월 17일 (9월 13일 접수)

친애하는 엘린우드 박사님,

오늘 선교부 회의에서 박사님의 편지를 낭독하고 토의했습니다.[151]

에비슨 박사가 수행하기 위해 파송된 특수 사업에서 사임했다는 것에 박사님이 놀라신 것이 다소 놀랍지만, 의심할 여지없이 박사님이 이 편지를 받으시기 전에 알렌 박사의 편지를 읽으실 것이고, 에비슨 박사의 편지도 받으실 것입니다. 저는 선교본부가 에비슨 박사의 행동을 옳다고 인정해 주리리라 생각하며, 우리들 중 몇몇은 선교본부가 병원이 정부의 후원 하에 있는 것의 중요성에 대해 너무 과장된 개념을 갖고 있다고 생각하고 있습니다.

어제 저는 감리교회 병원에서 환자들과 이야기를 나누었습니다. 그들은 그곳에서 매일 복음 모임을 갖고 있으며, 모두 복음을 듣고, 기독교도인 하인들은 하나님의 말씀에서 매일 가르침을 기도하고 있습니다. 참말로 전체적인 분위기는 해가 뜰 때부터 어둠이 질 때까지 어슬렁거리며 신을 믿지 않은 많은 주사들이 있는 정부 병원의 것과 다릅니다. 에비슨 박사가 사임하고 그곳에서 일을 중단한 것이 몇 개월 지났지만, 왕은 아직 보고를 받지 못했습니다. 임명된 관리의 유일한 바람은 모든 돈을 끌어내어 자신을 위해 사용하려는 것 같습니다. 언더우드 박사와 에비슨 박사는 병원의 통제권을 다시 얻기 위해 무엇을 할 수 있을까 모색하는 위원회에 임명되었습니다. 우리는 정부로부터 아무런 돈을 받지 못했으며, 주사들이 그곳에 있는 상태로 왕립병원의 이름으로 이전같이 일에 대한 완전한 통제권을 갖고 싶어 합니다. 또한 우리가 병원을 다시 갖지 못한다 해도 그러한 조건 하에서 사업을 계속하는 것을 우리 모두가 선호하고 있습니다.

여학교 대지와 관련하여 서울 동쪽으로의 이전 준비를 우리 방식대로 진행하도록 박사님께서 승인해 주셨을 것으로 느낍니다. 이전 편지들의 발췌가 낭독되었으며, 채택된 방침이 확인되었습니다. 우리들의 주택이 서울의 다른 사람들보다 비

---

151) Frank F. Ellinwood (Sec., BFM, PCUSA), Letter to the Korea Mission (Jul. 9th, 1894).

싸다는 암시에 대한 답을 하기위해, 서울의 주택의 상대적인 가격에 대한 보고서를 작성하고 선교본부로 제출할 2명으로 이루어진 위원회가 임명되었습니다. 이 보고서가 도착되면 그런 암시를 반박하는 데 사용할 수 있을 것입니다. 박사님께서는 여의사와 간호사를 모두 보내실 수 있다고 말씀하셨습니다. 우리는 (당장) 일거리가 없는 것이 그들의 파송을 막을 것이라고 걱정하지 않습니다. 일단 파송이 되면 그들은 거의 아무것도 할 수 없을 것입니다. 하지만 첫 해에는 언어 공부를 하고, 제중원에서와 같이 우리 장로교회 병원에서 주님을 위해 많은 일을 할 수 있습니다.

몇 몇은 앓은 적이 있지만 우리들 모두는 건강 상태가 양호합니다. 다소 희망적인 소식입니다. 중국인 6,000명이 평양으로 들어갔습니다. 미래가 어떻게 될지는 하나님만이 아십니다. 주님이 박사님을 지지하고 하시는 일에 은총이 내리시기를 빕니다.

S. F. 무어

Samuel F. Moore (Seoul),
Letter to Frank F. Ellinwood (Sec., BFM, PCUSA) (Aug. 17th, 1894)

Seoul, Korea

Aug. 17, 1894

Dear Dr. Ellinwood

At the Mission meeting today your letter were read & discussed -

It's little wonder that you wondered at Dr. Avison's resigning the special work he was sent out to carrying, but you doubtless ere this read Dr. Allen's letter before this reaches you will have rec'd Dr. Avison's wh. I think will justify his action the Board has as it seems to some of us an exaggerated idea of the importance of the hospital being under Gov't auspices.

Yesterday I gave a talk to the sick in the M. E. hospital. They have such gospel meetings there daily, then all hear the Gospel - Christian servants, pray daily instruction in the Word. Indeed the whole atmosphere was as different from that at the Gov't hospital with a lot of Godless officials hanging around as is day light from the darkness of this evening hour. Altho' it has been several months since Dr. A. resigned & ceased work there the King we find has not yet been informed. The only desire of the official appointed was it seems to draw all the money & use it for himself. Dr. Underwood & Dr. Av. were appointed a com. to see what could be done toward regaining control of the plant ____ to receive no money from the Gov't & to have complete control of the work to bear as before the name of Royal Korean hospital with an official on the place. I feel that it is just as <u>well</u> if we don't get it again but on those terms we would all like to go on with the work again.

As to the girls' school site we feel that you did give us permission to go ahead in our own way to prepare for moving it to the eastern side of the city. Extracts from former letters were read bearing out the course adopted. As an answer to the hint that our houses were more expensive than others in Seoul. A com. of two was appointed to prepare and forward to the Board a statement of the comparative cost of houses in Seoul. When this reaches you it may be of use in refuting such insinuations. Since you have proven that your can send both a lady Dr. and a nurse by having them all ready to start. We trust that no fear of a lack of work will prevent their being sent & sent at once for they can do almost nothing but study lang. the first year & can do just as much for the Master in our own as in the Gov't hospital.

We are all in a fair degree of health I believe tho' some have been sick. Some hopeful inquirers - Chinese have entered Pyeng Yang 6,000 <u>strong</u>. What the future holds our Father only knows. May He uphold & bless you in your work.

Sincerely,
S. F. Moore

엘렌 스트롱과 올리버 R. 에비슨(서울지부 위원회)이
프랭크 F. 엘린우드 (미국 북장로교회 총무)에게 보낸 편지
(1894년 8월 18일)

한국 서울
1894년 8월 18일

신학박사 F. F. 엘린우드 목사

친애하는 박사님,

　박사님의 1894년 7월 9일자 편지는 어제 열린 서울지부 회의에서 낭독되었습니다.[152] 우리는 박사님께서 제중원이 운영되지 않으면 모드 알렌 박사와 제이콥슨 양을 아마도 파송하지 않을 지도 모르겠다는 박사님의 암시에 대한 답변을 하기 위해 임명되었습니다. 서울지부의 회원들은 이 조치가 극도로 유감스럽다고 느끼고 있으며, 만일 결정이 내려졌다면 다음과 같은 이유로 박사님께서 그 결정을 재고해 주실 것을 만장일치로 촉구합니다.:

　1. 제중원은 다시 문을 열 가능성이 있습니다.
　어제 서울 선교지부는 보다 진전된 원칙 위에서 일을 다시 시작할 것을 기대하여 외아문 독판과 협의할 위원회를 임명했습니다. 진전된 원칙이란 선교부가 자신들의 의도에 따라 사업을 하는 것을 허용하며, 정부 관리는 환자와 관련한 것을 방해하지 않는, 즉 의료 사업의 어느 것도 통제하지 않는 그런 명백한 이해 하에서 정부는 건물과 기구를 공급하고, 선교본부는 운영비를 제공하는 것입니다.
　자신의 관할 하에 병원을 처음 개원했고 상당히 호의적이었던 외아문 독판[153]이 다시 권력을 잡아 우리는 현재 상당한 희망을 갖고 있습니다. 우리는 선교본부의 자금을 사용하지 않고, 그리고 병원에서 선교사들의 에너지가 유해무익해 지지 않고 우리가 원하는 것을 확보할 수 있을 것 같습니다. 만일 박사님이 병원에서 하루만 보내실 수만 있다면, 이곳의 선교사들이 확실한 이유 없이 이 문제에 대해

---

152) Frank F. Ellinwood (Sec., BFM, PCUSA), Letter to the Korea Mission (Jul. 9th, 1894).
153) 김윤식(金允植)을 말한다. 그는 1894년 8월 4일 외아문 독판에 임명되었고, 외아문은 곧 외무아문으로 개칭되고 독판은 외부대신으로 불렸다.

만장일치의 결정에 내리지 않을 것이라는 것을 완전히 확신하실 것이라고 생각합니다.

2. 약 4년 동안 한국 선교부는 제중원과는 관련 없이 여의사를 지속적으로 요청해 왔습니다. 언더우드 부인이 건강이 좋을 때는 충실하게 의료 사업을 수행했지만 지금 그녀의 체력은 아무 것도 하지 못할 정도이며, 끝내야 할 일이 산적해 있습니다.

이 나라에서는 상류층 여성들, 심지어 중산층이더라도 여성은 남성 의사로부터 친찰을 받으려 하지 않으며, 그래서 우리는 자신의 힘을 진료소 및 병원 사업과 여성들 집을 방문하는 데 헌신할 수 있는 여성을 정말로 필요하다고 느끼고 있습니다.

덧붙여 여학교에서는 도움이 계속적으로 필요한데, 소녀들에게 어떻게 건강을 유지하고 또한 그들 중 일부를 분명 미래에 운영될 병원에서 도우미로 활동할 수 있게 훈련시킬 수 있는 큰 이점이 있을 것입니다.

지금 이 사업은 위와 같은 이유로 여의사가 도착하기 전까지는 완전히 이루어지지 않고 있으며, 우리가 희망하는 대로 여학교의 이전 계획이 수행되면 지금보다 그 필요성이 더욱 분명해질 것입니다.

3. 그녀가 배치되기에 적합한 곳은 여학교일 것입니다. 만일 제중원이 다시 문을 열게 되면, 우리는 규칙적인 시간에 그곳에 갈 수 있습니다. 지금 여학교로 사용하려는 대지에는 2개의 훌륭한 집이 있는데 진료소와 병원으로 사용하기에 매우 적합합니다. 다른 건물이 세워질 때까지 여성들은 이 집을 숙소와 학교로 사용할 것이며, 그때까지 모드 알렌 박사는 한국어를 충분히 배울 것이고, 수리 혹은 약간의 개조를 위해 다소의 푼돈이 드는 것을 제외하고는 건물에 추가 예산을 드리지 않고 병원 사업을 시작할 수 있을 것입니다.

4. 제중원에 간호사는 절대적으로 필요하며 다시 문을 열게 되면 많은 일이 수행되는 다른 어떤 병원보다도 그녀가 필요해 질 것입니다.

만일 우리가 원하는 방식으로 제중원을 얻지 못한다면 하나님께서 그것이 없이도 사업을 더 잘 수행할 수 있다고 아시기 때문일 것이라고 믿고 있기 때문에 그러한 사업은 분명 조만간 이곳에서 이루어질 것입니다.

우리는 기도에서 자주 이 문제를 하나님께 의논드렸으며, 하나님이 분명히 우리를 올바르게 인도해 주실 것으로 믿습니다. 이곳에서 간호사의 필요성에 대해서는 아무런 의심이 없으며, 그녀를 파송하는 능력에서 보여주신 것처럼 박사님께서 그녀의 임명을 취소하셔서 일의 진전을 방해하시지 않으시기를 우리들은 진정으로 촉구 드립니다.

5. 그들은 가능하면 지금 보내셔야 합니다. 그것은 첫 해에 많은 시간을 언어 공부에 할애해야 하기 때문입니다. 제중원이 즉시 다시 문을 열지 않더라도, 간호사를 바쁘게 만들 큰 병원을 우리가 즉시 갖지 못하더라도, 박사님께서 우리에게 보내신 여러 편지에서 정확하게 지적하신 것처럼 지금이 언어 공부를 위해 보내기에 더욱 좋을 때입니다.

병원에서 일을 하기 위해 실제 필요할 때까지 그들의 파송을 늦추는 것은 현명한 조치가 아닐 것입니다.

우리는 박사님이 제중원의 운영에 관해 너무 강조하셨고 강조하고 계시다고 느끼고 있습니다. 박사님은 부패한 관리와의 친밀한 관계 때문에 전도 사업이 최소로 이루어지고 그 영향으로 우리가 하는 사업의 특성이 다소 모호해 진다해도 어쨌건 제중원이 유지될 수만 있다면 필요한 경비, 그리고 2명의 의사와 간호사를 보내시겠다는 의지를 보여주셨습니다.

이제 우리는 박사님께서 선교사들에게, 그리고 한국에서 하나님의 왕국에 대한 관심을 증진시키는 데 하실 수 있는 것을 보여 주심으로써 우리와 박사님의 기도에 대한 대답으로 하나님의 이끄심에 대한 박사님의 신뢰를 보여주실 것을 요청 드립니다.

엘렌 스트롱, O. R. 에비슨, 위원회

이 편지는 서울지부의 모든 회원들이 읽었으며, 그들로부터 만장일치의 승인을 받았습니다.

C. C. 빈튼, 서기

Seoul, Korea,

Aug 18/ 94

Rev. J. J. Ellinwood, D. D.

Dear Sir,

Your letter of July 9/ 94 was read at a meeting of Seoul Station held yesterday and we were appointed to reply to that part of it in which you intimate that of the government hospital be not carried on you will not probably send out Dr. Maud Allen and Miss Jacobsen. The members of the Station feel that this would be exceedingly unfortunate and unanimously urge that you reconsider such decision, if it has been made, for the following reasons :

1. The government hospital may be reopened.

The station appointed a committee yesterday to confer with the President of the Foreign Office with a view to reopening the work on an improved basis - the government to supply the buildings and instruments and the Board to provide for the running expenses, on the explicit understanding that the mission be allowed to carry on the work according to it own will the government officials not to interfere with the patient or take any part in the control of the work.

We have fair hopes that now when the President of the Foreign Office under whom the hospital was first opened and who showed himself very favorable to it, is again in power, we may succeed in securing what we want without which the spending of the Board's money and the energy of its missionaries in the hospital is worse than useless. If you could but spend even one day in the hospital you would, we think, be fully convinced that your missionaries here have not come to a unanimous decision on the matter without good reason.

2. The Korea Mission has been steadily asking for a lady physician for about

four years, without any reference to the government hospital. When Dr. Mrs. Underwood was in good health she carried on the work faithfully but her strength now forbids her doing anything like the amount of work that is waiting to be done.

In this country, women of the higher class and even those of only moderate rank will not see a male physician and we feel very, very much the need of a lady who can devote a good deal of energy both to dispensary and hospital work and to visiting ladies in their homes.

In addition to this there is constantly more or less need for such help in the Girls' school besides which it would be a great advantage to be able to teach the girls how to keep themselves healthy as will as to train some of them for service as helpers in the hospital which the future will certainly bring.

This work has been, is now, and, until a lady physician arrives, must be entirely undone, for the reason given above and if the project of the removal of the girls' school is carried out as we hope it will be as soon as the Board and the war permit, the need will be even more evident then it is now.

3. The proper place for her to be stationed will be the Girls' School. If the Government hospital be reopened, we can attend there at stated times, but there are now on the property intended for the girls' school two good houses which are fairly well adapted for dispensary and hospital. It is the intention of the ladies to occupy these houses as residence and school until their other buildings are erected, and by that time Dr. Allen will have made sufficient progress in the language to enable her to open up hospital work, which can then be done without extra expense for buildings, unless it be a trifle for repairs or slight changes.

4. While the nurse was an absolute necessity for the government hospital and will still be needed there if it is reopened, she will be just as much needed in any other hospital where a great deal of work is to be done.

Such a work will certainly be done here in the near future, because we believe that if we do not get the government hospital in the way we want it, it will be because our God knows the work can be better accomplished without it.

The whole matter has been frequently laid before Him in prayer and we know in whom we have believed, that he will certainly guide us aright. There is no doubt of the need of the nurse here and we most earnestly urge that as you have already demonstrated your ability to send her, you do not now hinder the development of the work by cancelling her appointment.

5. They should be sent now if possible, because during the first year they should be in a position to spend much time at the language. Even should the government hospital be not at once reopened, and even if we should not have a large hospital immediately for the nurse to get busy in at once, the time would be still better spent in acquiring the language, as you have so correctly pointed out in several of your letters to us.

It will not be wise policy to defer sending them until they are actually needed for steady work in the hospitals.

We feel that you have laid and are now laying too much stress on the running of the government hospital as such. You have shown your willingness to supply money, two doctors, and a nurse, if only the government hospital can by any means be retained even though the amount of evangelistic work done there be the minimum and its influence upon the character of our work be rather doubtful, because of our intimate connection with corrupt officials.

We now ask you to show your confidence in your missionaries and in the leading of God in answer to our prayers and yours by doing what you have shown us you can do to promote the interest of God Kingdom in Korea.

Yours very sincerely
Ellen Strong, O. R. Avison, Committee

This letter has been read by all the members of this station and has received their unanimous approval.

C. C. Vinton
Secretary

엘렌 스트롱

엘렌 스트롱(Ellen Strong, 1860. 4. 9~1903. 3. 9)은 워싱턴 주에서 태어나 포틀랜드에서 자라고 교육을 받았다. 그녀는 6년 동안 포틀랜드 공립학교를 다녔으며, 필라델피아에서 유치원에 대해 배우고 돌아와 약 2년 동안 개인 유치원에서 일을 했다. 그녀는 1892년 7월 18일 한국 선교사로 임명받고 1892년 11월 내한하였다. 서울 선교지부에 소속되어 여성과 소녀들의 교육을 담당했다. 하지만 그녀는 건강 문제로 1901년 7월 오리건 주 포틀랜드로 돌아갔으며, 이후 건강이 더욱 나빠진 끝에 1903년 3월 사망하였다.

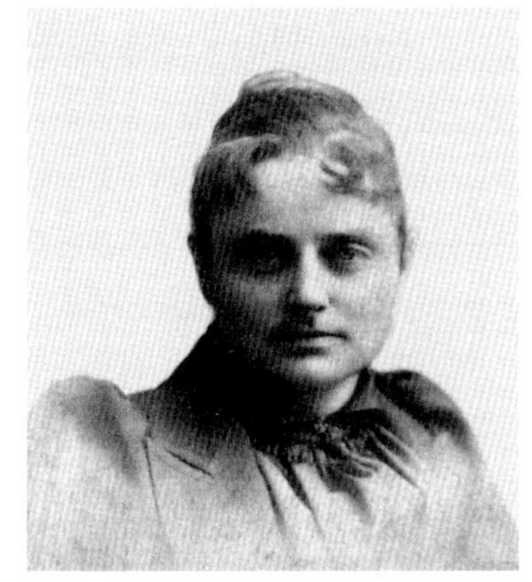

그림 4-34. 엘렌 스트롱.

호러스 N. 알렌(서울)이 프랭크 F. 엘린우드
(미국 북장로교회 총무)에게 보낸 편지 (1894년 8월 26일)

미합중국 공사관
한국 서울

1894년 8월 26일

친애하는 엘린우드 박사님께,

저는 제중원 문제가 괜찮아질 것으로 생각합니다. (한국의) 전반적인 개편이 진행되고 있는 지금, 우리 공사관은 제중원을 증서와 함께 박사님께 완전히 넘기든지 혹은 정부의 후원 아래 그에 맞게 운영할 수 있도록 적당한 협약을 만들기 위해 노력하고 있습니다. 어떤 결정이 이루어지는 대로 박사님께 알려 드리겠습니다.

우리는 지금 큰 전쟁의 와중에 있습니다. 미국인들은 안전합니다. 정치적 이슈가 무엇이 될 것인가에 대해 이야기 할 수 있는 사람은 아무도 없습니다. 모두가 처음에는 일본이 승리할 것으로 생각하고 있는 것 같지만, 중국은 워낙 큰 나라이기 때문에 일본이 계속 이런 상태를 유지하기는 어려울 것 같습니다. 그 사이에 많은 군대들이 주둔해 전투를 벌임으로써 한국은 고통을 받을 것이며, 이전 보다 더 나빠질 수 없는 그런 상황에 처해 있습니다.

H. N. 알렌

F. F. 엘린우드 박사
5가 53번지
뉴욕 시

Horace N. Allen (U. S. Legation, Seoul), Letter to Frank F. Ellinwood (Sec., BFM, PCUSA) (Aug. 26th, 1894)

United States Legation

Seoul, Korea

Aug. 26/ 94

Dear Dr. Ellinwood,

I think the hospital matter will come out all right. In the general reconstruction now going on we are trying, from this Legation, to have the institution either given over to you entire by deed, or suitable arrangements made for its proper conduct under Government auspices. I will let you know as soon as something is decided upon.

We are in the midst of a great war. American lives are safe. What the political issue will be, no one can tell. All seem to think that Japan will succeed at first, but China is such a big mass, she may be hard to keep in control. Korea will meantime suffer from the presence of the large armies & fighting, but her condition cannot be left any worse than it was before.

Yours very truly,
H. N. Allen

Dr. F. F. Ellinwood
53 Fifth Avenue
N. Y. City,

회의록, 한국 선교부 서울지부 (미국 북장로교회) 1891~1921
(1894년 8월 28일)

1894년 8월 28일
한국 서울

(중략)

재정 위원회를 대표하여 에비슨 박사는 봉급이건 다른 것이건 모든 지불은 모두 실제 가치가 있는 화폐로 해야 하며, 따라서 현재의 위기 상황에서 재무는 환어음을 약속어음이 아닌 그런 화폐로만 매도해야 한다는 의도일 것이라고 보고하였다. 보고는 투표에 의해 받아들여졌다.

(중략)

Minutes, Seoul Station, Korea, 1891~1921 (PCUSA) (Aug. 28th, 1894)

Seoul, Korea.
Aug. 28th, 1894.

(Omitted)

On behalf of the Finance Committee Dr. Avison reported it to be the intention of the Board that all payments on its behalf, whether for salaries or otherwise, should be made in valuable coin, and that therefore in the present crisis it is the duty of the Treasurer to sell bills of exchange only for such coin and not for promissory notes. The report was received by vote.

(Omitted)

수전 A. 도티(서울)가 프랭크 F. 엘린우드
(미국 북장로교회 총무)에게 보낸 편지 (1894년 8월 28일)

한국 부산
1894년 8월 28일 (10월 3일 접수)

친애하는 엘린우드 박사님,

(중략)

분명 선교본부는 여학교가 현재의 곳에 더 이상 남아 있을 수 없다는 것을 알고 있습니다. 현재까지도 학교를 책임 맡고 있는 숙녀들이 거주하는 집을 에비슨 박사 가족과 공유하고 있으며, 모두를 위해 학교의 이전이 바람직합니다.

(중략)

Susan A. Doty (Seoul),
Letter to Frank F. Ellinwood (Sec., BFM, PCUSA) (Aug. 28th, 1894)

Fusan, Korea,
Aug. 29th, 1894 (Oct. 3)

Dear Dr. Ellinwood,

(Omitted)

Certainly the Board appreciates that the Girl's School cannot much longer remain where it is. Even now the position of the house which was occupied by the ladies in charge of the school, has been shared with Dr. Avisons' family, and for the sake of all the removal of the school is desirable.

(Omitted)

18940831

지역 소식. *The Almonte Gazette* (1894년 8월 31일), 1쪽

반스 씨는 오늘 아침 한국의 에비슨 박사로부터 7월 27일자 카드를 받았다. 그것은 일본인들이 궁궐을 공격하고 왕을 생포한 직후에 쓴 것이었다. 그는 많은 부상자를 치료하였다. 그는 일본인들이 매우 예의 바르다고 말하고 있다. 영국과 미국은 모두 서울에 병력을 갖고 있어 외국인들의 생활과 이익을 보고하고 있다. - *Smith Falls Echo*

Local News. *The Almonte Gazette* (Aug. 31st, 1894), p. 1

Mr. Barnes had a card this morning from Dr. Avison, Corea, dated July 27th. It was written just after the attack on the palace and the capture of the King by the Japs. He has a number of the wounded under his care. The Japs he says are very courteous. Britain and the United States both have a force at Seoul, guarding the lives and interests of foreigners. - *S. F. Echo.*

18940831

캐드월러더 C. 빈튼(서울)이 프랭크 F. 엘린우드
(미국 북장로교회 총무)에게 보낸 편지 (1894년 8월 31일)

한국 제물포
1894년 8월 31일 (10월 1일 접수)

친애하는 엘린우드 박사님,

(중략)

여름이 시작되었을 때 아내의 건강은 아주 좋은 것 같았지만 7월 말 안면신경통을 앓기 시작했고, 곧 매우 심해졌습니다. 그녀는 다시 거의 완쾌되었지만, 어린 아이가 설사를 시작했습니다. 에비슨 박사, 언더우드 박사, 그리고 다른 사람들이 그 애와 우리를 위해 가능한 모든 것을 했지만, 거의 사흘을 앓은 후에 그 남자 아이는 8월 22일 우리 곁을 떠났습니다.

(중략)

<h1 style="text-align:center">Cadwallader C. Vinton (Seoul),
Letter to Frank F. Ellinwood (Sec., BFM, PCUSA) (Aug. 31st, 1894)</h1>

Chemulpo, Korea
August 31st, 1894

Dear Dr. Ellinwood: -

(Omitted)

At its opening Mrs. Vinton seemed in the best of health, but toward the end of July she began to suffer from facial neuralgia, which soon become very severe. She had become nearly free from it again, when our youngest child was attacked by diarrhoea. Dr. Avison, Dr. Underwood, and other many others did all possible for him and for us, but, after an illness of barely three days, he was taken from us on August 22nd.

(Omitted)

올리버 R. 에비슨(서울)이 프랭크 F. 엘린우드
(미국 북장로교회 총무)에게 보낸 편지 (1894년 8월 31일)

한국 서울
1894년 8월 31일

신학박사 F. F. 엘린우드 목사

친애하는 박사님,

제중원과 관련하여

이전에 보낸 편지에서 이미 아실 것이지만, 제중원을 다시 개원하는 것과 관련한 협상이 진행되고 있습니다. 아직 분명한 합의는 이루어지지 않았지만, 알렌 박사가 언더우드에게 보낸 편지를 언더우드 박사가 제게 오늘 보내 주었는데, 그 중 다음의 내용을 참조하시면 현재 최종 합의가 이루어지고 있다는 점을 알 수 있고, 또한 기대할 만한 결과가 나올 것이라는 예측을 할 수 있을 것입니다.

저는 다행히 일본에서 편지를 부칠 기회가 있어 부분적이기는 하지만 보고 드리고자 합니다. 우리는 이곳에서 부치는 편지가 조작이 될까 염려하고 있습니다. 알렌 박사는 오늘 다음과 같이 썼습니다.

외무아문에서 말하기를, 심의회154)에서는 정부가 지금 제중원을 운영할 돈이 없지만, 만일 의사가 자신의 재원으로 운영하고 싶어 한다면 기꺼이 "그가 말하는 대로 하도록" 할 것이라고 보고했다고 합니다. 그것은 다소 분명한 것이기에 우리는 그에게 관리를 보내 에비슨 박사와 병원을 살펴보고 박사가 무엇을 원하는지 등등을 알아보고, 주택을 짓기 위한 대지에 대한 계획을 수립하도록 요청할 것입니다. 그곳에는 더 이상 주사가 없으며, 그것은 이미 과거의 일이 되었습니다. 그래서 그는 그가 하고 싶은 대로 일을 할 수가 있습니다. 지금 왕 역시 그것에 관해 모두 알고 있습니다. 대원군도 그렇습니다. 저는 이후 모든 것이 좋아질 것으로 생각합니다.

---

154) 여기서 심의회(Council)란 갑오개혁 중에 관제를 개혁하기 위해 1894년 6월 설치했던 군국기무처(軍國機務處)를 의미하는 것으로 보인다. 군국기무처는 각부 아문의 소속각사(所屬各司)를 개록(開錄)하면서 8월 18일 제중원을 내무아문 소속으로 배속시킨 바 있다. 소속이 바뀌었어도 제중원과 관련된 일은 외무아문이 담당하였다.

박사님이 아시듯이 위의 내용은 상당히 고무적입니다.

다음 단계는 세목을 검토하여 정부와 계약을 맺는 것입니다. 한국인들은 항상 그들이 "착복할 수 있는" 틈을 살피기 때문에, 위와 같은 상황에도 불구하고 이 대목에서 우리는 다소 어려움을 맞닥트릴 수 있지만, 이 어려움은 아마도 극복할 수 없는 것은 아닐 것입니다.

만일 우리의 희망이 실현된다면 지금까지 불가능했던 방식으로 의료 사업이 모두 전도를 위한 것이 되는 기회를 가질 수 있을 것입니다.

저는 오늘 밤 더 이상 길게 편지를 쓸 시간이 없습니다만 조만간 박사님께 분명한 정보를 보내드릴 수 있기를 기대합니다.

빈튼 박사의 3개월 된 아이가 지난 주 사망했다는 것을 말씀드리게 되어 유감스럽습니다.155) 빈튼 부인은 최근 건강 상태가 매우 좋지 않았으며, 작은 소년 프레디도 그랬습니다.156) 그들은 일본으로 가는 것을 승인받았으며, 배로 여행을 하고 돌아왔습니다.

언더우드 박사 부부 및 그들의 어린 소년은 모두 최근에 아팠으나 지금은 상당히 회복되었습니다. 최근 2주 동안의 더운 날씨는 거의 모든 사람들의 건강에 매우 나빴지만, 지금은 훨씬 시원해졌으며 더 좋아지기를 기다리고 있습니다.

서둘러 적습니다,
O. R. 에비슨

---

155) 빈튼의 둘째 아들 월터 빈튼(Walter Vinton, 1894. 5. 18~1894. 8. 22)을 말한다.
156) 빈튼의 큰 아들 프레더릭 빈튼(Frederic Vinton, 1892. 9. 22~1868. 8. 9)을 말한다.

Oliver R. Avison (Seoul),
Letter to Frank F. Ellinwood (Sec., BFM, PCUSA) (Aug. 31st, 1894)

Seoul, Korea,

Aug. 31/ 94

Rev. F. F. Ellinwood D. D.

Dear Sir -

Re. Government Hospital -

As you will know ere this from former letters, negotiations have been carried on with reference to it being reopened. Although a definite settlement has not yet been made we have reached the stage where we have reason to hope for a final and satisfactory arrangement as you will see by the following quotation from a letter received today from Dr. Allen by Dr. Underwood.

I send this partial information now as there is an opportunity to send a letter to be mailed in Japan and we fear our letters posted from here may be interfered with. Dr. Allen writes today as follows; -

> Foreign Office says - Council reported that government had no money to run the hospital now, but if the Doctor is willing to conduct it on his own funds they will be very glad to "do as he says". That being a little definite we will ask him to send an official to look over the place with Dr. Avison and see what he want, &c &c, lay out the ground for his house &c. There are no Choosas there any more; that is a thing of the past, so he can depend on going ahead about as he pleases. The King also knows all about it now. So does the Tai Won Khun. I think it will be allright hereafter.

As you will see, the above is fairly encouraging. The next step will be to enter upon the details and make a contract which will be binding upon the government. Here we may meet some difficulties in spite of the above, as Koreans are always on the lookout for an opening where they can "eat" but these difficulties will not probably be insuperable.

If our hopes are realized, we shall have an opportunity to make the medical work <u>tell</u> for evangelization in a way that has heretofore been impossible.

I have not time to write at more length tonight but hope to be able to send you definite information very soon.

I am sorry have to say that Dr. Vinton's baby died last week aged 3 months. Mrs. Vinton has been in very pour health of late, as also has their little boy Freddie and they have been granted leave of absence for the purpose of going to Japan and back for the sake of the sea voyage.

Dr. and Mrs. Underwood & their little boy have all been ill lately but are much better now. The last two weeks of hot weather has been trying to the health of nearly all, but it is now much cooler and we look for better things

Yours in haste
O. R. Avison

육군교사 다이, 의사 에비슨의 잉류 요청.
구한국 외교문서 미안 (1894년 8월 31일, 고종 31년 8월 1일)
Kim, Yun Sik (President of the Foreign Office), Despatch to John M. B. Sill (Minister, U. S. Legation)
Diplomatic Documents of Korea with United States (Aug. 31st, 1894)

[발신] 외무대신 　김윤식
[수신] 미 공 사 　실

(중략)

　의사 에비슨은 근본이 깊고 재능이 뛰어난데, 여전히 제중원에 머물면서 병자들을 치료하는 일을 하고 있습니다. 제중원은 현재 내무부에 속해 있으며, 위생국을 개칭하여, 일체사무는 위생국장과 협의하여 처리하여 진실로 편의에 합치되었습니다. 이상, 편안하길 바랍니다.

　갑오 팔월 초하루, 김윤식 씀.

(중략)

　逕啓者, 向議兩件事, 已經稟商我政府, 陸軍敎師 茶伊, 聲望素著, 宜仍留敎習, 俟我國 宮內 親衛軍 選募成營, 應請該敎師訓鍊, 醫士 懿丕信, 藝本精專, 宜仍留 濟衆院, 治療 病人之事, 濟衆院 現屬 內務府, 改稱 衛生局, 一切事宜, 與該局長妥商辦理, 寔合便宜, 耑此, 順頌台安.

　甲午 八月 初一日 金允植 頓

회의록, 한국 선교부 서울지부 (미국 북장로교회) 1891~1921
(1894년 9월 5일)

한국 서울
1894년 9월 5일

지난 회의에서 제중원의 운영과 관련하여 조선 정부와 협상하기 위해 임명된 특별 위원회의 보고를 논의하기 위해 서울지부의 특별 회의가 에비슨 박사 사택에서 개최되었다.

의장이 기도함. 에비슨 박사는 임시 서기에 임명되었다. 위원회는 조선 정부가 우리가 사업은 온전히 관리하면서 현재의 모든 건물 및 설비를 사용할 수 있으며, 또한 뒤쪽의 공터에 집을 지을 수 있는 계약을 맺을 수 있을 것으로 예상하며, 선교부는 의사, 약품 및 하인을 마련하고 병원의 모든 운영 경비를 지불하고 필요한 수리를 하며 허락된 부지에 의사의 숙소를 건축해야 할 것이라고 보고하였다. 위원회는 일정기간, 아마도 10년, 동안, 그리고 이 기간이 끝날 때 1년 전의 통고와 병원에 지출한 경비 및 정부에 넘겨 줄 의사 숙소의 경비를 선교부에 지불하면 회수할 권한을 정부에 준다는 문구로 계약을 맺을 수 있을 것으로 생각하였다.

오랜 토의 끝에 선교지부는 위원회에 선교부가 온전히 운영한다는 방침으로 계약을 맺을 권한을 주는 것으로 발의되고, 통과되었다.

에비슨 박사의 요청으로 제3의 회원을 위원회에 추가하기로 발의되고 통과되었다. 리 씨가 투표에 의해 선출되었다. 기도로 폐회하였다.

S. F. 무어, 의장
O. R. 에비슨, 임시 서기

Seoul, Korea.
Sept. 5th, 1894.

Special meeting of Seoul Station held at Dr. Avison's to consider report of Special Committee appointed at last meeting to negotiate with the Korean government regarding the running of the Royal Korean Hospital.

Prayer by Chairman. Dr. Avison appointed Secretary *pro tem*. Committee reported that they expected to be able to make a contract by which the government would give us the use of all the present buildings, and apparatus, with full control of the work, and also add to the hospital grounds the vacant lot at the rear for a house site; in return for which the Mission would provide a doctor, medicines, and servants and pay all the running expenses of the hospital, make necessary repairs, and build a doctor's residence on the site granted. The committee thought it could make a contract for a definite number of years, probably ten, with a clause giving the government power to withdrawn at the end of that time by giving a year's notice and repaying to the Mission the amount of money expended on the hospital and the cost of the doctor's house which would then revert to the government.

After a long discussion it was moved that this Station give the committee power to make a contract along those lines which would provide for giving full control to the Mission - carried.

At the request of Dr. Avison a motion was made, and carried that a third members be added to the committee. Mr. Lee was elected by ballot. Meeting closed with prayer.

S. F. Moore, Chairman
O. R. Avison, Secretary *pro tem*

올리버 R. 에비슨(서울)이 존 M. B. 실(서울, 미국 공사관)에게 보낸 편지 (1894년 9월 6일)[157]

별첨 1

(에비슨이) 미합중국 공사관으로 보낸 편지의 사본
한국 서울, 1894년 9월 6일

제이 M. B. 실 각하
주한 미국 공사

친애하는 공사님

제중원에 관하여

조선 정부가 운영 경비의 부족으로 인해 사업을 할 수 없다고 선언했으므로, 미국 북장로교회 선교부는 다음의 조건에서 그것을 떠맡으려 합니다.

만일 정부가 현재의 모든 건물과 기구들을 사용하게 해주고, 사업의 완전한 통제권을 주며 의사 숙소를 만들기 위한 공간으로 현재 병원 뒤쪽의 빈 대지를 병원에 포함시킨다면 우리는 사업에 필요한 의사 및 기타 조수들을 마련하고 의약품과 하인을 공급하며, 병원의 운영비를 대고 때때로 필요한 수리를 할 것입니다. 우리는 우리가 선호하는 곳에 의사의 숙소를 지을 것입니다.

우리는 10년간 계약을 하고 싶으며, 그 이후에는 언제이건 정부가 계약 파기를 원하면 1년 전에 통고하고 우리가 병원에 사용한 돈을 지불하며 언급된 의사의 숙소를 짓는 데 들어간 경비를 갚는다면 이 건물은 정부의 자산이 될 것입니다. 그러나 그 돈은 철수가 효력을 발생하기 최소한 3개월 전에 지불되어야 합니다.

만일 정부가 그들을 대표할 1~2명의 주사를 임명하는 것이 필요하다고 느낀다면 그들은 어떠한 경우라도 책임을 맡고 있는 의사의 지시 하에 이루어지고 있는 사업을 방해해서는 안 된다는 전제이어야 합니다.

그런 주사가 임명되면 그들은 정부가 봉급을 주지만, 책임을 맡고 있는 의사는

---

157) 에비슨이 엘린우드에게 보낸 9월 27일자 편지의 별첨 1인데, 날자에 맞게 이곳에 실었다.

그들이 따로 건물을 사용하게 할 것입니다.

에비슨 박사가 사업을 맡기 위해 임명될 것입니다.

O. R. 에비슨
선교지부 위원회 서기

Oliver R. Avison (Seoul Station Com.),
Letter to John B. M. Sill (Minister, U. S. Legation) (Sep. 6th, 1894)

No. 1

Copy of letter to American Minister

Seoul, Korea, Sept. 6/ 94

Hon J. M. B. Sill, Esq.
American Minister to Korea -

Dear Sir -

Re Royal Korean Hospital:

As the Korean government has stated that they are unable on account of lack of fund to carry on the work, the American Presbyterian Mission North is willing to undertake it on the following conditions.

If the government will give us the use of all the present buildings and apparatus, with full control of the work and also add to the hospital ground the vacant lot at the rear of the present site to make room for the creation of a doctor's residence, we will provide a physician and such other helpers as the work may require, supply medicines and servants, pay the running expenses of the hospital, and make such repairs as may from time to time be necessary. We will also build a doctor's residence on the site referred to.

We are willing to make a contract for 10 years at any time after which the government may, if it desires withdraw from the agreement by giving a year's notice and repaying to us the money spent by us on the hospital, and the cost of the doctor's house referred to, this house them to become the property of the government, but the money shall be repaid at least three months before the withdrawal takes effect.

If the government thinks it necessary they may appoint one or two officials to represent them but it must be understood that they shall not in any may interfere with the work carried on which shall be entirely under the direction of the physician in charge.

If such officials are appointed they shall be paid by the government, but the physician in charge will set aside buildings for their use.

Dr. Avison will be appointed to take charge of the work.

Your obediently
O. R. Avison
Secr. of Station Com.

제중원의 전권 운영에 대한 에비슨의 요구안.
구한국 외교문서 미안 (1894년 9월 7일, 고종 31년 8월 8일)

외무 문서 제29호

미국 공사

서울, 한국 1894년 9월 7일

각하

각하의 8월 31일 서신에 대하여,[158] 저는 병원에 대한 각하의 서신 내용을 에비슨 박사에게 알렸으며 그는 다음과 같은 제안을 하고 있습니다.

그가 병원의 전권을 맡게 되면 필요한 외국인 조수들을 확보할 것이며, 자신과 외국인 조수는 모두 보수를 받지 않고 병원을 운영할 것입니다. 귀 정부에서는 몇 명의 주사를 임명해 병원에 거주하면서 귀 정부를 대표하도록 할 수 있지만, 그들은 제중원의 정당한 운영에 간섭해서는 안 되며 따로 떨어져 있는 적당한 건물에서 거주해야 합니다. 에비슨 박사와 동료들은 자금을 투입하여 필요한 물품을 모두 구입하고 피고용인과 조수의 급료를 모두 지급할 것입니다(다만 주사에게는 어떤 경우에도 지출하지 않습니다). 그는 필요한 수리를 하고 병원 뒤쪽의 언덕 위 빈 터에 자신이 거주할 건물을 지을 것이며, 이들 집과 부지는 병원의 일부가 될 것입니다. 그는 몇 년 또는 무기한 근무할 것이지만 귀 정부는 언제든지 제중원을 환수할 수 있습니다. 다만 1년 전에 에비슨 박사나 그의 대리인들에게 통보하고 그가 자신의 집과 병원 건물의 수리에 실제로 지출한 액수를 지불해야 합니다.

저는 이것이 매우 공정한 제안이라고 생각합니다. 귀 정부가 겪고 있는 자금난을 덜 수 있을 것이며 대가 없이 일급 병원을 확보할 것입니다.

에비슨 박사는 병원에 있는 32명의 주사와 고용인들 때문에 근무를 포기해야 했습니다.[159] 이들은 모든 예산을 써버렸으며 환자들이 들어갈 곳이 없도록 방들

---

158) 육군교사 다이, 의사 의비신의 잉류 요청. 구한국 외교문서 미안 (1894년 8월 31일, 고종 31년 8월 1일).

159) 1894년 5월 에비슨이 사임할 당시 제중원에 근무한 것으로 확인되었거나 추정되는 주사들은 최소한 10명이다. 고규진(高圭晉), 김창희(金昌喜), 김규희(金奎熙), 이의식(李宜植), 김창현(金彰鉉), 김경하(金經夏), 윤철규(尹喆圭), 육종윤(陸鍾允), 이인두(李寅斗), 김두현(金斗鉉).

을 차지했습니다. 에비슨 박사가 이런 식으로 간섭받을 수 없음은 분명합니다. 그의 제안은 이러한 모든 문제를 해결할 것이며, 그는 언제라도 귀 정부의 제안을 경청할 것입니다. 아울러 본 공사는 에비슨 박사가 합의한 것을 준수하도록 할 것이며 귀 정부의 어떠한 불만도 기꺼이 경청할 것입니다.

이 제안이 각하의 동의를 얻고 건물 부지가 확보된다면, 저는 각하로부터 조언을 들은 후 가능한 한 빨리 에비슨 박사가 업무를 시작하도록 할 것입니다.

존 N. B. 실

John M. B. Sill (Minister, U. S. Legation), Despatch to Kim, Yun Sik (President of the Foreign Office)
Diplomatic Documents of Korea with United States (Sept. 7th, 1894)

No. 29. F. O.

Legation of the United States
Seoul, Korea Sept. 7, 1894

Your Excellency:

Referring to your note of Aug. 31st, I now have the honor to inform you that I have communicated the substance of your message concerning the Hospital to Dr. Avison who now makes the following proposition.

He will secure the necessary foreign assistants and give his and their labor and time free of charge in conducting the Hospital providing he be placed in entire charge. The Government may appoint a couple of chusa to live at the Hospital and represent the Government, but they must not interfere in the proper discharge of the work of the institution, and they must live in a suitable building set apart for their use. The Doctor and his friends will furnish the money and buy all supplies, pay all servants and attendants (not the chusa however). He will make such repairs as are necessary and he will build for himself a residence on the vacant lot on the hill at the rear of the Hospital, which house and lot will become a part of the Hospital. He will undertake this for a period of years, or indefinitely, but at any time the Government may take over the institution by giving the Doctor or his representatives one year's notice and paying to him a sum equal to the amount actually expended by him upon his house and the permanent repairs to the Hospital buildings.

I may add that I think this a very fair proposition. The trouble you have had regarding funds will be obviated, and Your Excellency's gov'mt will secure a first class hospital for nothing.

The Dr. had to give up the work for the reason that there were 32 chusa there with their servants. These people used up all the money and occupied the rooms to the exclusion of sick people. It is evident that the Dr. cannot be interfered with in this way. His proposition does away with all this, while he will always be willing to listen to suggestions from the Government. Furthermore, this Legation will engage to see that the Dr. does as agreed, and will listen to any complaints from the Government.

If this meets with Your Excellency's approval and the building site is obtained I will see that the Dr. begins as soon as possible after being advised by you.

I am, Your Excellency's
Obedient servant,
John M. B. Sill

제중원의 전권 운영에 대한 에비슨의 요구안. 구한국 외교문서
규18046의 1 (1894년 9월 7일, 고종 31년 8월 8일)
John M. B. Sill (Minister, U. S. Legation), Despatch to Kim, Yun
Sik (President of the Foreign Office)
Diplomatic Documents of Korea (Sept. 7th, 1894)

[한역] 규18046의 1

조선 주재 미국 편의행사대신 겸 총영사인 실은 공문을 보냅니다. 양력 8월 31일에 각하가 보낸 제중원에 대한 사항은 의사 에비슨에게 알렸으며, 그가 제안한 각각의 내용에 의거해 다음과 같이 말씀드립니다. 제중원의 모든 사무는 그가 완전히 관할하여 운영[專管辦理]하도록 하며 조수 역할을 할 외국인들을 채용할 것입니다. 귀 정부 역시 몇 명의 주사를 파견하여 제중원에 인접한 일정한 곳에 머물면서 업무를 처리하도록 할 수 있지만 (그들은) 제중원 내의 제반 사무에는 간섭할 수 없습니다. 제중원에서 필요한 약품비와 피고용인들의 월급 등 각종 경비는 그가 알아서 처리할 것이며, 제중원 내의 방 역시 임의로 수리를 하고 제중원의 빈 터에 자신이 거주할 1채의 건물을 짓고 제중원에 귀속하도록 할 것입니다. 제중원 사무를 완전히 관할하는 문제에 있어서는 몇 년 또는 무기한으로 하되, 귀 정부는 언제든지 제중원을 다시 환수할 수 있습니다. 다만 귀 정부는 1년 전에 먼저 통보하고 그가 거주하는 건물의 건축비와 제중원 수리에 들어간 실제 비용을 그 또는 대리인에게 갚아야 합니다. 이상과 같은 내용인 바, 그가 제안한 여러 조건을 살펴보니 매우 타당합니다. 만약 앞의 각 조건들이 수용된다면 귀 정부는 비용을 들이지 않고 1등 병원을 두게 될 것이며, 그동안 제중원의 경비 문제로 겪던 귀 정부의 어려움은 해결될 것입니다. 지난번에 그가 스스로 그만둔 이유를 다시 살펴보니, 제중원에는 32명의 주사와 고용인들이 배치되어 있는 바, 이들이 배정된 약간의 예산[經費]을 남용하여 모두 써버린 데다 환자가 있을 방 이외에는 모두 점거했으므로 에비슨 박사는 업무를 볼 수 없었던 것입니다. 이제부터는 그가 업무를 보면서 기꺼이 귀 정부의 지도[訓勸]를 받을 것이며, 귀 정부가 그에게 불만이 있다면 제[本 大臣] 역시 조치를 취할 것입니다. 귀 대신께서 앞의 각 조건들을 수락하신다면, 그 회신에 따라 그에게 곧바로 업무를 보도록 할 것입니다. 이러한 내용을 공문으로 보내니 귀 대신께서 검토해주시기 바랍니다. 이상과 같이 말씀드립니다.

이상.

대조선 외무대신 김 아무개 각하

1894년 9월 7일 (개국) 503년 갑오년 8월 8일

大美 欽命駐箚 朝鮮 便宜行事大臣 兼 總領事 施, 爲照會事, 因我曆八月三十一日 貴函內稱濟衆院一事, 業經議及于宜士芮斐信, 而現據該宜士所陳各情, 開列如左, 濟衆院一切事務, 由該宜士專管辦理, 而用外國人作爲幇助人員, 貴政府亦可派送主事數員, 住接該院一處代辦, 而但不得干涉院內凡百事務, 該院所用藥料及差役等月給各項經費, 由該宜士自應辦用, 院內房屋, 亦內該宜士任便修理, 亦可建造宜士所住一箇屋子於院內空地, 以屬該院, 至該院之專管事務, 定限幾年, 或無定限, 但貴政府勿論何時, 可以還取該院, 而一箇年前, 先爲知照, 該宜士所住屋子建造費暨該院修理實用經費, 由貴政府償還於該宜士或代辦人員等因, 據此, 查該宜士所陳諸條, 甚爲妥當, 若以右陳各條辦理, 則貴政府無用經費, 而將設置一等病院, 且免前日貴政府之艱窘於該院經費, 再查前日該宜士自退之由, 則該院設有三十二主事暨差役等人, 所有若干經費, 此等人員濫用已盡, 且病人所居房子外, 盡爲該員等所據, 所以該宜士不能幹務矣, 嗣後該宜士看事之際, 肯聽貴政府訓勸, 且由貴政府有尋過於該宜士, 則本大臣亦可探聽, 若貴大臣允准右陳各條, 則隨其示覆, 該宜士從速視務, 爲此備文照會, 請煩貴大臣查照可也, 須至照會者,
右照會

大朝鮮 外務大臣 金 閣下

一千八百九十四年 九月 七日

五百三年 甲午 八月 八日

[漢譯] 奎18047[160]

大美 欽命駐箚 朝鮮 便宜行事大臣 兼 總領事 施, 爲照會事, 因我曆八月三十一日 貴函內稱濟衆院一事, 業經議及于宜士芮斐信, 而現據該宜士所陳各情, 開列如左, 濟衆院一切事務, 由該宜士專管辦理, 而用外國人作爲幇助人員, 貴政府亦可派送主事數

---

160) 앞의 奎18046의 1의 漢譯과 밑줄 그은 부분만 다르며, 해석에는 별 차이가 없다.

員, 住接該院一處代辦, 而但不得干涉院內凡百事務, 該院內所用藥料及差役等月給各項
經費, 由該宜士自應辦用, 院內房屋, 亦由該宜士任便修理, 亦可建造宜士所住一箇屋子
於院內空地, 以屬該院, 至該院之專管事務, 定限幾年, 或無定限, 但貴政府勿論何時, 可
以還取該院, 而一箇年前, 先爲知照, 該宜士所住屋子建造費暨該院修理實用經費, 由貴
政府償還於該宜士或代辦等因, 據此, 查該宜士所陳諸條, 甚爲妥當, 若以右陳各條辦理,
則貴政府無用經費, 而將設置一等病院, 且免前日貴政府之艱窘於該院經費, 再查前日該
宜士自退之由, 則該院設有三十二主事暨差役等人, 所有畧干經費, 此等人員濫用已盡,
且病人所居房子外, 盡爲該員等所據, 所以該宜士不能幹務矣, 嗣後該宜士看事之際, 肯
聽貴政府訓勸, 且由貴政府有尋過於該宜士, 則本大臣亦可探聽, 若貴大臣允准右陳各
條, 則隨其示覆, 該宜士從速視務, 爲此備文照會, 請煩貴大臣查照可也, 須至照會者,
　　右.

大朝鮮 外務大臣 金
一千八百九十四年 九月 七日　我甲午 八月 初九日[161] 第二十九號

<hr>

제중원의 전권 운영에 대한 에비슨의 요구안.
통서일기 (1894년 9월 8일, 고종 31년 8월 9일)
Asking Entire Charge of Jejoongwon by Dr. Oliver R. Avison.
Daily Records of Foreign Office (Sept. 8th, 1894)

미국 공사관에서 공문을 보내왔다. "양력 8월 31일에 각하가 보낸 제중원에 대한 사항은 의사 에비슨에게 알렸다. 그가 제안하고 있는 각각의 내용에 따르면, '제중원의 모든 사무는 그가 완전히 관할하여 운영[專管辦理]하며 조수 역할을 할 외국인을 채용한다, 귀 정부 역시 몇 명의 주사를 파견하여 제중원에 인접한 일정한 곳에 머물면서 업무를 처리하도록 할 수 있다, 제중원에서 필요한 약품비와 피고용인들의 월급 등 각종 경비는 그가 알아서 처리한다 ……'는 것이다. 그가 제안한 여러 조건을 살펴보니 매우 타당하다. 만약 앞의 각 조건들이 수용된다면 귀 정부는 비용을 들이지 않고 1등 병원을 두게 되며, 귀 정부가 그동안 제중원의 경비로 겪던 어려움은 해결될 것이다. 이제부터는 그가 업무를 보면서 기꺼이 귀 정부의 지도[訓勸]를 받을 것이며, 귀 정부가 그에게 불만이 있다면 내[本大臣] 역시 조치를 취할 것이다. 앞의 각 조건들을 수락한다면, 그 회신에 따라 그에게 곧바로 업무를 보게 할 것이다"는 것이었다.

 美舘來照 因我曆八月三十一日 貴函內稱 濟衆院一事 業經議及于宜士芮斐信 而現據該宜士所陳各情 該院一切事務 由該宜士專管辦理 而用外國人作爲幫助 貴政府亦可派送主事數員 住接該院 一處代辦 而該院內所用葯料及差役等月給各項經費 由該宜士 自應辦用云云等因 査該宜士所陳諸條 甚爲安當 若以右陳各條辦理 則貴政府無用經費 而設置一等病院 且免貴政府之前日艱窘於該院經費 嗣後該宜士看事之際 肯聽貴政府訓勸 且由貴政府 有尋過於該宜士 則本大臣 亦可探聽 若允准右陳各條 則隨其示覆 使該宜士 從速視務事

회의록, 한국 선교부 서울지부 (미국 북장로교회) 1891~1921
(1894년 9월 17일)

한국 서울
1894년 9월 17일

(중략)

주택 수리 기금에서 초가지붕을 새롭게 하고 무너진 담을 보수하는 데 충분한 경비를 승인하며, 그 문제를 리 씨와 에비슨 씨의 책임 하에 두자고 동의되었다. - 통과됨.

(중략)

에비슨 박사는 회람에 의해 선교지부로부터 받은 허락에 따라 그는 현 여학교의 배수로 수리를 시작했으며 위원회가 완료하도록 요청하였다고 보고하였다.

현재의 수리 위원회와 기포드 씨로 구성된 위원회가 동의되었음. 통과됨.

다음의 청구가 낭독되었고 승인되었다.

......

O. R. 에비슨 박사　　　　　　265.00달러

......

기도로 폐회됨.

S. F. 무어, 의장
O. R. 에비슨, 임시 서기

Seoul, Korea.
September 17th, 1894.

(Omitted)

Moved that enough money be granted from the House Repair fund to rethatch it and repair the falling walls and that the matter be placed in the charge of Messrs. Lee and Avison - Carried.

(Omitted)

Dr. Avison reported that in accordance with permission granted by the Station per circular vote he had commenced repairs on the drains of the present Girls' School property and asked for a committee to carry it out.

Moved that the committee consist of the present Repairs Committee and Mr. Gifford. Carried -

The following orders were read and approved: -

......

Dr. O. R. Avison $265.00

......

Meeting closed with prayer.

S. F. Moore, Chairman

O. R. Avison, Secretary *pro tem*

프랭크 F. 엘린우드(미국 북장로교회 총무)가
올리버 R. 에비슨(서울)에게 보낸 편지 (1894년 9월 26일)

1894년 9월 26일

O. R. 에비슨 박사
한국 서울

친애하는 박사님,

　　나는 귀하가 보낸 7월 12일자의 길고 매우 만족할 만한 편지에 대해 감사를 드립니다.[162] 나는 귀하가 현명하게 대처를 한 것 같이 생각하며, 제중원과 관련된 한국인 관리의 악행과 부패에 의해 귀하에게 부과된 막중한 책임감 때문에 귀하가 분명 주의를 기울이거나 깊이 생각하지 못했을 것입니다. 우리는 동양의 이교도 나라, 특히 유교와 불교가 번성한 곳에서 윤리적 및 ＿＿한 상황이 낙관적이라는 평가들을 계속 읽고 있습니다. 그러나 나는 그런 일들이 존재할 수 있는 사회 질서의 절대적인 도덕적 타락에 대해 이해하지 못하고 어떻게 ＿＿ ＿＿ 편지를 읽을 수 있는지 모르겠습니다. 불교는 자비롭다고 알고 있으며, 소다와 퀴닌을 섞고, 이것의 일부를 팔아 획득할 수 있는 약간의 이득을 위해 병자의 희망을 잘라 버리는 못된 짓은 기독교 국가에서는 발견할 수 없는 타락을 ＿＿합니다. 귀하가 쓴 내용에서 밝혀진 사건에 비추어, 일본의 우세가 대세라면, 선교본부 혹은 선교부가 어떤 분명한 방침을 정하는 것은 불가능할 것입니다. 나는 우리가 사건의 경과를 지켜보아야 한다고 생각합니다. 우리는 귀하와 스트롱 양이 여의사와 간호사를 파송하는 문제에 관한 선교부의 위원으로서 보낸 편지를 받았습니다. 모든 것을 2~3주전에 받았더라면 우리는 제이콥슨 양과 [모드 M.] 알렌 박사를 모두 유지할 수 있었을 것이라고 생각합니다. 우리는 제중원의 상황에 대해 조기에 보고를 받지 못해 불편했습니다. 우리는 알렌 박사의 편지를 받았지만 귀하가 준 그런 정확한 경과 같은 것이 아무것도 없었습니다. 그것은 매우 짧았으며, 우리는 선교부의 귀하 혹은 다른 회원이 즉시 모든 사실을 우리에게 알려주지 않은 것에 놀랐습니다. 그 사이 한국이 완전한 무질서에 있는 것을 보여 주는 급보들이 날라들었고, 향후

---

162) 이 편지는 7월 18일, 8월 8일 및 8월 13일의 내용이 추가되면서 발송이 늦어졌고 9월 12일이 되어서야 엘린우드에게 배달되었다.

선교사들의 모든 이동에 관해 의문이 던져진 것 같았습니다. 또한 그 사이에 다른 선교지, 특히 인도에서 의사를 보내달라는 견디기 어려운 압력이 왔습니다. 평의회에서는 알렌 박사가 인도로 파송되어야 한다고 제안되었습니다. 나는 그녀를 한국에 유지시키는 것을 정당화할 그런 소식이 한국에서 오기를 기대하며 할 수 있는한 변호를 했습니다. 그러나 병원의 향후 전망이나 다른 의료 사업에 관해 선교부 측에서는 무소식이었고, 점점 정치적인 파멸을 보이는 경향이 지속되었으며, 아버클 양이 보낸 편지는 여자 선교사가 현재 한국으로 들어갈 수 있는지 의심스럽게 만들었습니다. 모든 이러한 압박 속에서 나는 결국 포기했고, 마지못해 알렌 양을 인도로 보내는 것에 동의했습니다. 정규 간호사 제이콥슨 양은 내가 아는 한 아직 유지할 수 있습니다. 하지만 선교본부는 귀하의 편지를 받은 이래 한국에 관해 상당 부분 밝혀졌기에 지금 그녀를 출발하게 해야 한다고 느끼지 않을 것입니다. 우리는 그것이 현재의 상태인지 혹은 곧 일어날 전망인지 모릅니다. 최소한 향후 몇개월을 포함하여 그런 불확실성이 있습니다. 또한 선교부로부터의 편지들은 선교사업이 상당히 현상 유지를 하고 있다고 보고하고 있습니다. 나는 귀하의 일에서같이 현상 유지 보다는 덜 할 것이라고 짐작할 수 있습니다. 귀하는 의사로서 어떤 별도의 일을 가질 수 있을 것입니다. 그러나 귀하는 병원을 갖고 있지 않습니다. 대체로 한국의 요구에 따라 최소한 임시로 제이콥슨 양을 보류할 것으로 생각합니다. 그 사이 우리는 분명히, 상황에 관련된 우리가 얻을 수 있는 모든 것을 원합니다. 어떤 종류건 귀하가 병원을 갖자마자 여의사를 위한 의료 사업이 잘 정의된다면, 나는 그런 조력자를 파송하는 데 할 수 있는 영향력을 모두 사용할 것입니다. 나는 젊음 여성들이 결코 하려 하지 않았던 이사를 통해 귀하 가정의 배치가 다소 편안하게 된 것에 대해 기쁩니다. 또 편안하게 생각할 것이 있는데, 현재 귀하의 일에 닥쳐 있는 제약이 귀하에게는 언어를 학습할 수 있는 더 좋은 기회를 줄 수 있다는 것입니다. 사실 나는 확신을 하고 있지 않지만 귀하의 모든 미래 사업에서 언어의 중요성을 고려할 때 그것은 완전한 보상이 될 것이라고 생각합니다. 귀하는 군사적 상황, 특히 주둔한 외국 군대에 의해 보호되고 있어 다행입니다. 나는 귀하가 할 수 있는 가장 좋은 것은 현재 보조 의사가 없고 병원이 없는 귀하가 언어 학습에 많은 부분을 할애하는 것이며, 이것이 가능한 환경에 있다면 그것은 이점을 줄 것입니다. 나는 편지에서 약간의 소책자 일을 하고 싶다는 희망과 관련하여 귀하가 언급한 것에 주목하고 있습니다. 귀하의 현지인 전도사와 교사에게 보여주는 이런 측면에서의 본보기가 그들이 배울 수 있는 가장 중요한 가르침의 하나가 될 것으로 생각합니다. 미래의 한국인 교회에서 변변찮고 가난한 현지인 전도사와 교사들이 자신들은 이런 일을 하기에는 뛰어난 계급이며, 다른 복장을 입어야 하고, 따로 앉아야 한다는 생각을 하는 것보다 더 비참한 것은 없을 것입니다. 나는 그것이 교회에 치명적일 것으로 생각합니다. 그들은 과거에 이곳 목사들이 했던 것처럼 해야 하며, 하인이 전혀 없이 지내야 합니다. 그들은 근면의 본보기를 마련해야하고, 일에 관한한 평신도와 성직자 사이의 경계를 없애도록 장려해야 합니다. 귀하가 설명한 일들의 상태와 손이 많이 가고, 임무가 그에게 지워짐에도 불구하고 텐트를 만드는 데 자신의 손으로만 일을 했던 바오로는 참 다르군요. 만일 그가 귀하가 지칭하는 것으로 보이는 방침을 수용했더라면 초기 기독교 신앙은 실패했을 것입니다. 게다가 우리 선교사들은 그렇게 많은 하인들을 부리기 때문에 이곳 본국에 있는 우리는 우리 선교사들의 사업을 방어하기 위해 항상 도움을 요청합니다. 귀하가 말한 것처럼 남자이건 여자이건 선교사들은 일반적인 사업이 아니라 보다 고상한 일에 관심을 가져야 할 필요가 있다는 것은 사실입니다. 그러나 동시에 우리는 이교도의 땅 그리고 이곳 본국에서 하는 사업의 윤리를 보호해야 합니다. 일전에 이전에 서부의 선교사였으며 지금 우리 여성 선교 본부에서 직책을 갖고 있는, 굉장한 지성을 가진 부인 한 분이 인도에서 온 선교사 부인을 면담한 것에 대해 이야기 했습니다. 그 선교사 부인은 그녀의 사업에 대해 설명해달고 하자 그들이 어떻게 살았으며, 유럽인 가족들 중에서 선교사들이 어떻게 멋진 사회생활을 했는지, 가사를 위해 대체 얼마나 많은 하인을 고용했는지, 그리고 그들이 어떻게 통솔했는지 등에 관한 이야기를 했다고 합니다. 이어 그녀의 선교 사업에 대해 물어 보았을 때 그녀가 진정으로 언어 학습에 관심이 거의 없었다는 사실을 발견하고, 이야기를 끝내면서 이 내지 선교사는 그녀에게, "제가 한 가지만 요청하겠습니다. 사업을 위해서 이것을 비밀로 해야 하니 내게 이야기한 것을 다른 사람에게는 절대로 말하지 마세요." 해외 선교에 많은 기부를 했던 한 부인이 지난겨울 인도를 방문하고 돌아왔는데 내게 그녀의 집을 방문해 달라고 요청했습니다. 그녀는 인도에 있는 우리 선교사들의 사회적 신분을 보고 난 후 선교사들에 대한 자신의 열망을 완전히 버렸다고 것을 알게 되었다고 합니다. 나는 극단적이라고 생각되는 그녀가 가진 어떤 인상을 깨우치는 데 할 수 있는 것은 다 했지만, 그녀는 내가 동의할 수 없는 (잘못된) 강한 신념을 가지고 있었는데, 해외 선교에 기부하는 확고한 목적을 장차 외면할 것으로 보였습니다. 내가 이것들을 말하는 것은 귀하의 편지가 단초를 제공했기 때문입니다. 나는 너무나 많은 선교사 가족들이 함께 모여 살고, 그리고 외교가 부인들과 밀접한 관계를 갖게 되면 그런 환경과 교제로 인한 사회적 영향은 이교도를 대상으로 하는 위대한 사업에 거의 치명적인 것으로 판명될 것이라는 사실에 대해 귀하의 의견에 동의합니다.

우리는 우리의 젊은 형제 마펫의 영웅적 행위와 헌신에 의해 크게 감동을 받았습니다. 그는 가족을 가진 선교사들이 할 수 없는 것을 할 수 있습니다. 그가 추정한대로 (평양에 체류하는) 그러한 격리는 다소 집에 틀어박힌 여성 선교사에게는 치명적일 것이며, 심지어 그의 경우도 형제들과 교제를 통해 결국 우리 모두에게 필요한 기분 전환을 위해 가끔 서울로 돌아와야 할 필요가 있습니다. 한 쪽의 극단과 다른 쪽의 극단 사이에서 적절한 균형에 이르기 위해 우리는 얼마만큼의 지혜가 필요할까요!

친애하는 에비슨 형제여, 나는 선교부와 선교본부의 판단으로 귀하가 여태껏 취해 왔던 고귀한 본분에 대해 축하를 드리며, 우리는 하나님께서 귀하의 노고에 성공의 명예를 내려 주실 것으로 확신하고 있습니다. 뚫고 나가야하고, 또 나가고 있는 괴로운 상황에 있는 귀하는 지금 인내가 필요할 것입니다. 그곳에는 큰 걱정이 있지만, 그것을 벗어나면 한국 및 선교 사업에 밝은 날이 올 것이라고 나는 확신합니다. 귀하는 상대적으로 젊으며, 하나님께서 귀하를 당신의 섬김과 영광을 위해 사용하시리라 믿습니다.

나는 에비슨 부인의 건강이 호전되어 매우 기쁩니다. 그녀는 많은 시련을 겪었으며, 용감하게 그것들을 이겨 냈습니다. 나는 어려움들이 점점 걷힐 것이라고 생각하고 있습니다. 나는 귀하에 대해 완전한 확신을 갖고 있는 알렌 박사의 도움을 받기 위해 그에게 의지할 수 있다고 생각합니다. 하나님께서는 일본인들이 선교 사업을 방해할 어떠한 독단적인 구속을 주장하는 자만과 흥분에 의해 영향을 받지 않도록 하실 것입니다. 나는 때로 다시 편지를 쓰겠습니다. 지금 나는 하나님께 맡기고 한국어를 공부하며, 참을성을 갖고 즐거움을 유지하며, 기도와 믿음을 통해 하나님의 팔에 의지하라고 말하고 싶습니다.

에비슨 부인께 안부를 전합니다.

F. F. 엘린우드

Frank F. Ellinwood (Sec., BFM, PCUSA),
Letter to Oliver R. Avison (Seoul) (Sept. 26th, 1894)

Sept. 26th, (189)4

Dr. O. R. Avison

Seoul, Korea

My dear doctor; -

I thank you for your long and very satisfactory letter of July 12th. It seems to me clear that you acted wisely, you certainly not cautiously and deliberately, in the heavy responsibilities that were thrown upon you by the rascality and rottenness of the Korean officials connected with the Hospital. We are constantly reading roseate accounts of the ethical and exalted condition of heathen countries in the East, especially those where Confucianism and Buddhism have borne away. But I do not know how say one can read a letter like yours without being impressed with the absolute moral rottenness of a social order in which such things could exist. Buddhism is merciful, we are told, and yet the rascality that would cut off the hope of the sick for the sake of a few force gained by mixing soda with quinine and selling a past of the latter, marks a degradation which I am sure could not be found in Christian lands. It seems to us, in view of events which have transpired since you wrote, and which make it certain that Japanese ascendency is to be the rule, it would be impossible not to mark out any definite policy on the part of the Board or the Mission. We must await I think the progress of events. We have the letter from you and Miss Strong as a Committee of the Mission in the matter of sending out the lady doctor and the nurse. Had that all some two or three weeks earlier, I think we should have retained both Miss Jacobson and Dr. Allen. We were inconvenienced by not having an earlier report in regard to the condition of the Hospital. We had Dr. Allen's letter, but it gave us nothing like the clear history which you have given. It was very brief and we wondered that you or some other member of the Mission did not at once acquaint us with all the facts. Meanwhile, despatches were coming all the while that showed a perfect chaos in Korea and seemed to throw doubt upon all future missionary movements. Meanwhile, also, heavy pressure came from other fields for doctors, expecially one from India. It was proposed in the Council that Dr. Allen be sent to India. I plead off as long as I could, hoping that we should hear something from Korea that should justify our retaining her for that field, but while there was a silence on the part of the Mission in reference to the outlook in the Hospital and other medical work, there were constant tiding which showed more and more of a political over-turning, and letters were coming from Miss Arbuckle which seemed to render it doubtful, where missionary ladies could get into Korea for the present, and under all this pressure I finally gave way and consented, though with reluctance, that Miss Allen be sent to India. Miss Jacobson, the trained nurse, is so far as I know until available. The Board would hardly feel, however, like starting her off now, for since your letter came very much has transpired in Korea. We do not know that is the present status or the immediate outlook. There is a degreed of uncertainty which seems to cover the future for some months at least Letters, also, from the Mission report the condition of things so one of arrest, they say that the Mission work is very much at a stand-still. I can imagine that this is less as in your work. It may be that you will have some extra work as a doctor. But you have no hospital. On the whole I think we shall hold Miss Jacobson for a time at least subject to the demands of Korea. Meanwhile, we desire more light, in fact all that we can get with regard to the situation. Let me say thing more, and that is that as soon as you get a hospital of whatever kind, and a clear and well-defined medical work for a lady doctor, I shall use all the influence I can to secure the sending of such a helper. I am glad that you are, by the changes that never been made by the young ladies, somewhat more comfortable in your domestic arrangements. There is also a comfort in thinking that the very restrictions which are upon you in respect to work may give you all the better opportunity for studying the language. In fact I am not sure but it is a full compensation when you consider the importance of the language to all your future work. It is well that you are protected by the military situation, especially the presence of foreign forces, and I do not know but the best thing you can do will be to give a large attention to the study of the language and it will be an advantage if, not having an assistant doctor and not having a hospital for the present, you are placed in circumstances favorable for this. I note what you say in your letter in regard to the desirability of doing some manual work. It seems to me that the example in this respect to your native preachers and teachers will be one of the most important lessons that they can learn. Nothing can be more disastrous to the humble and impoverished native preachers and teachers of the future Korean Church, than the idea that they are a class raised above work, that they must put on a different garb, and sit apart is a high professionalism. I think that would be fatal to the Church. They must do as the ministers in this country did in past years, get on without servants at all, they must set examples of industry, they must encourage the idea that the boundary between the laity and the ministry, so far as work is concerned, is obliterated. What a contrast between the state of things that you describe and the spectacle of Paul working with his own hands at tent-making, notwithstanding the vast cares and duties that were upon him. Early Christianity would have been a failure if he had adopted the policy which you seem to indicate. Then besides we are here at home constantly called upon to defend our missionary work because our missionaries have swarming about them such a member of servants. It is true, as you say, that it is desirable for missionaries, male and female, to give their attention to higher things that common work. But at the same time we must protect the morale of the work both on heathen soil and here at home. The other day a now occupying in which position in our Women's Boards, a woman of great intelligence, formerly home missionary in the West, told me of an interview with a missionary lady from India, who, when asked to describe her work, went on to state how they lived, the nice social life that they had in the mission circle among their European families, the number of servants they usually employed in her household, and how they were arranged, and when she came to ask her about her missionary work, she found that there was really none, that she gave very little attention, if any, to the language, and when the account was closed this home missionary woman said to her, "My dear, let me make one request, and that is that you will never tell what you have told me to any other, for the sake of the work keep this a secret." Last winter a lady who has returned from India and who had been a large giver to Foreign Missions, sent for met to call upon her at her house. I learned form her that her missionary zeal had entirely forsaken her after seeing the social status of our missionaries in India. I did what I could to disabuse her of some impressions which I think were extreme, but there still remained a strong conviction which I could not move, and what seemed to me the fixed purpose to give Foreign Missions the go-by hereafter. I speak of there things only because your letter has opened the way. I agree with you also in the fact that where there are so many Mission families middled together, and where they are in close relations with the diplomatic ladies, the social influence of such surroundings and such intercourse is likely to prove almost fatal to the great work of leaving the masses of the heathen.

We are greatly touched by the heroism and consecration of our young Brother Moffett. He can do what missionaries with families cannot do. Such isolation as he had assumed would be fatal I think to a missionary lady more or less confined to her home, and even in his case there may be need that he shall occasionally come back to Seoul to refresh himself with that intercourse with his brethren which after all is necessary to us all. Oh, how much wisdom we do need in order to strike a proper balance between one extreme and another.

I want to congratulate you, my dear Brother Avison, on the high place which you have already taken in the esteem of the Mission and the Board, and the assured feeling we have that God will crown your labors with success. You will need patience now in the trying circumstances through which you have passed and are passing. There is a great tumult, but out of it I am sure will come a brighter day for Korea and a brighter day for the mission work. You are in comparative youth, and I trust God will use you in his service and for his glory.

I rejoice very much at the improved health of Mrs. Avison. She has had a great deal to try her, and she has borne it bravely. More and more I think the difficulties will clear up. I think you can depend upon Dr. Allen, who has full confidence in you, for his co-operating. God grant that the Japanese may not be so influenced by a sort of big-headed conceit and exaltation s to insist upon any arbitrary restrictions that shall interfere with the Mission work. I shall have occasion to write again. For the present, I would say trust God, study Korean, have patience. Keep up cheerfulness, and by prayer and trust hold on to the arm of God.

With kind regards to Mrs. Avison,

Sincerely yours,
F. F. Ellinwood

프랭크 F. 엘린우드(미국 북장로회 총무)가
엘렌 스트롱(서울)에게 보낸 편지 (1894년 9월 26일)

1894년 9월 26일

엘렌 스트롱 양
한국 서울

친애하는 스트롱 양,

　7월 12일자 귀하의 편지를 방금 2번에 걸쳐 읽어 보았습니다. 나는 귀하가 알렌 박사와 관련하여 실망할 것에 유감스럽습니다. 우리가 귀하와 에비슨 박사로부터 병원의 전망에 대해 좀 더 일찍 알지 못한 것은 유감스럽습니다. 우리는 공사관의 H. N. 알렌 박사로부터 에비슨 박사가 사임을 했으며, 병원은 사실상 거의 폐지되었다는 사실 이외에는 한 동안 깜깜 무소식 상태이었습니다.

(중략)

Frank F. Ellinwood (Sec., BFM, PCUSA),
Letter to Ellen Strong (Seoul) (Sept. 26th, 1894)

Sept. 26th, (189)4

Miss Ellen Strong,
Seoul, Korea

My dear Miss Strong,

Your letter of July 12th I have just been looking over a second time. I am sorry that you will be disappointed in regard to Dr. Allen. It was unfortunate that we did not know earlier what we now know from the letter which you and Dr. Avison sent us in regard to the outlook of the Hospital. For a long time we were in the dark, having only the fact stated by Dr. H. N. Allen of the Legation, that Dr. Avison had resigned, and that the Hospital had virtually become well-nigh extinct.

(Omitted)

에비슨 요구안의 승인, 구한국 외교문서 미안
(1894년 9월 26일, 고종 31년 8월 27일)
Yun Sik Kim (President of the Foreign Office), Despatch to John M. B. Sill (Minister, U. S. Legation)
Diplomatic Documents of Korea with United States (Sept. 26th, 1894)

[발신] 서리독판교섭통상사무　김윤식
[수신]　미국　　공사　　실

대조선 외무대신인 김 아무개는 회답을 보냅니다. 지난 음력 8월 9일[163] 귀하가 보낸 '제중원에 대한 일이 의사 에비슨에게 통보되었고 그가 제안하고 있는 각각의 내용에 의거하면' 등의 서신을 접수했습니다. 이에 의해 검토해보면, 제중원에는 간혹 곧바로 결정하지 못한 문제점이 있으며 현재 비어[刷虛]있는 상태입니다. 제중원 문제를 에비슨이 요청한 대로 따르도록 할 것입니다. 모든 사무는 그가 완전히 관할하여 운영[專管辦理]하도록 하며 소유하고 있는 제중원 내의 빈 터에 그가 거주할 건물을 짓는 것을 우선 수락하는 것도 반대할 이유는 전혀 없습니다. 다음에 우리 정부가 언제라도 제중원의 환수[還取]를 요구할 경우에는 이 건물의 건축비와 수리비를 지출

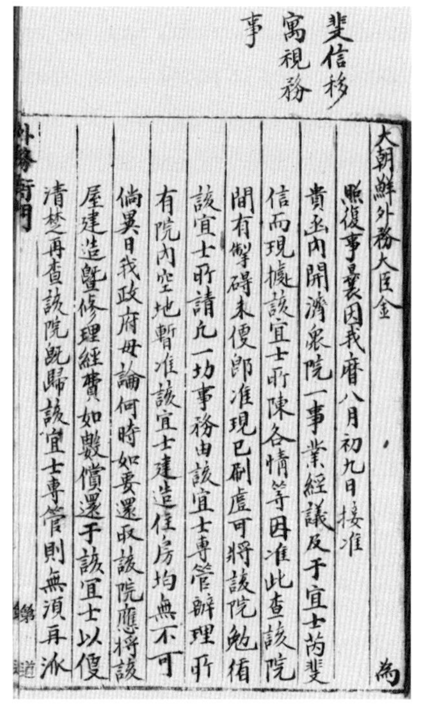

그림 4-35. 「에비슨 요구안의 승인」 (1894년 9월 26일, 고종 31년 8월 27일).

---

163) '8월 9일'은 '8월 8일'이 맞다.

한 액수만큼 그에게 갚아 청산하도록 할 것입니다. 제중원이 그의 완전한 관할 하에 들어가게 될 경우를 검토해보면 우리 정부의 관리와 고용인 등을 다시 파견할 필요는 없습니다. 그가 혼자서 일을 처리하도록 하여 운영권[事權]을 단일화할 것입니다. 나중에 그가 업무를 볼 때 우리 정부의 지도[訓勸]를 받지 않거나 우리 정부가 불만이 있을 경우에는 귀 대신에게 공문을 대신 보내 공식적으로 처리하는 것이 사리에 맞습니다. 에비슨에게 빨리 옮겨와 곧바로 업무를 보도록 조치하시는 것이 좋을 것입니다. 이러한 내용으로 회답을 보내니 귀 대신께서 검토하고 시행해주시기 바랍니다. 이상과 같이 말씀드립니다.

이상.

조선 주재 미국 편의행사대신 겸 총영사 실 각하
조선 개국 503년 8월 27일

[發] 署理督辦交涉通商事務　金允植
[受]　美　公　使　　施逸

大朝鮮外務大臣金, 爲照覆事, 曩因我曆八月初九日, 接准貴函內開, 濟衆院一事, 業經議及于宜士芮斐信, 而現據該宜士所陳各情等因, 准此, 査該院間有掣碍, 未便卽准, 現已刷虛, 可將該院勉循該宜士所請, 凡一切事務, 由該宜士專管辦理, 所有院內空地, 暫准該宜士建造住房, 均無不可, 倘異日我政府毋論何時, 如要還取該院, 應將該屋建造曁修理經費, 如數償還于該宜士, 以便淸楚, 再査該院旣歸該宜士專管, 則無須再派我政府官員及差役等人員, 由該宜士自行裁擇, 以一事權, 嗣後該宜看事之際, 或不聽我政府訓勸, 或由我政府尋過等情, 則迭經行文于貴大臣, 以爲從公辦理, 允合事理, 宜飭該宜士, 從速移寓, 俾便視務, 爲此備文照覆, 請煩貴大臣査照施行可也, 須至照覆者,
右

大美欽命駐箚朝鮮便宜行事大臣兼總領事 施
開國 五百三年 八月 二十七日

外務衙門照會 第二十四号 抄錄 附呈二[164)]

---

164) 앞의 奎18047에 첨부된 것으로 밑줄 그은 부분만 다르며, 해석에는 별 차이가 없다.

　　大朝鮮外務大臣金　爲照覆事 因我曆八月初九日 接到貴照會內開 濟衆院一事 業經議及于宜士芮斐信 而現據該宜士所陳各情等因 准此 查該院間有掣碍 未便卽准 現已刷處 可將該院勉循該宜士所請 凡一節事務 由該宜士專管辦理 所有院內空地 暫准該宜士建造住房 均無不可 倘異日我政府毋論何時 爲要還取該院 應將該屋建造暨修理經費 如數償還于該宜士 以便淸楚 再查該院旣歸該宜士專管 則無須更派我政府官員及差役等人員 由該宜士自行裁擇 以一事權 嗣後該宜爲事之際 或不聽我政府訓勸 或由我政府尋過等情 則迭經行文于貴大臣 以爲從公辦理 允合事理 宜飭該宜士 從速移寓 俾便視務 爲此備文照覆 請煩貴大臣查照施行可也 須至照覆者

　　右照覆

大美欽命駐箚朝鮮便宜行事大臣兼總領事 施逸
開國 五百三年 八月 二十七日

외아문(조선 정부)에서 존 M. B. 실(서울, 미국 공사관)에게 보낸 문서 (1894년 9월 26일)[165]

별첨 2

(조선 정부가 보낸) 공문의 사본

제24호
개국 503년 8월 27일
1894년 9월 26일

근계(謹啓):

저는 귀하가 제중원 문제에 대해 에비슨 박사에게 통보하였고 그로부터 제안을 받았다는 등의 내용을 알리는 8월 9일자(양력으로 9월 8일) 공문을 접수했음을 알립니다.

제중원을 해결하는 데 다소의 지연이 있었음으로 그의 제안에 즉시 합의하는 것은 불가능했습니다.

에비슨 박사의 요청은 다음과 같이 합의되었습니다..

그의 병원 사무는 그에 의해 통제될 것이며, 병원의 빈 대지 위에 주택을 건립하는 것을 임시적으로 승인하지만, 만일 정부가 미래의 어느 때나 이 병원을 돌려받기 원하면 전술한 의사에게 건물과 보수를 위한 경비 전액을 지불함으로써 그렇게 할 수 있다.

병원은 의사가 전적으로 통제하기 때문에 어떠한 주사나 수행원을 임명할 필요가 없을 것이다. 이것은 그 자신이 결정할 것이다.

미합중국 변리공사 겸 총영사 J. M. B. 실 각하

---

165) 에비슨이 엘린우드에게 보낸 9월 27일자 편지의 별첨 2인데, 이해를 돕기 위해 이곳에 실었다.

No. 2

Copy of a Despatch

No. 24   27 day, 8 moon,. 503 year.

26th Sept. 1894

Sir:

I have the honor to acknowledge the receipt of your despatch of the 9th day of 8th moon(8 Sept.) in which you inform me that you have communicated the Hospital matter to Dr. Avison and have received the propositions from him &c.

As there was some delay in arranging for the hospital it was impossible to agree with his propositions at once.

The request of Dr. Avison is now agree with hereby.

His hospital business shall be controlled by him and it is temporarily agreed that he may build a house on the vacant lot at the hospital, but, if my government desires to have this Hospital back at any time in the future, it may do so by paying to the said doctor the whole amount of the expenses for building and repairs.

As the Hospital will be entirely controlled by the Doctor, it will not be necessary to appoint any official or attendant. This will be arranged by himself.

His Excellency

J. M. B. Sill

U. S. Minister Resident & Consul General

호러스 N. 알렌(미국 공사관, 서울)이
올리버 R. 에비슨(서울)에게 보낸 편지 (1894년 9월 27일)[166]

별첨 3

알렌 박사 편지의 사본
조선 정부의 공문을 설명함

미합중국 공사관, 서울, 한국
1894년 9월 27일

O. R. 에비슨 박사
서울

친애하는 박사님,

　실 씨의 승인 하에 나는 제중원을 공식적으로 전적으로 귀하의 관할에 두는 한국 외무아문으로부터의 공문을 동봉하며, 그것에 대한 설명은 다음과 같습니다.
　귀하가 거주할 주택을 건립하는 허가를 하면서 사용한 "일시적"이라는 용어는, 그들이 귀하에게 주택을 짓는 것을 허가하되 조선 정부가 귀하에게 건물과 보수에 들인 경비를 귀하에게 지불함으로써 언제이건 병원과 주택을 다시 소유할 수 있기에 영구적인 협약이 아니라는 뜻입니다. 하지만 경험상 이 정부는 현금을 주고 재산을 획득하지 않기 때문에 나는 이것이 상당히 영구적인 협약이라고 생각합니다. 이 조항은 귀하의 제안과 일치하는 것이며, 대지를 전체적으로 포함합니다.
　병원에서의 기독교 사업에 관해서 귀하가 전체적으로 책임을 맡을 것이며, 귀하의 불평마저도 공식적으로 공사관을 통해 해야 합니다. 이 기관의 성공은 귀하에게 달려 있으며, 그것은 선교 기관으로의 동력을 공급할 수 있습니다. 귀하가 재치 있게 행동하면 귀하 혹은 귀하의 사람들이 요청할 수 있는 모든 것을 이룰 수 있을 것입니다.
　10년 전 병원에서는 통역관을 통해 종교적으로 환자와 이야기했습니다. 귀하는

---

166) 에비슨이 엘린우드에게 보낸 9월 27일자 편지의 별첨 3인데, 이해를 돕기 위해 이곳에 실었다.

귀하가 원하는 만큼 그들에게 이야기 할 수 있으며, 귀하는 다른 일들도 점차 그렇게 할 수 있습니다. 그러나 귀하가 예배, 오르간 연주로 시작한다면, 정부는 돈을 차용하여 귀하를 쫓아낼 것이고 그 기관을 폐쇄시킬 것입니다.

나는 귀하가 요청할 수 있는 모든 것을 갖고 있다고 생각합니다. 귀하의 배경에 정부가 없는 것이 이전보다 이 기관을 위해 더 좋을 것입니다. 조심하고 사리 있게 판단하면 기독교적인 병원 사업을 이루어나갈 수 있을 것이고 그것이 널리 알려질 것입니다.

H. N. 알렌

Horace N. Allen (Seoul, U. S. Legation),
Letter to Oliver R. Avison (Seoul) (Sep. 27th, 1894)

No. 3

Copy of Dr. Allen's letter
Explaining Korean Govt. Despatch

U. S. Legation, Seoul, Korea
Sept. 27, 1894

Dr. O. R. Avison
Seoul

Dear Sir.

By the consent of Mr. Sill I herewith enclose a copy of a despatch from the Korean Foreign Office formally placing the Government Hospital entirely in your control, and to say in explanation of it as follows.

The term "temporarily" used in connection with the consent given you to erect a dwelling house, means that while they give you the consent to build the house, it is not to be a permanent agreement, since the Korean government may at any time regain possession of the hospital and the house by paying to you all the expense you have been put to in buildings and repairs. This I consider amounts to a pretty permanent arrangement however, since experience has shown that this govt. is not given to acquiring property by cash purchase. This clause agrees with your own suggestion and covers the ground wholly.

About christian work at the hospital, you will be wholly in charge; even complaints of what you do must come formally through this office. The success of the institution depend upon you; so does it power as an evangelizing agency. If you use tact you can accomplish all you or your people could ask.

Patients were talked to religiously through the official interpreter at the hospital 10 years ago. You can talk to them as much as you like I should say you could gradually work in others to do this also. But if you start off with a chapel, an organ, and daily devotions, the gove'nt will buy you out and shut up the institution if they have to borrow money to do it.

I think you have all you could ask. The institution is better by for as it is than if it were given you outright with no government at your back. Use care and judgment and you will build up a christian hospital work that will be known for and wide.

Your truly
H. N. Allen

프랭크 F. 엘린우드(미국 북장로교회 총무)가
대니얼 L. 기포드(서울)에게 보낸 편지 (1894년 9월 27일)

1894년 9월 27일

대니얼 기포드 목사
한국 서울

친애하는 기포드 씨,

우리는 귀하의 최근 편지에 포함된 제중원과 관련된 사항을 지대한 관심으로 읽었습니다.[167] 나는 그 편지가 에비슨 박사 자신이 보낸 길고 완전한 편지와 전적으로 일치한다는 것을 알았습니다.[168] 나는 그의 편지에 답을 보냈으며, 현재 상황에 대한 우리의 입장을 언급했습니다.[169] 나는 귀하가 편지를 읽던지 그 요점을 파악하여 이 모든 것에 관해 그를 살펴줄 것을 요청합니다. 우리는 매일 전쟁이 어떻게 진행되고 있나 알고 싶어 급보를 보기 위해 신문을 주시하고 있습니다. 우리는 귀하를 생각하고, 귀하들 모두를 위해 기도하며, 하나님의 섭리에 의해 귀하에게 현재까지 베풀어진 안전이 계속되고, 결국 모든 분쟁이 끝났을 때 한국으로 들어가는 문이 이전보다 훨씬 활짝 열릴 것입니다. 지금이 언어 학습을 위해 선교부에 주어진 좋은 기회이며, 준비의 성격을 갖고 있는 이것과 다른 사안들이 취해지고 진전되어 시간을 잃어버리지 않았다고 느낄 이유를 갖게 될 것으로 기대합니다.

나는 귀하가 마펫 씨의 사업에 대해 이야기한 것에 큰 관심이 있습니다. 그가 선교본부로 보낸 편지는 윤리적인 영웅 행위의 본보기이며, 깊은 인상을 주었습니다. 우리에게 오래된 사도시대의 정신의 예가 없다는 것은 사실이 아닙니다. 그러한 예는 교회, 실존의 세상, 기독교 신앙의 힘, 그리고 선교 사업의 진실성을 깨닫게 하는 수 천 번의 설교나 선교사 강연보다 더 많은 것을 합니다. 우리는 하님께서 그를 보호해주시고, 그 북쪽 지역에서 씨를 뿌린 결과로 풍성한 열매를 볼 수 있도록 하게 해주시기를 기도하고 있습니다.

---

167) Daniel L. Gifford (Seoul), Letter to Frank F. Ellinwood (Sec., BFM, PCUSA) (Aug. 13th, 1894).
168) Oliver R. Avison (Seoul), Letter to Frank F. Ellinwood (Sec., BFM, PCUSA) (Aug. 13th, 1894).
169) Frank F. Ellinwood (Sec., BFM, PCUSA), Letter to Oliver R. Avison (Seoul) (Sept. 26th, 1894).

서울에서 법적 문제와 관련하여 해결되지 않은 문제들이 많이 있지만, 나는 전쟁의 전개가 더 진행되기 전까지 어느 누구도 어느 것에 관해 자신 있게 이야기할 수 없을 것이라고 느낍니다. 그 사이 우리는 한국에 있는 우리의 대표들과 우리에게 우호적인 모든 사람들의 안전을 기대하며 기도를 드릴 것입니다.

부인에게 안부를 전합니다.

안녕히 계세요,
F. F. 엘린우드

Frank F. Ellinwood (Sec., BFM, PCUSA), Letter to Daniel L. Gifford(Seoul) (Sept. 27th, 1894).

Sept. 27th, (189)4

Rev. Daniel Gifford,
Seoul, Korea

My dear Mr. Underwood[170]): -

_____ __ read with great interest your account of the Hospital matter contained in your last letter. I find that it agree entirely with a long and full letter written by Dr. Avison himself. I have answered his letter, and would refer to that as stating our position with reference to the present situation. I would ask you to see him in regard to all this, and either read the letter or get the substance of it. We watch everyday the newspaper for the cable despatches to see how the war is going, and we think of you and pray for you all, that the security which seems thus far to have been granted you in the providence of God, may continue, and that such results may come finally when all the trouble is over, as shall give you a wider door of entrance in Korea than you have ever yet had. It it a good

---

170) 'Gifford'가 'Underwood'로 잘못되어 있다.

opportunity that is now given to the Mission to study the language, and we hope that this and other matters which are of the nature of preparation, will be so taken up and improved that we shall have to reason to feel that the time has been lost.

I am greatly interested in what you say of Mr. Moffett's work. His own letter to the Board is a model of moral heroism, and had made a profound impression. It is not true that there are in our days no instances of the old Apostolic spirit. Such instances do more that a thousand sermons and missionary addresses to convince the Church and the world of the reality and power of Christianity and the genuineness of the Mission enterprise. We are praying that God will preserve him, and that he may see yet rich fruits as the result of his seed-sowing in that northern field.

There many problems unsolved in regard to legal matters in Seoul, but I feel that one can't speak with much assurance of anything until the developments of the war have gone some further. Meanwhile we shall hope and pray for the safety of all those who represent us and are dear to us in Korea.

With kind regards to Mrs. Gifford, I am,

Yours very sincerely,
F. F. Ellinwood

에비슨 요구안의 승인.
통서일기 (1894년 9월 27일, 고종 31년 8월 28일)
Approval of Dr. Avison's Request.
Daily Records of Foreign Office (Sept. 27th, 1894)

미국(공사)에게 보내는 공문을 보고했다. 그 내용은, "음력 8월 9일[171] '제중원에 대한 일에 대해 (그가) 제안하고 있는 각각의 내용 ......' 등의 서신을 접수했다. 이에 의하면 제중원에는 간혹 곧바로 결정하지 못한 문제점이 있다. 그 의사에게 빨리 옮겨와 곧바로 업무를 보도록 조치하라"는 것이었다.

覆美照 我曆 八月 初九日 接到貴函內開 濟衆院一事 所陳各等因 准此 查該院間有掣碍未便 飭該醫士 從速移寓 俾便視務事

---

171) '8월 9일'은 '8월 8일'이 맞다.

18940927

올리버 R. 에비슨(서울)이 프랭크 F. 엘린우드
(미국 북장로교회 총무)에게 보낸 편지 (1894년 9월 27일)[172]

한국 서울
1894년 9월 27일

신학박사 F. F. 엘린우드 목사

친애하는 박사님,

저는 며칠 전 박사님의 8월 14일자 편지를 잘 받았습니다.[173] 제중원을 잃은 것에 실망하셨겠지만 용기를 잃지 않고 우리들에 대한 신뢰를 져버리지 않으신 것을 알고 진심으로 기뻤습니다.

지금쯤 박사님이 받으셨을 편지에 우리 모두가 했던 것, 그리고 병원과 관련하여 갖고 있는 우리의 기대를 모두 말씀 드렸습니다. 이제 저는 우리가 정부와 완전한 합의를 끝내 새롭고, 우리가 생각하기에 진전된 바탕에서 일을 재개할 수 있게 되었다는 것을 박사님께 기쁘게 알려드리는 바입니다.

언더우드 박사, 리 씨, 그리고 제가 정부와 만족할 협상 결과를 얻는 데 애쓰도록 선교지부에 의해 임명되었으며, 우리는 문서를 작성해 미국 공사를 통해 제출했는데, 그와 관련된 편지의 사본을 동봉하였습니다.

저는 정부가 이전보다 제가 더 큰 특권을 가질 것이라고 암시하면서 일을 재개할 것을 촉구했다고 말씀드렸습니다.

1주일 이상 전에 저는 외무아문의 요청으로 관리를 만나 이 사안에 관해 대화를 나누었는데, 제가 주택을 지을 대지로 얻고 싶은 땅을 그에게 보여주었습니다. 오늘 저는 미국 공사로부터 우리의 제안에 대한 공문의 사본을 받았는데, 그들은 우리의 조건을 수락했으며 동봉한 알렌의 편지도 동일하게 설명하고 있습니다. 이곳에 언급한 편지의 사본을 동봉합니다.

이 서류는 즉시 서울지부의 회원들에게 제출되었고, 만장일치로 그들의 승인을 받았습니다. 동시에 저는 회원들로부터 돈을 들여 박사님께 이런 사실을 알리고

---

172) 10월 2일자로 표시된 추신 형식의 부분은 해당 날짜에 따로 분류하였으며, 그 뒤에 붙어있는 4개의 별첨들(9월 6일, 9월 26일, 9월 27일 및 9월 28일)도 각각의 날짜에 따라 따로 분류하였다.

173) Frank F. Ellinwood (Sec., BFM, PCUSA), Letter to Oliver R. Avison (Seoul) (Aug. 14th, 1894).

우리를 돕기 위해 모드 알렌 박사와 제이콥슨 양을 즉시 파송해주도록 요청하는 전보를 보내라는 이야기를 들었습니다. 박사님이 이 문제가 경비를 들일 정도로 충분히 중요하다고 생각하실 것으로 알고, 이 여성들(의 파송)이 보류되어 있다는 사실을 고려한 것이었습니다.

저는 협약에 대해 다음과 같은 설명을 보내드립니다.

1. 우리들의 제안은 선교부의 이름으로 이루어졌습니다. 알렌 박사는 조선 정부가 아직 준비하고 있지 않은 기독교의 도입을 공식적으로 승인하는 것이 되기에 선교 단체와 직접 상대할 입장이 아니라고 저에게 알려 주었습니다. 이런 이유로 공문에는 제 이름만이 언급되었습니다. 하지만 알렌 박사는 저에게 그들이 제가 기독교 선교사이고 접촉에서 제가 선교단체를 대표한다는 점을 알고 있으며, 저에게 무슨 일이 일어나면 공사관이 나서 선교부의 이익이 안전한지를 살필 것이라고 확인하였습니다.

2. 일부 회원들은 기독교 신앙을 가르치는 것을 허용하는 조항을 삽입하기를 열망하였습니다. 그러나 아직은 그런 요청이 정부에 의해 거절될 것이고 그렇게 되면 그들이 실제적으로 금지하고 나서 우리의 입장이 더욱 나빠지게 될 것이며, 우리가 지각없이 행동하지 않는 한 그런 문제가 없을 것이라는 충고를 받았습니다.

   하지만 가장 중요한 것으로 우리 모두가 인식하고 있는 우리 사업의 이 단계는 응당 주목을 받을 것이며, 우리는 환자들을 대상으로 많은 사업을 하기를 기대합니다. 조만간 (병원) 바로 근처에 대중적인 전도와 교육 장소로 사용할 작은 부지를 구입하는 것이 현명할 것으로 생각될 것입니다. 그러나 이 보다도 언제 병원이 그런 단계가 필요해지는 단계로 성공할 것인가가 중요합니다.

3. 우리 편지에서 10년의 기간을 언급한 것. 정부 정부의 공문에는 '10년'이 생략되어 있고, 기간이 분명하게 정해져 있지 않습니다. 개인적으로 저는 정부가 이 장소를 돌려받기 전에 건물에 소요된 모든 경비를 돌려받는 것에 의해 이 조항이 보호된다고 생각합니다.

4. 이후에 정부가 그 집을 두고 우리에게 문제를 일으키지 않도록 건물 대지의 증서를 얻어야 한다고 공식적으로 제안되었습니다. 하지만 정부가 계약

을 끝내기를 원하는 경우 그들이 우리들로부터 주택을 인수해야 한다고
요청했던 제안이 받아들여졌는데, 우리는 다음과 같은 두 가지 이유로 더
잘 보호 받을 수 있을 것으로 생각하고 있습니다.

    a. 이 조약은 영구적인 것으로 생각되는데, (그들이 돌려받기 전에) 그
런 많은 돈을 지불하는 것을 주저할 것이기 때문입니다.

    b. 만일 향후 병원 건물이 박탈된다면 (그 당시) 다른 모든 사업에서 분
리된 건물을 갖고 있는 것보다는 집을 처분하고 어느 곳이든 건물을
건축하는 데 드는 돈을 갖고 있는 것이 더 좋을 것이라고 생각합니다.

5. 이곳에는 정부 관리들이 하나도 없으며, 우리는 우리 방식대로 사업을 수
행할 수 있도록 명백한 허가를 받았습니다.

6. 처음으로 우리는 비록 미국 공사관을 통해서이지만, 정부와 서면으로 계약
을 하였으며, 공사관은 이 계약의 조항들이 지켜지는지 지켜볼 의무가 있
습니다.

지금 저는 한국 선교부, 아마도 더욱 정확하게 서울지부의 명의로 이 문제를
박사님께 제출하는 것입니다. 유일한 회원인 마펫 씨가 이에 대해 찬성을 하고 있
는 평양을 제외하고 다른 선교지부의 자문을 받는 것이 곤란하기 때문입니다. 뉴
욕에 있는 박사님의 자문을 받는 것은 불가능했지만 이 사안에 대해 8월 14일자
박사님의 편지에서 확인되듯이 박사님의 견해와 맞게 조치를 취했다고 믿고 있습
니다.

따라서 저는 하나님이 그 일에 은총을 내리시고 우리들이 하나님의 영광을 높
일 방식으로 수행할 수 있도록 기도하면서 즉시 그곳에서 일을 재개하기를 기대하
고 있습니다.

일본에서 돌아온 아버클 양이 저를 도울 것이며, 그 사이 남 장로교회의 테이
트 양도 부녀과에서 도울 것입니다.

우리는 사업에 큰 도움을 줄 것으로 기대하고 있는 제이콥슨 양을 조속히 얻
고 싶습니다.

선교본부에 승인을 요청한 지역으로 여학교가 이전하자마자 모드 알렌 박사가
새로운 여학교의 인원으로 합류했으면 좋겠습니다. 이에 덧붙여 그녀가 제중원에
서 일을 해 그녀의 언어 학습이 허용하는 대로 시작부터 최대한으로 일을 시작할
수 있을 것입니다.

저는 (프레더릭 S.) 밀러 씨의 학교 학생 4명을 조수로 사용하되, 2명은 오전에, 2명은 오전에 일을 해 반나절을 학교에 출석하도록 하는 협약을 맺었습니다.

저는 지금 하인 자리에 적합한 사람을 구하고 있습니다. 저는 가능한 한 적은 인원으로 시작하려 합니다.

저는 당장에는 수리에 적은 돈을 사용해야겠지만, 병원이 발전함에 따라 점차 많은 돈이 필요해 질 것입니다.

변경된 조건에서는 박사님의 8월 14일자 편지에서 상당한 고려의 대상이라고 제가 기대하고 있는 추가적인 병원 예산을 선교본부에 요청할 필요가 있을 것으로 판단됩니다.

우리 부부는 사업의 중요성에 비추어 다시 한 번 이사하기로 결정하였습니다. 이전에 주사가 사용하던 병원의 일부 건물은 유리를 끼우고, 벽지를 바르고, 은화 약 100달러로 약간의 보수를 함으로써 우리를 상당히 편안하게 할 수 있습니다. 이러한 것들은 우리가 새집으로 이사했을 때 방들을 병원 목적으로 사용하는 게 좋습니다.

우리가 너무 자주 이사했기에 이렇게 이사하는 것은 당연히 싫지만, 여러 가지 이유로 유리할 것입니다.

1. 우리는 한국인과 더 친밀하게 관계를 가질 수 있을 것입니다.
2. 우리는 사업하는 곳에 바로 있기에 시간을 덜 허비할 것이며, 더 쉽게 관리할 수 있을 것입니다.
3. 우리 집에서 종교 의식을 시작해 예배를 병원으로 확장하는 것이 용이할 것이며, 우리가 계속 상주함으로써 전도 및 의료의 측면에서 모두 사업이 더 효율적으로 이루어질 것입니다.
4. 만일 우리가 근처에 산다면 멀리 사는 것 보다 집을 짓는 데 더 용이할 것입니다.

사업이 훌륭하게 이루어지게 하기 위해 다른 건물에 대한 보수도 필요합니다. 선교지에서 의사의 첫 사업은 의료 사업을 성공적으로 만드는 것이라는 것은 말할 필요도 없습니다. 만일 그 사업이 실패한다면 전도인으로서의 그의 영향력은 실로 적을 것입니다. 의료 분야가 부실하게 운영되어 다른 분야가 방해를 받는 것보다, 아마도 아예 의료 분야가 없이 사업을 시작하는 것이 더 나을 것입니다. 만일 선교본부가 소액의 예산을 승인한다면 매년 약간씩 보수를 하는 것이 저의 계획입니다. 그렇게 사용되는 돈은 낭비하는 것이 아니라고 지적할 필요는 거의 없다고 생각합니다. 정부가 병원을 되돌려 받을 때 사용된 모든 돈은 돌려받을 것이고, 그것은 다른 장소에 사용할 수 있기 때문입니다. 이 목적을 위해 우리는 은화 200달러를 사용할 것입니다.

다른 항목은 하인에 관한 것입니다.

제가 산정할 수 있는 최소의 견적은 올해 150달러입니다. 저는 이전에 30명 이상이 있었던 것에 비해 6명의 하인만을 사용하려 합니다. 만일 우리가 상당히 많은 환자를 수용하게 되면 이 수는 많아져야 할 것입니다.

마지막 항목은 스스로 마련할 수 없는 환자들을 위한 음식, 연료, 기름 등을 구입하기 위한 운영 경비인 200달러입니다. 우리는 매트와 잠옷 등등도 필요합니다. 이 목적을 위해 요청하는 총계는 그런 환자들이 얼마나 많을지 혹은 개인 당 얼마나 들지를 말할 수 없기에 단지 추정일 뿐입니다. 그러나 올해가 지나면 다소 분명하게 견적을 낼 수 있을 것입니다.

따라서 우리는 다음과 같은 예산을 요청하는 바입니다.

수리	300.00달러
하인	150.00달러
운영비	200.00달러

은화 650.00달러　　금화 422.50달러

혹시 하시고 싶으시면 병원 목적의 별도 예산으로 은화 650달러를 책정하셔도 될 것이며, 그렇게 되면 필요한 만큼 사용하고 필요하지 않으면 사용하지 않고 놔 둘 것입니다.

현재의 환율로는 금화 350달러보다 약간 더 사용하게 될 것입니다. 물론 선교 본부의 재무의 환산 방법에 따라 65로 계산하면 예산은 금화 422.60달러가 될 것입니다. 현재 한국 돈의 가치가 높고 재료의 가격과 임금이 비싸기에 우리가 그랬던 것처럼 많은 은화 달러를 사용할 필요가 있습니다. 1년 전 우리는 1달러에 3,500푼[174]을 받을 수 있었습니다. 올해에는 환율이 1달러 당 1,500~2,300푼 사이를 오르내려 보시는 것처럼 매우 큰 차이를 보이고 있습니다. 병원으로 화제를 돌리면, 리 씨는 이 집을 사용할 수 있으며, 그래서 위에 언급한 기간 동안 150달러의 임대료를 절약할 수 있고 그것은 선교본부의 예산을 크게 절감시키는 것입니다.

저는 부득이 보수를 해야 하고 하인을 배치하며, 환자를 받아야 하기 때문에 박사님께서 이 문제들에 대한 즉각적인 관심을 부디 가져주시리라 믿습니다. 우리

---

174) 원문에는 'cash'로 표시되어 있다. 당시 조선에서 사용된 화폐 단위는 냥(兩), 전(錢) 및 푼[文]이었는데, 1냥은 10전, 1전은 10푼에 해당하였으므로 1냥은 100푼이었다. 1달러당 환율은 1883년에는 350푼이었던 것이 1891년에 3,400푼으로 절하되었다.

는 선교본부가 원하는 일을 수행하고 있으며, 가장 관심이 많은 사업을 하고 있다고 믿고 있습니다. 우리가 병원 사업을 시작할 준비가 되는대로 저는 정부에 백성들에게 병원이 다시 열었다는 것을 공표하도록 요청할 것입니다. 우리는 변경된 조건에서 제중원에 하나님의 은총이 내리시고 그곳에서 이루어지는 일이 주님께서 이 사람들이 그리스도를 알도록 하는 데 사용될 수 있도록 박사님의 진심어린 기도를 요청 드립니다.

Oliver R. Avison (Seoul Station Com.),
Letter to Frank F. Ellinwood (Sec., BFM, PCUSA) (Sep. 27th, 1894)

Seoul, Korea,
Sept. 27/ 94

Rev. Dr. F. F. Ellinwood

Dear Sir. -

I received your favor of Aug. 14th a few days ago and was very glad indeed to learn that while you felt disappointed at the loss of the government hospital, you were not going to allow that to discourages you or to destroy your confidence in us.

The letters which will we now have reached you will inform you of all we have been doing and of our expectations with regard to the hospital and I have now the pleasure of advising you that we have been able to complete an agreement with the government by which we resume that work on a new and we think improved basis.

Dr. Underwood, Mr. Lee, and I were appointed by this station to endeavor to effect a satisfactory arrangement with the government and we drew up and forwarded through the American Minister the letter of which a copy is here enclosed.

The government, I was say, had previously expressed their desire to have me resume work, hinting that I should have greater privileges than before.

More than a week ago, at the request of the foreign office I met one of their officials and talked the matter over with him, showing him this land I wished to obtain as a house site. Today I received from the American Minister a copy of the despatch sent in reply to our offer, accepting our terms, accompanied by a letter from Dr. Allen explaining the same. Copies of both which communications as here enclosed.

These documents were immediately submitted to the members of Seoul Station and have received their unanimous approval. I was at the same time advised by the members to undertake the expense of sending you a cablegrams informing you of the facts and asking you to send Misses Allen and Jacobsen to our help at once, believing that you would consider the matter of sufficient importance to justify the expenditure, in view of the fact that these ladies were being kept in suspense.

I may offer the following comments on the agreement.

1. Our offer was made in the name of the Mission. Dr. Allen informs me that the government was not in a position to deal directly with a mission body as that would be giving official sanction to the introduction of Christianity, which they are not prepared to do yet. This accounts for the fact that only my name appears in their despatch. Dr. Allen assures me however that they are aware that I am a Christian missionary and that I represent a mission body in the contract, and that should anything happen me, the Legation will see that the interests of the Mission are secured.

2. Some of the members were anxious to have a clause inserted, granting permission to teach Christianity, but it was seen that such a request must be refused by the government as yet, and we would these be in a bad position, being by their refusal practically prohibited, while, as it is, us notice will be taken of such matters unless we act indiscreetly.
   This phase of our work, which we all recognize to be of first importance, will receive due attention however, and we hope to do much work amongst the patients. In the near future it may be thought advisable to purchase a small property in the immediate vicinity to be used as a public preaching and teaching station. But more of this when the hospital shall have succeeded in making such a step necessary or to be desired.

3. In our letter we mentioned a period of ten years. In the governments despatch the ten is dropped and the time is not definitely fixed. Personally I think it is letter so in view of the fact that we are protected by this clause requiring the repayment of all moneys spent by us on the buildings before the government can make the place.

4. It was formally proposed to obtain a quit deed of the building site so that the government could hereafter give us so trouble about our house. We thought however that the plan proposed and now accepted of asking that in case the government wished for end the contract they should take the house off our hand, would afford us better protection for two reasons :
   a. The agreement is more likely to be permanent because they will hesitate a good deal before they will pay such a sum of money.
   b. We think it will be better, if we are hereafter deprived of the hospital, to be in a position to dispose of the house and have the money to build elsewhere, rather than have on our hand a building separate from all our other work.

5. There are no government officials on the place and we have explicit permission to carry on the work in our own way.

6. For the first time we have a written contract with the government, carried though by the American Legation, the Legation taking upon itself the responsibility of seeing that the provisions of the agreement are lived up to.

I now submit the matter to you in the name of the mission or perhaps I should more correctly say Seoul Station as it has not been possible if consult with other stations except Pyeng Yang, the only member of which, Mr. Moffett, is favorable to it. It was impossible to consult with you in New York but we believe we have acted in accord with your views on the subject, being confirmed in that by your letter of Aug. 14.

I therefore expect to resume work there at once, praying God to bless the work and enable us to carry it on in a way that will redound to His glory.

Miss Arbuckle, who has returned from Japan, will assist me, and in the meantime, Miss Tate of the Southern Presbyterian Mission, will also help in the Woman's department.

We look hopefully for the speedy earning of Miss Jacobsen, who we expect will be a great help to the work.

It is hoped here that Dr. Maude Allen will be able to join the new Girl's School force as soon as it is practicable for them to occupy the quarters which the Board has been asked to sanction, in addition to which we have planned work for her at the government hospital, so that she will have her hand as full from the start as her language studies will permit.

I have made arrangements with Mr. Miller to use four of his school boys as helpers, taking two in the forenoon and two in the afternoon, and thus giving them half of each day for attendance upon the school.

I am now on the lookout for suitable persons to take the places of servants. I shall begin with as small a force as possible.

I must meed spend a little money on repairs at once but this work will be proceeded with gradually only as required by the development of the hospital.

I fear that under the changed conditions it will be necessary to ask the Board for an additional hospital grant which your letter of Aug. 14th causes me to expect will receive favorable consideration.

Mrs. Avison and I have decided that its the interest of the work as will move once again. The portion of the hospital buildings formerly occupied by the Choosas can be made fairly comfortable for our family by putting in glass, papering the walls, and making some few change at a cost of probably about $100.00 Silver, all which will the better fit the rooms for hospital purposes when we move into our new house.

This move, though of course, distasteful on account of our having moved so often, will be advantageous for several reasons:

1. We shall get more intimately associated with the Korean.

2. We shall lose less time from our work, being right with it, and can direct it more easily.

3. Beginning with religions exercises in our own house it will be easier to extend Christian services into the hospital and we think our constant

presence will render the work more effective both from an evangelistic and a medical standpoint.

4. It will be easier for us to build our house if we live close by than if we are at a distance.

Other repairs are needed to the other buildings to make good work possible. It goes without saying that the first work of the physician on the mission field is to make his medicals work a success, for, if it is a failure, his influence as an evangelizing agent will be small indeed. Probably it would be better to be without it altogether than to have the other department hampered by a poorly conducted medical branch. My plan is to do a little repairing each year if the Board can see its way to granting a small sum of that purpose. I need scarcely point out that the money so spent will not be lost because wherever the government takes the hospital back all money so is spent will be repaid and will them be available for use at another place. For this purpose we shall used $200.00 Silver.

Another item will be for servants.

The lowest estimate I can make will be $150.00 for the balance of this fiscal year. I propose to use only 6 servants where there were formerly more than 30. If we have very many patients this member may afterward have to be increased.

The last item is $200.00 for running expenses such as the purchase of food, fuel, oil, &c for such patients as are unable to provide for themselves. We shall also need mats & bed clothing &c &c. The sum now asked for this purpose is a mere guess as we cannot tell how many such patients we shall have or how much per head it will cost. But after this year we shall be able to estimate with some definiteness.

We therefore ask you for a grant as follows -

Repairs	300.00
Servants	150.00
Running Exp.	200.00
	————
	650.00 Silver $422.50 Gold

or, if you prefer to do so, make a surplus grant of $650.00 Silver for hospital purposes, to be used as needed or left unused if not required.

At the present rate of exchange you can meet thus by the use of a little over $350.00 gold, though of course according to the Board Treasure's method of calculating at 65, the appropriation would appear as $422.60 gold. The present high price of Korean money and high cost of material and labor render it necessary to use a greater number of Silver dollars that we used to do. A year ago we could get 3500 cash for $1.00. This year the price has fluctuated between 1500 and 2300 for $1.00 a very great difference as you can see. If we move to the hospital, Lee's can occupy this house, thus saving rent to the amount of $150.00 for the period covered by the above, which would materially lessen the cost to the Board. I trust you will kindly give these matters immediate attention, because I must necessarily be going on with the repairs, the placing of servants, and the reception of patients, believing that we are carrying out the wishes of the Board and doing what is for the best interest of the work. As soon as we are ready to begin the medical work. I shall ask the government to announce to the people the fact that the hospital has been reopened. We ask your earnest prayers that the blessing of God may rest upon it under the changed conditions and that the work done in it may be used of Him for the bringing of this people to a knowledge of Christ.

올리버 R. 에비슨(서울)이
호러스 N. 알렌(미국 공사관)에게 보낸 편지 (1894년 9월 28일)[175]

별첨 4
외무아문 공문에 대한 우리의 답변 사본

한국 서울
1894년 9월 28일

H. N. 알렌 박사
주한 미국공사관 서기

친애하는 박사님,

어제 제중원과 관련한 우리의 제안에 동의하는 조선 외아문으로부터 발송된 공문의 사본 및 이에 대한 설명을 보내주신 귀하의 친절에 대해 사의를 표합니다.

저는 그것들을 이 문제를 관할하고 있는 위원회에 즉시 제출하였고, 이 위원회는 호의적으로 선교지부에 보고하였습니다. 협약은 우리들의 교신에 언급되기 이전에 공사관이 저를 선교부의 대표로 인정한다는 조건으로 만장일치로 승인되었습니다. 장래에 제가 죽거나 다른 이유로 이곳에 없게 되거나 혹은 공사관의 임무가 상황을 잘 모르는 다른 사람들에게 넘어 가는 경우 때문에 이것이 공사관의 견해인 것이 당연히 필수적이었습니다. 귀하께서는 귀하들이 이 문제에서 우리들을 위해 제공해준 뛰어난 봉사에 대한 우리의 진심으로부터 우러나오는 감사의 말씀을 부디 실 씨에게 전달해주시고, 또 귀하께서도 받아주시겠습니까?

O. R. 에비슨
서울지부 위원회 간사

---

175) 에비슨이 엘린우드에게 보낸 9월 27일자 편지의 첨부 4인데, 이해를 돕기 위해 이곳에 실었다.

No. 4

Copy of our reply to Foreign Office Despatch

Seoul, Korea,

Sept. 28/ 94

Dr. H. N. Allen

Secr. American Legation to Korea

Dear Sir -

I beg to acknowledge your favor of yesterday enclosing a copy of a Despatch from the Korean Foreign Office agreeing to our proposals with reference to the Government Hospital, together with your explanations regarding the same.

I at once submitted them to the Committee having the matter in charge, and this Com. reported favorably to the station, which by a unanimous vote approved the agreement with the understanding that the Legation recognizes me as the representative of the Mission before referred to in our correspondence. It is of course necessary that this be understood to be the view of the Legation, because, in the future, I may be removed by death or otherwise, or the present incumbent of the Legation may be replaced by others not familiar with the circumstances. Will you kindly convey to Mr. Sill and accept for yourself our cordial thanks for the excellent service you have rendered us in this matter?

Yours very Sincerely

O. R. Avison

Secr. Station Com.

프랭크 F. 엘린우드(미국 북장로회 총무)가
호러스 G. 언더우드 부인(서울)에게 보낸 편지 (1894년 9월 28일)

1894년 9월 28일

H. G. 언더우드 부인
한국 서울

친애하는 언더우드 부인,

(중략)

　나는 에비슨 박사의 사임에 관해 귀하가 이야기한 모든 것에 동감합니다. 나는 그게 어떻게 다르게 할 수 있었을까 모르겠습니다. 게다가 유감스럽게도 우리가 들었던 유일한 사실은 병원을 포기했다는 것이었으며, 에비슨 박사로부터 사건 전체에 대해 어떠한 편지도 받지 못했고 여의사로 파송하려던 모드 알렌 양을 다른 선교부가 채어 갔습니다. 하지만 제이콥슨 양은 한국과 극동 지방을 덮고 있는 두터운 전운(戰雲)을 좀 더 관망하라고 조언을 받았지만 아직 배정을 하지 않은 상태입니다.

(중략)

Frank F. Ellinwood (Sec., BFM, PCUSA),
Letter to Mrs. H. G. Underwood (Seoul) (Sept. 28th, 1894)

Sept. 26th, (189)4

Mrs. H. G. Underwood,
Seoul, Korea

My dear Mrs. Underwood: -

(Omitted)

I agree with all you say about Dr. Avison's resignation. I do not see how he could have done otherwise. And yet it has turned out unfortunately, however, in the fact that we only heard that the Hospital was given up, and not having any letter from Dr. Avison in regard to the whole matter, the other missions have gotten away Miss Maude Allen whom we were to sent out as a medical lady. Miss Jacobson, however, is still unassigned, though she is kept advised to wait until we can see further into the thick war clouds that cover Korea and the East

(Omitted)

윌리엄 B. 스크랜튼(서울)이 애드너 B. 레너드
(미국 북감리교회 교신 총무)에게 보낸 편지 (1894년 9월 28일)

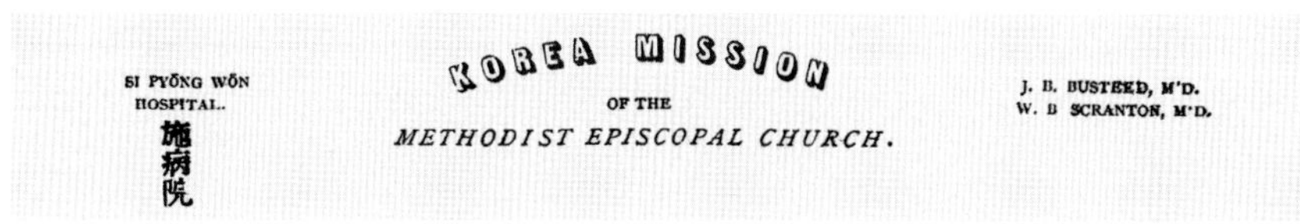

서울
1894년 9월 28일

친애하는 레너드 박사님,

(중략)

장로교회 선교부는 어제 제중원과 관련하여 조선 정부와 새로운 계약에 서명하였습니다. 이 계약에 의하면 정부는 그 선교부에 건물, 운영 및 이름을 양도합니다. 장로교회는 관련 업무 전제를 자신의 일로 받으며, 그것을 운영하고 모든 경비를 마련하고 모든 새로운 건물을 건축하며, 정부와 상당히 독립적인 것 같습니다. 정부는 계약을 번복할 수 있지만, 그들은 선교부가 개선에 들인 모든 것에 대해 지불해야 합니다.

나는 이것을 우리 자신의 의료사역에 대한 ___로 쓰는 것입니다. 지금 나는 우리 의료 사역의 진전이 더 이상 지체되면 이전보다 훨씬 우리가 [장로교회보다] 더욱 뒤쳐질 것으로 생각하고 있습니다. 만일 올해 우리가 진전을 위한 조치를 취하는 것과, 남대문의 새 건물의 건축에 실패한다면 더 이상 서울에서 의료 사업에 대해 더 이상 이야기를 하지 못하고 고개를 숙일 것 같습니다. 나는 매년 우리가 나서면 선교지가 열려 있지만, 그렇지 못하면 다른 선교부가 그것을 가질 것이라고 촉구하였습니다. 나는 이제 장로교회 선교부가 이 문제에 대해 박차를 가할 것이라고 믿을 만한 이유를 갖고 있습니다. 그렇게 된다면 그들은 성공할 것입니다. 캐나다 감리교회 신자인 에비슨 박사가 책임을 맡고 있으며, 사업을 성공시킬 것입니다.

(중략)

William B. Scranton (Seoul),
Letter to Adna B. Leonard (Sec., BFM, MEC) (Sept. 28th, 1894)

Seöl

Sept. 28th, 1894

Dear Dr. Leonard:

(Omitted)

The Presbyterian Mission yesterday signed a new contract with the Govt. in regard to the Govt. Hospital. By these new terms, briefly, the Govt. cede to that Mission the buildings and good will of the business and the name. The Presbyterian take the matter fully into their own hands and run it and pay all the expenses, build all the new buildings, and seem to be quite independent of the Govt. Whereas Govt. sees fit to reverse the contract, they must buy out the Mission to the extent of all they have put in improvements.

I write this as it be___ on our own medical work. I feel now more than ever that we are likely to fall behind if we make any more delays in advance of our medical work. If we fail to make advance steps this year, and do not have our new building generated for South Gate, I shall feel like hiding my head any never saying any more about medical work in Söul. I have urged year after year that the field was open to see if we would but take it, and that if we do not take it another will. I have reason to believe the Presbyterian Mission now purposes to push the matter. If so they will make it a success. Dr. Avison, a Canadian Methodist is in charge and will make the work succeed.

(Omitted)

회의록, 한국 선교부 서울지부 (미국 북장로교회) 1891~1921
(1894년 10월 1일)

1894년 10월 1일
한국 서울

선교지부의 특별 회의가 에비슨 박사 사택에서 열렸으며, 성경 봉독과 의장의 기도로 개회하였다.

거주지를 제중원으로 옮기겠다는 에비슨 박사의 요청은 허락되었다. 제중원의 운영과 관련하여 협상하도록 임명된 위원회로부터 제안된 협약의 채택을 추천하는 내용의 보고서를 받았다. 이 보고서는 철을 해 두도록 하였으며, 위원회는 해산하였다.

선교지부는 현 회계연도의 남은 기간 동안 제중원에서 사용할 650달러, 즉 의사 숙소를 포함한 수리비 300달러, 하인을 위한 150달러 그리고 운영비 300달러를 허용해 주도록 선교본부에 요청하자는 발의를 통과시켰다.

(중략)

빈튼 박사는 새로운 여학교 부지에 건물의 추가를 위한 경비는 에비슨의 주택 임대를 위한 경비에서 뺄 수 없고, 또한 주택 수리비에서 뺄 수 없다는 것을 재정 위원회의 의견으로 보고하였다.

(중략)

Seoul, Korea.

Oct. 1st, 1894.

A special meeting of the station was held at the house of Dr. Avison and opened with Scripture reading and prayer by the Chairman.

Dr. Avison's request for permission to move his residence to the Government Hospital was granted. A report was received from the committee appointed to negotiate concerning the management of the Royal Korean Hospital recommending the adoption of the arrangement proposed. This report was placed on file, and the committee discharged.

The Station passed a motion to request of the Board a grant of $650 silver for the use of the Government Hospital during the remainder of the current fiscal year, $300 for repairs, including part for doctor's residence, $150 for servants and $200 for running expenses.

(Omitted)

Dr. Vinton reported it as the opinion of the Finance Committee that money for the erection of the addition to the building at the new Girl's School property cannot be taken from the appropriation for Dr. Avison's house rent also that it cannot be taken from house repairs.

(Omitted)

18941000
[병원 문제와 관련된 조선 정부와의 합의] (1894년 10월경)176)

　　병원[제중원] 문제와 관련하여 조선 정부와의 협약은 에비슨, 언더우드 박사 및 리 씨로 구성된 위원회를 통해 선교부의 지휘로 이루어졌다. 문서는 이 위원회 및 우리 공사관과 한국 관리 사이에 교환되었다. 최종적으로 합의된 계획은 선교부로 제출되었고 승인을 받았다. 선교부는 또한 즉시 여의사와 정규 간호사를 요청하는 전보를 [선교본부로] 보내는 것도 승인하였다. 선교부의 제안은 선교부의 이름으로 이루어졌지만, 한국인 관리는 선교부와 상대할 수 없어 계약은 선교사로 이해되었던 에비슨 박사가 선교부의 대표로서 진행하였다. 공사관은 계약이 이루어질 것이라고 전망하였다. 경영이 완전히 정부 관리의 손에서 제거된 것이기에 실제적으로 선교부는 완전히 자유롭게 조용한 종교 교육을 할 수 있을 것이다. 협약에는 조선 정부가 이 계약을 취소할 때 정부가 장소를 되돌려 받기 전에 건문에 소요된 모든 경비를 지불하도록 하고 있다. 이것은 건축될 사택 건물도 포함된다. 이 계약은 서울지부와 평양의 선교사들의 자문을 받았다. 이곳 사정으로 부산과 원산 지부의 자문은 불가능하였다. 임시 조치로 아버클 양과 남장로교회의 테이트 양이 병원에서 에비슨 박사를 도울 것이다. 편지를 통해 우리는 10월 1일자 편지로 소유가 이루어졌다고 생각한다. 위에 언급한 바와 같이 선교부는 이러한 활동을 단계적으로 승인하였으며, 또한 위의 조건으로 병원을 넘겨받는 데 필요한 경비도 승인하였다. 약 30~50명인 한국인 하인 모두는 그곳에서 떠났으며, 선교부는 단지 6명만 제안하였고 이들을 즉시 고용할 필요가 있게 될 것이다. 회계연도의 전반부 동안 적절한 사택을 가지 못했던 에비슨 박사가 이전에 병원에서 하인들이 사용하였던 방들을 은화 100달러로 자신과 가족이 사용하기 위해 개조하겠다고 제안하고 있는 사실에서, 그 액수를 승인해야 함이 분명하다. 한국인 관리와 하인의 부정 때문에 이 문제가 오랫동안 너무도 무시된 상태로 있었기 때문에 어떤 보수를 위해 은화 200달러가 긴급하게 필요하다. 현재의 예산은 침구 및 환자를 위해 다른 것들을 준비하는 데 필요한 경비를 지불할 수 없어 이를 맞추어야 한다. 따라서 총 은화 650달러가 필요한 것 같다.

---

176) 이 문건은 1894년도 편지 속에서 대니얼 L. 기포드의 편지 다음에 정리되어 있는데, 제목이나 작성 날짜, 작성자 등이 없다. 내용은 제중원의 선교부 이관에 대한 것이기에 이곳에 실었다. Daniel L. Gifford (Seoul), Letter to Frank F. Ellinwood (Sec., BFM, PCUSA) (Mar. 2nd, 1894).

[The Arrangement with the Korean Government in Reference to Hospital Matters] (ca. Oct., 1894)

The arrangement with the Korean Government in reference to hospital matters, was made with the authority of the Mission through a committee consisting of Drs. Avison, Underwood, and Mr. Lee. Documents were exchanged between this committee and our own Legation and the Korean officials. The plan finally agreed upon was submitted to the Mission and approved. The Mission also approved the sending of a cablegram asking that a lady physician and trained nurse be sent at once. The offer made by the Mission was in the name of the Mission, but the Korean Officials could not deal with the Mission, and therefore the transaction was conducted by Dr. Avison, who at the same time was understood to be a missionary, and a representative of the Mission. The Legation promised to see that the terms are carried out. It is believed that practically full liberty for quiet religious instruction will be enjoyed by the Mission as the management is taken entirely out of the hands of Korean Officials. There is in the agreement a call requiring the Korean Government upon any dissolution of this contract to make full payment of all moneys spent on the buildings before the Government can retake the place. This includes the building to be erected for a house. These arrangements were made in consultation with the Station and with the missionaries of Pyeng Yang. It was impossible, owing to the condition of the country to consult with Fusan and Gensan. As a temporary arrangement Miss Arbuckle and Miss Tate of the Southern Presbyterian Mission will assist Dr. Avison in the work in the hospital. We suppose from letters that possession was taken about Oct. 1st. The fact that the Mission, as above stated, has authorized this movement step by step, it is to be assumed that it authorizes also the expenditures necessarily involved in taking possession of the Hospital on the terms above named. The fact that the Korean servants, about thirty in number, have all been cleared out of the place, and that the Mission assumes the supply of servants, only six being proposed, will involve the necessity of making a provision at once for the employment of those servants. The fact that Dr. Avison who has really had no proper home during the first part of the fiscal year, proposes to fit up the rooms formerly occupied by the Korean servants in the Hospital for himself and family, at an expense of $100. silver, renders it plain that that amount should be granted. As matters have for a long time been left in a state of great neglect through the dishonesty of the Korean Officials and servants, certain repairs supposed to require about $200 silver. are imperatively needed. Current expenses requiring fit bedding and other things for such patients as are unable to pay anything at all, must be met. A total therefore of $650. silver seems to be required.

올리버 R. 에비슨(서울)이 프랭크 F. 엘린우드
(미국 북장로교회 총무)에게 보낸 편지 (1894년 10월 2일)

1894년 10월 2일

어제 열린 서울지부 회의에서 위에 요청한 병원을 위한 특별 예산의 공식적인 요청이 통과되었으며, 서울 및 평양 지부의 회원들이 서명을 해 선교부의 14명 중에서 11명이 투표하였습니다. 그것은 박사님께 전달되기 전 언젠가 원산과 부산에 보내질 것입니다. 만일 서류가 박사님께 도착하기 전에 조치를 취하실 수 있다면 우리들에게 더욱 좋을 것입니다.

박사님의 8월 14일자 편지는 제이콥슨 양의 임명이 취소되었다는 것을 암시하고 있습니다. 우리는 제가 보낸 전보의 위력으로 박사님이 그녀를 다시 임명하여, 박사님이 이 편지를 받으실 때에는 그녀가 이미 장도에 오르고 있을 것으로 믿습니다. 모드 알렌 박사도 역시 마찬가지입니다. 저는 오늘 약 3년 전에 워싱턴의 한국 공사였으며 지금은 학부대신인 사람의 작은 딸을 진찰했는데,177) 그녀는 대퇴골이 골절되어 있는 것을 발견하여 한 동안 그 집안과 접촉할 것입니다.

박사님은 9월 15일과 16일 평양이 일본군에 의해 장악되었다는 것을 이미 들으셨을 것입니다. 그곳에서 온 한 명의 기독교인이 일요일 밤 이곳에 도착했고, 월요일 아침 또 다른 1명이 전갈을 갖고 왔습니다. 그곳에 있는 모든 신도들은 안전하며 시골로 떠난 놀란 한국인들이 집으로 돌아오기 시작했다고 합니다.

그들은 마펫의 집이 기독교 신자인 2명의 일본 군인에 의해 점령되었는데, 매일 한국에 하나님의 은총이 내리시기를 기도하고 있다고 합니다. 마펫, 리, 그리고 홀 박사는 어제 아침 자신들의 존재가 한국인들의 두려움을 진정시키는 데 도움을 줄 수 있을 것이라는 기대로 평양을 향해 출발했습니다. 청군은 북쪽으로 퇴각했으며, 일본인 군대가 그들 뒤를 쫓고 있습니다. 저는 그들과 함께 평양으로 여행을 하고 싶었지만, 병원의 개원이 그 계획을 방해했습니다.

우리 선교사들은 전쟁에 부수되는 어려움에도 놀랄 정도로 보호를 받았으며, 전쟁의 외중에도 평화스럽게 살고 있습니다. 이중에서 어느 정도가 하나님의 사람들이 우리의 안전을 위해 바친 기도에 대한 응답이었는지는 모르지만, 우리는 기

---

177) 1890년 9월부터 1893년 6월까지 주미 한국서리공사로 활동했던 이채연(1861~1900)으로 판단된다.

도가 계속 자비의 왕좌로 올라갔다는 것을 의식하고 있고 기도가 응답이 되었다고 알고 있습니다.

빈튼 박사 부부는 12일 전 일본 여행에서 돌아왔는데, 아버클 양과 함께 왔습니다. 빈튼 부인과 작은 소년의 건강이 여행으로 상당히 회복되었다고 말씀드릴 수 있어 기쁩니다.

홀리 언더우드는 그의 건강을 회복했지만, 언더우드 박사는 얼마 동안 다소 상태가 좋지 않았습니다. 저는 그에게 잠시 일에서 휴식을 취하러 지방이나 일본 혹은 중국에 갈 것을 권했습니다. 그는 항로가 열리는 대로 짧은 여행을 가기로 결심했으며, 저는 약간의 휴식이 그의 건강을 회복시켜 줄 것으로 기대하고 있습니다.

나머지 우리 공동체는 여름 내내 서울에 갇혀 있었다는 사실에 비해 상당한 에너지를 비축하여 가을 사업을 시작하고 있습니다.

저는 4개의 문서를 동봉했는데, 순서대로 읽으시기 바랍니다. 선교본부의 모든 직원들에게 안부를 전하며, 박사님의 친절한 8월 14일자 편지에 감사드립니다.

O. R. 에비슨

Oliver R. Avison (Seoul Station Com.),
Letter to Frank F. Ellinwood (Sec., BFM, PCUSA) (Oct. 2nd, 1894)

Oct. 2 / 94

At a meeting of the Station held yesterday the formal request for the special hospital grant asked above was passed and has been signed by all the members of this station and Pyeng Yang so that it now has the vote of 11 out of the 14 pertaining to the mission. It will be sent to Wonsan and Fusan so will be sometime before it reaches you. If you can act upon it before the paper reaches you it will be better for us.

Your letters of Aug. 14th intimate that Miss Jacobsen's appointment has been cancelled. We trust you will have, on the strength of my cable message, reappoints her and that she will be already on her way when you receive this better and Dr. Maude Allen also. I was called today to see the little daughter of the present Minister of Education, who, about three years ago, was Korean Minister to Washington. I found she had sustained a fracture of the thigh, so I shall be in touch with that family for some time.

You will have heard ere this of the capture of Pyeng Yang by the Japanese on the 15th & 16th of Sept. One of the Christians from there reached here Sunday Evg. and another Monday Morning, bearing messages. All the Christians there are safe and the frightened Koreans who had fled to the country are beginning to return to their homes..

Moffett's house they said, is occupied by two Japanese soldiers who are Christians and everyday offer prayer for the blessing of God upon Korea. Moffett, Lee & Dr. Hall started for Pyeng Yang yesterday morning hoping that their presence may help to quill the fears of the Koreans. The Chinese have retreated toward the north, with a Japanese force following after them. I had hoped to make a trip to Pyeng Yang with them but the reopening of the hospital has interfered with that plan.

We missionaries have been wonderfully preserved from even the hardships incident to war, in the midst of war living in peace. How much of this may be in answer to the prayers of God's people for our safety we do not know, be we are aware that prayers on our behalf have gone up to the throne of grace constantly and we know that prayers are answered.

Dr. and Mrs. Vinton returned from their trip to Japan 12 days ago, bringing Miss Arbuckle with them. I am glad to be able to say the health of Mrs. Vinton and their little boy was much improved by the trip.

Hollie Underwood is regaining his health but Dr. Underwood has been more or less under the weather for some time. I have advised him to take a respite from work for a time, and to go either to the country or to Japan or China. He has decided to take a little trip as the way may be opened and I fully expect a little rest will restore him to good health.

The rest of our community are beginning the Fall work with a good stock of energy considering the fact that all have been confined to the city all summer.

I enclose 4 documents which please read in order as membered. With kind regard to all the officers of the Board and thanks for your kindly letter of Aug. 14th.

Yours very sincerely
O. R. Avison

올리버 R. 에비슨, 통신.
The Canadian Practitioner 19(10) (1894년 10월), 763~771쪽

The Canadian Practitioner 편집장 귀중:

친애하는 박사님, 저는 다시 한 번 편지를 보내라는 박사님의 초청으로 온타리오 주의 의료인들과 관계를 새롭게 하게 되었습니다.

저는 1년 이상 이곳에서 활동했으며, 고된 일을 하면서 그것을 매우 즐기고 있습니다. 언어는 어려우며, 귀와 혀가 소리와 발음에 훈련되기 위해 사람들과 이야기하고 듣는 것 이외에도 가능한 한 많은 시간을 어학 교사와 보내야 합니다. 때로 박사님의 질문에 대한 답을 이해할 수 없을 때 진단을 내리기 어려울 것입니다.

저는 박사님이 한국의 혼란한 현 상태에 대해 신문을 통해 아시리라 생각합니다. 만일 박사님이 이 사안에 대해 생각하시다면 우리가 위험한 곳에 있다고 결론을 내리실 것입니다. 하지만 멀리 있는 친구들에게 보이는 것처럼 상황이 그리 나쁘지 않으며, 우리는 아직 살아있고 잘 있습니다.

이전 편지에서 저는 제중원에 대해 이야기했으며, 조만간 제가 자랑해 할 수 있을 무엇인가 일어날 것이라는 희망을 언급했습니다. 박사님은 6개월 동안의 노력한 후에 제가 (제중원을) 포기했다고 들어 너무 놀라셨을 것입니다. 그것은 정부가 돈을 자신들의 주머니로 착복하는 수단으로만 운용하고, 그들이 약이나 음식을 제공하거나 심지어 방을 수리할 희망이 없다는 것을 발견했기 때문입니다. 저는 병원이 넓고 언덕 중앙에 위치하고 있고 일하고 싶은 사람의 욕구를 충족시킬 정도로 충분한 환자가 있었기 때문에 그렇게 운영되는 것이 매우 유감스러웠습니다. 제가 진료를 시작했을 때 하루에 환자가 10명이 채 되지 않았으나, 제가 떠나기 전에는 한 오후에 약을 조제하고, 입원 환자를 회진하고, 다른 환자의 집에 왕진 간 것을 제외해도 외래 환자가 53명까지 달했습니다. 많은 환자가 수술이 필요했으며, 매일 오후에 여러 수술을 집도했습니다.

항문루는 매우 흔하며, 저는 하루에 4명까지 절개를 했고 나날이 더 많은 환자가 왔습니다. 이중 일부는 만성이었으며, 항문에서 0.5인치~1.5인치 떨어진 곳에 여러 루가 위치해 있었습니다. 루가 매우 깊거나 환자가 매우 예민하면 저는 코케인을 주사했지만, 자주 마취제를 사용하지 않고 절개했습니다. 항문동을 잘 열어젖힌 후 저는 철저하게 소독하였고, 요도포름과 보릭 산 혼합물로 채운 후 흡수성의 솜으로 막았습니다. 그리고 환자에게 아침저녁으로 1알 씩 3일 동안 복용할 아편을 주고 매일 잠시 들러 상처를 치료받으라는 지시와 함께 집으로 돌려보냈습니다. 그들의 거의 항상 걸어서 집으로 갔고 병원으로 왔기에 휴식을 취하지 못했음에도 모든 환자가 빠른 시간 안에 멋지게 회복되었습니다. 저는 이 병이 왜 한국에 그리 많은지 그 이유를 구명하지 못했습니다. 어떤 이는 한국인들이 온돌에 잘 앉으며, 그래서 그 부분에 울혈을 일으키기 때문이라고 말합니다. 때로 저는 항문동이 매독성 농양의 결과로 생겼다고 생각하였습니다. 보다 오래 관찰하면 그 원인을 구명할 수 있을 것입니다.

또 다른 흔한 질환은 목과 겨드랑이의 림프선의 화농입니다. 그들은 매일 6명 정도로 내원하며, 저는 그렇게 많은 환자를 캐나다에서 본 적이 없습니다. 분명 그들 대부분에게는 한 가지 방법만 적용시켰는데, 치즈 같은 고름을 빼내고 그 공간을 완전하게 긁어내며 가능한 한 화농이 찬 선 조직을 모두 제거하고 요도포름과 보릭 산으로 채운 후 동시에 상당양의 iodide of iron 혹은 간유를 주는 것입니다. 이 환자들도 의사에게 충분히 보상을 줄 만큼 치료가 잘 되었습니다. 저는 대부분의 환자가 이 절개와 긁어내는 것을 참는 침착성에 놀랐다. 처음에 클로로포름을 투여했지만 너무 많은 시간이 소요되어 조수가 없는 저는 이를 포기하고 마취제를 투여하지 않고 할 수 있는 최선을 다하였습니다. 그런 상황에서 광범위하게 절개하는 것이 저는 유쾌하지 않았습니다만 점차 익숙해졌습니다. 한 예에서 저는 목 앞쪽의 중간부에서 위쪽, 바깥쪽, 그리고 뒤쪽으로 유양돌기까지 농양을 절개했습니다. 환자는 통상적인 한국어로 탄성을 질렀지만, 이내 내게 감사해 하였습니다.

하루는 한 남성이 서울에서 250마일 정도 떨어진 먼 북쪽 지방에서 병원에 내원하였습니다. 어렸을 때 그는 천연두를 앓았는데, 비공에 궤양이 생겨 구멍이 완전히 막힘으로써 그는 구강호흡만 할 수 있었습니다. 저는 코케인을 주사하고 유착을 따라 절개하였으며, 대나무 두 조각을 비공으로 넣어 그것이 열려 있게 하여 그가 숨을 쉬게 하였습니다. 그는 크게 개선되었고, 멋지게 회복되었으며, 집으로 돌아가 자신과 유사한 괴로움을 겪던 친구들을 내려 보냈습니다.

또 다른 젊은 남성은 천연두에 걸려 구강에 심한 궤양이 생겼고 그래서 양측의 뺨이 위아래로 턱에 유착되었기에 자신의 의지나 강제로 입을 열 수 없어 앞쪽으로 상악치와 하악치 사이의 공간이 1/8 인치도 되지 않은 상태로 내원하였습니다. 그는 항상 유동식만 먹으며 살아 왔습니다. 저는 코케인을 주사하고 유착을 절개하여 자유롭게 하려 했는데 매우 어려운 시술이었으며, 치유된 것을 확인하기 전에 그를 보지 못했는데 다시 유착이 일어나지 않았을까 걱정이 됩니다.

저는 한 환자에서 상악동(洞)의 육종을 진단했는데, 이미 뼈를 광범위하게 파괴하여 수술로 치료할 가망이 없었고, 그래서 이 환자를 포기했습니다.

한 남성은 두피의 상피종으로 내원했습니다. 그는 이미 전신 증상이 심했기에 수술을 포기했으며, 몇 개월 후 그가 죽었다는 소식을 들었습니다. 저는 이 부위에서 생긴 상피종을 본 적이 없었습니다. 그것이 상당히 드문 것은 아니겠지요? 저는 1년 동안 2예의 수암(水癌) 환자를 보았는데, 모두 상당히 진전되어 있어 회복 가망이 없었습니다. 이 질병은 이곳에서 상당히 흔합니다.

제가 이전에 암시했듯 안질환은 매우 많은데, 이중 일부는 매우 흥미롭습니다. 눈이 2인치 정도 돌출되고, 당연히 안구는 안검으로 덮여 있지 않고 염증이 있으며 화농된 상태인 한 나이 든 남성이 북쪽 지방에서 내원하였습니다. 저는 안구의 나머지 부분을 적출했고, 시각신경에 부착되어 있고 분명 그것에서 유래한 단단하고 탄성이 있는 종양을 발견했습니다. 저는 이것을 제거하였고, 환자의 상태는 좋습니다. 얼마 되지 않아 한 쪽 눈이 매우 돌출되고 동시에 바깥쪽으로 휘어 마치 그의 귀와 유사하게 보이는 한 남성이 남쪽지방에서 내원하였습니다. 저는 상안검을 통해 절개하였고, 길이가 3인치, 두께가 1인치인 소시지 모양의 지방종을 제거하였습니다. 그것은 상안검에 부착되어 있어 분명 그것에서 자라나온 것이며, 점차 안구를 앞쪽 바깥쪽으로 밀었다고 생각합니다. 시각신경과 혈관은 점차 길어졌지만, 시력은 좋은 상태였습니다. 그가 병원을 떠날 때 안구는 부분적으로만 제자리로 돌아간 상태였으며, 시력은 부분적이지만 개선되고 있었습니다.

이곳에서 매우 흔한 질병은 재귀열입니다. 당연히 저는 캐나다에서 이런 환자를 본 적이 없기에 이곳에서 처음으로 환자를 보았을 때 내가 무슨 병명을 붙여야 할지 당황해 했습니다. 현지인들은 그것이 무섭다고 알고 있으며, 희생자들은 대개 집을 뛰쳐나가 그들이 할 수 있는 최선을 다합니다. 성벽 바깥을 걷다보면 피병소에 누워 죽거나 회복을 기다리는 그런 환자를 많이 볼 수 있습니다. 어떤 이들은 볏 집으로 만들어진 오두막에 누워 있기도 합니다. 고국의 친구들이 언더우드 목사에게 돈을 기부해 그런 환자를 수용할 병원을 세웠으며, 지난 봄 그는 도시 외부의 언덕에 아름다운 부지를 매입하고 저에게 책임을 맡아달라고 요청하였습니다. 현재 그곳에는 안락한 한옥이 있으며, 처음부터 방에 모든 환자를 채웠습니다. 2개월 동안 우리는 45명의 환자를 받아 치료하였으며 그중 한 명만 죽었습니다.

증상이 나타나지 직전에 거의 모든 환자에서 나타나는 코피에 대한 언급을 제외하고 교과서에 실린 재귀열의 설명대로 증상이 나타났습니다.

저는 현미경이 제상태가 아니어서 아직 나선균을 위해 혈액검사를 시행하지는 않았지만, 조만간 시행할 예정이며, 제가 그것을 발견한다면 당연히 질병의 본질을 이해할 수 있게 될 것입니다.

일부 환자는 재발하지 않지만 많은 환자는 재발하는데, 어떤 환자는 한 번, 어떤 환자는 두 번 재발하며, 아직 나는 그런 경우를 보지 못했지만 때로 여러 번 재발한다고 들었습니다. 이것은 매우 고통스러운 질병인데, 환자는 독감에 걸린 것과 동일하게 고통을 겪지만 발열제를 투여해도 흔히 위독해지고 심한 발한과 함께 즉시 회복되는 6일째가 지날 때까지 증상이 거의 완화되지 않습니다. 만일 재발이 되면 원기의 회복이 느려지며, 여러 번 나는 합병증으로 폐렴과 신장염이 발병하는 것을 관찰했습니다.

저의 통상적인 치료는 (a) 좋은 하제, (b) 동통 완화를 위한 펜아세틴 10 gr. 처방, 그리고 (c) 환자가 섭취할 수 있는 쉽게 소화되는 영양제와 함께, 장티푸스에서처럼 퀴닌과 니트로-뮤리어틱 산 혼합물의 투여입니다. 이곳의 의사 한 명은 냉수 목욕에 이어 증기를 이용한 발한, 그리고 필로카르핀을 투여함으로써 위독한 상황에 대비합니다. 증상이 완화되는 것 같은데, 저는 "피병소"에서 그것을 시도해 보았지만 수 시간 동안 완화되다가 모든 증상이 다시 나타났으며, 통상적인 때에 위독한 상태가 됩니다.

한국인들이 이것과 같은 병명으로 부르는 또 다른 발열이 있는데, 한국인들이 더 두려워합니다. 저는 그런 환자를 아직 보지 못하였지만, 그들은 환자가 작은 적색 반점으로 뒤덮이며, 자주 죽는다고 말합니다. 저는 설명으로 보아 그것이 발진티푸스일 것으로 추정합니다. 확신하지는 않지만 내가 없을 때 입원하였고 후에 죽은 여성이 그런 경우일 것으로 생각합니다.

5월 1일경 저는 이곳에서 약 60마일 떨어진 곳에서 온 남성 환자를 왕진해 달라는 요청을 받았습니다. 전령은 걸어 왔기 때문에 저에게 오는 데 2~3일이 소요되었습니다. 저는 다음 날 말을 타고 언더우드 박사와 함께 떠났으며, 길이 나쁘고 심한 폭풍우에 의해 지연되어 거의 3일 만에 도착하였습니다. 그곳에 도착하니 환자는 이미 죽어 있었습니다. 당연히 실망스러웠지만 그런 나라에서 사는 동안 흔히 있는 일입니다. 우리는 금요일178) 오전부터 월요일 오전까지 읍내에 머물면서 많은 환자를 치료했고, 8x8피트 크기의 우리의 작은 방에서 수술 및 조제를 하였습니다. 그것은 외국인 의사의 첫 방문이었으며, 우리는 상당한 호기심의 대상이었습니다. 그곳 및 돌아오는 길에 저는 약 80명의 환자를 치료하였으며, 내가 진료를 하는 동안 언더우드 박사는 모인 군중들에게 그리스도에 대해 이야기하였습니다.

돌아오는 길에 우리는 제가 치료했던 사람들의 환영을 받았으며, 저나 그들이

---

178) 금요일은 5월 4일이며, 월요일은 5월 7일이다.

만족스럽게 그들 모두가 그 사이 회복되었음을 발견하였습니다. 한 우스꽝스러운 일이 일어났습니다. 저는 항문루를 가진 한 남성 환자를 수술했는데, 모인 구경꾼 들에게는 수술이 새로운 것이었으며, 돌아가는 길에 환자가 크게 고통을 받고 먹 지 못해 죽을 것 같다는 이야기를 들었습니다. 나는 그의 방으로 들어갔는데, 당연 히 숨이 막힐 것 같았고, 위로하는 사람들로 가득 차 있었습니다. 나는 상처를 살 펴보고 맥박을 느껴보며 혀를 관찰해보는 등 그들의 마음을 만족시켜 줄 모든 것 들을 시행한 후, 그에게 모든 것이 잘 되고 있으며 죽지 않을 것이라고 말해 주었 습니다. 이에 그의 긴 얼굴이 짧아졌고, 몇 분후에 내가 길거리에서 조랑말에 타고 있는데 군중들 중의 내 친구가 웃으며 상당해 행복해 하는 것을 알게 되었습니다. 물어보니 그는 상당히 좋으며 동통이 없다고 말했습니다. 그래서 정신이 사람을 병들게 하고, 모든 것이 괜찮다는 의사의 보증이 증상들을 제거하는 것이 꼭 고도 로 문명화된 캐나다에서 뿐만이 아니라는 것을 박사님은 아실 것입니다.

6월 1일 경 나는 부산에서 매우 위중한 어빈 박사를 왕진해 달라고 요청하는 전보를 받았습니다. 부산은 한국의 남동 해안에 위치한 항구이며, 육로로 8~10일, 해안을 따라 증기선으로 2일 정도 후에 도착할 수 있습니다. 기쁘게도 저는 다음 날 밤 제물포를 떠나는 특별 우편 증기선이 있으며 부산에 경유한 다는 것을 알게 되었습니다. 기쁘다고 한 것은 8일 동안 말을 타거나 가마를 타고 한국의 산을 넘 어 강행군을 한다는 것은 쉬운 일이 아니며, 더욱 반란군이 지배하는 지역을 통과 해야 하는데 그 사이 환자가 죽을 수도 있기 때문이었습니다. 그날 밤 증상을 듣 고 치료 방침에 대해 전보를 쳤으며, 다음날 아침 말을 타고 27마일 떨어진 제물 포 항구로 향했습니다. 저는 오후 5시에 도착했는데, 증기선이 다음 날 오전 11시 까지 출발하지 않을 것이라는 것을 알게 되었습니다. 그것은 12시간의 지연을 의 미했습니다. 오전 11시에 우리는 닻을 올리고 멋있게 미끄러졌으며 다 미끄러지자 증기선은 중심을 잡았고 숨겨진 진흙 뚝을 지났는데, 이 항구에서 흔한 일이었습 니다. 증기선은 쌀로 가득 찼고, 전진 혹은 후진을 할 수 없었습니다. 당황스럽게 도 조류가 빠져나가고 있다는 것을 알게 되었고 우리는 최소한 하루를 기다려야 했습니다. 그 날의 나머지 시간에는 쌀을 거룻배로 하역했는데, 약 100명의 노무자 가 동원되었습니다. 그리고 우리는 다음의 밀물이 가벼운 배를 진흙에서 떠 올리 기를 기다렸는데, 새벽 2시에 그렇게 되자 항구 밖으로 항해한 후 심해에 닻을 내 렸습니다. 다음날 쌀이 다시 선적되었고, 약 오후 2시에 다시 출발했습니다. 많은 섬 사이에서 해안을 따라 내려가는 이후의 항해는 순조로웠지만, 마지막 날 아침 안개가 너무 짙어 우리는 세 번이나 닻을 내려야 했습니다. 결국 부산 항구에 도 착했고, 금요일 오전이 되어서야 지난 일요일에 우리를 호출한 환자를 볼 수 있었습니다. 저는 그가 재귀열을 앓고 있으며 위독한 상태를 넘겼음을 알게 되었습니다. 그는 한국에서 그 병에 걸린 세 번째 외국인이었습니다. 그는 재발한 이후 제 14일이 될 때까지 계속 회복되었습니다. 저는 9일 동안 그와 함께 있다가 집으로 향해 제때에 도착했습니다. 15일 동안 비운 사이 전보선이 불통되었고 아무런 증기선도 운행하지 않아 저는 집으로 아무런 연락을 보낼 수 없었습니다. 이런 것이 한국에서의 생활입니다.

그러나 지금은 평상시처럼 상당히 긴 이야기를 하고 있는데, 아직 전쟁에 관해서는 아무 것도 이야기하지 못한 상태입니다.

지난 봄 남부 지방에서 반란이 있어났으며, 이를 제압할 수 없는 정부는 청나라에게 도움을 요청했습니다. 그들은 약 2천 명의 군사를 보냈는데, 아무 성과도 없었습니다. 몇 년 전 일본과 청나라는 양 국가가 군대를 상륙시키는 것을 금하는 조약을 체결하였습니다. 그래서 한국 및 청나라와 약간의 불화를 겪고 있던 일본은 조약 위반의 이점을 간파하고 6월 중순 군대를 파견하기 시작했는데, 처음에는 약간 만 보냈지만 날자가 지나면서 더욱 더 많은 군인들이 한국에 와 결국 수천 명에 주둔하게 되었고, 그들이 적군과 마주치게 될 경우 필요한 군사가 필요한 모든 곳을 장악하게 될 때까지 유리한 거점을 점점 차지하였습니다.

한국은 전혀 외국과 전투할 준비가 되어 있지 않았기에 저항 이외에 아무런 반대를 하지 않았습니다. 일본은 한국과 청나라의 완전한 분리를 요구하였고, 한국 왕에게 한국의 독립을 선포하고, 청나라에게는 그것을 인정하라고 요구하였습니다. 청나라는 그렇게 하는 것을 거부했고, 불쌍한 한국 왕은 궁지에 빠져 있었습니다. 그의 나라는 어떤 것을 요구하는 강한 일본에 의해 이미 점령당해 있었으며, 요구를 들어주는 것 이외에 궁지에서 빠져나갈 방도가 없는 것 같았습니다. 반면 만일 그가 (독립을) 선포한다면, 의심할 여지없이 청나라는 그를 심하게 응징할 것입니다. 무엇을 그가 가장 두려워해야 할까요? 어느 나라가 이길 것 같습니까? 잘 훈련된 군대, 적지만 훌륭한 해군을 가진 작은 일본, 혹은 훈련이 잘 되지 않은 육군과 해군을 가진 3억 명의 인구를 가진 거대한 중국? 약 5주 동안 조선 정부는 일본과 협상을 하였지만 답을 얻지 못했고, 일본은 수도(서울)를 향해 무력을 증강시켰으며 약 1,500명의 청나라 군대가 상륙하여 이곳에 이미 주둔해 있던 2,000명의 군대에 합류하였습니다.

7월 21일, 일요일 저녁에 일본 영사가 군악대를 동원해 야외 연주를 했는데, 그는 친절하게도 선교사들을 초대했습니다. 당연히 이것은 이곳에서 흔한 행사가 아니며, 많은 사람들이 참석한 가운데 그런 오케스트라를 듣는 첫 기회였습니다. 대단히 많은 한국인 관리들이 참석하였고, 참석했던 선교사들은 그들과 일본 영사 사이에 우의가 있는 것처럼 보이는 것을 보고 충격을 받았습니다. 저는 다음 월요일 오전 5시 30분에 소총 사격 소리를 들었고, 그것이 궁궐 인근이었다는 것을 알았다는 사실을 강조하기 위해 위의 사실을 언급한 것입니다. 결국 전쟁이 시작되었고, 일본인들은 왕과 수도를 장악했습니다. 나는 재빨리 우리 집과 궁궐을 분리시키는 언덕 위로 올라갔으나 마지막 사격 소리만 들을 수 있었습니다. 첫 총성이 울리고 30분 정도 지났을 때 궁궐은 장악되었고 왕은 포로가 되었으며, 동시에 모든 성문이 장악되었고 일본인들은 상황을 장악하였습니다. 오후에 또 다른 전투가 도시에서 일어났는데, 일본인들이 한국군 병영을 장악하였고, 그들은 모든 한국군을 무장해제하였습니다.

얼마나 많은 사람들이 사망하고 부상당하는지 알기 불가능합니다. 저는 부상당한 많은 한국인을 진료했지만, 일본인들은 상당한 의무대와 군의관이 있어 부상자들과 군인들을 치료합니다. 저는 몇 증례와 치료 결과를 기술할 것입니다. 박사님은 거의 모든 증례가 등에 총알을 맞은 것이 분명 도망가는 중에 맞은 것으로 생각하여 미소 지으실 것입니다; 그러나 그들의 무기는 나쁘고 거의 훈련을 받지 못했기에 애처롭게도 그들이 비난 받을 수는 없습니다.

증례 I. 척추 근처의 등 부위에 총을 맞았습니다. 총알의 흔적은 추적할 수 없었으나 복통을 호소했고, 경미한 고실염이 있었고 체온이 화씨 100~101도이었습니다. 그에게는 아편을 처방했으며, 며칠간 조용히 놔두었더니 장의 움직임이 있었으며 총알을 통과시켰습니다. 그는 점차 회복되었지만 아직도 병원에 입원해 있으며, 다소의 복통을 호소합니다. 그의 맥박은 좋았지만, 체온이 때로 화씨 100도까지 올라갔다가 내렸습니다. 그는 상당히 잘 먹고 있지만, 동통을 느낀다고 말했습니다. 한 번은 우리가 개복을 권할 만하지 논의했지만 그가 회복되어 시행하지 않았습니다.

증례 2. 탄환이 흉쇄유돌근의 모서리 바로 뒤에서 목의 뒷부분으로 들어가 전상방으로 진행한 후 하악을 통과해 그것을 여러 조각으로 파괴하였습니다. 그리고 상방으로 진행하여 혀를 수평으로 분리시켰으며 상악 치조의 중간 부위를 통과하여 그것을 부수고 입술에 큰 손상을 주면서 빠져나갔습니다. 저는 하악의 주요 부분을 철사로 꿰매었고, 가능한 한 상처를 완전하게 소독하였으며, 할 수 있는 한 분쇄된 턱을 결합시켰습니다. 그는 삼킬 수 없었기에 그는 직장을 통해 음식물을 섭취하였습니다. 며칠 동안 상당한 발열이 지속되었으며, 뒤쪽에서 상처를 세척했고 다시 회복되었습니다. 그러나 최근 2~3일 동안 다시 열이 났습니다. 최종의 결과는 아직 확실하지 않습니다.

증례 3. 팔꿈치 후방으로 총알이 들어가 척골과 요골의 끝 부분이 분쇄되었으며, 앞쪽으로 지나가면서 네 방향으로 근육에 손상을 주었습니다. 처음에는 즉시 절단하기로 결정했으나 팔을 살리는 데 유용할 충분할 정도로 혈관과 신경이 온전한 것 같아 소독한 후 붕대를 감기로 결정했습니다. 저는 혈액 공급에 대한 판단이 옳지 않았다고 이야기하는 것이 유감스러운데, 다음 날 순환이 매우 약했고, 순환을 유지하기 위해 열심히 노력했음에도 두 번째 날 순환이 완전히 중단되었습니다. 우리는 팔꿈치 위에서 절단하였습니다. 그것은 잘 되었으며, 그는 지금 훨씬 나은 상태입니다.

증례 4. 견갑골에 총을 맞았으며, 좌측 폐를 통과한 총알이 흉부 전면의 피부 바로 밑에 잔류해 손으로 만질 수 있는 상태였습니다. 이 환자를 돌볼 수 없었으나 자주 확인하였습니다. 탄알은 며칠 동안 그곳에 있었으며, 피부를 절개하여 제거하였습니다. 폐의 상처는 잘 치유되었지만, 제 생각에 견갑골의 괴사가 진행되었습니다. 환자는 폐의 상처를 심각하게 불편해 하지 않았습니다.

저는 이런 예들을 계속 열거하고 싶지만, 박사님이 따분해 하실 것 같아 이만 하렵니다.

끝내기 전에 한 예를 언급해야겠습니다. 만취되어 광란을 일으킨 한 남성의 인후가 큰 칼로 베었습니다. 상처는 길이가 약 3인치였는데, 기관이 부분적으로 손상되었습니다. 그가 내원했을 때 구멍을 통해 휘파람 같은 소리를 들을 수 있었습니다. 그는 매우 뚱뚱했으며, 제가 상처를 단단히 닫았을 때 아무런 공기가 빠져 나가지 않는 것을 확인한 후 그 부위를 꿰매었으며, 처음 의도한 대로 치료되어 기관과 관련된 더 이상의 문제를 경험하지 않았습니다.

전쟁은 아직 계속되고 있습니다. 우리는 현재 국가를 실제적으로 장악하고 있는 일본 측의 정중한 대접을 받으며 아직 안전하며 편안합니다. 그들은 완전히 이곳에서 청나라 세력을 패퇴시켰으며, 우리가 알 수 있는 한, 그 결과 부상자와 포로를 제외하고 70명의 일본군과 750명의 청나라 군사가 사망했습니다. 그들은 몇 척의 청나라 군함을 격침시키거나 나포했고, 한 척의 수송선은 1,500명의 청나라 군사를 운바하고 있었습니다.

한국의 국법이 현재 개정 중에 있으며, 많은 심각한 악습이 개혁될 것이지만, 당연히 그것이 어떻게 진행될지 언제 끝날지 모릅니다. 우리는 영국이 중국의 수도인 베이징을 급습한 전례에 따라 일본이 톈진에 강한 힘을 발휘할 것이라고 이해하고 있습니다.

저는 긴 편지에 대해 사과를 드려야겠습니다만 아시는 것처럼 어떤 사람이 증례를 설명하고 현재의 전쟁에서 우리에게 흥미로운 것을 설명하다 보면 다른 사람들이 그리 흥미롭다고 생각하지 않을 수 있다는 것을 잊게 됩니다. 박사님이 원하시는 양 만큼 출판해 주십시오.

날씨는 더웠으나 지금을 적절하며, 밤에는 상당히 쌀쌀합니다.

한국 서울, 1894년 8월 9일.　　　　　　　　　　　　　　　　O. R. 에비슨.

8월 20일. 수 천 명의 청나라 군대가 북쪽에서 한국으로 진입했으며, 지금은 서울에서 150마일 이내에 있습니다. 강한 일본군이 현재 그들과 전투하기 위해 가는 길이며, 며칠 내에 여러 전투가 일어날 것으로 예상하고 있습니다. 그 결과 청나라 군대가 서울에 도착할지 못할지 결정되겠지요.　O. R. A.

<h1 style="text-align:center">O. R. Avison, Correspondence.</h1>

The Canadian Practitioner 19(10) (Oct., 1894), pp. 763~771

To the Editor of *The Canadian Practitioner*:

Dear Doctor, - I once more take advantage of your invitation to write vou and thus renew my relations with the medical profession of the province.

I have now spent more than a year in this land, and while I have done a good deal of hard work I have enjoyed it very much. The language is difficult, and we must spend as much time with our teacher as possible, besides talking with the people and listening to them in order to get our ears and tongues trained to the odd sounds and articulations. It is sometimes difficult to make a diagnosis when you are unable to understand the answers given to your questions.

I presume you have noticed in the newspapers references to the present disturbed state of Korea, and if you have thought of the matter at all you will have concluded that we are in a dangerous place. However, it is not so bad as it appears to our friends at a distance, and we are still all alive and well.

In my previous letter I spoke of the Government Hospital, and my hope that it would, in time, develop into something I could be proud of. You will perhaps be surprised to hear that after six months' trial I gave it up as a bad job, as I found that it was being run by the government only as a means of putting money into their own pockets, and that there was no hope of getting them to supply either drugs or food, or even to put the rooms in repair. I was very sorry it was so, because the place was large and centrally located on the side of a hill, and patients were sufficiently numerous to satisfy the desires of ary man for work. When I began I treated less that ten patients per day, but before I left I saw as many as fifty-three out-patients in one afternoon, - besides dispensing all their medicines, attending to in-patients, and visiting others at their homes. Many of the cases required operation, and every afternoon I performed several.

Fistula *in ano* is very common, and I have cut as many as four in one day one after the other, and have more come the next day and the next. Some of these were of long standing, and had several openings situated from half to one and a half inches from the anus. If they were very deep or the patient was very sensitive, I injected cocaine, but oftener the cutting was done without an anesthetic. After laying the sinuses well open, I cleansed therm thoroughly, packed them with a mixture of iodoform and borie acid, put on a pad of absorbent cotton, gave the patient one grain of opium for each night and morning for three days, and then sent him home, with directions to corne every day for a little while to have it dressed. They nearly always walked home and back, but in spite of this lack of rest the cases did surprisingly weil, all healling nicely in a very short time. 1 have not been able yet to determine why this disease is so prevalent here. Some say it is because the Koreans sit on warm stone floors a good deal, and thus tend to produce congestion of those parts. Sometimes I have thought the sinuses resulted from syphilitic abscesses. A longer period of observation may throw light upon the cause.

Another common disease is suppuration of the glands of the neck and axilla. They came to the hospital at the rate of half a dozen a day, and such exaggerated cases I never saw in Canada. There was evidently only one thing to be done for most of them-to evacuate the cheesy pus, scrape out the cavities thoroughly, remove all the affected glands possible, and dress with iodoform and boric acid, at the same time giving fair doses of iodide of iron or cod liver oil. These cases, too, although tedious, did well enough to repay the surgeon for all his trouble. [was surprised at the equanimity with which most of the patients bore this cutting and scraping. At first I administered chloroform, but this required so much time, not having a helper, that I had to give it up and do the best I could without an anæsthetic. It was not pleasant to me to make such extensive cuts under such circumstances, but I gradually got used to it. In one case I opened an abscess by a cut extending from the middle of the neck in front, upwards, outwards, and backwards to the mastoid process. The patient squirmed, used the usual Korean exclamation, and then, thanked me.

One day a man came to the hospital from the far north, about two hundred and fifty miles from here. When a boy he had had smallpox, accompanied by ulceration of the nostrils, the openings into which had thus been completely obliterated, so that he could only breathe with his mouth open. I injected cocaine, cut through the adhesion, and, having nothing better, cut two pieces of bamboo and inserted them into the nostrils to keep them open and still allow him to breathe. He was greatly relieved, they healed nicely, and he went home and sent down a friend of his who was similarly afflicted.

Another young man was brought in whose mouth had been so ulcerated when he had smallpox that his cheeks had become adherent to his jaws on both sides above and below, so that he could neither, of his own will nor by force, open his mouth so as to allow more than one eighth of an inch of space between his upper and lower teeth in front. He had always lived on liquid food. I injected cocaine, cut the adhesions, and set him free, but it was a very difficult piece of work, and I am sorry to say I lost sight of him before healing had taken place, and I fear adhesions may again form.

I had one case which I diagnosed as sarcoma of the antrum, but it had already caused such extensive destruction of the bones that operation offered no hope of relief, so I declined the case.

One man came with epithelioma of the scalp. I declined to operate, as he was already suffering .from marked constitutional symptoms, and I received word a few months later of his death. I had not previously seen epithelioma in this location. Is it not rather uncommon? I have had two cases of noma within the year, both far advanced and beyond hope of relief. It is a moderately common disease here.

As I hinted before, eye diseases are amongst the most numerous, and some of them are very interesting. One elderly man came from the north country with his eye protruding about two inches, the ball, of course, uncovered, inflamed, and suppurating. I enucleated the remains of the ball, and found a solid elastic tumor attached to and apparently springing from the optic nerve. This I removed, and the case did well. Soon afterwards a man came from the southernmost province of the country with one eye projecting very much, and at the same time turned outward, so that he appeared to look at his ear. I made an incision through the upper lid, and removed a fatty tumor three inches long and one inch thick, shaped like a sausage. It had apparently grown from the eyelid, as it was attached to it, and had gradually forced its way past the eyeball, displacing it forwards and outwards. The optic nerve and vessels had gradually elongated, and sight had remained good. When he left the hospital the eyeball had only partially returned to its place, and vision was only partial, but was improving.

A very common disease here is relapsing fever. Of course I had not seen any cases at home in Canada, and so when I saw it here I was at first puzzled as to what name I should give it. The natives know it and dread it, and the victims are generally turned out of doors to do as best they can. If we walk outside the city walls we can generally see many such sick people lying in the shelter of the wall, waiting for death or recovery, while others may be found lying under straw huts. Money was intrusted by home friends to Rev. Dr. Underwood to erect a hospital for the reception of such patients, and last spring he bought a beautiful site, on a hillside outside the city and asked me to take charge-of the work. We have row a comfortable Korean building there, and from the first have had all the patients we had room for. During two months we received and treated forty-five cases, with only one death.

The symptoms answer exactly to the description of relapsing fever as given in the text-books, except that no mention is made of epistaxis, which occurs in the patients here in nearly every case just before the crisis.

I have not yet examined the blood for spirilla, my microscope not having been in shape, but I intend to do so very soon, and, of course, that will settle the identity of the disease if I find them.

Some of the cases do not relapse, but many do, some once, some twice, and I have been told they occasionally co so several times, though I have not yet seen such. It is a very painful disease, the patient suffering much the sa'me as with la grippe, but even under antipyretics there is seldom any mitigation of the symptoms until the sixth day, when the crisis commonly occurs, and immediate relief follows a profuse perspiration. If relapses occur, recovery of strength is apt to be slow, and several times I have observed pneumonia and nephritis as sequelæ.

My usual treatment has been (a) a good cathartic, (b) phenacetine in io gr. doses to reieve pain, and (c) a mixture of quinine and nitro-muriatic acid, as in typhoid fever; accompanied by as much easily digested nourishment as the patient can take. One of the physicians here administered a cold bath, followed by sweating by means of a hot room, and pilocarpine, thus endeavoring to anticipate the crisis. Relief of symptoms appeared to follow, and I tried it at "The Shelter," as our place is called, but while relief followed for a few hours the symptoms all returned, and the crisis came at the usual time.

There is another fevér here which the Koreans call by the same name as above, but of which they are still more afraid. I have not had any cases of it yet, but they say the patients are covered with small red spots, and they very often die. I presume it is typhus fever from the description given. I think the one case which I said above died in our hospital was of that type, though I an not sure, as I was away when she was admitted, and for some days afterwards.

About the first of May I received a request to go see a sick man about sixty miles from here. The messenger had been between two and three days reaching me, as he came on foot. I started next day on horseback, accompanied by Rev. Dr. Underwood, and we were nearly three days making the journey, as the road was bad and we were delayed by a heavy rain storm. On arriving at the place we found the man had already died. This was of course a disappointment, but it is an incident of life in such a country as this. We remained-in-the-town from Friday morning till Monday morning and treated many patients, our little 8x8 foot room being surgery and dispensary combined. It was the first visit of a foreign physician to that neighborhood, and we were objects of great curiosity. There and en route I treated about eighty patients, and while I was engaged in this work Dr. Underwood talked with the assembled crowds, telling them of Christ.

On our way back we were greeted by those whom I had treated, and I found, to my satisfaction and theirs, that all had improved in the meantime. One laughable incident occurred. I had operated on a man for fistula in ano, to the delight of the assembled onlookers, to whom surgery was a new thing, and on my return I was told the patient was just about to die, being in great suffering and unable to eat. I was led to his room, which, of course, was stuffy as it could be and full of sympathizers, and after examining the wound, feeling his pulse, looking at his tongue, and doing all the other things necessary to satisfy their minds, I told him he was doing well, and that he would not die. At this his long face shortened, and a few minutes afterwards, as I was on the street mounting my pony, I noticed my friend amongst the crowd, laughing and seeming quite happy. On enquiry, he said he was much better and had no pain. So, you see, it is not only in highly civilized Canada that mental impressions make people sick, and the assurance of the doctor that all is well serves to remove alarming symptoms.

About the first of June I received a telegram from Fusan, asking me to visit Dr. Irvin, who was very ill. Now, Fusan is u port on the southeast coast of Korea, and can be reached in eight to ten days overland, or in two days by steamer, round the coast. To my delight, I found a special freight steamer was to leave Chemulpo the next night, and would cal] at Fusan. I say to my delight, because an eight days' forced ride either on horseback or in a sedan chair, over the mountains of Korea, would have been no joke, the more especially as the road leads through the province where a rebellion was then going on, and, besides, my patient might have died in the meantime. Well, that night, having got the symptoms, I telegraphed directions for treatment, and next morning set out on horseback for the port of Chemulpo, twenty-seven miles distant. I reached there at 5 p. m., and found that the boat would not start till next day at 11 a. m. That meant twelve hours' delay. At 11 a. m. we weighed anchor and were gliding along nicely, when all at once the boat-came to a standstill, and we found we had run on to a hidden mud bank, so common in this harbor. The boat was heavily laden with rice, and could not be moved either forwards or backwards; and, to add to our. dismay, we noticed that the tide was going out, and we should certainly have to wait a whole day at least. The rest of that day was spent in unloading the rice on to lighters, about one hundred coolies being used in the work. We then lay and waited for the incoming tide to raise our lightened boat off the mud, which it did about 2 a. m., and we sailed out of the harbor and cast anchor in deep water. Next day the rice was reloaded, and about 2 p. m. we made another start. We then had a fine sail down the coast amongst the innumerable islands, but on the last morning the fogs were so dense that we had to anchor three times, lest we should unintentionally strike on one. At last Fusan harbor opened before us, and on Friday morning I reached my patient, having been summoned on the previous Sunday. I found him suffering from relapsing fever, and just past the crisis. He is only the third foreigner I have known to have contracted that disease here. He continued to improve till the fourteenth day from the commencement, when he relapsed. I remained with him for nine days, and then started for home, where I arrived safe in due time, after an absence of fifteen days, during which I had been unable to send any message to my home, as the telegraph lines were down, and no boat had been running. Such is life in Korea.

But now, as usual, I am spinning my yarn too long, and I haven't yet said anything about the war.

A rebellion broke out in one of the southern provinces iast spring, and the government, being unable to suppress it, asked the Chinese to help them. They sent over about 2,000 soldiers, who, however, accomplished nothing. A treaty made some years ago between Japan and China forbade the landing of troops here by either of those nations. So the Japanese, having already some causes of quarrel with Korea and China, took advantage of this violation of treaty, and in the middle of June began sending in forces at first only a few, but every few days more and more came, until there were several thousand here, and they gradually took up points of vantage until they occupied every place where a force might be necessary in case they met with opposition.

The Koreans are utterly unprepared to fight with any other nation, and so no opposition came from them, except protests. The Japs demanded the complete separation of Korea from China, asking the Korean king to proclaim Korea's entire independence, and China to acknowledge it. China refused to do so, and the poor Korean king was in a tight place. His country already occupied by a strong force of Japanese demanding a certain thing, there seemed no way out of the dilemma but to accede to the demand. On the other hand, if he should make the proclamation, doubtless China would severely punish him. Which should he fear most? Which would most likely win - little Japan, with a well-disciplined army and a small but excellent navy, or great China, with its 300 millions of people, and its somewhat poorly trained army and navy? About five weeks passed, during which the Korean government parleyed wit4 the Japs, but gave no answer, while the Japs fortified all the approaches to the capital, and a small force of some 1,500 Chinese landed and joined the 2,000 already here.

Saturday evening, July 21st, the Japanese consul gave an open-air concert by the army brass band, to which lie kindly invited our community. This was, of course, an unusual event here, being the first opportunity there has ever been here to listen to such an orchestra so many attended. It was noticed that a great many Korean officials were present, and those of our number who were there were struck by the friendliness that seemed to exist between them and the Japanese consul. I mention all this only to emphasize the fact that the following Monday morning at 5.30 we heard a rattling fire of musketry, and soon discovered that it was in the neighborhood of the palace. The war had at last begun, and the Japs were going to get possession of the king and capital at the first stroke. As soon as I could, I got to the top of a hill which separates our house from the palace, but in time to sce only the last of the fring. In half an hour from the first shot the palace was captured and the king taken prisoner, while at the same time all the city gates were seized, and the Japs were masters of the situation. In the afternoon another battle was fought within the city, by which the Japanese were able to occupy the Korean barracks, and they then disarmed all the Korean soldiers.

It has been impossible to learn how many were killed and wounded. I have seen quite a number of the Korean wounded, but the Japanese have a competent ambulance corps and staff of surgeon3, so that they care for their own wounded, and others as well: I will describe a few of the cases and the results. You will probably smile as you notice that nearly all were shot in the back, evidently in the act of running away; but, poor things, they are not to be blamed, for they have inferior arms, and are almost devoid of training.

Case I. Shot in the back close to spine. No trace could be found of bullet, but he complained of abdominal pain, and there was a little tympanitis and a temperature of 100° to 101°F. He was given opium and kept quiet for a few days, when he had a movement of the bowels and passed the bullet, which was turned inside out and very ragged. He gradually improved, but is still in the hospital, and complains somewhat of pains in the abdomen. His pulse is good, but his temperature occasionally goes up to 100°F. and then down again. He eats fairly well, but says it gives him pain. At one time we discussed the advisability of opening the abdomen, but he improved so it was not done.

Case 2. The ball entered the back of the neck just behind the edge of the sternomastoid muscle, and passing forward and upward; tore its way through the lower jaw, breaking it into small fragments. Continuing its upward course, it split the tongue horizontally, passed through the middle part of the upper alveolus, breaking it into fragments, and then escaped through the lips, tearing them very much. I sutured the main parts of the lower jaw with wire, cleansed the wound as thoroughly as possible, sutured the external tears, and bound up the shattered jaw as well as I could. He was unable to swallow, so hé has been fed most of the time per rectum. Considerable fever followed after a few days, so the wound was syringed out from behind and he improved again, but during the last two or three days he has become feverish. Ultimate result is as yet uncertain.

Case 3. Ball entered at the back of elbow, shattered the ends of the ulna and radius, and passing out in front tore the flesh about iry inches each way, in four directions. It was at first decided to amputate at once, but we decided to cleanse it and dress it, as the blood and nerve supply seemed to be sufficiently good to make it worth while to try to save the arm. I am sorry to say this estimate of the blood supply was incorrect; the band next day was cold and circulation very feeble, and, although we tried hard to keep it going, it had. entirely ceased on the second day, and we amputated above the elbow. It has done well, and he is nearly better now.

Case 4. Was shot through the scapula, and, passing through the left lung, the ball remained just beneath the skin in front of the chest, where it could be felt by the finger. I had no hand in the case, but have seen it frequently. The ball was left in situ for several days, and then removed by cutting through the skin. The lung wound has healed well, but necrosis of the scapula, I am told, has set in. The patient was not seriously inconvenienced by the wound in the lung.

I might go on enumerating a good many of these, but I fear you would weary of them, so I must close.

Before doing so I will mention one case I had. A man, while in a drunken frenzy, cut his throat with a large knife. The wound, which was three inches long, partially severed the trachea. When he reached the hospital air could be heard whistling through the opening, and all the cellular tissue of the body crepitated under the hand, being filled with air. He was very fat, and noticing that when I tightly closed the wound no air escaped I sutured in that position, and it healed by first intention, no further trouble with the trachea being experienced.

The war still continues. We are yet safe and comfortable, receiving most courteous treatment at the hands of the Japanese, who practically hold the country at present. They have utterly defeated the Chinese force that was here, the result, as far as we can learn, being seventy Japs killed and 750 Chinese killed, besides wounded and prisoners. They have sunk and captured several Chinese gunboats and one transport that was carrying 1,500 Chinese soldiers.

The constitution of the country is now being revised, many grave abuses being reformed; but, of course, how it will all turn out, or when it will end, we know not. We understand that the Japanese have taken a strong force to Tientsin, with the idea of following the English precedent of storming the Chinese capital of Peking.

I must apologize for such a long letter, but, you see, when one gets to narrating his cases and describing things of such interest to us as the present war, he forgets that to others they may not be so full of interest. Please publish as much of this as you may feel inclined to do.

The weather has been hot, but is now moderating, the nights being quite cool.

Seoul, Korea, August 9, 1894.   O. R. Avison.

August 20th. Many thousands of Chinese soldiers have entered Korea from the north, and are now within 150 miles of Seoul. A strong Japanese force is now on its way to meet them, and we expect several battles will be fought within a few days. On the result will depend whether the Chinese can come to Seoul or not. O. R. A.

18941003

프랭크 F. 엘린우드(미국 북장로교회 총무)가
한국 선교부로 보낸 편지 (1894년 10월 3일)

1894년 10월 3일

한국 선교부 귀중

친애하는 형제들

(중략)

우리는 에비슨 박사로부터 병원에서 그가 사임한 것을 설명하는 길고 멋진 편지를 받았습니다. 그런 상황에서 그렇지 않고는 그가 무엇을 할 수 있었을까 모르겠습니다. 우리는 얼마동안 모드 알렌 박사와 제이콥슨 양을 한국으로 보낼 명단에 올려놓았습니다. 가능한 한 오래 한국 선교부에서 다른 곳으로 돌려지는 것을 지연시키기 위해 노력하였습니다. 그러나 최근 전쟁에 관한 소문이 너무 무성했고, 다른 선교지에서의 필요성이 너무 심하게 우리를 압박하여 우리는 양보하였습니다. 알렌 양은 9월 20일 인도로 임명되었으며, 제이콥슨 양에게는 하늘에 격한 전운(戰雲)이 없어질 때까지 한국으로 들어가는 것을 기다리라고 알렸습니다. 전망이 어떻습니까? 서울의 선교부 숙박 시설이 모두 현재의 선교사들을 수용하는 데 필요하고, 우리가 아는 것처럼 도티 양이 떨어진 집을 떠나 이전의 선교 기지로 돌아가야 하는 현재 상황에서 젊은 숙녀를 아시아로 파송하는 것이 현명합니까? 마펫 씨 역시 평양에서 돌아와야 하고, 리 부인 역시 서울에 있습니다. 선교본부는 아직 이 안건에 대한 결정을 하지 않았습니다. 그러나 십중팔구 현재의 상황에서 제이콥슨 양을 파송할 것 같습니다. 나는 어떤 지역에서 하늘이 맑아지는 것을 살피는 데 최소한 2~3개월은 기다려야 할 것으로 분명 느끼고 있습니다. 전쟁터가 사실상 한국에서 중국으로 이동이 된다면 한국 선교부로서는 좋을 것입니다. 더욱이 중국 측이 큰 승리를 거두다면 그 물결이 되돌려져 중국이 한국을 침공할 것입니다. 나는 그 전쟁이 짧을 것으로 기대하고 있습니다. 그렇게 활기차게 밀고 나가지만, 중국 측의 적절한 준비가 많이 부족합니다. 나는 그것이 빠른 결과를 가져올 것이고 점령이 아닌 섭정이 될 것이며, 한국의 자율은 보존될 것이고 겨울이 지나기 전에 우리는 어떤 조치를 취해야 할지 보다 분명하게 알 수 있게 되기를 진실로 바라고 있습니다.

나는 전운(戰雲)이 없어졌을 때 어떤 방향으로건 에비슨 박사의 사업을 완전히 유지하는 것을 우리 모두가 지지한다고 확신합니다. 그 사이 과로했던 제이콥슨 양이 충분히 휴식을 취할 수 있을 것으로 생각합니다. 그 다음에 이 문제가 그로 부터 그리 오래지 않아 최상의 해결책을 찾을 것으로 기대하며 기도합시다. 나는 제중원에 대한 정부 지원과 관련하여 단단한 기초와 같은 새로운 제도가 모색될 것이고, 에비슨 박사가 방해를 받지 않고 부패로부터 자유롭게 그의 사업을 계속 할 수 있게 될 것으로 진정으로 바라고 있습니다. 또한 나는 상당한 제약과 방해 가 있는 이때 언어 학습을 열심히 하고, 전형위원회가 기준과 필요조건을 높였으 면 하는 희망을 표시하고 싶습니다. 우리는 20년 이상 활동한 고참 선교사가 언어 에 대한 능력이 없어 그로 인해 사업에 많은 지장을 받았던 비참한 증거를 갖고 있습니다.

(중략)

Frank F. Ellinwood (Sec., BFM, PCUSA), Letter to the Korea Mission (Oct. 3rd, 1894)

Oct. 3rd, (189)4

To the Korea Mission

Dear Brethren: -

(Omitted)

We have receive a long and noble letter from Dr. Avison explaining his resignation at the Hospital. We cannot see how he could have done otherwise in the circumstances. We kept for sometime both Miss Maude Allen, M. D. and Miss Jacobson on our list in readiness for Korea. I strove to delay any diversion from the Korean Mission as long as possible, but as the recent rumors of war came so thick and fact of late, and as the needs of other fields pressed so severely upon us, we yielded, and Miss Allen called on Sept. 20th. for India Miss Jacobson has been advised to wait before attempting to enter Korea till the skies shall be freer of mad clouds. But what about the outlook? Is it wise to sent out a young lady to Asia in the present circumstances, when the Mission accomodations in Seoul are or likely to be all demanded for the accommodation of present missionaries, and when, as we learn, Miss Doty has been obliged to leave her isolated house and come back to the old Mission compound. Mr. Moffett also has been obliged to come back from Pyeng Yang, and Mr. and Mrs. Lee are also in Seoul. The Board has not taken action upon this case as yet, but it seems to me that all the probabilities are that it would decline to send Miss Jacobson under the existing circumstances. It would feel, I am sure, that we must wait two or three months at least to see if the sky will not clear in some quarter. It is favorable for the Korea Mission that the seat of war seems virtually removed from Korea to China, yet should there be of great victory on the part of the Chinese the wave might set back, there might be a Chinese invasion of Korea. My hope is that the war will be a short one; It is being pushed with such vigor, and there is so much that is wanting on the part of China in the failure of adequate preparation. I sincerely hope that it will be brought to a speedy issue, that a protectorate, not an occupation will be the shape of Japan's relation; that the autonomy of Korea will be preserved, and that ere the winter months shall have passed away we will be able to see more clearly what steps to take.

I am sure we are all in favor of fully sustaining Dr. Avison's work whatever direction it may take when the war clouds shall roll away. Meanwhile, I think that Miss Jacobson will be quite contest to rest for a time as she has been overworked. Let us hope then and pray that this matter will find the very best solution not very long hence. May I express the earnest hope that with a new regime such a solid basis shall be sought and found with regard to the Government support of the Hospital, that Dr. Avison will be enabled to resume his work there without being hampered, and free from corruption. Let me also express the hope that the months of comparative restriction and hindrance will be occupied with an assiduous study of the language and that the committee on Examination will keep the standard up and its requirements up. We have had some lamentable demonstrations of late of the linguistic incompetency of old missionaries of more that twenty years standing, and of the great hindrance to the work resulting there-from.

(Omitted)

대니얼 L. 기포드(서울)가 프랭크 F. 엘린우드
(미국 북장로교회 총무)에게 보낸 편지 (1894년 10월 4일)

한국 서울
1894년 10월 4일 (11월 13일 접수)

친애하는 엘린우드 박사님,

(중략)

에비슨 박사는 제중원과 관련하여 박사님께 편지를 썼습니다. 우리는 조선 정부에 병원 건물과 의사의 주택을 짓기 위한 그 뒤쪽의 대지를 빌려주도록 요청했습니다. 1~2명의 주사가 있는 것은 개의치 않는다고 했지만, 그는 아무런 힘을 가져서는 안 됩니다. 우리는 모든 자금을 댈 것이며, 의사는 병원 건물과 모든 것을 절대적으로 통제할 것입니다. 정부는 어느 때나 돌려받을 수 있지만, 선교부가 건물 혹은 수리에 사용한 모든 돈을 지불해야 합니다. 그때가 문제를 제기하기 좋은 때였습니다. 일본인들은 그것을 차지하기를 원했으며, 한국인은 미국인 의사가 책임을 맡는 이전의 협약을 선호했다고 합니다. 그 밖에 국고가 고갈된 정부는 (병원의) 예산이 병원과 연관된 주사와 하인에게 지불되는 것을 좋아했습니다. 정부는 우리가 요청한 모든 것을 승인했으며, 게다가 계약서에는 그곳에 어떠한 주사도 두지 않겠다고 했습니다. 정부는 계약에서 선교부가 아니라 에비슨 박사만을 인정하고 있습니다. 그러나 에비슨 박사는 그가 계약을 받아들이면서 공사관에 선교부의 대표로서만 그렇게 한 것이라고 명백하게 했습니다. 내가 알 수 있는 한 이 협약은 우리가 정부로부터 기대할 수 있는 모든 것을 얻어 낸 것입니다. 에비슨 박사의 가족은 즉시 이사해 그곳에 있는 몇 개의 방을 임시로 사용할 것입니다.

따라서 제중원을 위한 간호사와 여학교를 위한 여의사가 가능한 한 빨리 한국에 파송되어야 합니다. 빠를수록 좋습니다.

(중략)

에비슨 가족이 정동의 여학교 건물에서 이사를 하면, 리 씨 가족이 그들이 비운 방으로 이사할 것으로 예상됩니다.

(중략)

Seoul, Korea,
Oct. 4, 1894 (Nov. 13th)

Dear Dr. Ellinwood, -

(Omitted)

Dr. Avison had written you regarding the Govt. Hospital. We asked the Govt. for the loan of the Hospital buildings, with the site behind for the Dr.'s house. Would not mind having a chusa or two around, but he must not have any power. We would furnish all the funds & the Dr. must had absolute control of the Hospital buildings & everything. Should the Gov't want it back at any time, they must pay all that has been expended by the mission in building or repairs. It was a good time to strike. Japanese were said to be wanting to get hold of it, & Koreans preferred the old arrangement of having an American Doctor in charge. Again with a depleted Treasury, the Gov't was glad to have such expenses as they have paid in connection with the Hospital (Chusas & Servants) taken off their hands. The Gov't granted all our asked & more, saying for one thing in the written contract, never mind having any chusa at all upon the place. The Gov't recognized only Dr. Avison & not the Mission in the contract, but Dr. Avison made it plain to the Legation in his acceptance, that he did so only as the representation of the Mission. So far as I can see, the arrangement is about all we could expect to get from the Gov't. Dr. Avison is making arrangements to move his family at once to the Hospital, using some rooms on the place temporarily.

The nurse for the Hospital & the Lady Dr. for the Girls' School ought therefore to be sent out to Korea just as soon as practicable, the sooner the better.

(Omitted)

When the Avison's move out of the Girl's School buildings in Chong Dong, it is expected that the Lee's will move into the rooms vacated by them.

(Omitted)

회의록, 한국 선교부 서울지부 (미국 북장로교회) 1891~1921
(1894년 10월 16일)

한국 서울
1894년 10월 16일

(중략)

교사 봉급 위원회를 위해 스트롱 양은 한국 화폐가 현재와 같이 가치가 높게 되면 교사들의 매달 봉급을 2엔 증액해야 하며, 그들을 위한 기금은 "에비슨 박사 주택 임대비"에서 필요한 액수만큼 차용함으로써 증액시킬 수 있다는 건의를 보고 하였으며, ...

(중략)

Minutes, Seoul Station, Korea, 1891~1921 (PCUSA) (Oct. 16th, 1894)

Seoul, Korea.
Oct. 16th, 1894.

(Omitted)

For the committee on the salaries of teachers Miss Strong reported the recommendation that our teachers be increased two yen per month in their pay so long as the present high value of Korean cash obtains; that the fund for their salaries be increased by transferring the requisite amount from the item "House rent Dr. Avison"; ......

(Omitted)

프랭크 F. 엘린우드(미국 북장로교회 총무)가
한국 선교부로 보낸 편지 (1894년 10월 18일)

1894년 10월 18일

한국 선교부 귀중

친애하는 형제들,

(중략)

　우리는 제중원이 에비슨 박사의 관할 아래 복구되었으며, 선교본부가 의사와 정규 간호사를 파송해달라는 요청을 담은 전보를 받았습니다. 동양에서의 전쟁에 관한 소식은 거의 모든 면에서 실망적인 것이며, 국무부는 중국으로 선교사를 파송하지 말 것을 권하고 있습니다. 중국으로 출발한 일부 선교사는 일본으로 되돌아갔습니다. 이것이 한국으로 가는 선교사들에게 어떤 영향을 미칠 지는 아직 모르지만, 이곳에서는 새로 임명된 선교사의 출발을 허용하기 전까지 좀 더 분명한 사실(에 대한 정보)을 갖고 있어야 한다고 느끼고 있습니다. 하지만 우리는 진행할 방도가 분명해 지는 대로 이러한 인적 보강을 위한 선교부의 간절한 요청을 배려할 것을 보장합니다. 내가 이전 편지에서 썼듯이 여의사는 아직 찾는 중입니다. 우리는 다소 시간을 이용해 적절한 사람을 찾으려 합니다.

(중략)

Frank F. Ellinwood (Sec., BFM, PCUSA), Letter to the Korea Mission (Oct. 18th, 1894)

Oct. 18th, (189)4

To the Korea Mission

Dear Brethren: -

(Omitted)

We have received a cable in regard to the restoration of the Hospital to the care of Dr. Avison, and making request that the Board send on the physician and trained nurse. The war news from the East is in almost every other direction discouraging, and the State Department has given advice not to send missionaries to China. Some who had started for China have turned back to Japan. How this will affect missionaries bound for Korea we are not yet able to see, but there is a feeling here that we ought to have a little more light before recommending new appointees to start. Be assured, however, that the earnest request of the Mission for these reinforcements will be heeded just as soon as we can see the wary clear to proceed. As I wrote in a previous letter, the lady doctor is yet to be found. We shall improve the time in the interval in looking for the right person.

(Omitted)

프랭크 F. 엘린우드(미국 북장로교회 총무)가
호러스 N. 알렌(서울)에게 보낸 편지 (1894년 10월 22일)

1894년 10월 22일

H. N. 알렌 박사
한국 서울

친애하는 알렌 박사님,

우리는 한국으로부터 제중원이 다시 에비슨 박사에게 넘어왔다는 것을 알게 되어 매우 기쁩니다. 우리는 구체적인 내용은 갖고 있지 않습니다. 에비슨 박사는 이야기해 왔던 것에 대해 내게 막 편지를 썼습니다. 나는 지금쯤은 이해가 분명해지고 재정 상태가 만족스럽기를 바랍니다. 내가 보기에 한국인들은 미국인들이 일을 소홀히 다루지 않으며, 또한 마침내 처음으로 공정한 바탕위에 일을 해결할 것으로 알게 될 것으로 생각합니다.

나는 귀하의 편지가 항상 중요한 정보를 주기에 매우 높게 평가하고 있습니다. 이제 우리는 어떤 새로운 상황이 벌어졌는지 불안해하고 있습니다. 당연히 우리는 전보를 받았지만, 그것들은 대체로 믿을 수 없습니다. 귀하는 2명의 젊은 여성을 파송하는 것에 대한 적절성에 어떻게 생각하십니까? 그것이 안전할까요? 우리는 1명을 확보하고 있으며, 또 다른 사람을 찾고 있습니다. 그러나 워싱턴의 국무부는 현재로서는 중국에 새로운 선교사를 파송하지 말도록 권하고 있으며, 한국에 관해서는 그들이 얼마나 다르게 권할지 모르겠습니다.

이 전쟁에서 벗어나면 한국의 일들이 더 나은 상태가 되고 선교 사업에 문이 활짝 열리기를 기대하고 믿습니다.

F. F. 엘린우드

Frank F. Ellinwood (Sec., BFM, PCUSA),
Letter to Horace N. Allen (Seoul) (Oct. 22nd, 1894)

Oct. 22nd, (189)4

Dr. H. N. Allen,
Seoul, Korea.

My dear Dr. Allen: -

We are very glad to know form Korea that the Hospital is again handed over to the care of Dr. Avison. We have not particulars. Dr. A. had already written me that the thing was talked of. I hope by this time the understanding is clear and the financial conditions satisfactory. It seems to me that the Koreans must see that Americans are not going to be trifled with, and that they may as well put matters upon an honest basis frist at last.

I prize your letters very highly, as they always give me important information. We are wondering just now with you what new conditions have happened. Of course we got the cablegrams, but they are not altogether reliable. What think you of the advisability of sending out two young ladies? Would it be safe> We have one and are looking for another, but from the State Department in Washington we are advised not to send new missionaries to China for the present, and we do not know what different advice, if any, they would give in regard to Korea.

Hoping and believing that out of this war will come a better state of things for Korea, and a wiser opening for mission work, I remain,

Yours very sincerely,
F. F. Ellinwood

지역 소식. *The Rideau Record* (1894년 10월 25일), 8쪽[179]

뉴욕의 장로교회 해외선교본부는 한국 서울에서 그 지부의 선교 사업을 담당하고 있는 O. R. 에비슨 박사로부터 선교부가 다시 왕립병원의 책임을 맡게 되었다는 내용의 전보를 받았다는 보도 자료를 발표하였다. 전보는 최소한 서울의 정세가 안정되었다는 것을 나타내고 있다.

Local News. *The Rideau Record* (Oct. 25th, 1894), p. 8

The Presbyterian Board of foreign missions at New York issued a circular to the effect that it had received a cable message from Dr. O. R. Avison from Seoul, Corea, who is in charge of the mission work of that station, announcing that the mission has again assumed control of the Royal Corean hospital. The despatch indicates affairs have quieted down at least in Seoul.

---

179) 이 기사는 다음의 신문에도 인용되어 보도되었다. 지역 소식. *The Almonte Gazette* (1894년 11월 2일), 1쪽.

새뮤얼 F. 무어(서울)가 프랭크 F. 엘린우드
(미국 북장로교회 총무)에게 보낸 편지 (1894년 10월 29일)

한국 서울
1894년 10월 29일 (12월 10일 접수)

친애하는 엘린우드 박사님,

박사님이나 선교본부의 다른 직원들로부터 소식을 들은 지 오래되었습니다.

에비슨 박사는 어제 그의 대처를 승인하고 제이콥슨 양을 파송하겠다는 약속의 편지를 받았습니다. 병원 건물은 완전히 개조되었고, 이제 깨끗하고 좋습니다. 에비슨 박사의 가족은 지금 주사가 사용하던 거처로 이사하는 중입니다.

새 집이 건축될 때까지 에비슨 가족은 그곳에서 상당히 편안하게 지낼 것입니다.

(중략)

에비슨 박사는 이장성 말라리아열을 앓았습니다. (청일전쟁이 터지기 전에 에비슨 박사가 여학교로 이사했던 것을 박사님은 모르시겠지요?) 에비슨 박사는 여학교가 건강에 좋지 않은 곳이라고 느꼈고, 부인과 아이들을 우리 집 2층으로 데려와 1주 정도 머물다 돌아갔습니다. 저의 어학 선생은 병원에서 에비슨 부인을 가르치고 있습니다. 그녀는 언어 학습을 잘 하고 있으며, 전도 및 다른 일에서 에비슨 박사를 돕고 있습니다. 저는 형제인 한 씨를 잃는 것이 싫지만, 에비슨 박사는 그를 원하고 있으며, 그는 일종의 책임자로서 병원 일에 적격인 것 같습니다.

(중략)

Samuel F. Moore (Seoul),
Letter to Frank F. Ellinwood (Sec., BFM, PCUSA) (Oct. 29th, 1894)

Seoul, Korea

Oct. 29, 1894

Dear Dr. Ellinwood, -

I rec'd long since I heard from you or any of the Board peoples.

Dr. Avison rec'd yesterday your letter approving his course & on promising Miss Jacobs. The hospital buildings have had a thorough renovation and now look clean & inviting. Dr. A. is just now in the midst of moving his family to the quarters formerly occupied by the hospital Chusas.

They will be quite comfortable there until their new house is ready.

(Omitted)

Dr. Avison himself has been down with remittent malarial fever. (Perhaps you did not know that Dr. A. had moved to the Girls School property before the war broke out?) Dr. felt that it was a poor place to get well & so with wife & baby came here & after a week in our upstairs room was well enough to return home. My teacher is going into the hospital to teach Mrs. Av. who is doing well in lang. and to assist the Dr. in evangelistic & other work. I dislike the losing of Han as he was a brother to me, but Dr. Av. wanted him & he seems well qualified for the hosp. work as sort of Supt.

(Omitted)

엘렌 스트롱(서울)이 프랭크 F. 엘린우드
(미국 북장로교회 총무)에게 보낸 편지 (1894년 10월 29일)

한국 서울
1894년 10월 29일

친애하는 엘린우드 박사님,

　박사님이 모드 알렌 박사를 인도로 임명했다는 내용의 편지를 오늘 받았습니다.180) 저의 동생이 편지를 보냈기에 저는 벌써 그 사실을 알고 있었지만,181) 박사님이 우리 한국 선교부를 위해 그녀를 지키려고 노력하셨고, 조금 더 기다려야 하지만 우리에게 여의사가 올 것이라는 것을 알고 즐거웠습니다. 우리는 오랫동안 그녀를 필요로 했습니다.

　저는 그녀를 잘 알고 있고, 제가 믿기에 기독교적 성품이 너무도 훌륭하며, 같은 마을 출신으로 대화를 나누는 친구인 모드 알렌 박사가 오는 것이 아니어서 당연히 실망했습니다.

　우리는 이사를 하려 하는 중이지만, 아직 에비슨 박사와 같은 집에서 살고 있기에 에비슨 박사께 편지를 읽어드리는 즐거움을 가졌습니다. 저는 편지를 즐겁게 읽었으며, 때로 우리는 본래의 일을 잊거나 무시하고 사회적인 교제를 즐기기 쉽다는 것이 사실임을 알게 되었습니다.

(중략)

　에비슨 박사 가족은 하루 이틀 내에 병원에 개조된 방으로 이사합니다. 이 일은 에비슨 박사가 말라리아에 걸려 며칠간 침대에 누워 있어 지연되었습니다. 그는 지금 대단히 건강하며, 언제나 그런 것처럼 활기차게 일을 하고 있습니다.

(중략)

---

180) Frank F. Ellinwood (Sec., BFM, PCUSA), Letter to Ellen Strong (Seoul) (Sept. 26th, 1894).
181) 동생 캐롤라인 스트롱(Caroline Strong, 1861. 12. 3~1908. 12. 18)을 말한다.

Ellen Strong (Seoul),
Letter to Frank F. Ellinwood (Sec., BFM, PCUSA) (Oct. 29th, 1894)

Seoul, Korea

Oct. 29, 1894

Dear Dr. Ellinwood,

Your letter to me in regard to Dr. Maud Allen's appointment to India was received today and although I had heard of the just before, as my sister had written me of it, it was pleasant to know that you had tried to save her for us and that we should have our lady doctor in time although we must wait a little for her. We have needed her for a long time.

I was of course disappointed that it was not Maud Allen who was coming, as I have known her, and it would have been pleasant to have had {intercourse} one whose Christian character I believe to be so good and also to have had one from the same town with mutual friends to talk about.

I had the pleasure also of having read your letter to Dr. Avison, as we are still in the same house, though all are on the verge of moving. I enjoyed the letter and knew it to be true that sometimes we are tempted to enjoy social intercourse so much as I forget or neglect on proper work.

(Omitted)

Dr. Avisons family move to rooms fitted up at the hospital in a day or two. The work has been hindered by Dr. Avison's illness with malaria which kept him in bed several days. He seems very well now and is working with his accustomed energy.

(Omitted)

빅토리아 C. 아버클(서울)이 프랭크 F. 엘린우드
(미국 북장로교회 총무)에게 보낸 편지, (1894년 11월 1일)

한국 서울
1894년 11월 1일

친애하는 엘린우드 박사님,

(중략)

학교 일은 청결합니다. 병원에서 제가 할 일은 불결하고 더러운 것이며, 환자의 대부분은 아픔과 무서운 질병으로 역겹습니다. 구로너 그들은 "부모들이 하려 하지 않는 것을 당신이 하게 하는 것이 무엇입니까"하고 말하며, 그 이유를 듣고 나면 기뻐합니다. 오랫동안 그를 괴롭혔던 어떤 무서운 고통에서 치료가 된 환자들은 고마운 친구이며, 치유된 사람이 있는 내가 방문한 가정들은 나를 따뜻하게 환영해줍니다. 그래서 저는 제가 원했던 그런 입방에 있습니다. 저는 오랫동안 대학에서의 과학 과정을 이수하였으며, 에비슨 박사님은 일을 교육적으로 만듭니다. 저는 해야 할 일이 많기 때문에 제이콥슨 양이 조만간 오기를 바라며, 혼자 살 것인데 대단히 힘듭니다. 그래서 2년 동안 행복하게 살았던 우리 세 명은 유용성의 ______를 위해 떨어지려 하고 있습니다. 저는 병원에서 계속 살림을 꾸릴 것이지만 에비슨 박사님 댁에서 하숙하지는 않을 것입니다.

우리가 모든 일을 최상으로 하기 위해 노력하고 있는 것을 박사님께서 이해하시리라 믿습니다.

빅토리아 C. 아버클

Victoria C. Arbuckle (Seoul),
Letter to Frank F. Ellinwood (Sec., BFM, PCUSA) (Nov. 1st, 1894)

Seoul, Korea
November 1st, 1894

Dear Dr. Ellinwood,

(Omitted)

The school work is clean. The work I will have in the hospital is filthy dirty, for a great majority of the patients are loathsome with sores and dreadful diseases, but they say "What is it makes you willing to do for us what our own parents would not do" and they are glad to hear what the reason is. Then our patient who is cured of some dreadful affliction that has troubled him for years is ever a grateful friend, and the homes I have entered with some healing person keep a warm welcomed for me. So I am in just the position I have wished. I took a long scientific course at college and Dr. Avison makes the work instructive. I hope Miss Jacobson will soon be coming for there is so much to do and I will be living all alone which is very hard for me. So we three ladies who have lived together happily for two years are about to separate for ____ fri___ of usefulness. I will keep house at the hospital and not board with the Avisons.

Trusting you will understand what we have tried to do everything the best way.

Your very truly,
Victoria C. Arbuckle

프랭크 F. 엘린우드(미국 북장로교회 총무)가
한국 선교부로 보낸 편지 (1894년 11월 7일)

1894년 11월 7일

한국 선교부 귀중

친애하는 형제들,

한국의 문제와 관련된 불확실성 때문에 모드 알렌 박사가 즉각적이고 긴박한 요청이 있는 인도로 임명되었다는 사실은 이미 알려드렸습니다. 선교본부는 적당한 교통편이 확보되는 대로 제이콥슨 양을 한국으로 파송할 것입니다. 우리는 전쟁에 관해 확인할 수 있는 모든 것을 알려 하고 있습니다. 한국에서 온 어떤 편지도 어느 노선, 즉 나가사키에서 부산까지, 그리고 내륙을 가로질러가는 것이 좋은 지 나가사키에서 제물포로 가는 것이 좋은 지 구체적인 지침을 주지 않고 있습니다. 워싱턴 정부는 3~4주일 전에 전쟁으로 인해 중국으로 들어가려 시도하는 것을 권할 수 없다며 선교사 파송을 중단시켰습니다. 우리는 한국도 사정이 같을 것으로 추정합니다. 우리는 여의사를 물색하는 대로 가능한 한 빨리 파송해 서울에서의 의료 사업을 돕겠습니다. 그러나 선교부나 선교본부 모두 어떻게 적합한 사람을 선택할 것인가에 관심이 있습니다. 더 이상 조급하게 부적절한 자문을 받아 선택하지 않을 것이지만, 전문적인 능력, 그리고 많은 일을 하는 데 필요한 다른 자질들을 겸비한 의사는 쉽게 찾아지지 않습니다. 우리는 에비슨 박사가 한국인 주사들의 타락을 이겨낸 승리에 기뻐하며, 병원의 개선된 전망을 위해 가능한 한 이른 시기에 의사를 파송해 그가 일을 더욱 진전시키는 데 최선을 다할 것임을 약속드립니다.

나는 선교본부가 오늘 개최된 회의에서의 결정에서 보듯이 최종 단계에 있는 여학교 사업에 관해 허락을 했다고 알려드리게 되어 기쁩니다.[182]

서울의 여학교와 관련하여 1893년 7월 17일, 그리고 1894년 7월 2일의 선교본부의 결정 중에서, 한국 선교부는 적절한 설명이 있고 선교부가 선교본부의

---

182) 이 회의는 11월 5일 개최되었으므로 이 편지를 작성한 날짜가 11월 7일이 아니라 11월 5일인 것을 확인할 필요가 있다. Girls' School in Seoul. *Minutes, 1837~1919 (PCUSA)* (Nov. 5th, 1894).

허락을 요청하기 전까지 학교 목적으로 선택한 자산의 구입을 연기하라는 마지막 결정에 대해,

서울지부가 1894년 8월 28일자로 의결한 것의 내용 및 요청, 즉 자산의 구매 및 이전에 만들어진 예산의 사용을 이제 승인한다.

나는 이미 다른 편지에서 왜 선교본부가 특별히 자산에 대한 대대적인 투자에 관해 주장을 굽히지 않는가에 대한 이유를 언급했습니다. 매년 한 두 선교지에서 조급하게 부적절한 자문을 받아 구입 혹은 투자를 한 것이 나쁜 결과를 가져다줍니다. 우리는 현재 2~3건을 처리 중에 있습니다.

스월른 씨는 최근 편지에서 나가사키에서 체류하겠다며, 그곳에 있는 개혁선교부와 합의해 그들의 남학교에서 가르치는 것에 대해 선교본부가 허락해 줄 것을 요청하였습니다. 선교본부는 답장을 보내 이것이 그의 언어 공부에 심각한 단절을 일으킬 수 있기에 그 계획을 허락하지 않았으며, 언어 공부를 하지 않는 것에 의해 부산에서의 사역에 부적격으로 될지도 모르는 그런 영향에 대해서는 아무 이야기도 하지 않았습니다. 선교본부는 그의 가족 상태가 한국으로 들어가기에 적당하게 되자마자 원산 혹은 이것이 여의치 않으면 서울로 돌아가 자신이 평생 헌신할 선교 사역에 도움이 될 언어 학습에 몰두하도록 지시했습니다. 그의 가족을 서울에 체류하게 하는 것은 다소 부자연스러울 수 있지만, 우리는 전쟁의 전망이 얼마 되지 않아 서울에서와 같이 원산에 살 수 있게 될 것이 확실하다고 믿습니다.

최근의 편지들은 언더우드 박사 부부의 건강에 관한 염려를 담고 있습니다. 우리는 두 사람 모두 건강 상태가 호전될 것을 희망하고 믿고 있습니다. 우리는 빈튼 가족이 돌아 왔고 빈튼 부인의 건강이 증진되었다는 소식, 또한 마펫 씨와 리 씨의 평양 여행 계획을 듣고 기쁩니다. 일본과 한국의 우호적인 관계로 양국이 이전 보다 외국인에 대해 훨씬 안전을 담보할 것이라는 희망을 갖고 있습니다.

선교부 모두 분들에게 존경을 표하며, 적절한 때에 보고서와 예산을 제출할 수 있도록 요청합니다.

F. F. 엘린우드

Frank F. Ellinwood (Sec., BFM, PCUSA),
Letter to the Korea Mission (Nov. 7th, 1894)

Nov. 7th, (189)4

To the Korea Mission,

Dear Brethren: -

You have already been informed of the fact that Dr. Maude Allen, during the uncertainties which hung over the problem of Korea, was assigned to India where immediate and pressing demand was felt. It has been decided by the Board that Miss Jacobson be sent to Korea as soon as it shall seem feasible to make the passage. We are on the alert to learn all that is ascertainable in regard to the war. None of the letters from Korea have given us any particular instructions as to the best rout, whether by way of Nagasaki to Fusan and across the country, or from Nagasaki to Chemulpo. The Government at Washington advised us three or four weeks ago to withhold for the present any missionaries under appointment for China, as the war disturbances were such as to render any attempt to enter the country inadvisable. Nothing has been said about Korea, and we assume that the way is open. It is agreed that we find a lady doctor as soon as possible and send her on to assist in the medical work of Seoul. But it is for the interest of the Mission as well as of the Board, that we take proper time to assure ourselves of the wisdom of a choice. Nothing is more sure to be repented of than a hasty and ill-advised selection, and a physician of profession ability and the many other qualities needed in much work is not easily found. We rejoice with Dr. Avison in his triumph over the corruption and crackedness of the Korean officials and in the improved prospect for the Hospital, and we shall be sure to be our best to further his work by sending out doctor at as early a day as possible.

I am happy to say that the Board as sanctioned the Girls' School project in its latest phase, as will be seen from the following action taken this day at a meeting of the Board:

> "Referring to the action of the Board July 17th, 1893 and also July 2nd, 1894 with relation to the Girls; School in Seoul, by which latter action the Korea Mission were asked to delay purchase of a certain property selected for the purposes of the school, until upon proper descriptions and a Mission request the sanction of the Board should be given, it was,
>
> "Resolved, That such description and request having been resolved under date of Aug. 28th, 1894 from Seoul Station, the purchase of the property and the use of appropriations previously made, be now approved."

I have already stated in other letters the reasons why the Board insists upon particularity in regard to large financial investment in the property. Every year bring the evil fruits of hasty and ill-advised purchase or investments in one mission field or another. We have two or three on hand now.

Recent letters from Mr. Swallen have proposed a delay in Nagasaki, and have asked the sanction of the Board to an arrangement made with the Reformed Mission there, by which he shall engage in teaching in their Boys' School. The Board has made reply, disapproving of the plan as it would involve so serious a break in his study of the language, so say nothing of its influence in otherwise disqualifying him for the work in Fusan, and the Board directed him to return as soon as the condition of his family would admit to Korea, either to Gensan or if that is not feasible to Seoul, and to pursue the study of the language by which he shall be fitted for the mission work to which he has devoted his life. It may be somewhat inconvenient to arrange for his family in Seoul, but such is the outlook of the war that we confidently believe that ere very long it will be as feasible to live in Gensan as in Seoul.

Recent letters have given us some concern for the health of Dr. and Mrs. Underwood. We hope and trust that are this both are in an improved condition. We are glad to learn of the return of the Vintons and of the improved health of Mrs. Vinton; also of the proposed tour of Messrs Moffett and Lee to Pyeng Yang. The kindly relations of Japan and Korea give us reason to hope that the tow-fold authority will give perhaps even greater security to foreigners than has been realized heretofore.

With very kind regards to all the Mission, and with an earnest request that the reports and estimates may be seasonably forwarded, I remain,

Yours very sincerely,
F. F. Ellinwood

한국에서 온 편지. *The Globe* (1894년 11월 15일), 5쪽

한국에서 온 편지.

올리버 에비슨 박사가 한국에서 한국 수도(首都)의 상황에 대해 편지를 쓰다
평양 전투

램브턴 밀스의 S. 에비슨 씨는 *The Globe*가 한국 서울에서 선교사로 활동하고 있는 아들 O. R. 에비슨 박사가 그에게 보낸 편지의 발췌를 실을 수 있도록 친절하게 허락해 주었다. 편지는 9월 28일자이다. 편지의 후반부에 언급되어 있는 하디는 한국의 캐나다 대학선교부의 대표이다. 일반적으로 관심이 가는 편지의 문구는 다음과 같다.

"청나라가 할 것이라는 혼란스러운 소문이 넘쳐나지만, 아직까지 그들은 모든 곳에서 패퇴했으며, 군사 작전에 놀랄만한 지식을 보여준 일본에 의해 자신의 나라로 점차 후퇴하고 있지만 서울의 일상생활은 매우 평화스럽습니다. 어느 누구도 이들 병사가 보여준 것보다 더 잘 훈련된 남성을 상상할 수 없을 것입니다. 이곳의 외국인들은 가장 정중하게 대접을 받고 있어 전쟁이 진행 중인 나라에 거주할 때 일어날 수 있는 많은 골칫거리가 없습니다. 우리가 알고 있는 마지막 전투는 이곳에서 160마일 정도 떨어진 평양에서 일어났습니다. 이곳은 청나라가 장악하며 지휘본부가 있는데, 방어를 위해 매우 유리한 위치였을 뿐 아니라 주변에 강한 성벽을 만들었습니다. 그곳에는 약 16,000명의 병사와, 그들을 선호하는 많은 한국인들이 있었습니다. 일본군은 많은 시간을 들여 여러 측면에서 사람들을 보냈는데 모두 15,000명이었으며, 9월 15일 오후 4시에 도시를 공격하였습니다. 그들은 다음 날 도시로 진입했으며, 많은 포로를 잡았고 많은 포로들은 부상을 당하였습니다. 하지만 대다수는 탈출했고, 일본군 전진기지를 피해 북쪽으로 도망하였습니다. 일본군 중대가 추적을 위해 보내졌으나 그 결과는 아직 이곳에 전해지지 않았습니다. 청나라가 일본을 압도할 만큼 충분히 큰 다른 군대를 보낼 수 없는 한, 일본은 한국의 북쪽 국경에 강한 요새를 만들어 청나라가 더 이상 들어오는 것을 막고 싶어 하기에 올해 이곳에서는 더 이상의 전투는 없을 것입니다. 저는 일본군이 북쪽의 겨울 날씨를 견딜 수 없고, 적국에서 전투를 해 겨울이 오기 전에 베이징에 도착한다는 예상을 할 수 없기에, 올 가을에 중국으로 들어가지 않을 것이라고 이해하고 있습니다.

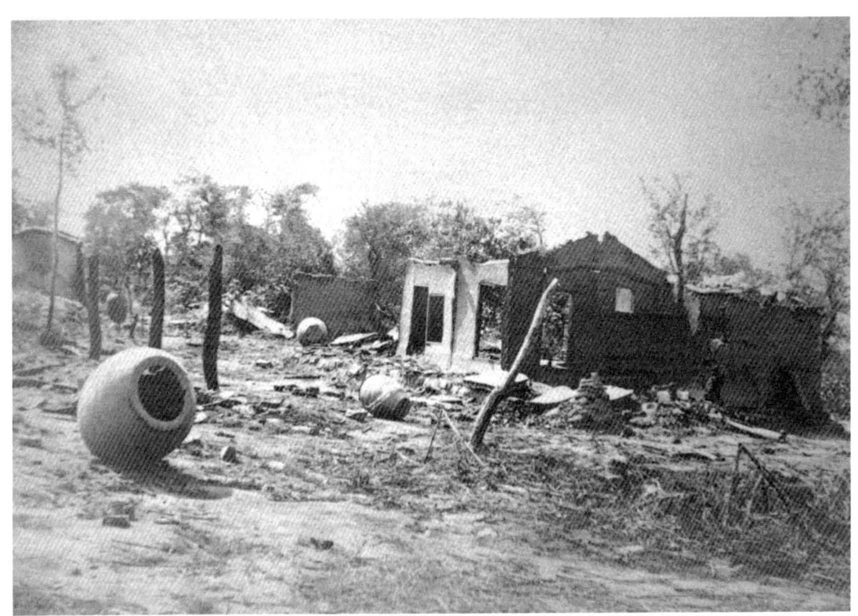

그림 4-36. 1894년 청일전쟁이 끝난 후의 평양 근교.

저는 지난 주 제물포(서울의 항구)를 방문하였습니다. 우리 3명은 말[馬]의 등을 탔으며, 일요일을 넘겨 체류하였습니다. 저는 그곳에 설치된 일본 군대병원을 방문했는데, 그곳에는 약 100명의 병약한 일본군이 입원해 있었고, 아무도 전선에서 받은 상처로 고통을 받고 있지 않았습니다. 책임 의사는 며칠 동안 평양에서의 전투에서 부상을 당한 500명의 일본 및 청나라 병사가 올 것으로 예상하고 있다고 말했습니다. 일본은 부상당한 적국은 자국 병사처럼 치료할 예정입니다. 청나라는 공식적인 군의관이 없기에 부상당한 병사는 전쟁터에 내버려 두어 죽거나 회복하게 합니다. 반면 일본은 잘 조직된 의무대를 갖고 있으며, 환자 및 부상자를 위한 큰 병원 건물을 건립 중에 있습니다. 전쟁에서 사망한 모든 일본인 시체는 화장하며, 그래서 한국은 악취가 나지 않습니다. 우리는 병원 건물을 사역하기에 편리한 곳으로 올리려 하고 있습니다. 그것이 정규 선교부 사업으로 정착되기에는 상당한 시간이 필요합니다. 우리는 어제 하디로부터 편지를 받았는데, 그들의 건강은 양호하며 한국에 온 이후 어느 때 보다고 좋다고 합니다."

A Letter from Corea. *The Globe* (Nov. 15th, 1894), p. 5

A Letter from Corea.

Dr. Oliver Avison Writes from Seoul on the Situation in the Corean Capital - Battle of Pyeng Yang.

Mr. S. Avison of Lambton Mills has kindly allowed *The Globe* to use extracts from a letter received by him from his son, Rev. O. R. Avison, M. D., who is stationed as a missionary in the City of Seoul, Corea. The letter is dated September 28. The Hardies referred to in the latter part of the letter are the representatives of the Canadian Colleges Missions in Corea. The passages in the letter of general interest are as follows: -

"Life is very peaceful in Seoul, though we have been flooded with disturbing rumors of what the Chinese would do, but so far they have been defeated at every point, and are being steadily driven back to their own country by the .Japanese, who have displayed a rather surprising knowledge of military maneuvres. One can scarcely imagine a better disciplined body of men than these soldiers have shown themselves to be. The foreigners here have been treated in the most courteous manner, so that we have been saved many of the annoyance incident to residence in a country where war is being carried on. The last battle of which we have any knowledge was fought at the City of Ping Yang, about 160 miles south of here. The place had been occupied by the Chinese, who had made it their headquarter, and had been strongly fortified, in addition to being very favorably situated for purposes of defence, and having a strong wall surrounding it. It was held by a force or 16,000 Chinese, which was augmented by a number of Coreans who were strongly in favor of the Chinese. The Japanese took plenty of time, sending bodies of men from different sides, 15,000 in all, and attacked the city on September 15, at 4 o'clock in the afternoon. They entered the city on thc next day, and succeeded in capturing a large number of prisoners, many of whom were wounded. The majority, however, escaped, and eluded the Japanese outposts, fleeing towards the north. A Japanese column was sent in pursuit, but so far no news has reached here from that expedition. Unless the Chinese can send another force, large enough to overwhelm the Japs, there will not be much more fighting here this year, as the Japanese intend to establish a strong garrison on the northern boundary of Corea, and thus prevent further entrance on the part of the Chinese. I understand that the Japanese forces will not enter China this fall, as they could not endure the weather of a northern winter, and they cannot expect to fight their way through an enemy's country and reach Pekin before the winter season sets in.

I visited Chemulpo (the seaport of Seoul) last week. Three of us went down on horseback, and remained over Sunday. 1 visited the Japanese military hospital, established there, in which about 100 invalid Japanese soldiers were confined, none of whom were suffering from wounds received on the field. The doctor in charge said that 500 Japanese and Chinese soldiers were expected in a few days, who had been disabled at the battle of Ping-Yang. The Japs intend to treat the wounded enemy as their own soldiers. As the Chinese have no official surgeons, the wounded are left on the battle field, to die or to recover as they may. The Japanese, on the contrary, have a well organized ambulance corp., and are erecting large hospital buildings for the sick and wounded. The bodies of all the Japs who are killed in combat are invariably cremated, and the country is thus saved from the stench which would otherwise arise. We intend to move into part of the hospital building as there we will be convenient to our field of labor. It takes quite a time to get settled down into the routine of mission work. We received a letter from the Hardies yesterday, stating that they are in good health and getting on nicely, being better off than at any time since they came to Corea."

프랭크 F. 엘린우드(미국 북장로교회 총무)가
한국 선교부로 보낸 편지 (1894년 11월 19일)

1894년 11월 19일

한국 선교부 귀중

친애하는 형제들,

오늘 개최된 선교본부 회의에서 다시 에비슨 박사가 관할하게 된 병원과 관련하여 다음과 같은 결정을 내렸습니다.[183]

"조선 정부가 병원을 선교부의 대표로서 자신에게 넘겼으며, 그에게 병원의 모든 권한이 주어졌다는 O. R. 에비슨 박사의 1894년 9월 27일자 편지가 제출되었다. 이전에 받은 편지들은 에비슨 박사가 주사들의 부패로 인해 사임했다고 언급하였다. 최근 받은 에비슨의 편지에 언급된 사실 및 미국 공사관과의 교신에 비추어 법적인 계약의 효력이 공포되었으므로, 다음과 같이 의결하였다.

첫째, 선교본부는 선교부의 지시 및 계약에 명시된 바에 따라 에비슨 박사가 병원 일을 계속하도록 승인한다.
둘째, 병원의 수리 및 나머지 회계연도에 필요한 운영 경비로 요청한 은화 650달러의 예산을 승인한다.
셋째, 이 결정을 하면서 선교본부는 에비슨 박사와 한국 선교부에 병원 사역에서 종교적인 목적을 영원히 염두에 두는 것의 중요성을 강조하며, 병원 사역에서 종교적인 요소에 대해 선교본부에 반년 마다 보고서를 제출할 것을 요청한다."

우리는 에비슨 박사가 부패한 주사들의 성가심과 방해 없이 온전하게 병원의 책임을 지며, 정치적으로 여러 일들이 좀 더 나은 상태가 되고 그들의 한국 체류와 자산이 크게 안전하다는 보장을 주는 새로운 전망에 대해 상당히 만족하고 있습니다. 받은 편지에 의하면 병원에서 종교 교육이 비공식적으로 이루어지고 있는

---

183) Letter O. R. Avison, M. D. in transference of Hospital to his care. *Minutes, 1837~1919 (PCUSA)* (Nov. 19th, 1894).

것이 분명한 것 같습니다. 당연히 이것은 대중적인 예배 혹은 병원 사업이 선교부의 수중에 있다고 선전하는 것은 아니지만, 대기하는 환자들에게 선교부의 남녀들이 매일 교육을 하고 확신과 다정한 관심을 보이게 되면, 한국에서의 선교 사역에서 얻는 위대한 목표가 진전될 것입니다. 병원 운영만큼 큰 다양성을 보이는 선교 사역의 분야는 없을 것입니다. 진료소는 단순히 약을 투여하는 장소일 수도 있고, 위대한 영적인 일을 의미하게 만들 수도 있습니다. 만일 어떤 사람이 성경 이야기로 그들의 관심을 끈다면 그것은 환자들을 간섭하거나 괴롭히는 것 대신, 기다리는 지루함을 해소하는 데 때로 도움을 줄 수 있다고 나는 생각합니다.

이상하게도 우리는 진료소 대기실에서 이루어지는 노력 및 그 노력을 하는 어려움에 관한 판단에 의견들이 다릅니다.

우리는 아직도 중국에 선교사를 파송하는 것에 대해 상당히 불확실하게 생각하고 있습니다. 우리는 가능한 한 빨리 제이콥슨 양을 파송하려 준비 중이며, 그녀는 요코하마에 도착하면 서울로 갈 방도를 찾을 수 있을 것입니다. 우리는 빈튼 박사 부부 및 아버클 양이 한국으로 돌아갔으며, 스월른 부분가 원산으로 갈 수 있게 된 것을 알게 되어 기쁩니다. 우리는 현재 중국 내지가 아니라면 어느 곳도 위험하다고 그리 염려하지 않습니다. 그것에 관해 유감스럽게도 우리는 거의 알고 있지 않습니다. 나는 제이콥슨 양의 도착 날짜를 알려 줄 수는 없지만, 그녀에게 일본에 도착하면 직접 한국 선교부에 연락을 하도록 조언했습니다.

우리는 마펫 씨와 리 씨가 평양을 방문해 방도가 준비 되는대로 빠르게 사역을 시작하게 한 그런 용기와 끈덕짐을 보여준 것이 기쁩니다. 우리는 언더우드 박사의 건강이 계속 좋지 않은 것을 알고 유감스럽습니다. 우리는 휴식을 통해 그의 건강이 곧 회복될 것을 진심으로 바랍니다.

선교부에 안부를 전합니다.

F. F. 엘린우드

Nov. 19th, (189)4

To the Korea Mission,

Dear Brethren: -

At a meeting held to day the following action was taken with reference to the Hospital now again in the hands of Dr. Avison:

"A letter was presented from Dr. O. R. Avison, dated Sept. 27th, 1894, stating the fact that the Korean Government had again transferred the Hospital to this care as a representative of the Mission, and had given him the full control of the institutions. Previous letters which had been received stated that Dr. Avison had resigned on account of the corruption of the Korean Officials in charge. In view of the facts stated by Dr. Avison's more recent letter, together with copies of Correspondence with the American Legation, setting froth the legal effect of the engagements made, it was,

Resolved, That the Board approve the resumption of the hospital work by Dr. Avison under direction of the Mission and on the terms stated.

Resolved, second, That the amount requested of $650 Mexicans, for the purpose of refitting the Hospital and necessary expenses to be met, for the remainder of the fiscal year, be appropriated.

Resolved, third, That in taking this action the Board would impress upon Dr. Avison and the Mission the importance of keeping permanently in mind the religious purpose of the Hospital, and would urge that semi-annual reports be rendered to the Board upon the religious element in the Hospital work."

We find much satisfaction in this new outlook, not only in the fact that Dr. Avison has full charge without the annoyance and interference of corrupt Korean Officials, but also in the general introduction of a better state of things politically, and a greater degree of assurance of safety to presence and property. It seems sufficiently evident that from the letters received that religious instruction may in a quiet way now be given in the hospital. Of course this does not mean the holding of public services or in any way advertising the fact that the work is in the hands of the Mission, but if daily instruction and invitation could be given to the patients in waiting, accompanied by tokens of confidence and affectionate interest by the men or the women of the Mission, we believe that the great ends which we have in hospital work in Korea may be promoted. There is hardly any one branch of mission work in regard to which there are greater differences than in the management of hospitals. It is possible to make the dispensary a mire place for the administration of medicine; it is also possible to make it a means of great spiritual good. Instead of its interfering with the patients or annoying them, I should think that it might sometimes afford a relief to the tedium of waiting if someone were to interest them with Bible stories. We have strangely differing accounts as to the efforts made and the difficulties of making efforts in a dispensary waiting room.

We are still in much doubt about sending out missionaries to China. We have taken steps to send Miss Jacobson as soon as she can go, trusting that on arriving in Yokohama she will find the way open to proceed to Seoul. We are glad to know that Dr. and Mrs. Vinton and Miss Arbuckle have returned to Korea, also that Mr. and Mrs. Swallen have been able to go back to Gensan. We do not apprehend much danger now in any quarter unless it be the interior of China. Concerning that we know very little unfortunately. I am unable to give the date of Miss Jacobson's arrival, but have advised her to give you direct information from Japan upon her arrival there.

We are glad of the courage and persistence which have led Messrs. Moffett and Lee to visit Pyeng Yang and to open work there as rapidly as the way shall seem to be prepared. We are sorry to learn of the continued ill-health of Dr. Underwood. We hope and pray that with rest he may soon be restored.

With very kind regards to the Mission, I remain,

Yours very sincerely,
F. F. Ellinwood

프랭크 F. 엘린우드(미국 북장로회 총무)가
대니얼 L. 기포드(서울)에게 보낸 편지 (1894년 11월 28일)

1894년 11월 28일

D. L. 기포드 목사
한국 서울

친애하는 기포드 씨,

(중략)

우리는 병원의 개선된 전망과 에비슨 박사에게 부패한 관리들에 의한 성가신 불편을 주었던 것들을 만족스럽게 떨쳐버린 것에 대해 대단히 기쁩니다. 선교본부의 최근 회의에서 병원 목적의 은화 600달러가 조금 넘는 별도 기금 요청은 승인되었으며, 우리는 기관에 새로운 시대가 열리기를 기대하고 있습니다.

(중략)

Frank F. Ellinwood (Sec., BFM, PCUSA),
Letter to Daniel L. Gifford (Seoul) (Nov. 28th, 1894)

Nov. 28th, (189)4

Rev. D. L. Gifford,

Seoul, Korea

My dear Mr. Gifford: -

(Omitted)

We are very glad of the improved outlook of the Hospital and of the happy riddance which has been given to Dr. Avison of the annoying handicap of these corrupt officials. At a recent meeting of the Board the request for extra funds to the amount of something over 600 Mexicans for hospital purposes was granted, and we are hoping that a new era has deemed upon the institution.

(Omitted)

호러스 N. 알렌(서울)이 프랭크 F. 엘린우드
(미국 북장로교회 총무)에게 보낸 편지 (1894년 11월 29일)

한국 서울
1894년 11월 29일 (12월 28일 접수)

F. F. 엘린우드 박사
5가(街) 53번지, 뉴욕 시

친애하는 박사님,

10월 22일자의 박사님 편지 두 통을 받았으며, 빈튼 박사와 이곳의 상황에 대해 은밀하게 질문하신 것에 대해 답하려 합니다.[184]

빈튼 박사는 큰 실수를 범하고 있는 선교사의 한 명으로 보이는데, 아무 일도 하지 않으면서 많은 급료를 받고 있습니다. 제중원에서 그가 실패한 것은 매우 고지식한 기질과 결부된 그의 무능력에 주로 기인합니다. 그는 우리가 제중원을 실제적으로 잃은 그런 상황에 처하게 했습니다. 어려운 노력 끝에 우리는 그것을 되찾았지만, 그에게 감사할 것은 아무 것도 없습니다.

저는 어제 '불을 때라'는 지극히 단순한 지시를 한국말로 하인에게 하려고 애쓰는 그의 소리를 들었습니다. 그는 하인을 이해시키지 못했고 - 언어 공부를 많이 해야 합니다. 지난여름 그의 갓난아이가 매우 아팠을 때, 그는 (태어난 지 2달밖에 되지 않은) 아이에게 육즙을 그야말로 잔뜩 먹였고, 예상대로 아이는 날이 밝기 전에 죽었습니다.

요전에는 빈튼 씨의 부인(여담이지만, 좀 바보 같습니다)이 자기 남편이 어떻게 전 가족을 독살시킬 뻔했는지 하는 내용의 우스운 이야기를 하는 것을 들었습니다. 그녀는 남편에게 쇠고기 통조림에 사용할 약간의 초석(礎石)[185]을 가져오라고 했었다고 합니다. 그는 그녀에게 병 하나를 갖다 주었고, 그녀가 그것을 고기에 넣었을 때 고기가 시꺼먼 덩어리가 되었답니다. 그러자 그는 초석 대신 옥살산을 주었음에 틀림이 없다고 말했다고 합니다. 그가 저지른 이런 실수들에 관한 기록

---

184) Frank F. Ellinwood (Sec., BFM, PCUSA), Letter to Horace N. Allen (Seoul) (Oct. 22nd, 1894).
185) 'saltpetre'는 질산칼륨(Potassium nitrate), KNO3을 말한다.

들이 너무나도 많습니다만, 더 이상 언
급하지 않겠습니다. 박사님은 정확한 사
실을 요청하셨고, 제가 언급한 것만으로
도 충분할 것입니다. 빈튼 박사의 부인
은 통상적인 선교사가 소유할 것으로
생각되는 것과 상당히 반대되는 사고를
가진, 그런 어리석고 매우 엉뚱한 사람
입니다.

저는 개인적으로 그 사람에 대해 아
무런 적대적인 감정을 갖고 있지 않으
며, 그에게 상처를 주고 싶지 않습니다.
지금까지 여러 번 언더우드 씨에게 저
와 관련된 일들에서 선교부가 그에 대

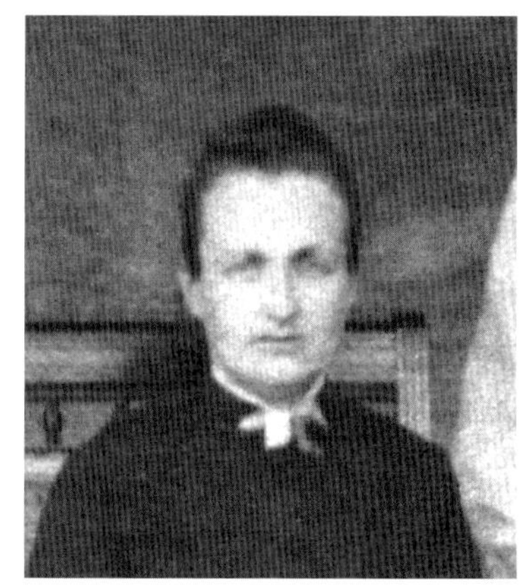

그림 4-37. 리티셔 E. 빈튼 부인.

해 정확하지 보고하지 않은 것은 비난받을 만 하다고 생각한다고 이야기했습니다.

종합해 보면, 빈튼은 전문성이 떨어집니다. 그는 한국어를 구사할 줄 모릅니다.
그는 성격이 대단히 완고하며, 선교부가 그에게 했으면 하고 바라는 대로 하려고
하지 않습니다. 자기 부인의 영향을 받아 그도 대단히 엉뚱합니다. 그는 선교부의
치욕의 근원이며, 선교사 전체의 평판을 훼손하고 있습니다.

하지만 그는 지난해에 더 잘해 보려고 노력한 것 같다고 말씀드려야겠습니다.
어빙 씨는 부산에 있고; 만약 평양에서 그를 받아들이지 않는다면, 박사님이 그에
게 어떤 일을 맡기실 수 있을지 모르겠습니다. 그는 서울에서 아무런 쓸모가 없습
니다.

병원

제가 병원 문제를 어떻게 해결했는지 편지를 보내 드렸습니다. 저는 그 문제를
전적으로 제가 해결했다고 말씀드렸습니다. 그런데 일본인들이 그 병원을 원했기
때문에 문제가 더 어려워졌습니다. 지금 병원은 전적으로 박사님의 손에 있으며
원하시는 대로 하실 수 있습니다. 에비슨 박사는 훌륭한 사람이며, 자신의 일을 잘
이해하고 있습니다. 그는 지금 병원 구내에서 살고 있습니다. 아버클 양이 그를 도
와 열심히 일하고 있습니다. 그녀 또한 병원 구내에 살고 있습니다. 그들은 일을
아주 잘 하고 있습니다.

이곳 상황을 고려할 때, 박사님께서 그들이 요청한 조력자를 파송하지 않을 이
유가 전혀 없습니다. 일본은 전쟁에서 완승을 하였고, 조선 정부의 틀을 잡는 일에

집중하고 있습니다. 남도에서는 아직 민란이 있어나고 있지만, 일본이 곧 모두 평정시킬 것입니다. 지금 현재 이곳은 그 어느 때보다 안전합니다.

박사님은 제가 일본과 한국 사이에서 만족할 만한 상호 이해를 위한 역할을 해 왔다는 것을 아시면 흥미로우실 것입니다. 일본의 실력자 중 한 명인 이노우에 백작이 최근에 공사로 이곳에 부임해 왔습니다.186) 그는 즉시 제게 만족스럽게 왕을 알현할 수 있도록 도와달라고 부탁하였는데, 그는 왕의 두려움을 받아들이고 왕이 자신의 변명을 잘 듣도록 하며, 개인적으로 왕비를 알현하고자 하는 바람에서입니다. 저는 모두에게 아주 정중하게 대하고 있으며, 일본도 저를 고맙게 여기는 한편, 왕은 제가 자기의 나라를 구했다고 계속 말합니다. 이러한 것들은 아마도 저의 공적인 지침을 넘는 것이기에 전적으로 사적인 것이며 비밀입니다. 그러나 저의 상사인 실 씨는 알고 있고 모든 것을 전적으로 승인해 주고 있습니다.

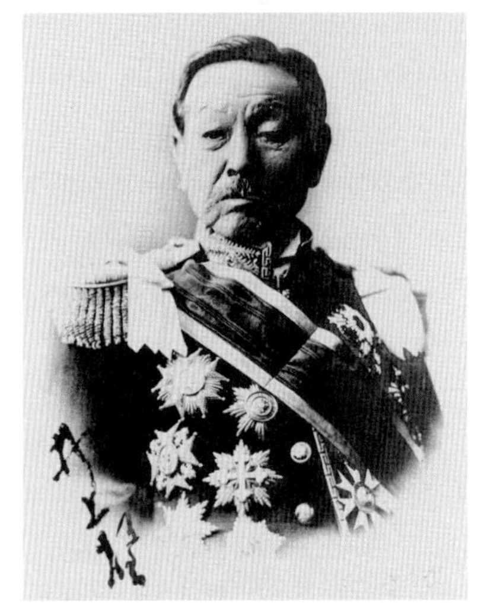

그림 4-38. 주한 일본 공사 이노우에 가오루.

한국이 곧 근대식 지식에 따라 개발에 나설 것이고 추출할 만한 여러 이유가 있습니다. 향후 선교는 지난 10년 동안의 어떠한 속박으로부터도 자유로워져야 할 것입니다.

저는 훌륭한 홀 박사를 죽음에 이르게 한 평양으로의 답사를 진정으로 인가하지 않았습니다. 마펫 씨는 제 말을 듣지 않으려 할 것입니다. 더욱 정 떨어지는 것은 7일이나 걸려 그곳에 도착한 리 씨가 단 10일 동안만 체류하다가 죽은 중국인들로부터 많은 물건들을 갖고 돌아왔는데, 그것을 통해 그가 그 여행에서 아무

---

186) 이노우에 가오루(井上馨, 1836. 1. 16~1915. 9. 1)는 하급 무사의 아들로 태어나 주슈 번의 명문 번교 메이린칸에서 수학한 후 에도로 가서 네덜란드의 근대 학문인 난학과 포술(砲術)을 배웠다. 1862년 이토 히로부미 등과 함께 외국을 배척하는 양이(攘夷) 운동에 참가했고, 영국에서 해군 교육을 받고 귀국한 후에는 바쿠후[幕府] 타도 운동에 나섰다. 1868년 메이지 유신 이후 여러 요직을 거쳐 1871년 대장대보(大藏大輔)가 되었다. 1873년 관직에서 물러났던 그는 1875년 복귀하였으며, 1876년 특명전권부변리대신(副辨理大臣)이 되어 변리대신 구로다 기요타카[黑田淸隆]와 함께 내한하여 운요호[雲揚號] 사건에 대한 책임을 추궁하며 조일수호조약을 체결하였다. 그는 1884년 전권대사로 다시 내한하여 갑신정변 처리를 위한 한성조약(漢城條約)을 체결하였다. 청일전쟁 때인 1894년 10월부터 1895년 9월 1일까지 주한 일본 공사를 역임하였다.

런 선교 활동을 하지 않을 것을 알게 된 선교사가 아닌 사람들에게 상당한 불쾌감
을 가져다주었습니다.

모든 분께 안부를 전합니다.

H. N. 알렌

Horace N. Allen (Seoul),
Letter to Frank F. Ellinwood (Sec., BFM, PCUSA) (Nov. 29th, 1894)

Seoul, Korea

Nov. 29, 1894 (Dec. 28)

Dr. F. F. Ellinwood

53 Fifth Avenue, N. Y. City

My dear Doctor:

I have your two letters of Oct. 22nd and will answer your confidential
enquiries regarding Dr. Vinton, as well as those regarding the situation here.

Dr. Vinton is generally looked upon here as one of the great missionary
blunders - men who draw a good salary for nothing. His failure at the hospital
was chiefly due to his incompetence, coupled with his very stubborn disposition.
He put that institution into such a position that we practically lost it. Though by
hard work we got it back again - no thanks to him however. I heard him
yesterday trying to give a simple order to a servant in Korean, to make a fire. He
could hardly make the man understand - so much for the language. When his
infant child was very ill last summer, he literally stuffed it with meat extract (the
child was about two months old), it died before morning as was to be expected.

The other day I heard his wife (a little simpleton, by the way) telling an
amusing story of how he came near poisoning his whole family. She asked him

for some saltpetre to use in canning beef. He sent her a bottle, she used it, and when they came to use the meat it was a blackened mass. He then said that he must have given her oxalic acid instead of saltpetre. Reports of such mistakes of his are very common, but I will not quote more. You asked for facts, these I have mentioned should be enough. The wife is a silly, very extravagant creature with ideas quite contrary to those a missionary would be supposed to entertain.

I have nothing against the man personally, and dislike to injure him. Yet I have several times told Underwood that I thought the mission culpable in not reporting him for things that they have freely related to me.

To sum up, he is not efficient in his profession. He cannot use the language. He is exceedingly obstinate and not inclined to do as the mission wish him to do. Under the influence of his wife, he is very extravagant. He is a reproach to the mission and injures the reputation of the whole body of workers.

I must say however, that for the past year he seems to be trying to do better. Irving is at Fusan and if Vinton will not be received at Peng Yang, I don't see how you can use him. He is of no use in Seoul.

Hospital. I wrote you at the time how I got that settled. I say I for I did it entirely. It was made more difficult by the fact that the Japanese wanted it. You have the institution entirely in your own hands now and can do as you like. Dr. Avison is a good man and understands his business. He is living in the Hospital. Miss Arbuckle is hard at work helping him. She also lives there. They are doing a good work.

There is no reason why you should not send them the helpers they ask, so far as conditions here are concerned. The Japanese are entirely and wonderfully successful in their war and are hard at work putting this Govn't into good shape. The Southern provinces are in rebellion still but the Japanese will settle all that soon. We were never more safe here than at present.

It may interest you to know that I have been very instrumental in bringing about a satisfactory understanding between Japan & Korea. Count Inouye, one of the first men of Japan, came here as Minister recently, and at once asked me to aid him in approaching the king in a satisfactory manner, that is in greeting his fears and making him fit to listen to reason and in getting a personal audiences with the Queen. I succeeded in a manner so satisfactory to all, that the king has repeatedly told me I saved his country to him, while the Japanese seem very grateful. This is entirely personal and confidential, as I probably went beyond my official instruction, but Mr. Sill, my chief, knows and fully approves my course.

We have every reason for supposing that Korea will soon embark upon a course of development that will be quite in conformity with modern ideas. Mission work in the future should be free from any of the restraints of the past ten years.

I heartily disapproved of the recent excursion to Peng Yang which caused the death of the noble Dr. Hall. Moffett would not listen to me. What made it more disgusting was that Lee after spending 7 days going up there, only remained ten days & then returned with a lot of spoils from the dead Chinese, which he displayed to the great displeasure of the non-missionary people, who saw no mission work in such a trip.

With my kindest regards to you all.

Yours Sincerely,
H. N. Allen

호러스 G. 언더우드(서울),
보고서 M. 서울 지부의 전도 보고서 (1894년 12월)

보고서 M. 서울 지부의 전도 보고서

(중략)

2부 예배를 시작한 후 참석자들이 많아져 우리는 대문 근처의 더 큰방으로 옮겨야 할 필요가 있다고 느꼈습니다. 에비슨 박사는 찬송을 인도하고 설교의 후반부 절반을 맡고 있습니다. 매주일 아침 예배에서는 헌금 접시를 돌리는데, 일전이라도 연보하도록 소년들을 초청합니다. 전 씨와 에비슨 박사가 제직회(諸職會)를 구성했으며, 진지한 것 같은 여러 명의 구도자들이 있습니다. 학교 소년들로 소년 성가대를 조직하였습니다.

(중략)

의사들이 수행했던 전도 사업은 그들의 의료 보고서에 언급되겠지만, 에비슨 박사가 이 도시 안팎에서 적극적으로 시행했던 직접적인 전도 사역을 언급하지 않는다면 완전하지 않을 것입니다.

(중략)

이와 관련하여 서울 지부의 전도 사업은 아니지만, 황해도 곡산에서 놀랍게도 사업이 시작되었음을 보고 드리고자 합니다. 보고가 사실이라면 그 지역에서 놀라운 복음의 문이 열렸고, 우리는 계속 내려와 달라는 요청을 받았습니다. 에비슨 박사와 저는 그곳에 내려갈 여행 계획을 세웠지만, 최근 전쟁으로 인해 가지 못하였습니다.

Horace G. Underwood (Seoul),
Report M. Evangelistic Report for the Seoul Station (Dec. 1894)

Evangelistic Report for the Seoul Station

(Omitted)

Since the opening of separate services the attendance has been good and increasing so that we have felt it necessary to move to the larger room near the gate. Dr. Avison leads the singing and preaches the last half of the sermon. The collection plate is passed at each Sabbath morning service, boys being invited to offer something if only a one-cash-piece. Mr. Chun and Dr. Avison constitute the Board of Trustees and there are several enquirers who seem in earnest. The school boys form the boy choir.

(Omitted)

Of the Evangelistic work done by the doctors their medical reports will tell, but this report would not be complete did it not take note of the active way in which Dr. Avison has therein himself into direct evangelistic work, in and around this city.

(Omitted)

In this connection, though not part of the evangelistic work of the Seoul station, I would report the wonderful opening in Kok San of Whang Rai Do. If reports are true, a wonderful door was open down in that section, and we have repeatedly been urged to go down. Dr. Avison and I had planned for a trip down there, but the late war prevented.

빅토리아 C. 아버클, 보고서 P. 개인 보고서 (1894년 12월)

(중략)

올해 초 나는 비교적 한가한 오후에 제중원을 방문하였다. 매일 오후 나는 에비슨 박사를 도울 일이 있는지 살펴보았다. 첫날 오후 진찰실 구석에 놓인 피가 밴 붕대 더미를 보고 현기증을 느꼈지만, 지금 나는 치아를 뽑고 큰 수술을 돕는 것을 즐기는 단계에까지 이르게 되었다. 11월 1일 나는 제중원의 현재 방으로 이사했으며, 병원을 잘 유지하고 열심히 일하는 것 뿐 아니라 예수의 사랑을 알려줄 수 있는 기회가 많음을 발견하였다. 병원의 영향으로 내가 들어갔던 모든 가정은 진정으로 환영했으며, 내가 돌아 올 때 한국인들은 축연을 베풀어 주었다.

어떤 계층의 여성들이 ___보다 병원을 더 자주 방문하지만, 아프고 고통을 받는 모든 계층의 사람들은 외국 의사의 도움을 받으려 할 것이다. 나는 선교본부가 에비슨 박사에게 약속한 정규 간호사의 도착에 대해 크게 기뻐할 것이다. 나는 ____한 언어가 서툴 뿐 아니라 지금하고 있는 일에도 지금까지 절대적으로 미숙하다.

(중략)

Victoria C. Arbuckle, Report P. Individual Report (Dec. 1894)

(Omitted)

Early in the year my afternoon being comparatively free I <u>visit</u> to the Gov't Hospital. Every afternoon, every afternoon to see if I could help Dr. Avison. The first afternoon a pile of blood bandage in the corner of the dispensary made me feel faint, but I have now reached the stage where I actually enjoy pulling teeth and assisting in major operations. I moved to my present rooms at the Gov't Hospital the first of November and have found not only enough to keep and busy but plenty of opportunities to tell of Jesus Love. Every know that I have entered through the influence of the hospital has ever had a sincere welcome and a Korean feast for me on my return.

Womens of certain classes frequent the hospital more than ____, but those from every class _____ by pain and suffering will seek the foreign physician's aid. I am looking forward with great pleasures to the arrival of the trained nurse promised to Dr. Avison by the Board. I have had not only inexperience in the language against which to _______, but the hitherto absolute inexperience in my present line of work.

(Omitted)

올리버 R. 에비슨(서울),
보고서 R. 에비슨 박사의 의료 사업에 대한 보고서 (1894년 12월)

에비슨 박사의 의료 사업에 대한 보고서

병원 업무의 시작　지난 연례회의가 폐회할 무렵 선교부의 권고에 따라 나는 집에서 일을 할 수 있었으며, 제중원의 책임을 맡게 된 11월 1일까지 언어 학습에 전념하였다. 캐나다를 출발하기 전에 이미 알려졌던 주사들에 대한 나쁜 평판, 그리고 내가 들었고 한국에 도착 후 보았던 것이 나의 신뢰에 큰 도움을 주지 못했기 때문에 나는 병원 일을 맡는 것이 상당히 두려웠다.

하지만 나는 하나님께서 우리의 기도에 응답 하시고, 내가 그 일을 성공적으로 수행할 수 있게 하시거나 혹은 전부 파멸에 이르게 하여 우리의 노력을 새로운 방향으로 인도하시리라는 확신을 갖고 일을 시작하였다. 나는 (엘린우드) 박사께서 이미 사업의 굴곡을 잘 알고 계실, 지난해에 일어난 모든 일들을 상세하게 적을 필요는 없을 것이지만, 기록을 위해 적으려고 한다. 나는 우리가 겪어 온 그런 경과를 언급하겠다.

받은 돈　첫 달에 나는 대표 주사로부터 매달 지급하겠다는 약속과 함께 은화 120달러를 받았고, 참으로 이 일과 관련된 사람들이 이 일의 성공에 진정한 관심을 갖고 있는 것 같았다. 아아, 그러나 이득을 얻으려는 탐욕은 이러한 관심을 압도했으며, 그 돈은 주사로 남아 있는 한 그들이 내게 준 마지막 돈이었다.

왕이 재건을 명령하다　(1893년) 12월 알렌 박사의 노력으로 왕에게 제중원의 상태를 알렸고, 일이 조금 더 나의 직접적인 통제 하에 두도록 하는 그런 제안을 하였다. 결국 왕은 그 제안을 수락하였고, 음력 정월부터 그렇게 실행하라는 명령을 내렸다.

하인의 수　당시 제중원과 관련된 주사는 약 40명, 하인은 약 35명 정도이었다. 이중에서 약 13명의 하인을 제외한 나머지는 해고되었고, 일을 돌보기 위해 새롭게 3명의 주사가 임명되었다.

이전보다 악화됨 처음에는 그것이 효과가 있는 것 같았지만 그렇게 되지 않았다. 새로운 주사의 전부 혹은 최소한 일부가 이전 주사보다 훨씬 더 심했고, 무엇이든 그들에게 유리하도록 여러 일들에서 더욱 더 죄었다. 이런 상태가 3개월 동안 유지되었고, 나는 1주일 동안 지방에 내려갔다가 돌아와 보니 병원의 일부 건물은 일본인 가족이 차지하고 있고, 어떤 건물은 외부 한국인이 차지하고 있는 것을 발견하였다.

사임 - 5월 9일 그래서 나는 선교부가 다르게 지시하지 않는 한 병원 일을 포기하기로 결심하였고, 서울지부가 나를 만장일치로 지원한다는 것을 확인한 후 다음 날 알렌 박사에게 나의 이러한 결정을 조선 정부에 통보해 줄 것을 요청했고, 모든 것을 마음속에 감추고 은둔 생활로 칩거에 들어갔다.

기다림 이후 6개월은 기다리는 시기였는데, 그 기다림은 쉬운 일이 아니었다. 그 동안 일을 계속하라는 요청을 여러 번 받았지만, 나는 항상 "미국 공사관을 통해서 나와 의사를 교환할 수 있다"는 같은 답변만 되풀이하였다.

계속되는 협상 그 후 박사께서 알고 계신바와 같은 협상이 있었고, 결국 칩거가 받아 들여져 나는 지금 정부 측의 간섭하려는 아무런 징후도 없이 병원을 완전히 소유하게 되었으며, 우리는 참으로 행복하다는 말만 하고 싶다.

계획의 수락 선교본부가 보낸 편지의 도움으로 나는 약간의 수리를 시작했는데, 그것은 현재 거의 완료되었고 이전보다 병원 일을 훨씬 더 잘 할 수 있게 할 것으로 믿는다. 나는 어떤 일이 아직 계약을 마치지 않아 정확한 경비에 대해 알리지 못해 유감스럽다. 나는 이미 사용한 것만 보고할 수 있는데, 다음과 같다.

수리:

거주를 위한 집 수리	169.78달러
진찰실의 재도배 및 마루 보수	8.00
대기실 및 부녀과	34.00
벽	3.00
외부의 방(Outside room)	3.00
외과	151.98
총계	370.76달러

언급한 바와 같이 어떤 항목은 포함되지 않았고, 수리 비용은 최소한 425달러에 이를 것이며, 어떤 방들을 칠하면 경비는 약간 더 늘어날 것이다. 그러나 칠한 방은 나름 이점을 갖고 있기에 경비가 들더라도 아마 나는 칠을 하는 것이 현명하다고 생각할 것 같다. 우리는 선교본부에 수리를 위해 300달러를 요청했기에 이 금액은 충분하지 않을 것이다. 우리는 하인, 연료, 그리고 올해 예산의 균형을 위해 필요한 운영 경비로 350달러를 요청하였다. 나는 아마도 이 금액이 전부 필요하지 않을 것으로 생각하며, 수리에서 초래되는 결손을 보충하여 수지타산을 맞추는 데 사용할 수 있도록 선교본부에 그런 형태로 보조금을 요청하였다. 하지만 부족액이 얼마이건 내년이 될 때까지 기다릴 것이며, 그때가 되면 필요한 다른 수리를 끝내기 위해 배정되기를 기대하는 예산에서 메울 수 있을 것이다.

연료 및 전기 나는 연료와 전기에 63.84달러를 산정했으나, 이 금액으로 겨울을 날 수 있을지는 확신이 서지 않는다.

하인 나는 하인을 고용하는 데 절약하려고 한다. 현재에는 문지기 1명, 반나절만 일하는 사환 3명을 고용하고 있다. 따라서 실제로는 1명 반이며, 많은 수의 소년을 고용하고 있는 것이 아니다. 나는 다른 소년을 고용할 것을 기대하고 있으며, 유능한 하인 장(長)을 고르고 있다. 나는 지금 선교부 학교에 다니는 소년을 고용하고 있으며, 유용한 조수로 발전하기를 기대하고 있다. 나는 그들이 자발적이고 영리한 것을 알고 있으며, 그들 나이에 맞는 성경에 관한 지식을 갖게 될 것이다. 그들은 환자들에게 그리스도에 대해 이야기하고 즉시 그를 믿도록 노력하는 것을 분명히 즐거워한다. 우리 (장로교회) 학교의 성과로서 나는 그들을 자랑스럽게 느끼며, 그들을 훈련시킨 사람들을 축하하고 싶다.

환자 급식 병실에 입원한 환자는 자신들의 음식을 준비하는 것으로 되어 있지만, 명백하게 그렇게 할 수 없는 경우가 많기 때문에 우리는 그들을 위해 음식을 준비한다. 일반적으로 우리는 난방을 하며, 최소한 일부의 침구를 제공할 필요가 있다.

병실의 책 환자가 입원해 있는 각 방에는 책과 전도지를 비치하고 있다. 어떤 환자는 잃을 수 있지만 많은 환자들은 읽지 못하기 때문에 말로 설명하기 전까지는 이해할 수 없다. 입원한 모든 사람들에게 가르치려고 노력하고 있으며 우리는 비록 미약할지라도 하나님께서 그 노력을 이용하시기를 기대한다.

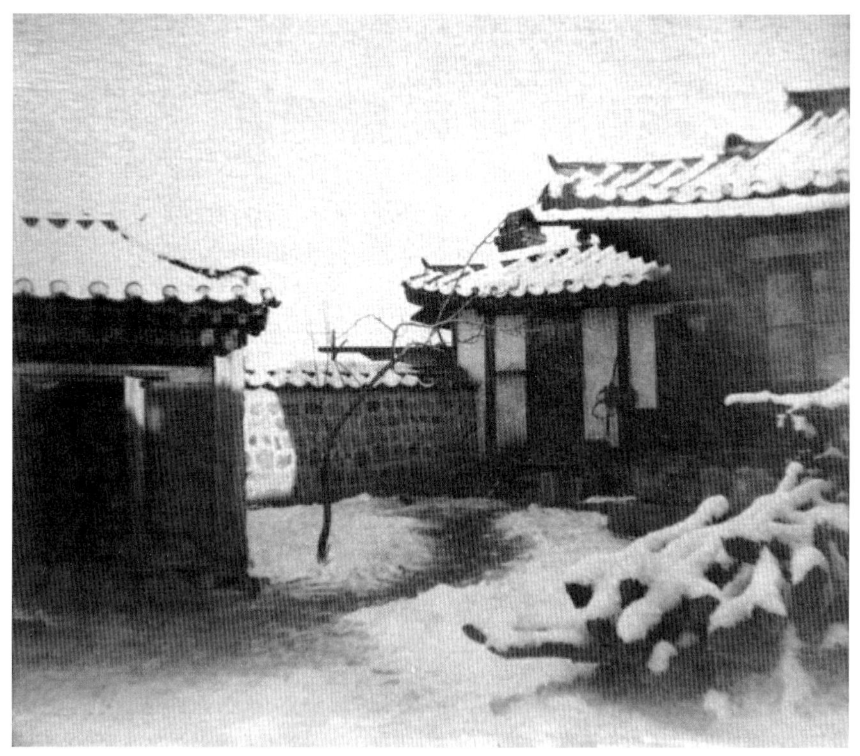

그림 4-39. 구리개 제중원의 일부. 을지로 쪽 입구 근처의 건물로 추정된다.

대기실 첫 번 마당의 입구 근처에 있는 사랑방 혹은 대기실은 병원에 일찍 도착하거나 즉시 진료를 받을 수 없는 사람들로 가득 찬다. 우리는 이곳에서 우리의 전도인들이 자신들의 시간들이 편리할 때 자유로이 와서 대기자들과 대화를 나누어 주기를 기대하고 있다. 나는 그곳에 재미있고 유익한 책들을 비치하고 싶으며, 불원간에 성경과 전도지를 소개할 수 있게 되기를 희망한다. 나는 대기실에 그런 전도지들을 비치하고자 신청하려는 사람은 누구라도 초대한다.

테이트 및 아버클 양 지난겨울 꽤 많은 시간동안 나는 테이트 및 아버클 양으로부터 병원 일에서 효율적인 도움을 받았다. 알려진 바와 같이 아버클 양은 다시 그 일을 할 예정이다. 그녀는 많은 경험을 했고, 나는 그녀가 매우 유능해 질 것으로 기대하고 있다.

정규 간호사 한국으로의 임명이 취소되었던 정규 간호사, 제이콥슨 양이 즉시 떠날 준비를 하고 있으며, 봄에 내할 할 것으로 예상된다는 소식에 기쁘다. 그녀가 아버클 양에게 보낸 편지를 읽어보니 그녀는 오직 주 예수그리스도 왕국의 관심을 위해서만 내한해 활동하기를 간절히 원하고 있다.

여의사 나는 지금 여의사를 찾고 있으며, 적당한 사람이 물색되면 서울로 파송할 것이라고 알고 있다.

통계 1893년 1월부터 1894년 5월 9일까지의 병원 통계는 다음과 같다

입원 환자 -
    고관절 질환   2명 - 모두 사망
    암   1명 - 사망

외래 환자 -

1893년	11월	210명
	12월	259명
1894년	1월	359명
	2월	273명
	3월	753명
	4월	764명
	5월 (7일간)	180명
총계		2798명

2798명 중 1488명은 신환임.
환자의 구성은 남성 990명, 여성 498명임.
어떤 환자는 2번 혹은 그 이상 내원했기에 전체 진료는 2798명으로 계산됨.

병원은 154일 동안 열어 평균 하루에 18명 조금 넘는 수의 환자를 진료했다. 하지만 마지막 2개월 동안 하루 평균 내원 환자 수는 30명이 넘었고, 가장 많았을 때는 53명이었다.

이런 단계에서 진료를 중단한 것은 애석한 일로 보였지만, 그것이 선교사로서 노력하는 주요 목적에 기여하는 것이 아니었고 원기와 돈을 낭비하는 것이었기 때문에 그렇게 하는 것이 의심할 여지없이 현명한 것이었다. 1894년 11월 5일 병원

을 다시 연 이후 내원 환자의 수는 꾸준하게 증가하고 있다. 첫 날 약 10명 정도로 시작해, 어느 날 오후에는 입원 환자 및 왕진을 제외하고도 32명에 달할 정도로 많아졌다.

진료한 질병 등 치료한 환자는 실로 다양한 질병을 앓고 있었는데, 가장 흔한 것이 말라리아였다. 이것을 제외하면 대부분의 환자가 청결하지 못하고 불결한 습관에 기인하는 질병을 앓고 있다는 사실에 큰 충격을 받았다. 이것에 관해 우리는 희망적인 요소를 갖고 있는데, 우리가 그들에게 복음을 전하고 그것을 받아들이면 이러한 잘못을 교정할 것이고 결과로 신체의 상태가 대단히 증진될 것이라는 점이다. 청결하지 못한 것은 하나님을 믿지 않는 것 다음의 일이다. 이것은 분명 그것의 중요성뿐만 아니라 순서나 시간적으로도 다음이라는 뜻이다.

다른 일 병원 일 이외에 나는 주로 언어 학습과 이사에 시간을 보냈으나, 다른 일은 거의 하지 않았다. 나는 서울, 때로는 지방의 이곳저곳에서 환자의 왕진 요청을 받았다.

지방 여행 언더우드 박사와 나는 한 관리의 부인을 왕진해 달라는 요청으로 광주라 부르는 곳을 여행하였다. 나는 그녀가 진행된 암에 걸려 있다는 것을 알게 되었고, 아무 처치도 할 수 없었다. 대신 동정을 표하고 가족들에게 위대하신 치료자이신 하나님에 대해 강조하려 노력하였다. 하지만 나는 그곳에서 다른 사람들을 치료했고, 언더우드 박사는 돌아오는 길에 모든 기회를 복음을 전도하는 데 이용하였다. 또 한 번은 함께 몇 주 정도 안성을 여행하였다.

외부의 전도 사업 나는 밀러 씨 및 언더우드 박사와 서대문 밖에서 주일 오후에 열리는 예배에 참석하는 것이 무척 즐거웠다. 이것은 매우 흥미로운 모임으로 발전했으나, 현재 나는 먼 거리와 다른 일 때문에 자주 참석하지 못하고 있다. 나는 다른 사람들이 아직도 계속 유지하고 있어 기쁘다.

피병소 언더우드 박사는 독립문 근처의 언덕에 자산을 구매했으며, 내쫓긴, 특히 전염병으로, 사람들을 위한 병원으로 개조하였다. 그는 내게 의료 업무를 맡아 달라고 요청하였으며, 그렇게 하는 것이 즐거웠다. 초여름에는 주로 염병을 앓는 환자들이 많이 내원하였으며, 이 다양한 속성을 보이는 한국병의 여러 단계를 연구하는 기회를 가질 수 있었다. 아직도 관찰해야 할 것이 많지만, 나는 이 병

혹은 이 병들에 대한 우리의 지식을 확고히 정립시키려는 노력을 하지 않고 이 기회를 흘려보내서는 안 된다고 생각한다.

"피병소" 근처의 길가에 벽돌로 만든 진찰실을 세웠는데, 난방을 해서 근처 주민들의 전도 사업에도 이용할 수 있으면 좋겠다. 이 진찰실을 어떻게 난방할지는 결정되지 않았지만, 그렇게 하도록 노력해야 한다고 생각한다. 나는 그곳에서 진행되는 사업이 선교부에 어느 것도 부담을 끼치지 않을 것으로 알고 있다.

어빈 박사의 병환 5월에 나는 부산의 어빈 박사를 왕진하러 월요일 아침 서울을 떠났다. 내가 금요일 오전에 부산에 도착해 보니 그는 재귀열을 앓고 있었으나, 다행이도 이미 위기를 넘겼고 회복 중이었다. 이 병의 특성대로 그는 반복적으로 앓았으나, 그는 완전히 회복되었음을 알고 우리 모두는 기뻐하였다.

선교사들의 건강 서울의 거의 모든 선교사들은 기후와 환경에 기인하는 말라리아나 다른 병을 앓고 있지만 그들의 대체적인 건강은 내가 알고 있는 한 양호하였다. 우리는 선교부의 일원으로서 우리가 이 정도 건강하게 있게 하신 하나님을 찬양해야 한다고 생각한다.

다른 의사들에게 감사함 나는 여러 경우 내가 빠져야 했을 때 제중원과 병원과 "피병소"에서 나의 일을 맡아준 남장로교회의 드루 박사에게 감사를 표하고 싶다. 빈튼과 어빈 박사 역시 기꺼이 같은 방식으로 나를 도왔다.

내년 계획 내년의 내 계획은 주로 병원과 관련된 것들이다. 나는 건물을 더 보수하고 싶지만, 지금 언급할 정도로 구체적인 계획을 아직 세우지 않았다. 무엇을 해야 하는 가는 일의 발전과 상당히 관계될 것이다. 하지만 나는 세 가지 목표를 기대하고 있다.
1. 병원을 진료 측면에서 효율적으로 만든다.
2. 사람들을 그리스도께 효율적으로 인도하게 만든다.
3. 다른 분야 및 외부의 진료소에서 활동할 조수를 훈련시키려는 기대로 적절한 사람에게 의학 교육을 시기는 곳으로 사용한다.

조수가 필요함 첫 번째 목표를 수행하기 위해 나는 거의 모든 시간을 병원 일에 할애하며, 아버클 양과 제이콥슨 양을 간호사로 임명하고, 선교본부가 임명할 것으로 기대하고 있는 여의사가 일부 시간을 제중원에 할당해주기를 요망한다.

요청한 예산　의약품, 외과 드레싱, 음식, 연료, 전기 및 보수 등을 포함해 그런 병원의 필수 운영 경비로서 금화 1,000달러.

나는 병원을 보수하고 병원 관리를 위한 일반적인 규칙을 만드는 데 있어 나에게 자문을 하는 데 적당하다고 생각되는 의료 위원회 혹은 다른 위원회의 조력을 받고 싶다. 이것에는 진료비 문제도 포함될 것이다.

진료비　정부 기관으로서 병원의 이전 운영 방법은 가져오지 않은 경우 약병을 제외하고는 진료비를 청구하지 않는 것이었다. 이렇게 유지되어 왔다. 나의 신념은 병원 일이 광범위하게 자선의 성격을 가져야 한다는 것이지만, 우리가 하는 모든 일이 그런 성격을 가질 필요는 없다. 하지만 우리는 고국의 교회들이 우리 일에서 기대하는 목표인 기독교적인 자비의 분명한 특성을 해치지 않는 방식으로 진료비를 부과하는 문제를 손질해야 한다.

따라서 우리는 도움이 필요한 사람들을 우리 진료소에서 쫓아내는 그런 규칙을 정하지 말아야 한다. 나는 진료비를 청구했을 때 이를 지불할 의사가 있는 사람들도 동시에 올 수 있게 손질해야 한다고 생각한다. 따라서 나는 다른 분야의 일을 하고 싶다. 즉 하루에 1~2 시간 동안은 진료비를 내는 사람들은 다른 사람들에 비해 우선적으로 진료를 할 것이다. 하지만 정규 진료소로 오는 모든 사람들은 수준이 높건 낮건 동등하게 치료를 받을 것이다.

전도 계획　두 번째 목표를 확고히 하기 위해, 나도 환자를 대하는 데 할 수 있는 것을 모두 하겠지만, 더 많은 일이 이루어져야 할 것이다. 나는 모든 선교사가 여유가 있을 때 어느 때건 병원을 방문해 환자와 대화를 나눌 것을 제안한다. 덧붙여 이 일을 위해 나는 1명 이상의 우리의 형제자매가 정기적으로 병원 일에 임명되거나, 혹은 그들 중 일부가 스스로 이 일에 자원하는 두 계획 중 하나를 채택했으면 한다.

대기실은 항상 난방이 되며, 남성 외래 환자를 만나는 장소로 사용할 수 있다. 또 다른 따뜻한 방은 여성 외래 환자를 위해 준비되어 있다.

의학 교육　셋째 목표는 적절한 사람이 [교육을 받겠다고] 자원해야만 점차 발전할 수 있을 것이고, 더욱 체계화될 것이다. 의학 교육을 위해서는 힘든 예비 작업이 필요하며 교육이 가능하도록 방을 개조해야 한다. 또한 나는 일반적으로 추구하는 것과는 다른 방향의 언어를 체계적으로 공부해야 한다. 이 목적을 위해 나는 의학 및 과학적 특성의 어휘를 모았으며, 또한 해부학에 관한 초보적인 작업의 준비를 시작하였다.

주거 우리는 돌아오는 여름에 우리 집을 짓고 싶다. 따라서 이를 위한 보조금을 요청한다.

감사의 말씀 나는 병원과 관계된 문제를 현재와 같은 상태로 되게 하는 데 있어 매우 귀중한 도움을 준 알렌 박사와 실 씨에게 감사를 드리고 싶다. 또한 지난해 병원 일에 관해 바친 많은 기도에 대한 하나님의 인도와 응답을 고백하고 싶다.

Oliver R. Avison (Seoul),
Report R. Report of Dr. Avison's Medical Work (Dec. 1894)

Report of Dr. Avison's Medical Work

Began Work at Hospital: At the close of the last Annual Meeting, following the injunction of the Mission, I could work at my house, and devoted my time to language study until Nov. 1st, when in addition I took up work at the Royal Korea Hospital. It was with a good deal of fear and trembling that I took it up because the bad reputation of the officials had reacted me even before left Canada and my confidence had not been helped by what I had heard and seen after my arrival in Korea. However I began work in the full confidence that God would answer our prayers and either enable me to carry it on successfully or overturn it altogether and direct our effort into a new channel.

I need not here detail all that has occurred during the year as you an already familiar with the ups and downs of the work; but merely to place them on record. I will just mention the stages through which we passed.

Money Received: During the first month of my connection with it I received $120.00 Silver from the head Choosa with the promise of more each month, and indeed, those was intimately connected with the work seemed to be taking a genuine interest in its success; but, alas, the greed for gain overmastered this interest and it was the last money which they gave me so long as they remained in office.

King orders a reconstruction: In December, through the effort of Dr. Allen, the King was made acquainted with the condition of things, and certain propositions were made to him looking to the placing of the work more directly under my control, with the result that he accepted the propositions and issued an order that they go into effect at the Korean New Year.

Number of Servants: At that time these were connected with the hospital as nearly as I could learn about 40 Choosas, and 35 Servants. All these were dismissed except about 13 Servants, while 3 new Choosas were appointed to look after the work.

Worse than before: At first it seemed as if it would work - but it didn't, for the new officials or at least some of them were worse than the former, and they kept tightening the lines more and more wherever they were able to make it profitable to themselves. This continued for 3 months, at the end of which time I went to the country for a week, and on returning found a part of the hospital buildings occupied by a family of Japanese, and other rooms filled by outside Koreans.

Resignation - May 9th: I then decided to give it up unless the Mission directed differently, and finding I had the unanimous support of Seoul Station, on the day following I asked Dr. Allen to communicate this decision to the Korean government and I retired into privates life - with a mental reservation.

Waiting: The 6 months that followed constituted a period of waiting that was not easy for me, because it was waiting. I was approached many times with the request to resume work, but I always made the same answer "You can communicate with me in writing through the American Legation"

Further Negotiations: Afterward followed the negotiations with which you are familiar, and finally the realization of my mental reservation, and I have now only to say we are in full possession, without any signs of desire on the part of the government to interfere, and we are correspondingly happy.

Proposition accepted: On the strength of the Board's letters, I under took certain improvements which are now almost completed and which I trust will render the hospital capable of doing better work than heretofore. I regret that I cannot give an exact statement of the cost of these but as some work not yet contracted for remains to be done. I can only report what I have already spend.

- as follow -

Repairs:

Preparing house fore residence	$169.78
Repapering Dispensary & fixing floor	8.00
Waiting Room a Women's department	34.00
Walls	3.00
Outside Rooms	3.00
Surgical Department	151.98
Total	$370.76

As I said, some items are not included and the cost of improvements will total up to $425.00 at least, and of I paint some of the rooms the cost will be increased somewhat more. But painted rooms are such an advantage that I shall probably feel it wise to under take it. In our request to the Board, we asked for $300.00 for repairs, so this amount will not be sufficient. We asked also for $350.00 for Servants, fuel, and running expenses for the balance of the current year. I find this amount will probably not all be required and I have asked the Board to make the grant in such a form that I can use the balance toward making up the deficit on Repairs. Whatever deficit then may be, however, I shall been myself until another year when I can be recouped out of the grant which I hope will be made for the completion of other necessary repairs.

Fuel & light: I have expended for fuel a light $63.84 but am not sure that this supply will carry us through the winter.

Servants: I have tried to be economical in the use of servants. My present staff consists of one gateman, and three medicine boys each of whom gives only half the day to the work. Equal therefore to one and a half boys or really less than so many boys always on the place. I expect to have to call in another boys and I am on the look out for a good general manservant. The boys now employed belong to the Mission School and give promise of developing into useful helpers. I find them willing, intelligent, and will grounded in Biblical Knowledge for their age. They take evident pleasure in telling the patients of Christ and urging them to believe on him at once. As a product of our School, I feel proud of them and feel like congratulating those under whose training they have been.

Feeding of Patients: Patients admitted to the ward are expected to provide their own food, but in many cases there is such undoubted evidence of inability to do so that we provide it for them. As a rule we heat the rooms and I have found it necessary also to supply at least a portion of the bed-clothing required.

Books in Wards: Each room in which patients are placed is supplied with books and tracts. Some can read, many cannot and many who can so not understand until it has been explained to them verbally. An effort is made to instruct all who are admitted and we hope God will use the effort, feeble though it be.

Waiting Room: Near the entrance to the first court we have filled up a Sarang or Waiting Room for those who come early and for those who cannot be seen at once. Here we hope our evangelistic brethren will feel themselves at liberty to come whenever convenient and engage in conversation with the waiters. It is my hope to supply it with books and papers which will be attraction and instructive, and in the course of time the Bible and religions tracts can be introduced. I invite any one who may feel so inclined to subscribe for and place in the waiting room such paper or papers as may be useful or available.

Miss Tate and Arbuckle: For a considerable time last winter I was efficiently assisted in the hospital work by Misses Tate and Arbuckle and, as you know, Miss Arbuckle is again engaged in it. She is developing considerable taste for blood and I anticipate she will become very efficient.

Trained Nurse: I am glad to say that the trained nurse, Miss Jacobson, whose appointment to Korea was cancelled, has been notified to prepare at once to come out, and she expect to come in the spring. The tones of her letter to Miss Arbuckle indicates her desire to come and work only in the interests of the Masters Kingdom.

Lady Physician: I believe a lady physician is now being sought out and that as soon as a suitable person is found she will be sent to join the Seoul force.

Statistics: The statistics of the hospital for the 6 months Nov. 1/93 to May 9/94 are as follows

In Patients -

    Hip Joint Disease 2 - Both died

    Cancer 1 - Died

Out Patients -

Nov. 1893	210	Of these 1488 were new
Dec. 1893	259	patients composed as follows
Jan. 1894	359	Males 990
Feb. 1894	273	Females 498
Mar. 1894	753	Some returned twice or oftener
April 1894	764	as needed, making the total
May 1894 7 days	180	attendance as stated 2798
Total	2798	

The hospital was open 154 days making an average attendance of rather more than 18 per days. During the last two months of work however, the average attendance was rather more than 30 per days, the highest member being 53.

It seemed a pity to close the work at this stage but as it was not contributing to the main purpose of missionary endeavor, and was casting much in the way of energy and money, it was no doubt wise to do so. Since reopening the hospital Nov. 5/ 94 the member of patients has been steadily increasing. Beginning with about 10 the first day, the member has already reached 32 in one afternoon exclusive of in patients and house visits.

Diseases met with: The patients treated suffered from a great variety of diseases the most common being Malarial. Outside of this I was much struck with the fact that a great majority were suffering from diseases due almost entirely to lack of cleanliness and filthy habits. There is an element of hope in this for us in that we are bringing to them a gospel, the reception of which will correct both these faults and result in a greatly improved physical condition. Cleanliness is next to Godlessness. This surely means not only next in importance but next in order and point of time.

Other work: Outside of the hospital work I spent my time in language study and moving principally, but found leisure for a little other work. I was called here and then to visit sick people in the city, and occasionally in the country.

Country trips: Dr. Underwood and I made one trip together to a place called Kwang Ju to visit the wife of an official. I found her suffering from for advanced cancer and we could do nothing but offer our sympathy and try to point the family to the great Physician. I however treated many others there and enroute, and Dr. Underwood took advantage of every opportunity to preach the Gospel. On another occasion we made a weeks trip together to AnSung.

Evangelistic Work outside: It gave me great pleasure to join with Mr. Miller and Dr. Underwood in attending a Sunday afternoon service outside the West Gate, which has developed into a very interesting meeting and although I am now unable to attend very often on account of distance and other work. I am glad to say the others are still keeping it up.

The Shelter: Dr. Underwood purchased a property on the hillside near the Peking Gate and has fitted it up as a hospital for outcasts, more particularly those suffering from contagious diseases. He asked me to take charge of the medical work and it gave me pleasure to do so. During the early summer many cases were admitted, mainly those suffering from Yum Pyung and an opportunity was thus afforded of studying somewhat the various phases of this many sided Korean disease. Much remains yet to be observed but I think we should not let this opportunity pass without endeavoring to place our knowledge of this disease or these diseases on a surer footing. A brick dispensary has been built on the roadside near "The Shelter" which it is hoped can be warmed and used as an adjunct to the evangelistic work of the neighborhood. It has not yet been determined just how this dispensary will be warmed but an effort must I think be made to do so. The work carried on there will not. I understand cost the Mission anything.

Dr. Irvin Sick: In May I was called to see Dr. Irvin of Fusan leaving here Monday morning May. I reached there the Friday morning following and found him suffering from Relapsing fever, but was delighted to find him already past the Crisis and on the way to recovery. He suffered relapses, however, as is common in the disease but we were all glad to learn of his complete recovery in due time.

Health of Missionaries: The general health of the Seoul missionaries has been good so far as my knowledge of them goes, although nearly all have suffered more a less from Malaria and various troubles incident to climate and surroundings. I think we have reason as a Mission to praise God for the degree of health he has permitted us to enjoy.

Thanks to other physicians: I wish to thank Dr. Drew of the Southern Presbyterian Mission for kindly taking charge of my work at the Hospital and at "The Shelter" on various occasions where I had to be absent. Drs Vinton and Irvin also kindly assisted me in the Same way.

Plans for Coming Year: My plans for the coming year necessarily deal mainly with the hospital. I hope to make some further improvements in the buildings but the plans are not for enough advanced to detail here. What has to be done will depend much upon the development of the work. I have however three aims in viced.

1. To make it medically effective

2. To make it effective in bringing men to Christ

3. To use it as a means of giving medical instruction to suitable persons with a view to training helpers for other field and for outside dispensaries.

Helpers desired: To accomplish the first. I intend to devote my own time almost wholly to the work and I desire to have Misses Arbuckle and Jacobsen appointed as nurse and would also like to have a portion of the time of the lady Physician, whom we expect to be appointed by the Board, apportioned to the hospital.

Appropriation asked: Just for an appropriation of $1000.00 gold for the Hospital to cover all the necessary expenses of such an institution, including Medicines, Surgical dressing, Food, Fuel, Light & Repairs.

I would like to have the assistance of the medical Committee or such other Committee as may be thought competent to advise with me in the making of repairs and the formulation of general rules for the government of the hospital. This would include the matter of fees.

Fees: The former method of conducting the hospital, it being a government institution, was I make no charge except for bottles when they were not brought. This has been continued. My conviction is that the hospital work must be to a large extend of a charitable nature or there will be no hospital work, but all our work need not be of such a character. We must however arrange the matter of charging if we resort to it or all in such a way as not to destroy the distinctive feature of Christian Charity which it is the aim of the church at home to impress upon our work. We must therefore not formulate rules that will exclude any from our clinic who need help. I think it should be arranged so that those who wish to pay can come at a time when it is expected they will pay. I would therefore advise the doing of what has been done in other field - the setting apart of one or two hours per day when paying patients will be seen in preference to others, all who come to the regular clinic, high or low, coming on the same plane and being treated alike.

Evangelistic plans: To secure the 2d Aim, I shall do what I can to deal personally with the patients, but much more ought to be done. I would suggest that any of the missionaries, who may have leisure at any time visit the hospital and converse with the patients. In addition I would like one of two plans to be adapted - either that one or more of the brethren and sisters be appointed by this body to regular hours at the hospital, or that some of them appoint themselves to the work. The waiting room will always be warm and can be used as a place for meeting male outpatients, while another warm room is provided for the female outpatients.

Medical Teaching: The third aim can only be developed gradually as suitable persons present themselves and the work becomes more systematic. It involves a good deal of hard preparatory work and the fitting up of rooms where the teaching can be done. It also involves systematic language study on my part in a direction different to that ordinarily pursued. To this end I have been collecting a vocabulary of word of a medical and scientific character, and I have also begun the preparation of an elementary work on Anatomy.

Residence: We hope to build our house during the coming summer and I therefore ask that it grant be resumed for this purpose.

Thanks: I wish to thank Dr. Allen and Mr. Sill for the invaluable help they have give me in bringing hospital matters to their present stage. I wish also to acknowledge the guidance of God and His answers to the many prayers offered on behalf of the hospital work during the past year.

캐드월러더 C. 빈튼(서울),
보고서 S. 1894년 의료 사업에 대한 보고서 (1894년 12월)

선교본부가 내년도 나에 대한 약품 공급에 대해 어떠한 조치도 취하지 않음에 따라 사용할 수 있는 약품이 대단히 적게 될 전망이다. 사실상 나는 새로 조제된 것으로 대치하지 않으면 일부 중요한 약제는 이미 완전히 갖고 있지 않게 된다. 따라서 내가 새로운 진료소에 약품의 비축해 두는 것이 매우 어려우며, 부분적으로만 이루어질 수 있다. 에비슨 박사가 자신의 약품 예산에 대해 후의를 베풀어 내가 빚을 지지는 않았다.

Cadwallader C. Vinton (Seoul),
Report S. Report on Medical Work 1894 (Dec. 1894)

The failure of the Board to make any provision for my drug supply has left me the prospect of being very short of medicines, during the coming year. In fact I am already entirely without some important ones without fresh supply being ordered to replace them. It would therefore be very difficult for me to stock up a new dispensary though I could partially accomplish it. The kindness of Dr. Avison in respect of his drug appropriation kept me from being in debt.

18941200

대니얼 L. 기포드(위원회 간사),
보고서 FF. 의료 위원회 보고서 (1894년 12월)

부산에서의 두 보고에 관해. 우리는 브라운 박사 부분가 그렇게 애처로운 상태로 고국으로 돌아가게 된 것을 유감스럽게 적는다. 우리는 상당한 불편함을 감수하고 브라운 박사를 위해 수고를 했던 원산의 하디 박사에게 감사를 표한다. 우리는 어빈 박사가 자주 아픔에도 불구하고 부산에서 상당한 일을 성취한 것이 기쁘다. 우리는 어빈 박사의 보고서에서 언급한 진료소의 이전을 허가한다.

언더우드 부인의 보고. 우리는 언더우드 부인이 병 때문에 소중한 봉사를 하지 못한 것에 위로의 말을 드리고, 빠른 시기에 그녀의 가슴에 품고 있는 일을 계속할 수 있게 되기를 희망한다.

빈튼 박사의 보고는 고무적이다. 우리는 한강 변에서 그가 생각하고 있는 마을 사업을 진정으로 승인하며, 반드시 그의 계획이 성취되기를 기원한다.

에비슨 박사의 보고. 우리는 행복한 해결에 대해 하나님께 깊은 감사를 드린다. 그는 제중원의 난제를 들어냈고, 우리는 현재 주사들의 간섭에서 자유롭게 수행되는 일이 진료나 전도의 관점에서 만족스럽다는 확신을 느낀다. 우리는 병원의 방들을 배치하면서 이루어진 개선을 승인하며, 우리는 그곳에서의 일을 진행하기 위해 지금까지 만들어진 그의 계획을 승인한다.

선교부의 의사들이 참석한 가운데 만장일치로 다음과 같은 결정이 이루어졌다.

우리 위원회는 아래와 같이 결의한다.

(a) 우리 선교부의 의사들은 환자 진료에 있어 두 가지 다른 경우를 가져야 하는데, 하나는 의약품을 무료로 주는 것이고, 다른 하나는 의약품과 진료에 대한 비용을 받는 것이다.

(b) 무료로 약을 배포하는 경우, 의약품 가격을 알려야 하며, 그들이 원하면 기부해야 한다.

(c) 지방 여행에서 의약품의 비용 청구에 대해 무료로 할 필요가 있는지에 관해 의사의 재량권을 허용해야 한다.

(d) 왕진을 가는 경우 방문하는 당사자에게 진료에 기여하거나 도울 수 있는지 물어보거나, 경비를 청구한다.

(e) 우리들의 병원에는 가능한 한 무료 병실, 통상적인 경비를 내는 병실, 그리고 특별 병실을 만든다.

(f) 유료 진료소에서는 최소한 5냥 혹은 1엔을 청구한다.

삼가 제출합니다.
디 L. 기포드
의료위원회 간사

Daniel L. Gifford (Sec., Com.),
Report FF. Report of Medical Committee (Dec. 1894)

On the two reports from Fusan. We note with sorrow the return of Dr. & Mrs. Brown to the home land under such sad conditions. We would express our sense of gratitude for the services rendered to Dr. Brown at much inconvenience by Dr. Hardie of Gensan. We are glad that Dr. Irvin in spite of frequent illness has been able to accomplish much work in Fusan. We sanction the moving of the dispensary mentioned in Dr. Irvin's report.

Mrs. Underwood's report. We would express our sympathy with Mrs. Underwood in the illness that has deprived us of her valued services, & would express the hope that at an early date she may be enabled to resume the work which she has so much upon her heart.

Dr. Vinton's report is encouraging. We would express our hearty approval of the village work contemplated by him near the river, & would recommend that by all means his plans for the sake be carried out.

Dr. Avison's report. We are deeply grateful to God for the happy solution. He has given us of the vexed problem of the Government Hospital: & we feel assured that now, untrammeled by official interference, a work can be carried on there which will be satisfactory both from a medical & an evangelistic point of view. We approve of the changes Dr. Avison has made in the arrangement of the rooms at the Hospital; & we approve his plans so far as formulated for the conduct of the work there.

The Doctors of the Missions being present, the following action was taken by unanimous,

Resolved that it is the sense of this Committee,

(a) That our Doctors should have two different times for the seeing of patients, at one of which medicine should be given freely, & at the other a charge should be made for medicines & services.

(b) That at the time when free dispensing is to be done, all be told the value of the medicine, & that they can contribute to the work if they desire, -

(c) That in country trips the idea be to charge for medicines, allowing latitude to the Doctors to give freely when the need exists.

(d) That in visits to homes the parties visited be told that they can contribute to & assist the work done, or a charge can be made.

(e) That as far as possible at our hospitals, there be a free ward, a ward with a nominal charge, & also a private ward.

(f) That in the pay clinic a minimum charge of 5 nyang, new currency, or $1.00 (yen) be made.

Respectfully submitted
D. L. Gifford
Secretary of Committee

제임스 S. 게일,
보고서 GG. 편집 위원회 보고서 (1894년 12월)

(중략)

에비슨 박사   (1) 인체 해부학에 대한 기초 서적

(중략)

James S. Gale,
Report GG. Report of Editorial Committee (Dec. 1894)

(Omitted)

Dr. Avison   (1) An elementary book on human anatomy

(Omitted)

메리 H. 기포드,
보고서 LL. 교육 위원회 보고서 (1894년 12월)

(중략)

우리는 에비슨 박사의 의학생들을 위한 강습반 계획에 대해 대단히 높게 평가하며, 여건이 허락하는 한 발전하기를 기대한다.

(중략)

Mary H. Gifford,
Report LL. Report of Educational Committee (Dec. 1894)

(Omitted)

We very highly commend Dr. Avison's plans for a class for medical students, and hope they may be developed as an circumstances allow.

(Omitted)

보고서 NN. 한국 선교부의 서울지부 임명 및 사업에 관한 위원회의 보고서 (1894년 12월)

서울지부에 임명된 선교사들
에이치 G. 언더우드 박사 부부
디 L. 기포드 목사 부부
에스 A. 도티 양
씨 C. 빈튼 박사 부부
브이 C. 아버클 양
에스 F. 무어 목사 부부
앨랜 스트롱 양
에프 S. 밀러 목사 부부
O. R. 에비슨 박사 부부
신임 여의사
제이콥슨 양
여학교의 책임을 맡을 독신녀
남학교의 수공과(手工科)에서 근무할 남성 선교사

C. C. 빈튼 박사
언어 학습
자택에서의 진료 사업
동막187)에서의 진료 사업
서울지부의 감독 하에 지방의 의료 순회 전도 사업

C. C. 빈튼 부인
언어 학습
전도부인____의 감독 하에 여성들을 대상으로 한 전도 사업
동막에서 여성들을 대상으로 한 전도 사업

---

187) 현재의 마포구 대흥동·용강동에 걸쳐있던 마을로서, 옹기를 제조하던 곳이 많았기 때문에 옹리·독막이라 하던 것을 잘못된 한자명으로 동막으로 표기한 데서 마을 이름이 유래되었다고 한다.

V. C. 아버클 양

언어 학습

제중원에서의 간호

곤당골에서의 여성을 대상으로 한 봉사의 책임

병원에 내원한 환자의 심방

O. R. 에비슨 박사

언어 학습

제중원의 책임

서울지부의 감독 하에 의료 순회 전도 사업

의학강습반의 조직

O. R. 에비슨 부인

언어 학습

제중원에서 여성들을 대상으로 한 전도 사업

신임 여의사

언어 학습

연못골[188])에서의 의료 사업

에비슨 박사와의 협의로 의료위원회의 감독 하에 제중원에서 의료 사업

제이콥슨 양

언어 학습

제중원에서의 간호

병원에 내원한 환자의 심방

---

188) 현재의 종로구 연지동·인의동·원남동·효제동·종로 5가동에 있던 마을로서, 이곳에 도성의 동·서·남쪽
의 연못 중 동지(東池)에 해당하는 큰 연못인 '연지'가 있던 데서 마을 이름이 유래되었다.

Report NN. Report of the Committee on Appointment of Substations and Work (Dec. 1894)

Missionaries appointed to Seoul Station

Dr. & Mrs. H. G. Underwood

Rev. & Mrs. D. L. Gifford

Miss S. A. Doty

Dr. & Mrs. C. C. Vinton

Miss V. C. Arbuckle

Rev. & Mrs. S. F. Moore

Miss Ellen Strong

Rev. & Mrs. F. S. Miller

Dr. & Mrs. O. R. Avison

New Lady Doctor

Miss Jacobson

Single Lady to take charge of Girl's School

Male missionary for Industrial Department of Boy's School

Dr. C. C. Vinton

Language study

Dispensary work at his house

     "   "   " Tong Mak

Medical itinerating work in country under direction of Seoul Station

Mrs. C. C. Vinton

Language study

Evangelistic work among womens with direction of Bible Woman _________

Evangelistic work among womens at Tong Mak

Miss V. C. Arbuckle

Language study

Nursing at Govt. Hospital

Charge of Woman's service at Kon Dang Kol

Visiting among Hospital patients

Dr. O. R. Avison

Language study

Charge of Gov't Hospital

Medical itenerating work under direction of Seoul Station

Formation of Medical class

Mrs. O. R. Avison

Language study

Evangelistic work among woman at Gov't Hospital

New lady Doctor

Language study

Medical work at Yun Mot Kol

Medical work at Gov't Hospital under direction of Medical Committee in conference with Dr. Avison

Miss Jacobson

Language study

Nursing at Govt. Hospital

Visiting among Hospital patients

새뮤얼 F. 무어(서울)가 프랭크 F. 엘린우드
(미국 북장로교회 총무)에게 보낸 편지 (1894년 12월 7일)

한국 서울
1894년 12월 7일 (1895년 1월 14일 접수)

친애하는 엘린우드 박사님,

(중략)

전킨 씨의 작은 아이 조지는 며칠 후에 죽었습니다. 그리고 현재 여러 명이 발열로 심하게 앓고 있는데, 에비슨 부인, 노블 씨, 홀 박사의 남자 아기, 스크랜튼 박사의 작은 딸입니다. 스트롱 양은 두통을 앓고 있는데, 휴식을 위해 떠나야 할 것으로 생각합니다. 하나님의 은총으로 우리 가족은 모두 잘 있습니다.

이전에 우리 모두는 정동에서 열리는 토요일 오전 예배에 참석했지만, 지금은 에비슨 박사와 제가 이곳에서 독립적인 사역을 시작했고, 참석자가 많고 말씀에 관심을 보여 고무적으로 느끼고 있습니다. 에비슨 박사는 그의 바이올린으로 노래를 이끌며, 설교에도 역할을 하고 있습니다. 그는 언어를 잘 구사하며, 병원에서 환자의 수가 지속적으로 증가하고 있습니다.

(중략)

Samuel F. Moore (Seoul),
Letter to Frank F. Ellinwood (Sec., BFM, PCUSA) (Dec. 7th, 1894)

Seoul, Korea

Dec. 7, 1894 (Jan. 14)

My Dear Dr. Ellinwood:

(Omitted)

Mr. Junkin's litter George died a few days after. And there are several people seriously ill now with fever. Mrs. Avison, Mr. Noble, Dr. Hall's baby boy, Dr. Scranton's little girl, Miss Strong is down with head trouble. I think probably she will have to go away for a vacation. By the blessing of God we are all well at our house.

Formerly we all went to the Sat. Morning service at Chyung Dong, but now Dr. Av. & I have commenced independent work here & feel encouraged by good attendance & attention to the Word. Dr. Av. leads the singing with his violin & taken part in the speaking. He is doing well in language & the no of patients at the hospital is constantly increasing.

(Omitted)

프랭크 F. 엘린우드(미국 북장로교회 총무)가
빅토리아 C. 아버클(서울)에게 보낸 편지 (1894년 12월 12일)

1894년 12월 12일

빅토리아 아버클 양
한국 서울

친애하는 아버클 양,

나는 방금 귀하의 훌륭한 편지를 읽었으며, 다시 한국으로 돌아간 것이 대단히 즐겁다니 기쁩니다.[189] 나는 제중원에서의 귀하의 사역을 잘 생각하고 있습니다. 그곳에서 환자와 고통 받고 있는 사람들에게 자비의 천사가 된다는 것은 은혜입니다. 나는 귀하의 노고가 환자의 안락 및 행복에 의해서 뿐 아니라 귀하의 말과 영향에 의해 그들에게 미치는 영적인 영향을 통해 존중될 것임을 믿어 의심치 않습니다.

나는 지금 에비슨 박사의 앞길이 활짝 열려 있고, 그를 둘러쌌던 먹구름, 걱정 및 시련이 걷힌 것에 대해 하나님께 감사를 드립니다. 귀하는 몇 년 동안 이 병원 사역을 위해 시간을 할애할 수 있겠는지요. 우리는 지금 가능한 한 빨리 여의사를 파송하려 노력하고 있습니다. 귀하가 아는 것처럼 예산은 이미 짜여 졌고, 단지 전쟁에 의해 (집행이) 지체되고 있습니다. 제이콥슨 양은 2월 4일 밴쿠버를 출발할 것이며, 우리가 찾을 수 있는 한 조속히 의사도 떠날 것입니다.

귀하의 부친이 돌아가신 것에 조의를 표합니다.[190] 그것은 우리에게 만물(萬物)의 마지막에 접근한다는 의미를 주기에 전(前) 세대가 우리를 떠나는 그런 슬픔입니다. 귀하의 건강이 잘 유지되고, 사역에 은총이 내리기를 기원하며,

F. F. 엘린우드

---

189) 다음의 편지로 판단된다. Victoria C. Arbuckle (Seoul), Letter to Frank F. Ellinwood (Sec., BFM, PCUSA) (Nov. 1st, 1894).

190) 빅토리아의 부친 매튜(Matthew Mark Arbuckle, 1827년 2월 21일 인디애나 주 출생)는 1894년 8월 31일 사망하였다.

Frank F. Ellinwood (Sec., BFM, PCUSA),
Letter to Victoria C. Arbuckle (Seoul) (Dec. 12th, 1894)

Dec. 12th, (189)4.

Miss Victoria Arbuckle,
Seoul, Korea

My dear Miss Arbuckle: -

I have just read your good letter, and am glad that you are so happy in being back once more in Korea. I think well of your work in the Hospital. To be an angel of mercy there to the sick and suffering is a boon and a privilege, and I have no doubt that your effort will be regarded, not only by the comfort and happiness of the patients, but also by seeing spiritual impressions produced upon them by your words and influence.

I thank God that Dr. Avison now has an open field, that the clouds and troubles and trials that so environed him have passed away. May you all be spared in this hospital work for years of usefulness. We are going to try now to send forward a lady doctor at the earliest opportunity. Appropriations, as you know, are already made, and we have only been hindered by the war. Miss Jacobson will sail on the 4th of February from Vancouver, and the doctor as soon as we can find her.

Permit me to express my sympathy for you in the loss of your father. It is a sad loss that cuts off the generation preceding, as it leaves us with a sense of nearer approach to the end of all things. Trusting that your health may be preserved, and your work blessed, I remain,

Yours very sincerely,
F. F. Ellinwood

회의록, 한국 선교부 서울지부 (미국 북장로교회) 1891~1921
(1894년 12월 17일)

한국 서울
1894년 12월 17일

(중략)

교사 봉급의 감액에 대한 동의가 다음 회의에서 보고하도록 위원회에 회부되었다. 에비슨 박사와 언더우드 박사가 임명되었다.

다음의 청구가 낭독되었고 승인되었다.

......

    O. R. 에비슨 박사   363.00달러

(중략)

Minutes, Seoul Station, Korea, 1891~1921 (PCUSA) (Dec. 17th, 1894)

Seoul, Korea.
Dec. 17th, 1894.

(Omitted)

A motion on reducing teacher's salaries was referred to a committee to report at the next meeting. Dr. Avison and Dr. Underwood were appointed.

The following orders are read and approved: -

......

    Dr. O. R. Avison   363.00

(Omitted)

한국 선교부의 연례 회의 회의록, 1894년 12월
(1894년 12월 17일~26일)

한국 선교부
연례 회의 회의록

제1일, 월요일, 1894년 12월 17일

저녁 회의: 오후 7시 45분

선교부 회의가 밀러 씨 사택에서 열렸다. 참석자는 다음과 같았다.
...... O. R. 에비슨 박사 부부, ...

—— 。 ——

제2일, 화요일, 1894년 12월 18일

오전 회의: 오전 8시 45분
(중략)
상임위원회가 다음과 같이 공지되었다.
......
(2) 예산: 밀러 씨, 에비슨 박사,스월른 씨
(3) 지부 및 사업 배정: 마펫 씨, 베어드 씨, 게일 씨, 에비슨 박사, 리 씨
......
(7) 재무: 빈튼 박사, 기포드 씨, 에비슨 박사

—— 。 ——

제3일, 수요일, 1894년 12월 19일

오전 회의: 오전 8시 30분
(중략)
이제 에비슨 박사가 의료 사업에 대한 자신의 보고서를 제출하였다. [보고서 R을 볼 것]. 투표에 의해 보고서는 보류되었고, 내일 오전 친교 모임 직후의 첫 순서로 채택되었다.

—— ° ——

제4일, 목요일, 1894년 12월 20일

오전 회의: 오전 8시 30분

(중략)

동의에 의해 에비슨 박사의 의료 사업 보고서가 안건으로 올려 졌고, 그것을 받아들여 의료, 예산 및 배정 위원회에 회부하자는 동의가 있었다. 이 의결은 빈튼 박사 및 언더우드 부인의 의료 사업에 대한 보고서[보고서 S, T].가 낭독되는 동안 보류되었다. 세 의료 보고서는 이제 안건으로 올려 져 받아들여졌고, 함께 토의한 후 의료, 예산, 배정, 전도 및 교육 위원회로 회부되었다. 토의 중에 휴식을 가졌고, 찬송가를 부른 후 다른 의제를 논의하였다. 투표에 의해 에비슨 박사가 자신과 제중원 사이의 증진된 관계를 설정하는 데 친절한 도움을 주었던 미국 공사관의 J. M. B. 실 님과 H. N. 알렌 박사에게 우리의 사의를 표하자는 보고서의 문구는 평양 문제에서 실 씨와 가드너 씨에게 감사를 표하기 위해 이미 임명된 위원회에 회부되었으며, 의장이 위원회에 추가되었다.

—— ° ——

제5일, 금요일, 1894년 12월 21일

오전 회의: 오전 8시 30분

(중략)

보고서는 채택되었으며, 일부 수정하여 마펫 씨, 베어드 씨, 스월른 씨 및 에비슨 박사로 구성된 특별 위원회에 회부되어 회의 후반에 보고하도록 지시한 현지 조사들의 봉급 상한을 제외하고 예산 위원회에 회부되었다.

(중략)

상임위원회는 다음과 같다.

(1) 건물 위원회:　　　　　1년, 리 씨, 게일 씨
　　　　　　　　　　　　　2년, 밀러 씨, 에비슨 박사
　　　　　　　　　　　　　3년, 베어드 씨, 도티 양

—— ° ——

제7일, 수요일, 1894년 12월 26일

오전 회의: 오전 9시

(중략)

에비슨 박사가 예배를 인도하였다. 제6일 회의의 회의록이 낭독되었고 받아들여졌다.

Minutes of the Annual Meeting of the Korea Missions, December, 1894 (Dec. 17~26, 1894)

First Day, Monday, Dec. 17, 1894.

Evening Session: 7.45 P. M.

The Mission met at the house of Mr. Miller. There were in attendance:
...... Dr. and Mrs. O. R. Avison, ...

———— ｏ ————

Second Day, Tuesday, Dec. 18, 1894.

Morning Session: 8.45 A. M.

(Omitted)

(2) On Appropriations: Mr. Miller, Dr. Avison, Mr. Swallen

(3) On Apportionment of Sub-Stations and Work: Mr. Moffett, Mr. Baird, Mr. Gale, Dr. Avison, Mr. Lee

......

(7) On Finances: Dr. Vinton, Mr. Gifford, Dr. Avison

———— ｏ ————

Third Day, Wednesday, Dec. 19, 1894.

Morning Session: 8.30 A. M.

(Omitted)

Dr. Avison now offered his report on Medical Work [See Report R]. By vote the report was laid on the table, to be taken up as the first order of the day directly after fraternal greetings tomorrow morning.

——— ° ———

Fourth Day, Thursday, Dec. 20, 1894.

Morning Session: 8.30 A. M.

(Omitted)

On motion Dr. Avison's report on Medical Work was taken from the table and a motion made to receive it and refer it to the Medical, Appropriation, and Apportionment Committees. This resolution was laid on the table during the reading by Dr. Vinton and Mrs. Underwood of reports on Medical Work [See Reports S, T]. The three medical reports were now taken up, received, discussed together, and referred to the Medical, Appropriation, Apportionment, Evangelistic, and Educational Committees. During the discussion a recess was taken, following the singing of a hymn, and preceding that of another. By vote the clause in Dr. Avison's report suggesting that our thanks for their kind aid in establishing a better relation between himself and the Government Hospital be conveyed to Hon. J. M. B. Sill and Dr. H. N. Allen of the American Legation was referred to the committee already appointed to thank Mr. Sill and Mr. Gardner in the matter of Pyeng Yang, and the chairman was added to that committee.

——— ° ———

Fifth Day, Friday, Dec. 21, 1894.

Morning Session: 8.30 A. M.

(Omitted)

The report was accepted and referred to the Appropriation Committee, except the schedule of maximum salaries for native helpers, which was referred together with certain amendments offered to a special committee consisting of Mr. Moffett, Mr. Baird, Mr. Swallen and Dr. Avison, with instructions to report later in the meeting.

(Omitted)

The Permanent Committees therefore stand: -

(1) Building Committee: 1 year, Mr. Lee, Mr. Gale

2 years, Mr. Miller, Dr. Avison

3 years Mr. Baird, Miss Doty

—— ° ——

Seventh Day, Wednesday, Dec. 26, 1894.

Morning Session: 9 A. M.

(Omitted)

The devotional exercises were led by Dr. Avison. The minutes of the sixth day's session were read and received.

호러스 N. 알렌(서울, 미국 공사관)이 프랭크 F. 엘린우드
(미국 북장로교회 총무)에게 보낸 편지 (1894년 12월 23일)

미합중국 공사관

서울, 한국

1894년 12월 23일 (1895년 1월 29일 접수)

친애하는 엘린우드 박사님께,

저는 왕을 진료하기 위해 에비슨 박사를 안내했다고 알려드리게 되어 기쁩니다. 병환 중이던 왕은 제가 왕진해 주도록 강요했지만, 여러 가지 이유로 저는 그렇게 하지 못했습니다. 하지만 저는 에비슨 박사가 왕을 진료하도록 그들에게 역설했으며, 마침내 그들은 제가 동행하는 것을 전제로 에비슨 박사가 왕을 진료하는 것에 동의했습니다. 나는 그렇게 했고, 우리는 왕을 세 번 진료했습니다. 아마 여러 번 더 진료할 것입니다. 그는 일을 잘하고 있으며, 그것은 지금 우리에게 확보된 병원을 다시 크게 성공하게 할 것입니다.

새로운 정부 체계가 도입되고 있는 바로 지금 왕가의 인정을 받는 것은 특별히 좋은 일입니다.

지난주에 새 내각이 발표되었습니다. 그것은 상당히 대표적인 인사들로 구성되었으며, 만약 혼연일체가 된다면 (그리고 각자 행동하지 않고 - 암살당하지 않으면) 그들은 국정 운영을 잘 할 것입니다.

저는 이 불행한 나라의 미래가 좋아지기를 바랍니다. 저는 오랫동안 발전을 기다려 왔고, 한국인에 대한 모든 믿음을 포기하려 했습니다. 그러나 일본인은 철저한 감(感)으로 그들 속으로 치고 들어가기로 결정한 것으로 보입니다. 일본인들은 대체로 훌륭하지 않지만, 그래도 지금까지 중국과의 관계에서 대단한 진보가 있었습니다.

안부를 전합니다.

H. N. 알렌

추신: 저는 지금 막 언더우드 부인으로 하여금 병환중인 왕비를 진료하도록

Horace N. Allen (U. S. Legation, Seoul),
Letter to Frank F. Ellinwood (Sec., BFM, PCUSA) (Dec. 23th, 1894)

United States Legation
Seoul, Korea

Dec. 23, 1894 (Jan. 29)
Dear Dr. Ellinwood,

I have the pleasure of informing you that I have gotten Dr. Avison to the King. The latter being ill, insisted on my attending him, for many reasons I did not care to do so. I urged Dr. Avison upon them however, and they finally consented to have him if I would come with him. I did so and we have been to the King three times and will go as many more perhaps. He is doing well and this, with the condition in which the Hospital now is secured make the latter institution a great success again.

This Royal recognition is an especially happy thing just at this time when the new system of Government is being entered upon.

Last week the new Cabinet was announced. It is composed of very representative men and if they hang together (and do not hang separately - be assassinated) they should do well.

I hope the future is looking up for this unhappy country. I have waited a long time for development and had about given up all faith in anything Korean, but the Japs seem determined to beat a little sound sense into them. The Japs are not altogether lovely, but they are a vast improvement on the Chinese - so far.

With my kind regards I am,

Yours Sincerely,
H. N. Allen

P. S.   I have just arranged for Mrs. Underwood to go with us to see the Queen who is ill.

Dr. F. F. Ellinwood
53 Fifth Ave.
New York City, U. S. A.

기독 연합 선교.
The Interior (시카고) 1283호 (1894년 12월 27일), 1722쪽

기독 연합 선교

한국. 중국과 일본 사이의 싸움의 본질이며 이탈리아의 크기 정도이다. 배타적이었기 때문에 한국은 "은둔의 나라"로 불려 왔다. 1884년이 되어서여 한국에서 상주 선교사가 가정을 꾸렸다. 병원은 한국인들에게 예수를 전하는 수단이었다. 정부와 국민들은 그것의 가치를 인식하고 있다. 일본의 승리가 선교의 이유를 강화시켜 주었다. 서울의 장로교회 선교부의 에비슨 박사는 하급 한국인 관리들에 의해 제중원에서 자신의 직책을 사직해야 했다. 조선 정부는 가장 우호적인 조건으로 그에게 직책을 다시 수행할 것을 요청했으며, 그는 이전 보다 훨씬 강화된 기분으로 병원의 책임을 맡았다. 전쟁의 와중에 선교사들 중 한명은 다음과 같이 편지를 썼다. "우리의 사역은 늘 그렇듯이 잘 진행되고 있고, 시련을 겪고 있는 작은 교회가 튼튼해지고 있고. 사전과 번역 사업은 꾸준히 진전되고 있다. 게일 씨는 오전 6시부터 오후 4시까지 자신의 서재에서 보내고 있다. 우리는 지상에서 아무런 보호를 받지 못하고 있고, 영사나 군함이 없으며 음식물은 걱정스럽게 부족하고 비싸지고 있다."

The Christian Union Mission.
The Interior (Chicago) 1283 (Dec. 27th, 1894), p. 1722

The Christian Union Mission.

Korea. The bone of contention between China and Japan is about the size of Italy. Because of its exclusiveness it has been called the "Hermit Nation." It was not until 1884 that a resident missionary found a home in Korea. The hospitals are the avenues to bring Christ to the Koreans. The government and the people recognize their value. The Japanese victories have strengthened the mission cause. Dr. Avison of the Presbyterian Mission in Seoul was compelled to resign his position in the government hospital by subordinate Korean officials. The Korean government, upon the most favorable terms, has requested him to resume his position and he has taken charge of the hospital feeling stronger in his position than before. In the midst of war one of the missionaries writes: "Our work goes on much as usual; the little church strengthens under tribulation. The dictionary and translation work steadily progresses. It is seldom Mr. Gale does not spend from 6 a. m. to 4. p. m. in his study. We have no earthly protection, no Consul nor gunboat, and food has grown alarmingly scarce and expensive."

올리버 R. 에비슨 지음, 박형우 편역,
올리버 R. 에비슨이 지켜본 근대 한국 42년 1893~1935. 상
(서울: 청년의사, 2010), 207~217쪽

제중원의 운영을 쇄신하다

나는 전임자가 오전에는 다른 임무에 전념했고 오후에만 진찰실에 출근했으며 비가 오는 날에는 전혀 출근하지 않았다고 들었다. 그 이유는 한국인들이 비가 올 때에는 병원에 오지 않으며, 따라서 그런 경우 출근할 필요가 없다는 것이었다. 나는 내원 환자 기록을 살펴봤더니 알렌이 일을 했을 때는 매일 30~40명의 환자가 있었다. 하지만 최근에는 15명을 넘지 않음을 알게 됐다. 나는 이렇게 환자의 수가 감소한 것이 아마도 의사의 관심이 없었던 결과 때문인 것으로 느껴졌다. 그래서 다시 많은 수의 환자를 끌어 들일 수 있게 진료를 하기로 결심했다.

매일 몇 시간씩 한국어 공부에 전념한 결과 나는 통역자 없이 일을 할 수 있게 됐다. 나는 관습대로 오전에 한국어를 공부하고 매일 오후에는 외래 진찰소에서 일을 하는 것이 최상이라고 생각했다. 나는 이런 방침을 적은 게시물을 붙였다. 붕대를 매일 교체할 필요가 있는 외과 환자의 경우 날씨가 어떻든 즉시 진료가 필요하기에 비가 오거나 날씨가 좋거나 진찰소를 열 것이라는 내용이 이 게시물에 포함됐다. 얼마 되지 않아 비 오는 날에도 날씨 좋은 날만큼 환자가 많게 됐다.

새로운 규칙을 시행하니 환자의 수는 증가하기 시작했다.[191] 나를 도와주는 간

---

191) 새로운 규칙은 <에비슨 박사 소전>에 다음과 같이 구체적으로 기술돼 있다. '이 밖에도 나는 또한 네 가지를 결정해 실행한 것이 있었다. 1. 약값을 낼 수 없는 사람이라도 진찰하기를 거절하지 말 것, 2. 통역을 사용하는 대신에 내가 한국말을 배워서 한국말로써 친히 환자를 취급할 것, 3. 방이 있는 대로 청소해 할 수 있는 대로 많은 환자를 수용할 것, 4. 수술방을 넉넉히 준비해 질병의 특성에 따라 모든 종류의 수술을 가능케 할 것 등이었다. 그 동안의 사정을 들어 보니 큰 수술은 환자들이 말을 듣지 않기 때문에 한 일이 없었고 작은 부스럼이나 째고 치료해 보낼 뿐이었다고 했다. 나는 암종에 대해 많이 치료한 경험이 없음에도 불구하고 만일 그 환자가 승낙만 한다면 수술해 볼 결심을 했다. 다행히 그 환자의 허락을 받게 돼 나는 처음으로 큰 수술을 하게 됐다. 당시에 나는 훈련 받은 간호부도 없었다. 다만 우리 선교부에서 파송을 받아 온 독신 여자 한 분이 매일 몇 시간씩 병실에 와서 환자를 간호하던 분이 있을 뿐이었다. 그래서 일꾼 중에 한 사람에게 환자에게 마취제를 주게 한 후에 수술을 집도했다. 나는 수술을 마친 후에 환자를 상에 뉘였다. 그 환자가 있던 방은 이전에 가게로 쓰던 방이었다. 우리가 사는 집이 병원에서 거리가 멀었기에 나는 병원 구내에 사는 조선인 한 명에게 밤에 그 환자와 같이 있으며 수술한 데 감은 붕대가 풀어지면 이리이리 하라고 자세히 가르쳐 주었다. 이튿날 아침에 가보니 병자 혼자만 있었다. 붕대는 풀어지고 수술한 곳에 박은 심까지 빠지고 드러났다. 내가 책임을 지워 환자와 함께 있으라고 한 사람이 같이 있지 않았던 것이다. 환자는 수술한 곳이 몹시 아프니까 감은 것을

호사가 있어 여자 환자가 더 많이 내원하게 됨으로써 환자들 모두에게 적절한 처치를 하는 데 오후 전체를 할애해야 했다. 첫 6개월 동안 나는 몇 개의 빈 방을 병실로 만들었다. 그렇게 실제 병원 업무를 시작했다. 병원 일을 시작하면서 부엌과 세탁실의 조성, 여성 환자를 간호하기 위한 여자, 남자 환자와 소년들을 간호하기 위한 젊은 남자의 확보가 필요해졌다. 그 다음은 수술실을 준비하는 것이었다.

바로 그때, 상당히 지체 높은 환자가 한의사의 모든 노력이 실패로 돌아가자 마지막으로 외국인 의사에게 왕진을 해 달라는 요청이 지방에서 왔다. 이틀이 소요되는 거리였다. 이런 요청이 있는 경우, 환자는 항상 거의 죽을 상태란 것을 의미했기 때문에 이런 왕진 요청을 받는 것은 즐거운 경험이 아니었다. 하지만 새로운 나라에서 인정을 받으려면 외국인 의사는 이러한 심각한 환자를 진찰해야 했기에 나는 가겠다고 말했다.

언더우드가 통역자로서 나와 동행했다.[192] 한의사가 자신들이 할 수 있는 모든 것을 처치하고 외국인 의사에게 왕진을 요청한 후, 우리가 환자의 집에 도착하니 가족들이 얼마나 절실하게 우리를 기다렸는지 알게 됐다. 심부름꾼이 우리에게 오는 데 2일, 우리가 가는 데 2일이나 걸렸다. 때문에 우리가 그곳에 도착했을 때 환자는 이미 죽었고 치료할 환자는 없었다.

우리는 다음 날 근처의 큰 마을에서 5일장이 열린다는 것을 알게 됐다. 마을 장에는 주위의 몇 마일 떨어진 모든 농가 및 마을에서 사람들이 모이기 때문에 선교의 좋은 기회로 생각했다. 언더우드는 전도지를 배포하고 기회가 제공되는 대로 군중들에게 전도했다. 나는 진료를 원하는 사람들을 위해 진찰실을 열었다. 우리는 장이 바라보이는 작은 방을 세를 냈다. 곧 많은 사람들이 문 주위로 모였다. 나는 다양한 질병으로 치료를 원하는 많은 환자를 봤다. 나는 환자를 진찰하고 처방을

풀어 놓으면 나을 까 해서 풀어 놓은 것이었다. 그 결과 수술한 곳에 균이 감염돼 환자는 결국 죽고 말았다. 그리해 나는 처음으로 했던 큰 수술에 성공하지 못해 조선 사람의 신용을 얻지 못했다. 그러나 나는 여기서 많은 것을 배웠으니 다시는 중한 환자를 무지한 사람을 믿고 맡기지 않아야 된다는 것이었다.' 魚丕信 博士 小傳(十二). 제중원의 유래(속). 기독신보 제853호, 1932년 4월 6일.

192) 에비슨은 <에비슨 박사 소전>에 다음과 같이 상세하게 설명했는데, '안성'을 '광주'로 표기한 것으로 판단된다. '우리 일행은 노새를 타고 하인에게 식료와 필요품을 지워 2, 3일 예정으로 길을 떠났다. 출발한 지 이틀째 되는 날은 일기가 불순해 도착하기로 예정했던 동리에 도착지 못하고 날이 저물게 됐다. 그래서 우리 일행은 한 동리에서 하루 밤을 지내고, 이튼 날 아침을 전일 예정하였던 동리에 가서 먹기로 했다. 우리는 다음날 아침에 일찍 일어나 예정했던 동리에 도착했다. 그러나 그 동리는 집이 다 불에 타 없어지고 아직도 연기만 남아 있을 뿐이었다. 지난 밤에 그 동리에 도적이 침입해 쓸 만한 것은 다 가져갔다. 만일 전날 우리 일행이 도착했더라면 도적을 방비할 수 없을 것이었으므로 다른 동리에서 그 밤을 지내게 된 것을 다행히 생각했다. 그 불탄 자리는 참담했다. 이런 참상은 당시에도 흔한 일이 아니었다. 그곳에서 아침을 먹을 수 없게 되었으므로 우리는 부득이 그 다음 동리를 향해갔다. 다음 마을에 도착해 아침을 먹고 그럭저럭 우리 일행은 광주읍에 도착했다. 광주읍은 제법 큰 도시였다. 그 날은 마침 장날이었다. 사람들이 길가에 전방을 벌리고 팔고 사며 복잡해 사람 사는 세상 같았다.' 魚丕信 博士 小傳(十三). 제중원의 유래(속). 기독신보 제854호, 1932년 4월 13일.

썼으며 언더우드가 조제했다. 물약의 용기로 빈 맥주병을 사용했고 마른 약은 종이에 싸서 줬다. 연고는 비어 있는 큰 조개 껍질에 담아 주었다.

이 모든 것이 캐나다에서의 생활과 얼마나 달랐던가! 그러나 나는 나의 지식을 매우 다양한 병을 진단하고 치료하는 것에 사용했기에 상당히 흥미로웠다. 나는 살균제, 많은 양의 탈지면과 붕대, 그리고 수술용 칼, 포셉, 탐침을 갖고 있었다. 당연히 약간의 단순한 치과 기구도 갖고 있어 이를 이용해 발치하고 고름을 빼 내었으며 감염된 골수를 긁어냈다. 하지만 일반적으로 느끼는 통증보다 아픔을 덜 느낀 것인지, 아니면 강한 인내심으로 통증을 견뎌냈는지 모르지만 어쨌든 환자로부터 불평은 거의 없었다.

내가 휴식이 필요할 때는 언더우드가 설교를 할 기회를 가졌고 전도지를 설명했다. 이렇게 의사와 전도사의 짝은 훌륭하게 일을 처리했다.[193]

그 날이 가기 전에 남장로교회의 젊은 선교사인 윌리엄 엠 전킨 목사가 예기치 않게 이 마을에 도착했다. 두 외국인이 그곳에 있다는 것을 알게 된 그는 우리를 찾아냈다. 그날 밤 셋은 크기가 7×7피트인 작은 방을 숙소로 사용했다. 단단한 진흙으로 덮인 돌바닥에 침상을 준비한 후 나는 전킨이 침낭 속으로 들어간 다음 겨드랑이까지 끌어 올리고 끈으로 졸라매고 잠옷 소매에 고무줄로 단단히 묶은 장갑에 손을 넣는 것을 보고 놀랐다. 나는 상당히 흥미로워 취침 준비를 끝낸 그를 봤다. 그 다음에 웃으면서 그에게 그 모든 행동이 무엇을 의미하는지 물었다. 그는 내가 아침이 되기 전에 아마 알게 될 것이라고 말했다. 실제로 그랬다.

많은 한국식 집이 벼룩과 빈대에 감염돼 있었다. 때문에 일부 선교사들은 이런 침낭을 갖고 다녔다. 그래서 이런 벌레들이 우글 거리는 중에서도 잠을 잘 수 있었다. 우리는 다음 날 아침 서울을 향해 떠나면서 우리가 이곳을 방문한 동안 일으켜 놓은 사업을 전킨이 이용하도록 했다.

우리는 돌아오는 길에 여러 곳을 들렸다. 따라서 나와 동행했던 언더우드가 자신의 시간을 여러 지방을 통과하는 단순한 여행으로 소비하지 않고 말씀을 전하느라 보냈다. 우리는 일주일 이상 지나서야 집으로 돌아왔다.

---

193) 이때 에비슨은 한국어로 설교를 하기도 했다. '진찰소를 열었다는 소문이 나자 사람들은 많이 찾아왔다. 한 동안 나는 환자를 진찰하고 처방을 내 주었다. 그 다음에는 방침을 바꾸어 진찰소 문을 열어놓고 원두우 박사에게 공중 전도할 기회를 만들었다. 원 박사는 전도하고 나는 전도지를 청중에게 나누어 주었다. 원 박사가 전도하는 것을 보고 나도 한 번 전도해 볼 생각이 났다. 그래서 원 박사의 전도가 끝나자 나도 한 번 해 보겠다고 했다. 물론 나는 한국어도 잘 모르고 또 공중 앞에서 말하는 것이 처음이었다. 몇 마디 말을 하고는 꽉 막혔다. 그러나 나는 말을 그치지 아니하고 원 박사를 돌아보며 내가 어떤 말을 사용함이 좋으냐고 했다. 그가 가르쳐 주는 말을 몇 번 옮겨 놓다가는 또 말이 막혔다. 이렇게 해 나는 한국어를 공중 앞에서 처음으로 사용했다. 나의 그같이 부족한 말을 듣는 사람에게 무슨 도움을 주었는지 알 수 없다. 그러나 이 일로 나는 큰 교훈을 얻게 되었으니 말을 잘 배우지 않으면 안 되겠다는 것을 절실히 느끼게 된 점이다.' 魚丕信 博士 小傳(十三). 제중원의 유래(속). 기독신보 제854호, 1932년 4월 13일.

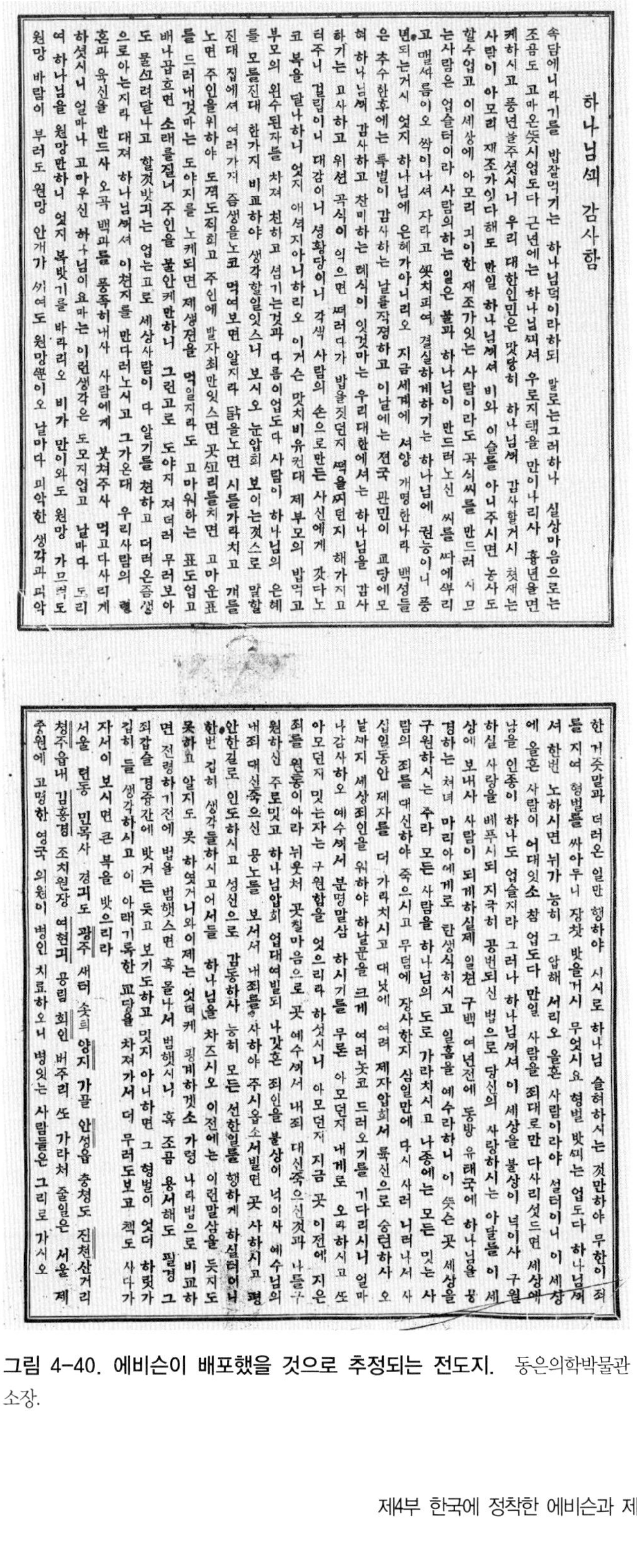

하나님셰 감사함

속담에니라기를 밥잘먹기는 하나님덕이라하되 말로는그러하나 실상마음으로는 조곰도 고마온쥴시업도다 근년에는 하나님셰셔 우로지택을 만이나리사 흉년을면케하시고 풍년놀주셧서니 우리 대한인민은 맛당히 하나님셰 감사할거시 첫재는 사람이 아모리 재조가잇다해도 만일 하나님셰셔 비와 이슬를 아니주시면 농사도 할수업고 이세상에 아모리 귀이한 재조가잇는 사람이라도 곡식씨를 만드러 시모는사람은 엽슬터이라 사람의하는 일은 불과 하나님이 만드러노신 씨를 싸에섇리고 매셔름이오 싹이나셔 자라고 옛치피여 결실하게하기는 하나님에 권능이니 풍년되는거시 엇지 하나님에 은혜가아니리오 지금세계에 셔양 개명한나라 백셩들은 추수한후에는 특별이 감사하는 날를작정하고 이날에는 전국 관민이 교당에모혀 하나님셰 감사하고 찬미하는 례식이 잇것마는 우리대한에셔는 하나님을 감사하기는 고사하고 위션 곡식이 익으면 쎠러다가 밥을짓던지 떡을찌던지 해가지고 터주니 길립이니 대감이니 셩황당이니 각색 사람의 손으로만든 사신에게 갓다노코 복을 달나하니 엇지 애셕지아니하리오 이거슨 맛치비유컨대 제부모의 밥먹고 부모의 원수된자를 차져 쳔히고 셤기는것과 다름이업도다 사람이 하나님의 은혜를 모름진대 한가지 비교하야 생각할일잇스니 보서오 눈압희 보이는것스로 말할진대 집에셔 여러가지 즘생을노코 먹여보면 알지라 닭을노면 시를가라치고 개를노면 주인을위하야 도젹도지희고 주인에 발자최만잇스면 곳쇠리를치면 고마운표를 드러내것마는 도야지를 노케되면 제생젼을 먹일지라도 고마워하는 표도업고 배나곱흐면 소래를질너 주인을 불안케만하니 그런고로 도야지 져더러 무러보아도 물쇠러달나고 할것밧긔는 업는고로 세상사람이 다 알기를 쳔하고 더러온즘생으로아는지라 대져 하나님셰셔 이쳔지를 만다러노서고 그가온대 우리사람의 령혼과 육신을 만드사 오곡 백과를 풍족히내사 사람에게 붓쳐주사 먹고다사리게 하셧시니 얼마나 고마우신 하누님이요마는 이런생각은 도모지업고 날마다 도리여 하나님을 원망만하니 엇지 복밧기를 바라리오 비가 만이와도 원망 가므러도 원망 바람이 부러도 원망 안개가 셔여도 원망뿐이오 날마다 피악한 생각과 피악한 거즛말과 더러온 일만 행하야 시시로 하나님 슬혀하시는 것만하야 무한이 죄를 지여 형벌를 싸아두니 장찻 밧을거시 무엇시요 형벌 밧셰는 업도다 하나님셰셔 한번 노하시면 뉘가 능히 그 압해 셔리오 올흔 사람이라야 셜터이니 이 세상에 올흔 사람이 어대잇소 참 업도다 만일 사람을 죄대로만 다사리셧드면 세상에 남을 인종이 하나도 업슬지라 그러나 하나님셰셔 이 세상을 불상이 넉이사 구원하실 사랑을 베푸시되 지극히 공번되신 법으로 당신의 사랑하시는 아달를 이 세상에 보내사 사람이 되게하실제 일쳔 구백 여년전에 동방 유태국에 하나님을 공경하는 쳐녀 마리아에게로 탄생식히시고 일홈을 예수라하니 이 뜻슨 곳 세상을 구원하시는 주라 모든 사람을 하나님의 도로 가라치시고 나죵에는 모든 밋는 사람의 죄를 대신하야 죽으시고 무덤에 장사한지 삼일만에 다시 사러 니러나셔 사십일동안 제자를 더 가라치시고 대낫에 여러 제자압희셔 륙신으로 승텬하사 오날싸지 세상죄인을 위하야 하날눈을 크게 여러놋코 드러오기를 기다리시니 얼마나 감사하오 예수셰셔 분명말삼 하시기를 무론 아모던지 내게로 오라하시고 또 아모던지 밋는자는 구원함을 엇으리라 하셧시니 아모던지 지금 곳 이전에 지은 죄를 원통이 아라 뉘웃쳐 곳칠마음으로 곳 예수셰셔 내죄 대신죽으신것과 나를구원하신 주로밋고 하나님압희 엽대여빌되 나갓흔 죄인을 불상이 넉이사 예수님의 내죄 대신죽으신 공노를 보셔셔 내죄를 사하야 주시옵소셔빌면 곳 사하시고 평안한길로 인도하시고 셩신으로 감동하사 능히 모든 션한일를 행하게 하실터이니 한번 깁히 생각들하시고어서들 하나님을 차즈시오 이전에는 이런말삼을 듯지도 못하고 알지도 못 하엿거니와 이제는 엇더케 공게하겟소 가령 나라법으로 비교하면 젼령하기전에 법을 범햇스면 혹 몰나서 범햇시니 혹 조곰 용셔해도 필경 그 죄갑슬 경츙간에 밧거든 듯고 보기도하고 밋지 아니하면 그 형벌이 엇더 하릿가 깁히 들 생각하시고 이 아래기록한 교당을 차져가서 더 무러도보고 책도 사다가 자서이 보시면 큰 복을 밧으리라

서울 련동 민목사 경긔도 광주 셰터 슉의 양지 가물 안셩읍 충청도 진천산거리 청주읍내 김홍경 조치원장 여현긔 공립 회인 버주리 또 가라쳐 줄일은 서울 제중원에 고명한 영국 의원이 병인 치료하오니 병잇는 사람들은 그리로 가서오

그림 4-40. 에비슨이 배포했을 것으로 추정되는 전도지. 동은의학박물관 소장.

제중원의 운영을 넘겨받다

다음 날 진찰실에 출근한 나는 소스라치게 놀랐다. 수술실과 그 부속 설비를 위해 준비했던 모든 공간을 이미 일본인 의사가 차지하고 있음을 발견했기 때문이었다. 주사들은 수술실을 만들어 귀찮아 지는 것 보다 돈을 받고 방을 세주는 것이 더 좋다고 생각했음에 틀림없었다. 나는 조용히 이야기를 들었다. 그래서 그들은 의심할 여지없이 그 일이 기분 좋게 해결된 것으로 생각했다. 하지만 나는 하루 종일 이것을 곰곰이 생각했다.[194]

나는 그곳에서 6개월 동안 일을 했고 따라서 왕이 경비로 하사하는 3,000원 중 절반을 이미 받았어야 했다 하지만 실제로는 반의 반 밖에 받지 못한 상태였다. 이제 이 기관의 장래 발전과 관련된 근본적인 문제에 직면하게 된 나는 계속 이런 방해를 받으며 일을 해야 할지, 아니면 그 업무를 넘겨받든지 어느 쪽으로든 입장을 정하기로 했다. 다음 날 아침 진찰실에 출근한 나는 주사 대표를 불렀다. 그리고 그날 환자는 보겠지만, 저녁에 나의 모든 의약품 및 기구를 갖고 집으로 가져가 그것으로 이 기관과의 관계를 끝내겠다고 말했다.[195]

주사는 이런 상황을 보고 받은 왕이 노여워할지도 모른다는 두려움에 깜짝 놀랐다. 그래서 나에게 즉시 일본인 의사를 내보내겠으며 왕이 제공한 예산 전액을 돌려드릴 테니 제발 왕에게 보고하지 말아달라고 사정했다. 나는 "내가 없는 틈을 이용해 병원으로 사용하도록 주어진 자산의 일부를 외부인에게 빌려준 사람은 누구도 믿지 못하겠다. 나는 당신의 수중에 있는 이 병원을 떠나겠다."고 대답했다. 이 사건은 미국 공사 알렌에 의해 왕에게 보고 될 것이고 결국 매우 어려운 상황에 처해지게 될 주사는 혼비백산했다. 그는 재차 이 모든 것을 장황하게 설명하면서 선처를 부탁했다. 하지만 나는 관심이 없으며 아무것도 내 결정을 번복시키지는 못할 것이라고 말했다.

그 다음에 나는 알렌에게 편지를 보내 내가 취한 조치를 설명하면서 현명하다고 여겨지는 조치를 소신껏 취하라고 요청했다. 나는 한국의 선교 실행 위원회와 뉴욕의 선교부에 편지를 보내 내가 취한 조치를 통보했다. 다음날 주사 대표가 내 집으로 찾아와 다시 간청했다. 그러나 나는 그들에게 이 일은 내 손을 떠났으며

---

194) 에비슨의 반응은 다음과 같았다. '이것은 그들이 나를 멸시한 행동이었다. 그래서 나는 노하게 됐다. 그들은 벌써부터 내가 그 집을 사용하려는 계획을 잘 알았던 사람들이었다.' 魚丕信 博士 小傳(十R三). 제중원의 유래 (속). 기독신보 제854호, 1932년 4월 13일.

195) 보다 구체적으로 다음과 같은 이야기를 했다. '나는 여기서 일을 그만두기로 작정하였습니다. 그러니 나는 여기서 사용하던 내 개인 소유의 모든 기계와 약을 다 갖고 집에 가서 내일부터 내가 취할 필요한 일을 생각하고, 동시에 한국어 공부에 시간을 많이 할애하겠습니다.' 魚丕信 博士 小傳(十四). 제중원의 유래(속). 기독신보 제855호, 1932년 4월 20일.

이것에 관한 어떠한 협상도 미국 공사와 해야 한다고 말했다.

알렌이 무슨 조건이면 복귀하겠느냐고 물었을 때 나는 다음과 같은 조건을 제시했다.196)

1. 한 명의 주사 이외에는 모두 소환돼야 한다. 이 기관은 왕에게 속한 것이기에 나는 이 관리가 왕과 나 사이의 연락관으로 있는 것은 좋다.197)
2. 35명의 모든 하인들은 해고돼야 하며, 내가 필요한 하인은 내가 선택할 것이다.
3. 진료를 하면서 필요에 따라 선교부의 경비로 개축할 수 있도록 우리 선교부가 병원의 전체 자산을 전관해야 한다.

만일 이와 같은 조치가 취해진다면 우리는 다음과 같은 사항을 보증한다.

1. 왕을 병원 운영에 대한 재정 지원의 책임에서 벗어나게 하겠다.
2. 1년 전에 통고하고, 자산의 개량 및 개축 등에 소요된 모든 경비를 우리에게 지불하면 자산을 왕에게 돌려준다.

그들은 이러한 나의 제안에 깜짝 놀랐다. 그리고 조건을 변경해 달라고 여러 번 나를 찾아왔다. 그러나 나는 항상 그들을 알렌에게 보냈다. 그들은 특히 왕을 자주 만나는 내가 이 일에 대해 이야기를 해 왕이 알게 될까봐 상당히 두려워했다. 반대로 왕이 나에게 제중원의 모든 사업이 잘 진행되는지 물어 볼지도 모르는 일이었다.

거의 6개월 동안의 협상 끝에 알렌은 조선 정부가 내가 제시한 조건을 수용했으며 새로운 조건 하에서는 한 명의 관리를 보내는 것마저도 필요 없다고 생각해 모든 주사가 떠나기로 했다고 내게 통보했다.

그 동안 나는 뉴욕의 선교부가 내가 한 일을 모두 승인한다는 연락을 받았다. 나는 선교부에 개축 및 운영 경비를 마련해달라고 요청했다. 또한 환자를 돌볼 뿐 아니라 한국 여성을 간호사로 훈련시킬 두 명의 훌륭한 간호사를 보내달라고 요청했다.198)

---

196) '요구 조건을 한국어로 번역해 조선인 관리들에게 주니 그들은 이를 승낙할 수 없다고 했다. 이에 대해 나는 만일 그런 조건이 아니면 절대로 응할 수 없다고 대답했다.' 魚丕信 博士 小傳(十四). 제중원의 유래(속). 기독신보 제855호, 1932년 4월 20일.

197) '정부 대표자로서 관리 한 사람만 남겨 두기를 원한 것은 부동산이 정부의 소유인 까닭이었다.' 魚丕信 博士 小傳(十四). 제중원의 유래(속). 기독신보 제855호, 1932년 4월 20일.

이 요청에서 나는 원하는 형의 간호사를 설명했다. 그런데 총무로부터 '말이 필요한 목사가 상인에게 자신이 갖기를 원하는 종류의 말을 이야기했다는 어느 목사의 이야기를 떠올리게 했다.'는 내용의 답장이 왔다. 상인은 목사에게 "여보시오! 그런 말은 없습니다."라고 말했다고 한다. 이 이야기를 인용한 것은 선교부가 나를 위해 최선을 다하겠지만, "그런 간호사가 없다."고 말해야 할지 몰라 두렵다는 뜻이었다. 그들은 결국 내게 한 명의 간호사와 한 명의 여의사를 보내주었다.

Oliver R. Avison, Edited by Hyoung W. Park, *Memoires of Life in Korea* (Seoul: The Korean Doctors' Weekly, 2012), pp. 113~117

Reform of Jejoongwon

My predecessor had devoted his forenoons to other duties and attended the dispensary during the afternoon only and I was told that on rainy days he did not attend at all The reason given for this was that the Koreans did not come out when it rained, so it was not necessary to attend at such times. I studied the attendance records and noted that when Dr. Allen was conducting the work the daily attendance ran from thirty to forty while of late it had seldom exceeded fifteen. I felt that the drop was probably the result of the lack of interest of the doctor and I determined to give a service that would attract the sick in greater numbers again.

As I had to devote several hours a day to language study so that I could eventually work without an interpreter I thought it best to study in the forenoons and spend every afternoon at the dispensary according to the established custom, I posted a notice to that effect, It also said that the clinic would be held on rainy days as well as on fair ones because many surgical dressings needed to be

---

198) '이 계약은 관리 편과 내가 공동 서명을 해서 완전히 체결이 됐고, 나는 계약서 한 벌을 베껴서 본국 선교부로 보내고 건물 수선비와 경비와 훈련 받은 간호원 두 사람을 보내 달라고 청원했다. 선교부에서 내가 계약한 것을 접수할지는 의문이었다. 그러나 병원 사무가 속히 진행되기를 원하는 것만은 잘 알고 있었던 것인데 선교부에서 답장이 오기를 일체의 책임을 지고 나의 요구한 것을 수용한다고 해 나는 감격하게 됐다.' 魚丕信 博士 小傳(十四). 제중원의 유래(속). 기독신보 제855호, 1932년 4월 20일.

changed daily and there might be others who needed immediate attention whatever the weather. Ere long the attendance was almost as good on rainy days as on bright ones.

Under the new order the records soon began to show an improvement in the number of patients and the presence of my nurses attracted more women so that the whole afternoon was required to give all of them proper attention. During the first six months I had some of the empty rooms prepared as wards and thus began actual hospital work. This required the development of a kitchen and laundry and the securing of women to nurse the female patients and young men to take care of the sick men and boys. The next forward movement would be the provision of an operating room.

Just at that time a call came for me to go on two days' journey into the country to see a very sick man of considerable importance who had, as a last resort, decided to try the foreign doctor after all the efforts of the native physicians had failed. To be called in under such conditions is not a pleasant experience for it always means the patient is very near death but the foreign physician must take those serious cases if he is to gain recognition in a new country so 1 said I would go. Mr. Underwood went with me as an interpreter. When we reached the home of the patient we found they had indeed waited till after their own Korean doctor had done everything he could 'before calling the foreigner, It had taken two days for the messenger to come and another two for us to go and when we got there the sick man was already dead and there was no patient for us to treat.

However, there was a large town nearby and, learning the usual market, held every five days in the chief towns, would be held there the next day, we decided to attend it for the people would gather there from all the farming and village districts for many miles around and it would be a good opportunity for us to do some missionary work. Mr. Underwood arranged to distribute tracts and preach to groups as opportunity might offer while I set up clinic for any who might want the service that I could give them. We rented a small room overlooking the market where a crowd soon collected around the door so I had plenty of applicants for cures for all kinds of ills. I examined the cases and wrote prescriptions for medicines which Mr. Underwood dispensed. Empty beer bottles served as containers for liquids, dry drugs were given out in paper wrappers, and ointments were served in large empty clamshells. How different all this was from life in Canada 1 But it was very interesting for I was often put to my wit's end to diagnose and provide treatment for the great variety of ailments, I had with me a supply of antiseptics plenty of absorbent cotton and bandages, with scapels, forceps. Of course, some simple dental instruments were included and I extracted teeth, opened abscesses, and scraped out diseased bone cavities with but few complaints from the sufferers who either felt pain less than we do or bore it with more fortitude.

When I needed a rest Mr. Underwood took the opportunity to give out and explain religious tracts and this combination of doctor and preacher worked well.

Before the day ended a young Southern Presbyterian missionary, Rev. William Junkin, unexpectedly arrived in the town. Learning that two foreigners were there, he hunted us up and all three of us used the little room, seven by seven feet, as sleeping quarters that night. After we had prepared our beds on the hard clay-covered stone floor I was surprised to see Mr. Junkin get inside a bag which he drew up to his armpits and tied with a drawstring and then put on gloves which were held tight to the sleeves of his night jacket by elastic bands, I watched him get fixed for the night with much interest and then laughingly asked him what it all meant. He said I would probably know before morning and I did.

As many of the Korean houses are infested by fleas and bedbugs, some of the missionaries carried such night bags with them and thus were able to sleep in the midst of all marauders. Next morning we left Mr. Junkin there to take advantage of the interest our visit had aroused while we started for Seoul.

We stopped at various points on our return journey so that Mr. Underwood's time in coming with me might not be wasted by merely travelling through the country without meeting the people for whom he had a message, so we did not get home until more than a week had elapsed.

Jejoongwon Became a Missionary Hospital

When I went to my clinic next day I got an unpleasant surprise. I found all the space I had selected for the operating room and its adjuncts already occupied by a Japanese doctor. The choosas had found an opportunity to rent the rooms at a profitable rate and to them that was better than bothering with operations. I heard their story in silence and no doubt they supposed the matter comfortably settled but I was thinking it out quietly all the day. I had been there just six months and should already have received half of the annual contribution of W3,000 given by the King toward meeting expenses but had received only half of the half. So now, having to face the question of the future development of the institution, I determined to take a stand that would settle whether I was to be continually hampered or be given authority over its affairs. Next morning, on my arrival at the dispensary, I called the chief choosa for a conference at the end of which I told himl would see the patients that day but in the evening would collect all the medicines and instruments which belonged tome, take them to my home and end my connection with the institution.

This startled him for he feared the King would hear of it and be angry. He begged me not to do that, Promising to get rid of the Japanese doctor at once and see that I received the full amount of the money provided by the King. I answered that I could not trust any one who had taken advantage of my absence to rent to an outsider part of the property given to me to use as a hospital and I would just leave the place in his hands. He was alarmed, because the matter would have to be reported to the King by Dr. Allen, the American Minister, and the choosas would be placed in avery difficult situation. All this he explained to me but I said I was not interested and nothing he could say would alter my decision.

I then wrote to Dr. Allen telling him the circumstances and leaving him free to take whatever steps he might think wise. I also wrote to the Executive Committee of the Mission in Korea and to the Board in New York, informing them of what I had done. The following day a deputation of the choosas came to my home to plead with me again but I told the matter was now out of my hands and any negotiations concerning it must be made with the American Minister. When Dr. Allen asked me on what conditions I would return I gave him my terms as follows :

1. All the choosas but one must be recalled by His Majesty. As the institution

belonged to the King I would be glad to have one official there as a liaison officer between His Majesty and myself.

2. All the 35 servants must be dismissed so that I might select my own 35.

3. The entire property must be turned over to our Mission to be remodeled according to the needs of the hospital at the expense of the Mission.

If this were done, we would guarantee:

1. To release the King from any obligations for a financial grant towards te expense of the work.

2. To return the entire property to the King at any time after one year's notice and the repayment to us of all money expended by us in improving the property, remodeling it, etc.

They were completely stunned by this proposition and came tome many times in an endeavor to change the conditions but I always referred them to Dr. Allen. They were very much afraid that it would come to the King's ears, especially as I saw him often and might tell him about it. Or he might ask me whether all was going on well with the work.

After nearly six months of negotiating, Dr. Allen reported that they would accept my terms, but all would leave as they did not think it necessary under the new conditions, to keep even one official there.

In the meantime I had been in communication with the Mission Board in New York which approved all I had done. I asked the Board to provide funds for remodeling and for running expenses and also to send me two good nurses who could not only take care of the patients but also train Korean women to do the practical nursing. I described just the kind of nurses I wanted and got a prompt reply from the Secretary saying my request brought to his mind the story of a minister who, needing a horse, went to a dealer and told him the kind he wished to get. The dealer looked at him and replied. "Why man! There ain't no such horse." So, he went on to say, they would do the best they could for me, but feared they would be compelled to say, "There ain't no such nurse!" They finally sent me one nurse and a lady physician.

1893년 1월	에비슨, *The Canadian Practitioner*에 신약을 소개하는 논문 발표 (이후 2월, 3월, 5월, 6월에도 실림)
1893년 1월 5일	미국 북장로교회 해외선교본부 총무 엘린우드, 에비슨을 뉴욕으로 초청함
1893년 1월 7일	토머스 매닝(셔본 가 감리교회 목사, 토론토), 에비슨에 대한 추천서를 보냄
1893년 1월 10일	에비슨, 뉴욕에서 엘린우드 총무를 만남
1893년 1월 12일	에비슨, 선교사 지원 편지를 보냄
1893년 1월 17일	에비슨, 지원자가 답해야 할 사항들을 보냄
1893년 1월 17일	존 케이븐 박사, 에비슨의 건강 검진의로서 답할 질문들을 보냄
1893년 1월 17일	*The Almonte Gazette*에 에비슨이 선교사로 한국으로 갈 것이라는 기사가 처음 실림
1893년 1월 25일	윌리엄 T. 에킨스(토론토 대학교 의학부 학장), 에비슨에 대한 추천서를 보냄
1893년 1월 27일	엘린우드 총무, 한국의 그레이엄 리에게 에비슨을 제중원의 의료 선교사로 임명하려 하고 있고 알림
1893년 2월 2일	윌리엄 맥컬릭(토론토 기독교 청년회), 에비슨에 대한 추천서를 보냄
1893년 2월 2일	리처드 A. 리브(토론토 대학교 의학부 교수), 에비슨에 대한 추천서를 보냄
1893년 2월 3일	제임스 Mc. P. 스코트(세인트 존스 장로교회 목사, 토론토), 에비슨에 대한 추천서를 보냄
1893년 2월 3일	조지 M. 밀리건(목사, 올드 세인트 앤드류스 장로교회, 토론토), 에비슨에 대한 추천서를 보냄

1893년 2월 3일   윌리엄 J. 바크웰(제라드 가 감리교회 목사, 토론토), 에비슨
                 에 대한 추천서를 보냄
1893년 2월 4일   에비슨, 각종 추천서에 대해 해외선교본부에 편지를 보냄
1893년 2월 6일   미국 북장로회 해외선교본부, 지원자 기록을 작성함
                 해외선교본부 실행위원회 회의, 에비슨이 선교사로 임명됨과
                 동시에 한국이 임지로 결정됨
1893년 2월 7일   엘린우드 총무, 에비슨에게 선교사 임명을 통고함
1893년 2월 10일   에비슨, 선교사 편람을 받았음을 선교본부에 통고함
1893년 2월 14일   윌리엄 올드라이트(토론토 대학교 의학부 교수), 에비슨에
                 대한 추천서를 보냄
1893년 2월 17일   에비슨, 토론토 대학교 의학부 기독교 청년회 모임에서 작
                 별인사를 함
1893년 3월   에비슨이 편집인이었던 *The Canadian College Missionary*에
                 에비슨이 한국으로 떠난다는 기사가 실림
1893년 3월 2일   에비슨, 기독교 청년회에서 한국에 대해 강연을 함
1893년 3월 7일   에비슨의 집과 병원 매매 광고가 실림
1893년 3월 13일   캐나다 대학 선교회에서 에비슨의 편집인 사임이 수학됨 (4
                 월부터 편집인이 교체됨)
1893년 3월 26일   에비슨, 팔러먼트 가 감리교회에서 한국에 대해 강연을 함
1893년 5월 8일   엘린우드 총무, 한국 선교부에 에비슨의 파송을 통고함
1893년 5월 12일   토론토 대학교 이사회, 에비슨의 사표를 수리함
1893년 5월 16일   에비슨, 스미스 폴스를 떠나 밴쿠버로 향함
1893년 6월 5일   에비슨, 밴쿠버를 떠남
1893년 6월 11일   에비슨, 날자 변경선을 가로지름
1893년 6월 19일   에비슨, 요코하마에 도착함
1893년 7월 11일   에비슨, 요코하마를 떠나 고베로 향함
1893년 7월 16일   에비슨, 부산에 도착함
1893년 7월 23일   에비슨, 3남 더글러스가 태어남
1893년 7월 26일   에비슨, 부산에서 엘린우드 총무에게 첫 편지를 보냄
1893년 7월 3일   새무얼 A. 마펫, 더글러스에게 세례를 줌
1893년 8월 26일   에비슨, 호러스 N. 알렌 박사가 타고 있던 겐카이 호에 승
                 선하여 서울로 향함 (8월 28일 제물포에, 8월 29일 서울에
                 도착함)

1893년 9월 2일	에비슨, 박동의 육영공원 교사 사택에 입주함
1893년 10월 2일	해외선교본부 실행이사회, 에비슨이 가능하면 조속히 제중원의 책임을 맡도록 의결함
1893년 10월 16일	해외선교본부 실행이사회, 10월 2일의 결정을 재검토하여 에비슨이 즉시 제중원의 책임을 맡도록 수정함
1893년 10월 17일	에비슨, 장로교회 한국 선교부의 연례회의에 참석함
1893년 11월 1일	에비슨, 제중원의 책임을 맡음
1893년 11월 9일	찰스 H. 어빈이 입국하여 제중원에서 잠시 환자를 봄
1893년 12월 7일	에비슨, 토론토를 떠나 부산에 도착하기까지의 여행담이 여러 번에 걸쳐 *The Rideau Record*에 개제됨 (1894년 3월 8일, 3월 22일, 3월 29일, 4월 5일)
1893년 12월 27일	에비슨, 엘린우드 총무에게 의료 사업에 관한 첫 편지를 보냄
1894년 1월	갑오농민전쟁이 시작됨
1894년 2월 6일	알렌의 요구로 음력 설날에 제중원에 주사의 수를 줄이는 등의 개혁 조치가 시행됨
1894년 2월 16일	서울지부 회의에서 제중원에 2명의 간호사 임명을 요청하는 회람을 돌리기로 결정함
1894년	에비슨, 여학교로 이사함
1894년 4월	에비슨, 언더우드와 안성으로 왕진을 감
1894년 5월 9일	에비슨, 제중원에서 사임하기로 결심함
1894년 5월 10일	미국 공사 실, 에비슨의 자퇴 건을 조선 정부에 제출함
1894년 5월 28일	에비슨, 부산의 어빈을 진료하기 위해 서울을 떠남
1894년 6월 21일	경복궁 정변으로 일본군이 경복궁을 침입함
1894년 6월 23일	청일전쟁이 시작됨
1894년 8월 18일	제중원이 내무아문 소속으로 배속됨
1894년 8월 31일	조선 정부, 에비슨 제중원 잔류를 요청함
1894년 9월 6일	에비슨, 미국 공사 실에게 자신의 잔류 조건을 제시함
1894년 9월 7일	실, 조선 정부에 에비슨의 잔류 조건을 알림
1894년 9월 26일	조선 정부, 에비슨의 요구안을 승인함
1894년 10월 말	에비슨, 제중원 구내로 이사함
1894년 11월 5일	에비슨, 제중원에서 진료를 재개함
1894년 12월 21일	에비슨, 알렌의 주선으로 고종을 처음 진료함

1. 미국 북장로교회 관련 문서

Annual Report of the Board of Foreign Mission of the Presbyterian Church in the U. S. A. Presented to the General Assembly

Department of Missionary Personnel Records, 1832~1952, Presbyterian Church in the U. S. A., Board of Foreign Missions (Oliver R. Avison)

Minutes, 1837~1919 (PCUSA)

Minutes, Seoul Station, Korea, 1891~1921 (PCUSA)

2. 선교 관련 잡지

The Canadian College Missionary

The Church at Home and Abroad

3. 각종 신문 및 간행물

Ontario Medical Journal

The Almonte Gazette (1893~1897)

The Canadian Practitioner

The Globe

The Independent Forester

The Interior (Chicago)

The Rideau Record

The Varsity

Toronto City Directory

4. 한국 공문서

구한국 외교문서 미안 [*Diplomatic Documents of Korea with United States*]
통서일기 [*Daily Records of Foreign Office*]

5. 기타 자료

올리버 R. 에비슨 지음, 박형우 편역, 올리버 R. 에비슨이 지켜본 근대 한국 42년
1893~1935. 상 (서울: 청년의사, 2010)
Diary of William M. Baird
Letters of Sally F. Swallen
*Missionary Correspondence of the Board of Missions of the Methodist Episcopal
Church 1840~1912* (William B. Scranton)
Oliver R. Avison, Edited by Hyoung W. Park, *Memoires of Life in Korea* (Seoul: The
Korean Doctors' Weekly, 2012)

상우(尙友) 박형우(朴瀅雨) | 편역자

연세대학교 의과대학을 졸업하고, 모교에서 인체해부학(발생학)을 전공하여 의학박사의 학위를 취득하였다. 1992년 4월부터 2년 6개월 동안 미국 워싱턴 주 시애틀의 워싱턴 대학교 소아과학교실(Dr. Thomas H. Shepard)에서 발생학과 기형학 분야의 연수를 받았고, 관련 외국 전문학술지에 다수의 연구 논문을 발표하고 귀국하였다.

1996년 2월 연세대학교 의과대학에 신설된 의사학과의 초대 과장을 겸임하며 한국의 서양의학 도입사 및 북한 의학사에 대해 연구하였다. 1999년 11월에는 재개관한 연세대학교 의과대학 동은의학박물관의 관장에 임명되어 한국의 서양의학과 관련된 주요 자료의 수집에 노력하였다.

최근에는 한국의 초기 의료 선교 역사에 대한 연구를 진행하여 알렌, 헤론, 언더우드 및 에비슨의 내한 과정에 관한 논문을 발표했으며, 이를 바탕으로 주로 초기 의료 선교사들과 관련된 다수의 자료집을 발간하였다.

박형우는 이러한 초기 선교사들에 대한 연구 업적으로 2018년 9월 남대문 교회가 수여하는 제1회 알렌 기념상을 수상하였다.